U0253228

乳腺癌 防治及康复实用手册

原著　［加］萨特·达马·考尔（Sat Dharam Kaur）
编译　张少华　乙苏北

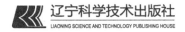
辽宁科学技术出版社
LIAONING SCIENCE AND TECHNOLOGY PUBLISHING HOUSE

Robert
ROSE

图书在版编目（CIP）数据

乳腺癌防治及康复实用手册 /（加）萨特·达马·考尔（Sat Dharam Kaur）原著；
张少华，乙苏北编译.
-- 沈阳：辽宁科学技术出版社，2020.4
ISBN 978-7-5591-1547-8

Ⅰ.①乳… Ⅱ.①萨… ②张… ③乙… Ⅲ.①乳腺癌－防治－手册②乳腺癌－康复－手册
Ⅳ.①R737.9-62

中国版本图书馆CIP数据核字(2020)第040508号

The complete natural medicine guide to breast cancer
Copyright © Sat Dharam Kaur
Recipes copyright © Robert Rose Inc.
Illustrations copyright © Robert Rose Inc.

Published by Robert Rose Inc.
120 Eglinton Avenue East, Suite 800, Toronto, Ontario, Canada M4P 1E2

著作权登记号：06-2018-185

版权所有　侵权必究

出版发行：辽宁科学技术出版社
　　　　　北京拂石医典图书有限公司
地　　址：北京海淀区车公庄西路华通大厦 B 座 15 层
联系电话：010-57252361/024-23284376
E－mail：fushimedbook@163.com
印　刷　者：中煤（北京）印务有限公司
经　销　者：各地新华书店

幅面尺寸：185mm×245mm
字　　数：560 千字　　　　　　　　　印　　张：23
出版时间：2020 年 4 月第 1 版　　　　印刷时间：2020 年 4 月第 1 次印刷

责任编辑：李俊卿　陈　颖　　　　　　责任校对：梁晓洁
封面设计：咏　潇　　　　　　　　　　封面制作：咏　潇
版式设计：咏　潇　　　　　　　　　　责任印制：丁　艾

如有质量问题，请速与印务部联系　联系电话：010-57262361

定　　价：89.00 元

编译委员会名单

编　　译　张少华　乙苏北
编译者名单　（按姓氏笔画排序）：

乙苏北　（解放军总医院第五医学中心）

马　力　（河北医科大学第四医院）

马　杰　（河北省唐山市人民医院）

王　宇　（首都医科大学附属同仁医院）

王　昕　（中国医学科学院肿瘤医院）

王　岩　（解放军总医院第五医学中心）

刘　蜀　（贵州省贵阳市妇幼保健院）

许凤锐　（解放军总医院第五医学中心）

李　峰　（解放军总医院第五医学中心）

李健斌　（解放军总医院第五医学中心）

李　薇　（江苏省人民医院）

杨　华　（河北大学附属医院）

杨爱玲　（解放军总医院第五医学中心）

张少华　（解放军总医院第五医学中心）

陈文艳　（江西省南昌市第三医院）

易慧娟　（解放军总医院第五医学中心）

郝春芳　（天津医科大学附属肿瘤医院）

郝晓鹏　（解放军总医院第五医学中心）

袁　洋　（解放军总医院第五医学中心）

推荐序

  乳腺癌作为女性发病率最高的恶性肿瘤，是"健康中国"战略工作的重点。随着手术、放疗等局部治疗以及化疗、内分泌治疗、靶向治疗等全身治疗的发展，乳腺癌患者的生存率逐年提高，我国患者 5 年生存率已达到了 83.2%，成为卫计委制定的慢性病之一，乳腺癌防治也进入了"慢病管理"时代。

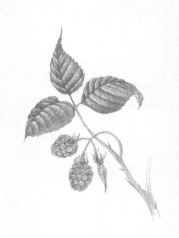

  因此，对于乳腺癌患者及家属来说，在漫长的乳腺癌治疗过程中，不仅需要了解乳腺癌治疗的问题，还要面临着诸如康复、饮食等诸多临床以外的问题，而这些问题往往贯穿于乳腺癌院内、院外"全程管理"的整个过程中。作为临床医生，经常被患者问及发病的原因，如何预防，如何配合治疗，包括饮食、锻炼、心理康复等，由于日常工作繁重，常常做不到对每位患者都能清楚解释，我们也希望有这样一本书，能够在与患者沟通的时候提供参考，也给患者家庭提供更多的防治和康复知识。

  由张少华、乙苏北组织编译的《乳腺癌防治及康复实用手册》比较系统全面地介绍了乳腺癌的起因、预防、饮食、营养、心理、康复、锻炼等内容，以相对通俗易懂的文字为广大患者、家属乃至临床医生提供了一本乳腺癌健康管理的科普书籍，可以帮助更多患者了解乳腺癌，认识乳腺癌，也能帮助临床医生掌握除治疗外更多有价值的知识。

  当然，由于该书的原作者为国外非乳腺专业的医生，部分内容可能缺乏足够的科学证据，或不符合我国的实际情况，因此，该书特邀乳腺专业临床医护人员负责编译，并邀请中国临床肿瘤学会乳腺癌专家委员会部分专家予以述评，增加了该书内容上的专业性，同时也不乏科普性。

  很荣幸将此书推荐给大家，相信其通俗又严谨的医学知识，可以为乳腺癌的患者、家属带来温暖的呵护，帮助大家树立信心，更加乐观、坦然地面对乳腺癌、战胜乳腺癌。

江泽飞

中国临床肿瘤学会副理事长

中国临床肿瘤学会乳腺癌专家委员会 主任委员

2020 年 1 月

原著前言

　　每当我想到女性和乳腺癌问题，就会立即联想到马歇尔·麦克卢汉（Marshall McLuhan）在他那宏大华美的房间中发表的高论，他在1969年发出了"我们非要和肯尼迪家族过不去吗？"的疑问。因为他意识到，我们生活在同一个社会中，所做的一切都会相互影响。我们身兼重担，却又无法逃脱责难。而乳腺癌目前的窘境也是如此。我们既是问题的制造者，也是解决者。

　　癌症的代价极其高昂，癌症治疗甚至可以成为一个"行业"。北美地区每年的癌症治疗费用接近50亿美元。抗癌是一个艰巨的任务和激烈的战斗，换句话说，我们的身体一直在与癌症激烈地斗争着。但在过去的40年里，癌症治疗技术鲜有进展，生存率也未见改善。而且近来，**激素依赖性乳腺癌、前列腺癌和睾丸癌的增幅最明显。**您知道吗，每隔12秒钟就有一名女性死于乳腺癌。

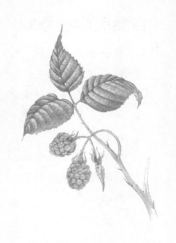

　　我是1999年参加完在渥太华举行的第二届世界乳腺癌大会，以及在汉密尔顿举办的第二届会议之后才知道这一点。这两次会议的共同主题是——我们目前的社会与经济体系是癌症高发的主要原因。世界卫生组织早在30年前就宣称，90%的癌症是由环境中的农药、辐射和其他有毒化学物质引起的。专门研究DDT禁用的塞缪尔·爱泼斯坦博士（Samuel Epstein）指出，我们所有人的细胞中都携带着500多种不同的化合物，而这些化合物在1920年之前都还不存在，并且"已经没有安全剂量可言。"美国总统癌症预防特别顾问，畅销书《生活在下游》（Living Downstream）的作者桑德拉·施泰因格雷伯（Sandra Steingraber）称，癌症已经成为一个"人权问题"，只能通过"老式的政治机制"来解决。这就是科学家直面公众，揭露来自化工业核心的骗局、我们离不开杀虫剂的原因。

　　尽管地球已经患上了"化学成瘾症"，所有生命难逃荼毒，但施泰因格雷伯指出，一些迹象表明形势已有所改变。譬如，可能导致多种癌症（包括膀胱癌）的干洗液将被淘汰，有机农业的业务额也已经达到数十亿美元。

　　另一个变化的迹象是，替代医学和补充医学普及率的增长。它们通过预防为癌症面临的困境另辟蹊径。1993年《新英格兰医学杂志》报道，1/3的美国公民正在接受替代医学治疗，并且每年替代疗法医生诊费也超过了100亿美元。1998年《美国医学会杂志》开展的一项跟踪调查报告显示，1990—1997年美国人替代医学就诊率增加了43%。1990

年总就诊量为 4.27 亿人次，1997 年则达到 6.29 亿人次。

在替代医学和补充医学保健的实践中，自然医学获得了广泛的推崇。我在安大略省担任自然疗法医生的 13 年中，教会了患者如何对自己的健康负责，如何向医生咨询自己的健康问题，并与遵循自然医学七项原则的医生或自然疗法医生合作。

目前，正有几所自然疗法学院开展七项原则的培训课程。曾在加拿大自然医学学院进修的 Sat Dharam Kaur 医生，利用自然疗法模型撰写了关于乳腺癌预防的权威文章，以这种方式发挥了自己的一技之长。

《乳腺癌防治及康复实用手册》不是一本可以一瞥而过的书籍，您需要静下心来仔细研读，才能领会书中的全部内容。本书开门见山，从第一章开始就帮助您梳理健康问题，预防乳腺癌。书中的医学信息和预防建议是健康或患病女性不可多得的资源。在此，我对 Kaur 博士每年 5 月 27 日坚持不辍地参加雷切尔·卡森日（Rachel Carson Day）活动表示感谢，向这位对环境污染发出警示的女性表示崇高的敬意。她让我们始终如一地关注保持身体健康和环境安全，单纯关注其中的某一项是远远不够的。

本书作者 Kaur 倡导读者对自己的乳房健康承担更多的责任，因此采用了一种非常温柔友爱的写法。您可以在字里行间感受到她的微笑，在您读到晦涩的内容时，也会感到她的拥抱和鼓励。她的关怀在书中无处不在，想到她对读者、乃至这个地球的关爱与关注，不禁让我唏嘘不已。我们落泪是因为感同身受，是因为我们给自己和后代造成的不幸。而啜泣并不代表懦弱，它也表明了同情与关爱。这是一个号召，所有的女性朋友们都应行动起来！

我时常被公元前 5 世纪阿里斯托芬（Aristophanes）的古希腊喜剧《吕西斯忒拉忒》（Lysistrata）所吸引。该剧讲述的是女性通过性罢工，在结束伯罗奔尼撒战争中起到的作用。而新千年的女性们仍然可以通过掌控可观的购买力，赢得抗击癌症的又一场胜利。我们要让那些污染空气、土壤和水资源的行业无钱可赚，并鼓励那些清洁纯净产品、有机产品和关心环境的企业。勿以善小而不为，让自己投身于这些貌似微薄的善举中吧，它将会惠及整个地球。我把这看作是"现代勇士"的远大使命。我知道，Sat Dharam Kaur 与我英雄所见略同。我坚信，您参加她的健康乳房项目后会受益良多。

——医学博士，自然疗法医生，卡罗琳·迪安

自然医学的原则

1. 找出并治疗病因
2. 以减少伤害为先
3. 医生应充当教师之职
4. 重视人的整体健康
5. 以预防为主
6. 相信人体的自愈能力
7. 帮助患者建立健康的生活状态

引言

女性们行动起来

我从 1996 年秋季开始教授乳房健康计划课程，因为我觉得女性朋友们应自觉行动起来预防乳腺癌。我从自然医学研究中汲取了一些知识，也很愿意与大家分享。在我求学时，曾亲眼目睹过一位 30 岁刚出头的朋友因乳腺癌离世的情景。当时我眼看着朋友长逝，却无能为力，故此决心撰写此书。

我阅读了大量有关乳腺癌的文献，不仅对如今环境恶化与癌症发展的关系感到震惊，更对该事实欲盖弥彰的行为表示愤慨。这激发了我传播乳腺癌知识的热忱。我开始设想将全世界的女性联合起来，相互支持、相互学习、表明自己的主张、预防疾病的肆虐，并为保护环境发挥积极作用。此时此刻，我心中不免为人类自己感到悲哀。土壤、空气和水变得如此污浊不堪，不适合生存，让母亲们不能健康生活，不能哺育自己的幼子，这难道不值得悲哀么？白头鹰的蛋壳因为污染，不堪其重负而碎裂；大白鲸（St. Lawrence beluga）死于癌症，而它的尸体因含化学物质被视为污染废物，这难道不值得悲哀么？我似乎听到了后辈们痛苦的呼喊，因为他们的正常激素水平受到影响。哺育后代是女性的权利，但这种权利正在被肆意剥夺。生命之水、我们的土地，还有那盖亚（译者注：古希腊神话中的大地之神，众神之母）的空气已经惨遭涂炭。乳腺癌是一场战争的召唤。它是行动之方向，祈求之祷文，投身之理由，抵御狂妄自大、追求便利和互不信任之坚盾。我们都有自己的左膀右臂。我们联合起来就是一个整体。

它的召唤来自不同方向。乳腺癌告诉我们，必须对自己和亲友以诚相待。我们应该真诚相告，并顺从内心的指引。

乳腺癌激起我们的愤怒，我们在忌恨自己的同时，不得不重新找寻曾经摒弃的健康和谐的生活；我们愤恨让环境变得如此不堪的企业和工业生产，悔恨我们无意中对便利生活方式的妥协。乳腺癌的肆虐为我们指明了一条净化之路。每个人都必须做出抉择，是在病魔来临之前，还是之后涉足此路。我坚信，这条净化之路是走出乳腺癌全球流行的唯一途径。对我来说，这包括尊重自我灵魂和独特的能力，检点自己的饮食方式，释放不良情绪，清洁身体，接受适合自己内心的修行，认识到我们有责任让环境恢复安全与神圣。

我在撰写此书时清晰地认识到，人类必须放低心态，从大自然的统

10 项预防措施

以下 10 条建议总结了防治乳腺癌的自然医学疗法。每条建议都会在后面单独讨论。本书将通篇讲述乳腺癌的"预防措施"。如果愿意，可以先了解一下基本内容，然后再做深入探讨。

1. 乳腺癌风险因素：找出可能使您患上乳腺癌的遗传、生殖、生活方式、激素、环境、饮食，心理和精神风险。第 1 章为您提供了完整的"乳腺健康平衡表"。

2. 乳房检查：通过乳房自检和画图来了解自己的乳房。如果您在自检中发现乳腺癌的风险因素，或怀疑存在问题，应使用热成像、超声波和其他诊断方式排除癌症可能。50 岁之后您应该每 1～2 年拍摄一次乳腺钼靶 X 线片，50 岁前在怀疑癌症时才需拍摄。

3. 激素平衡：了解您的内分泌激素系统，尤其是雌激素与乳腺健康之间的关系。每年检查雌二醇，雌酮，雌三醇，C2 与 C16 雌激素比值，血清 IGF-1 和 IGF-2，睾酮，胰岛素，黄体酮，TSH，T4，T3，反向 T3，皮质醇和褪黑素的含量。

4. 环境毒素：减少自己与已知致癌物和毒素的接触。在家庭和社区活动中，要积极杜绝环境毒素，恢复环境健康。使用无毒的身体和家庭护理产品。

5. 解毒：如果您患有乳腺癌，或生活于严重污染地区，请每年进行 1～2 次肝脏排毒治疗，每次至少 6 周，或者持续进行。每年驱虫 1～2 次，同时补充纤维，或通过灌肠清理肠道，并服用益生菌（"好"细菌）。让桑拿成为生活中的一部分，每周至少一次（每次包括两个 20 分钟的桑拿，中间冲洗冷水浴）。每 1～5 年完成一次桑拿排毒计划。

治者，变为合作者和促进者。长久以来，人类一直妄图凭借农业达到统治自然的目的，这让我们自己、野生动物和整个地球都病入膏肓。此外，身体亦有灵性。我们应该帮助机体的运转，而不是与之对抗。譬如，帮助肝脏解毒，利用纤维和益生菌促进毒素消除；通过补充营养、草药、想象和瑜伽运动来巩固免疫系统，保持身体健康。这就是自然医学的思想，它承认身体在一定的方式下具备自我痊愈的内在能力。

我们一直想通过营销炒作和消费主义来控制对方。其背后的驱动力就是奢靡无度。记住，奢靡的生活正在毁灭地球，毁灭我们的家园，进而毁灭我们自己。因此，我们必须从奢靡转向极简的生活，意识到我们行为的后果。我们对地球做了些什么，对自己又做了些什么呢？毋庸多言，乳腺癌就是有力的证据。工业生产每年向环境中排放数十亿吨化学品，可与此同时，他们仍坚称毫无危害。各国不断试爆核弹，核电厂事故也屡见不鲜。但请牢记，地球只有一个，人类再无其他家园。浩瀚星空，哪里安全？我们的孩子能去哪里？

我们在购买日用品之前，可以想一想它的生产过程对空气、土壤、水源和野生动物有哪些污染，它是否可以回收利用，以及使用后能否焚化或掩埋。可我们使用的大多数日用品并非如此。随着人口的暴增，有毒垃圾填埋场也不断扩大。我们在吃东西、喝水、冲洗厕所之前，也可以问自己同样的问题。然后，尽自己所能积极改变现状，我们可以一起做很多事情。我们是地球的守护者，谁都责无旁贷。

我觉得，自己不但要在有生之年尽我所能，还要帮助他人尽其所能。这正是我写本书的初衷。但愿您能接纳拙作，或自己阅读，或与儿女、丈夫、伙伴、朋友和爱人分享，或指导他人，或开始自己的乳房健康计划。而全世界的女性们都应该向非有机食品、塑料、核能、氯化物，以及所有让大自然失去孕育能力的东西说"不"。有毒废物已经打破了孕育周期，我们必须将其复原。

人类的免疫系统与地球的健康共栖共存。地球与我们不可分割，如果它伤痕累累，我们也难逃疾病缠身的厄运。因为她就是我们的血液、我们的脊梁、我们的肌肤、我们的五脏。我生下第一个孩子时，女儿来到这个世界的一刹那，我骤然感到地球仿佛一分为二。此刻海洋汇入了我的乳房，变成了乳汁。

我从此开始探知地球的奥秘，也从未忘记她是我们的母亲。我以为，具有自觉意识的女性，可以且必须充当地球母亲体内的免疫细胞。我们机体的免疫系统与地球的自我保护功能从来没有分开过。人类将本不属于地球的垃圾强塞到她的躯体之内，让它变成核放射性物质、塑料、钚、有机氯、杀虫剂、化学激素、不可生物降解垃圾的填埋场。我们需要找到自己体内毒素，并把它清除掉，地球也不例外。地球也是我们的身体。

地球母亲孕育了我们，而我们终有一天还会叶落归根。人类与地球终不会分离。

癌症已经成为人类的顽疾，而人类的有些破坏行为也成为了地球的癌症之源。地球的免疫细胞在哪里呢？您可以从环保主义者、活动家、教育者、自然疗者和草药学家、有机园丁、风车和太阳能设备的建造者、环境灾难的清理人员身上找到它的踪影。我们就是地球母亲癌症的"灵药"。当您启动了自身的免疫系统后，我也诚挚地邀请您成为地球免疫细胞的一份子。女性朋友们应该响应这一倡议，参与到治愈地球的行动中来，用自己新的活力阻止乳腺癌的流行。生存需要相互依赖，我们是生命和一切生机盎然的东西的守护者。

我坚信，女性朋友们可以做到绝地反击。让我们肩并肩，一起大声说"不"！同时，保持自觉意识，不贪图便利生活。白鲸、北极熊、阿波普卡湖短吻鳄、波罗的海豹、秃头鹰、湖产三文鱼的求救声在耳畔回响，不要迟疑，让我们马上行动吧！这些行动关乎所有物种后代的福祉。我们不能再坐视等待，必须付诸行动。

预防和护理计划

今天不把健康作为头等大事，将来的家庭、工作、休闲时光就都是一纸空谈。建立起身体与乳房之间的积极关系，把健康幸福放在家庭和工作责任之上。让生活简单一些，消费少一些，快乐多一些。本书的所有心理、情绪、身体练习和精神冥想都是为了推动这个过程。

本书可供您个人阅读，也可与大家共享。读者可以把了解到的知识用于自身健康，改变当下的生活状态。阅读本书可能耗费很多时间，一些内容理解起来也比较费力。这些信息涉及面广泛，具有权威性，完全基于现代的科学研究结果。阅读本书之前应该先看一看术语表，然后参阅每页边上"事实"和"预防"的内容。而且，还要关注每章和每节提供的参考资料。最后，停下来休息一会儿。尝试做一些练习，或填写书上的列表和清单。喝一些水。留意自己生活方式发生的积极变化。只要您尽力就可以了，不要急着读完本书，也不要想马上就开始护理计划。本书作为一个基本指南供您参考，至于能否让您感到舒适惬意，是否适合您所处的环境，完全取决于您自己。

您在理解本书内容以及执行书中的计划预防乳腺癌时，可能需要帮助。这时候，您应该找一些人来帮忙。

您可以加入和成立一个乳腺癌预防小组。这种方法会使该计划更有效，而且团队的支援也有利于消化知识。比如说，大家可以一起阅读某一章。您也没有必要完全精读，一字不漏。而应该更多关注于掌握内容概况、体验式练习和小组分享。保持动力，坚持不懈。如果您加入了社团，

6. 淋巴和免疫系统：激活淋巴和免疫系统。每周至少锻炼4小时，每天做跳跃运动 5～30 分钟。每周至少进行 3 次淋巴净化。每年使用一种草本配方，进行 2 次淋巴净化，每次至少 3 个月。如果您是乳腺癌患者，应该持续进行。擦洗皮肤，每天进行冷热水交替淋浴。每年冬天根据需要，使用免疫草本配方激活免疫系统。如果您患有乳腺癌，可以连续使用。

7. 饮食：执行疾病预防食谱，包括多吃植物雌激素含量高的食物。试着按照健康乳房食谱安排一日三餐。

8. 营养补充剂：咨询您的医生，补充维生素、矿物质和其他营养素。制定一份每日营养补充计划。

9. 情绪和精神：培养自信，释放愤怒。意象训练。与自己真实的天性和谐共处，充分利用天赋，做自己感到快乐和满足的事情。花时间放松和感受当下。每天进行 1～5 次放松、冥想或呼吸练习，包括睡前。找到适合自己的精神练习，帮助自己保持与灵魂的沟通。

10. 医疗保健：每日和每年监控您的医疗计划。根据需要进行调整。与医生一起，建立并完善您自己的乳房健康数据表。

请在当地对乳腺癌有关的环境采取环保行动。想一想大家可以做些什么。让行动一波接一波，不断推进，从而引发一场个人和全球变革的浪潮。

练习和工作表

本书采用互动方式，每章后面都有练习、图表、清单和工作表供您学习和填写。下面是一些比较重要的工作表。您可以直接填在书上，也可以复印后填写。定期修改这些表格，监测乳房的健康情况，并带给保健医生看，以便他们提出建议和措施。本书最后一章"与医疗保健人员合作"提供了一整套指导方案和一份乳房健康数据表，供您与医生分享，进行诊断和可持续的护理。

- 乳房健康平衡表（第 17 页）
- 乳房自查工作表（第 32 页）
- 基础体温（BBT）表（第 70 页）
- pH 平衡表（第 136 页）
- 每周饮食记录（第 222 页）
- 14 天日常饮食记录表（第 223 页）
- 每日维生素和微量元素的治疗剂量（第 245 页）
- 每日补充计划表（第 248 页）
- 观念探索练习（第 254 页）
- "放下"练习（第 255 页）
- 沟通风格工作表（第 258 页）
- 自信行为表（第 260 页）
- 乳房健康数据表（第 306 页）

与时俱进

该计划将会不断发展变化。我长期与患者和研究小组合作，也深刻理解乳腺癌研究的意义，随时增减一些信息，但会始终探寻最新的权威研究和临床证据。您也可以通过参加会议、研讨会和培训更新自己的知识。访问我的网站 www.healthybreastprogram. on.ca，或参阅本书后面的《资源目录》，与全世界追随健康乳房计划的女性建立联系。我们对乳腺癌的基础知识了解越多，抵御它的能力就越强。

术语表

适应原：一种能帮助我们适应各种压力的物质。

肾上腺：位于肾脏顶部并分泌各种激素的腺体，其中一些激素可帮助我们适应压力。

血管生成：血管生长的过程，有时用于滋养癌细胞。

抗菌：抑制或杀死细菌。

抗生素：用于杀灭细菌的物质。

抗癌：防止或阻止癌症的发生、生长或进展。

抗真菌：防止或阻止真菌生长。

消炎：防止或阻止炎症。

抗氧化剂：保护身体免受自由基（氧化）损伤的物质。包括维生素 A、C、E，胡萝卜素，硒，辅酶 Q10，葡萄籽，水飞蓟，银杏，印度醋栗等等。

抗病毒：预防或阻止病毒感染。

乳晕：乳头周围有色素的部分。

非典型细胞：轻度异常并可能发展成癌症的细胞。

腋下：腋窝。

良性：不是癌症的病灶。

生物医学中心：使用霍克塞配方作为癌症标准治疗的一所墨西哥诊所。

活检：通过抽吸和手术等方法从身体上取出组织用于诊断的方法。

骨髓：制造血细胞的骨骼软内核。

骨扫描：使用放射线探查骨转移的检查。

芸苔类蔬菜：包括西兰花、花椰菜、抱子甘蓝、羽衣甘蓝、瑞士甜菜等的一类蔬菜。

BRCA1：与乳腺癌高风险相关的基因。

喷火式呼吸：Yogi Bhajan 传授的昆达理尼瑜伽中常用的呼吸练习。

C-2 代谢物（2-羟雌酮）：雌激素代谢的分解产物，无活性且无害，也被称为"好雌激素"。

C-4 代谢物（4-羟雌酮）：雌激素代谢的分解产物，环境化学物质可导致其增加，并可能导致乳腺癌。

C-16 代谢物（16-羟雌酮）：雌激素代谢的分解产物，可以吸收再循环，有活性且可能有害。乳腺癌女性的 C-16 代谢产物比健康女性高 5 倍。

钙化：乳腺钼靶 X 线片中可见的小型钙沉积物，有时可以提示乳腺癌。

致癌物质：可能导致癌症的物质。

细胞：生物体中生物生长的基本单元。

化疗：使用药物杀死体内癌细胞的过程。

染色体：存在于细胞核中并含有 DNA 基因的结构。

临床研究：对患有特定疾病患者的回顾。

补充医学：一组曾经用于治疗的天然物质和传统疗法，可与药物治疗一起使用。

禁忌：不能使用。

皮质醇：由肾上腺产生的激素。

香豆雌酚：大量存在于绿豆芽中的植物雌激素。

囊肿：充满液体的囊或生长物。

大豆苷元：在大豆和其他食物中发现的植物雌激素。

DDT：一种目前已在美国禁用的有机氯杀虫剂，但墨西哥和一些第三世界国家仍在使用。

DES：己烯雌酚，一种以前用来降低孕妇流产风险的合成雌激素。现在已经表明，它与生殖器官癌和乳腺癌有关。

DNA：脱氧核糖核酸，存在于每个细胞核中。它的双螺旋结构载有遗传信息。

倍增时间：一组细胞数量翻倍所需的时间。

导管：流体通过的一个细管。

原位癌：一组具有清晰边界的非典型细胞，无须侵入性治疗就可以好转，但有时会发展为癌症。

水肿：细胞之间液体积聚引起的肿胀。

湿疹：以瘙痒、发红、疼痛为特征的皮肤疾病。

子宫内膜：子宫的内层组织，在月经周期中充满血液，在月经期间排出。

雌激素：由卵巢、肾上腺、脂肪细胞和胎盘形成的激素，有促进乳腺癌发生的倾向。某些环境化学物质和植物化学物质也可以发挥雌激素的作用。

雌激素代谢：身体形成、利用和清除雌激素的全过程。

雌激素受体：细胞中能与雌激素结合的特殊位点，雌激素与它结合后具有活性。

纤维腺瘤：乳房纤维瘤。

纤维囊性乳房疾病：随着月经周期波动的乳房良性肿块。

自由基：含有不成对电子的氧分子，可干扰正常的细胞功能。辐射、香烟、烹饪和陈油、烟雾、化学物质和污染物以及正常的身体过程都会产生自由基。抗氧化剂有助于消除它们。

促卵泡激素（FSH）：由脑垂体分泌的，刺激卵巢产生雌激素的激素。

基因：由 DNA 组成的细胞物质，它控制着所有生物的物理和生物化学特性。

染料木素：在大豆、苜蓿芽和北美靛蓝属草药等中发现的植物雌激素。

格森（Gerson）疗法：喝蔬菜汁，在饮食中额外添加钾和碘，咖啡灌肠，摄入植物性食物，是一种癌症替代疗法。

葡萄糖醛酸：与雌激素在肝脏中结合的物质。

葡萄糖醛酸化：雌激素与葡萄糖醛酸结合的过程。

葡萄糖醛酸结合物或复合物：雌激素结合葡萄糖醛酸形成的物质。

顺势疗法：一种基于"以毒攻毒"原理的治疗体系，利用稀释的草药、矿物质和其他物质作为治疗方法。

高于：太多，过度活跃。

下丘脑：控制激素功能并刺激脑垂体的大脑区域。

低于：太少，不活跃。

免疫系统：各种器官、腺体、特殊细胞和蛋白质形成的一个体系，保护身体免受细菌、病毒、真菌、寄生虫和癌症的侵害。

免疫球蛋白：包括 IgA、IgD、IgE、IgG 和 IgM，是在整个身体内有活性的抗体。

吲哚 -3- 甲醇：存在于芸苔类蔬菜中，能减少雌激素形成 C-16 代谢物的植物化学物质。

启动：某些事件开始的过程，如 DNA 损伤启动了致癌基因，癌症开始形成。

干扰素：由免疫系统产生的抑制病毒和激活 T 细胞的蛋白质。

导管内：位于导管里面。

导管内癌：乳腺导管内的癌性肿瘤。

浸润型乳腺癌：癌细胞生长超出原始部位进入周围组织。

异黄酮：在大豆和其他食物中发现的植物雌激素。

异硫氰酸酯：在芸苔类蔬菜中发现的一组具有抗癌活性的植物化学物质。

肾脏：负责过滤血液中废物的器官。

昆达理尼瑜伽：一种教学体系，包括身体姿势、呼吸练习和历经数千年的咒语。

肝脏：身体中主要的解毒和激素分解器官。

木脂素：一种存在于亚麻籽中的植物纤维，可以降低乳腺癌风险。

小叶：能产生乳汁的乳腺组织。

乳房肿瘤切除术：切除乳房肿块的一种手术。

淋巴液：在细胞间循环，并流过淋巴管的清澈液体。

淋巴结：负责滤过淋巴液的充满白细胞的"清洁站"；主要分布在腋下、腹股沟、颈部和腹部。

有时可以在淋巴结中找到转移的癌细胞。

淋巴系统： 由毛细淋巴管、淋巴管、淋巴导管、淋巴细胞、淋巴结和淋巴器官组成的复杂结构。它的作用是维持液体环境，清除细胞残骸。

淋巴管： 在淋巴结之间转移淋巴液的小管状结构。

淋巴水肿： 淋巴液积聚引起的肿胀，通常是淋巴结损伤或被切除后引起的。

淋巴细胞： 专门针对病毒和癌细胞的白细胞。

长寿饮食： 一种饮食计划，主要是糙米、豆制品、蔬菜，偶尔可包括鱼，不包括肉类、乳制品和蛋类。

巨噬细胞： 一种可以包围和消化体内外来物质的大细胞。存在于肝脏、脾脏和其他部位。

恶性： 癌变。

乳腺炎： 乳房感染。

乳腺钼靶X线照片： 用X光拍摄的乳房照片。

肿块： 一组细胞群。

乳房切除术： 手术切除乳房。

褪黑素： 由松果体产生的具有抗癌作用的激素。它在黑暗中产生，靠近电磁辐射时产量会下降。

更年期： 月经周期开始永久性停止的一段时间。

新陈代谢： 体内发生的自然生化过程，释放营养物质和能量。

转移： 与原始癌症类型相同，但位于身体较远部位的癌症。乳腺癌转移的典型部位包括肝、肺、骨和大脑。

甲基黄嘌呤： 在咖啡、茶、巧克力中发现的化学物质，可引起乳房的囊变。

自然疗法： 一种医疗系统，它通过排毒、加强薄弱环节、使用天然物质和非侵入性疗法让身体自愈。

癌基因： 一种正常的基因，当它被损坏或激活时会引发癌症。目前，我们已经知道有100种此类基因。

肿瘤科医生： 专门从事癌症治疗的医生。

骨质疏松症： 绝经后妇女常见的骨密度丧失。

胸大肌： 乳房下层的肌肉。

吞噬细胞： 包围、吞噬和消化细胞废物、毒素和小微生物的细胞。

植物的： 来源于植物。

植物化学物质： 由植物生成的天然化学物质。许多植物化学物质可以防止癌症。

植物雌激素： 类似于雌激素的植物物质，通常对乳腺癌有预防的作用。

脑垂体： 位于眼睛后方大脑中的腺体，可以分泌调节其他腺体的激素。

血小板： 止血和修复血管的血液成分。

黄体酮： 卵巢产生的与雌激素共同作用的激素。

预后： 医生对疾病可能结果的预测。

方案： 用于治疗特定疾病的计划。

复发： 癌症消失后重新发生。

缓解： 肿瘤缩小或癌症消失。

副作用： 使用药物治疗疾病带来的不良后果。

豆制品： 包括豆腐、豆豉、豆浆、酱油、干麻里、Bragg液体氨基酸。

物种： 同一生物的不同遗传变异。

脾脏： 免疫系统的一部分，脏器中含有红细胞和白细胞。

协同作用： 两种或更多的物质作为一组，发挥的作用要比单一物质的作用大。

T细胞： 一种特殊的白细胞，能够防止病毒和癌症侵袭人体，并且在胸腺激素的诱导下分化成熟。

他莫昔芬： 一种阻断雌激素摄取的激素类药物，用于乳腺癌治疗。

组织： 构成特定身体部位的同类型细胞群。

滋补：加强、改善特定器官或身体系统的功能。

肿瘤：由异常细胞组成的一组良性或恶性肿块。

病毒：一种非常小的微生物，只能在另一种物种的细胞中存活并可能导致疾病。

白细胞：包括淋巴细胞、嗜碱性粒细胞、嗜酸性粒细胞、单核细胞和中性粒细胞，可以破坏细菌、寄生虫、病毒、毒素和受损或异常细胞。

异雌激素：类似于雌激素的非天然物质，包括许多环境化学物质。

目录

引起乳腺癌的
风险有哪些?

目录

乳腺癌是一种诸多因素引起的疾病，而且这些原因的关系错综复杂。倘若我们能够断言，女性的乳腺癌就是由某些化学物质或辐射，或者摄入脂肪过多或雌激素水平增多，或情绪波动和悲伤引起的，那么事情就简单多了。而实际上，我们对大部分病因还一无所知。不过，我们已经了解一些女性患乳腺癌的危险因素，其中很多属于可控因素。乳腺癌还没有专门的"治愈方法"，就像我们不完全了解病因一样。但是，我们可以通过改变饮食和生活方式、清洁环境和参与各种治疗方案来预防疾病。

　　很多因素可帮助我们远离乳腺癌的伤害。我们下定决心，加强乳腺癌意识教育，减少风险因素。我们不但可以自己掌握乳房的健康，还可以帮助姊妹们，乃至地球治愈疾病。

　　中国与欧美国家乳腺癌相比的发病率较低，这一方面跟我们的饮食习惯有关，另外一方面欧美人群相对较胖，也是导致乳腺癌发病率高的重要原因。

　　总体来说，乳腺癌的发病原因主要集中在家族遗传因素、内分泌因素、肥胖、饮食、烟酒史等，当然，疾病尤其是肿瘤是众多因素综合作用的结果，某个单一因素很难成为致病的唯一原因。因此，在了解乳腺癌的相关风险后，我们就可以进行相应的疾病预防，其中包括所有肿瘤通用的运动、饮食、环境、心理等方式，也包括乳腺癌特有的避免激素刺激、药物刺激等。当然，对于家族遗传病史或者高危易感基因突变，我们也应该正确对待，不要过度解读，尤其是年轻、携带高危基因的人群也不必过于恐慌，毕竟国人的遗传易感基因携带者乳腺癌患病率不足10%，低于欧美国家，所以有家族史或者易感基因携带者是否要进行预防性切除手术或者是否需要增加体检频率都有待进一步研究证实。

发病率

　　乳腺癌是全球女性最常见的癌症，也是导致癌症死亡的主因[1]。在工业化国家中，乳腺癌的年龄标准化发病率是发展中国家的 3 倍（每10 万名女性中 63.2 比 23.1）。不过，非洲和印度等发展中国家的发病率正在稳步上升，增长速度已超越发达国家[2]。

　　荷兰和美国的乳腺癌发病率占世界之首，丹麦、法国、澳大利亚、新西兰、比利时、加拿大和瑞典紧随其后。其实，乳腺癌在世界其他地区并不常见，由此说明饮食习惯、环境和生活方式的重要作用。发病率较低的国家包括非洲大部分地区、海地、蒙古、韩国、中国、印度、哥斯达黎加和日本。

　　最近的统计表明，加拿大和美国分别每 9 名和 8 名女性中，就有 1名可能会患上乳腺癌。20 世纪 20 年代，女性的患病风险为 1/20[3]。无可识别风险因素的 80 岁以下女性，终生患乳腺癌的风险约为 1/16[4]。2003 年加拿大和美国新增乳腺癌病例估计分别为 21 200 和 212 600 例，而 2003 年两国乳腺癌死亡人数估计分别为 5 300 和 40 200 例[5-7]。乳腺癌是这两个国家中 35 ~ 50 岁女性的主要死亡原因。

　　看一看国家之间的差异，我们不难推测出乳腺癌发病率有高低之分的原因。第三世界国家的女性因为生育早、孩子多、哺乳时间相对较长，所以疾病风险较低。这些国家的女性也不太可能使用避孕药或激素替代疗法，这也降低了疾病风险。此外，她们接触核电、X 线和核武器辐射的机会也不多。长期暴露在强电磁场和夜间灯光下，会抑制褪黑素的产生而增加癌症风险。

　　这些女性的饮食中纤维含量高，脂肪、乳制品和动物蛋白成分低，而豆类的比例较高。赤道国家的发病率较低，这可能与她们吃水果和蔬菜比较多、日晒充足，以及乳腺组织中有保护作用的维生素 D 受体较多有关。全球乳制品消费与全球乳腺癌发病率具有显著相关性，这可能与牛奶脂肪有关。中国和日本的女性爱吃豆制品，尤其是在婴儿期和青春期之前。日本人是全世界海洋蔬菜的最大消费群体，其中富含保护乳腺的碘。现已发现，印度饮食中的姜黄也可以预防乳腺癌。

2000年全球癌症发病率[2]

乳腺癌发病率最高的国家

国家	发病率 每10万 女性
荷兰	91.6
美国	91.4
丹麦	86.2
法国	83.2
澳大利亚	82.7
新西兰	82.6
比利时	82.2
加拿大	81.8
瑞典	81.0
巴巴多斯	79.5
以色列	79.1
芬兰	78.3
英国.	75.0
德国	73.6
乌克兰	73.2
爱尔兰	71.6
冰岛	70.2
挪威	68.5

乳腺癌发病率最低的国家

国家	发病率 每10万 女性
海地	4.7
冈比亚	5.9
蒙古	6.6
韩国	12.5
萨尔瓦多	12.9
泰国	15.9
中国	16.4
印度	19.1
玻利维亚	26.6
哥斯达黎加	28.3
日本	31.4
西班牙	47.9

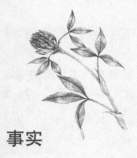

乳腺癌的病因

"治愈"乳腺癌必须治本，而不只是通过手术或化疗简单地清除癌组织。不过，当癌症发展到关键阶段时，手术也不可避免。我们只有了解了病因，才能制定出降低癌症风险的对策。这些风险可以分为几类，包括遗传、环境和精神因素。本章首先简单介绍这些因素，并对遗传、生殖、生活方式和医疗保健风险予以详尽论述。后面几章将重点解读与阐述激素、环境、饮食、心理和精神风险。

读者在阅读本章概述之后，可以填写本章节的乳房健康平衡表，评估自己患乳腺癌的风险，并找到自我保护的捷径。本书描述了很多自然疗法，可用来预防乳腺癌，或帮助患者从病痛中康复。这些措施可以作为手术、化疗、放疗和药物治疗的有益补充。

遗传风险因素

虽然我们不能改变基因，但可以通过生活方式和环境影响基因的表达。遗传性乳腺癌占所有乳腺癌发病的 5% 左右。即便存在遗传倾向，我们也可以通过尽量避免其他风险因素、积极参与环境保护、增强免疫力、采取有益于健康的生活方式来预防乳腺癌。就算是您带有乳腺癌的遗传基因，按照本书描述的乳房健康计划去做，也能显著降低患乳腺癌的可能性。

母亲或姐妹患有乳腺癌

这种情况下，患病风险比平均 1/8 的易感性增加了 1.5 ~ 3 倍 [8,9]。但我们可能过高估计了母亲或姐妹患有乳腺癌带来的风险。如果母亲确诊乳腺癌时年龄较大，则女儿的患病风险就会降低 [10,11]。随着女性年龄的增长，遗传的影响力也会下降 [12]。

基因突变在阿什肯纳奇犹太人、冰岛人、芬兰人和俄罗斯人群中最常见 [13,14]。一般来说，遗传基因突变的女性在 50 岁前患上乳腺癌的几率是 59%，而到了 65 岁时几率变成了 80%。与乳腺癌表达有关的关键基因是 BRCA-1 和 BRCA-2。仅有 0.5% 的女性存在这种遗传缺陷 [15]。

女性的亲属患有卵巢癌或子宫内膜癌

如果您的一级、二级或三级亲属中，有人患卵巢癌或子宫内膜癌，那么您患乳腺癌的风险会增大[16]。BRCA-1和BRCA-2基因突变的女性，更容易患上乳腺癌和卵巢癌。如果此类女性在40岁之前患有乳腺癌，那么其随后患上卵巢癌的风险也较高[17]。很不幸的是，卵巢癌在发展到一定程度之前，很难被发现。它的早期症状只是盆腔略感不适，有时很难与消化不良区分。疾病继续发展，卵巢会逐渐变大，并出现腹腔积液。CA125是监测卵巢癌进展或缓解的有效血液指标。

我曾有一位患者在确诊乳腺癌3个月后，又发现了卵巢癌。她因此接受了手术、化疗和放疗，同时结合饮食调整，服用营养补充剂，而且生活方式发生了重大转变。此后一年，患者陶醉在瑜伽和冥想之中，妥善地处理丈夫与孩子的家庭问题，始终保持着积极的生活态度。治疗给她带来的副作用微乎其微，身体几乎没有受影响，并且一直保持着良好的状态。

兄弟或父亲患有前列腺癌

研究表明，如果兄弟或父亲患有前列腺癌，那么患乳腺癌的风险会增加4倍[18]。它的理论基础可能是遗传基因突变、饮食方式相似、兄弟姐妹接触的可诱发前列腺癌和乳腺癌的环境毒素相同等[19]。另外一个有关因素可能是血液中胰岛素样生长因子1和2（或IGF-1和IGF-2）的水平。当它们升高时，会显著增加乳腺癌和前列腺癌的风险[20]。或者是，当母亲患上与激素有关的癌症时，兄弟姊妹们因所处的子宫环境相似而面临同样风险，但只是数年后才会发病[21]。

浅肤色的女性

浅肤色女性与深肤色女性相比，发生乳腺癌的几率稍高一些，但后者的死亡率偏高[22,23]。死亡率较高的部分原因可能是黑人女性的社会经济地位较低，以及治疗的质量不高。

出生时体长和头围

出生时体重超过8.8磅（约4kg）的女婴，在绝经前患乳腺癌的可能性是出生时体重低于6.7磅（约3kg）女婴的3.5倍[24]。假如婴儿出生时体长较长、头围更大，以及母亲妊娠时间短，那么这种倾向会更明显。出生时体长超过51.5cm的婴儿，比体长小于50cm的婴儿更容易患乳腺癌[25]。

在胎儿时期生长过快的女孩，一生中患上乳腺癌的可能性较高。造成这种现象的最大原因，可能是饮食习惯、环境暴露和遗传易感性相关

预防

如果您已怀孕，应该在整个妊娠期间以有机素食为主，并辅以钙、锌和铁等微量元素，以减少女儿今后患乳腺癌的风险。不吃含牛生长激素的食物。

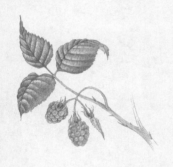

的激素，刺激胎儿的生长速度加快。乳腺在子宫内就开始发育了，如果在妊娠期间接触到较多的饱和脂肪、肉类、奶制品、雌激素、胰岛素、IGF-1 和生长激素，那么对胎儿的乳房和身体都有刺激作用[26-29]。接触杀虫剂、塑料、食品和鱼类中的化学雌激素，可能会对乳腺在子宫内的发育起到不良的影响。由于胎儿十分弱小，对激素类物质的水平非常敏感。素食女性生下来的孩子往往体重较轻[30]。

身高，肥胖，体重指数

体重管理是乳腺癌预防和康复计划中不可缺少的重要部分。身高超过 167cm、体重超过 70kg 的女性患这种疾病的几率是其他体重正常者的 3.6 倍[31]。我们体内的脂肪越多，我们产生的雌激素就越多。脂肪细胞会将肾上腺激素转化为雌激素，随着年龄的增长，这一过程变得更加高效，尤其是在绝经之后[32]。肥胖还与另一种激素——胰岛素的水平升高有关。当血液中胰岛素升高时，患乳腺癌的风险增加，而且人更容易发胖。

体重指数

利用下表计算体重指数（BMI）。

身高（cm）							体重（kg）							
155	45.6	48.1	50.5	52.9	55.3	57.7	60.1	62.5	64.9	67.3	69.7	72.1	84.1	96.1
156	46.2	48.7	51.1	53.5	56.0	58.4	60.8	63.3	65.7	68.1	70.6	73.0	85.2	97.3
157	46.8	49.3	51.8	54.2	56.7	59.2	61.6	64.1	66.6	69.0	71.5	73.9	86.3	98.6
158	47.4	49.9	52.4	54.9	57.4	59.9	62.4	64.9	67.4	69.9	72.4	74.9	87.4	99.9
159	48.0	50.6	53.1	55.6	58.1	60.7	63.2	65.7	68.3	70.8	73.3	75.8	88.5	101.1
160	48.6	51.2	53.8	56.3	58.9	61.4	64.0	66.6	69.1	71.7	74.2	76.8	89.6	102.4
161	49.2	51.8	54.4	57.0	59.6	62.2	64.8	67.4	70.0	72.6	75.2	77.8	90.7	103.7
162	49.9	52.5	55.1	57.7	60.4	63.0	65.6	68.2	70.9	73.5	76.1	78.7	91.9	105.0
163	50.5	53.1	55.8	58.5	61.1	63.8	66.4	69.1	71.7	74.4	77.1	79.7	93.0	106.3
164	51.1	53.8	56.5	59.2	61.9	64.6	67.2	69.9	72.6	75.3	78.0	80.7	94.1	107.6
165	51.7	54.5	57.2	59.9	62.6	65.3	68.1	70.8	73.5	76.2	79.0	81.7	95.3	108.9
166	52.4	55.1	57.9	60.6	63.4	66.1	68.9	71.6	74.4	77.2	79.9	82.7	96.4	110.2
167	53.0	55.8	58.6	61.4	64.1	66.9	69.7	72.5	75.3	78.1	80.9	83.7	97.6	111.6
168	53.6	56.4	59.3	62.1	64.9	67.7	70.6	73.4	76.2	79.0	81.8	84.7	98.8	112.9
169	54.3	57.1	60.0	62.8	65.7	68.5	71.4	74.3	77.1	80.0	82.8	85.7	100.0	114.2
170	54.9	57.8	60.7	63.6	66.5	69.4	72.3	75.1	78.0	80.9	83.8	86.7	101.2	115.6
171	55.6	58.5	61.4	64.3	67.3	70.2	73.1	76.0	79.0	81.9	84.8	87.7	102.3	117.0
172	56.2	59.2	62.1	65.1	68.0	71.0	74.0	76.9	79.9	82.8	85.8	88.8	103.5	118.3
173	56.9	59.9	62.9	65.8	68.8	71.8	74.8	77.8	80.8	83.8	86.8	89.8	104.8	119.7
174	57.5	60.6	63.6	66.6	69.6	72.7	75.7	78.7	81.7	84.8	87.8	90.8	106.0	121.1
体重指数	19	20	21	22	23	24	25	26	27	28	29	30	35	40

乳腺癌防治及康复实用手册

体重超过正常标准 50 磅（约 22.68kg）以上的绝经后女性，患乳腺癌的几率是其他人的 1.5 倍。

研究人员发现，在成年期避免体重增加及体内脂肪堆积，可以降低子宫内膜癌和绝经后乳腺癌的风险。身材苗条女性患乳腺癌的风险最低（BMI 或体重 <22.8）。她们每周在闲暇时至少锻炼 4 小时，并且在工作中也活力四射。BMI>31 的绝经前女性患病风险升高 54%，而绝经后 BMI>28 的女性，患乳腺癌的风险增加高达 126%。2002 年开展的一项研究表明，绝经后女性中有 30% ~ 50% 的乳腺癌死亡是由肥胖引起的 [33,34]。

预防

为了降低乳腺癌的体重风险，体重指数应该 <23，腰臀比应该低于 0.73。有关饮食的信息，请参阅第 7 章 "乳房健康的正确饮食"。

腰围和腰臀比

体型和脂肪分布对癌症有影响，特别是绝经后的女性。腰围较粗女性的癌症风险要大于细腰的女性 [35]。血液中胰岛素水平长期升高，会导致脂肪沉积在腰部，与乳腺癌风险增加直接相关。

腰围：臀围比例计算

用您的腰围_____ ，除以臀围_____

= _____

如果该比例超过 0.81，则患上乳腺癌的可能性会增加 7 倍。比例低于 0.73 最好。如果您年龄在 50 岁以上，腰臀比超过 0.81，应该开始运动降低风险 [36-38]。

生殖危险因素

生殖因素是指您是否生育过孩子，生育几个孩子，以及是否母乳喂养。许多女性发现，她们没有办法控制是否要孩子，什么时候要孩子，也不会单纯地为了不得乳腺癌而考虑要孩子的事情。我们必须要考虑情绪健康、夫妻关系稳定、收入稳妥，以及生活环境稳定等问题。生育孩子不能保证可以避免乳腺癌，但是确实有一些帮助。早育对母亲和孩子都有积极的生理影响。

早生孩子

乳腺细胞只有足月妊娠时，才能完全发育并稳定下来。此后这些

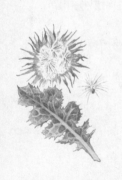

乳腺细胞受月经周期激素的影响会变小，在绝经前一直对激素有强大的抵抗力。不完全成熟乳腺细胞的 DNA 不稳定，更容易受到癌症的影响 [39-41]。妊娠期间胎盘分泌的激素雌三醇（一种具有保护性的短效弱雌激素）水平，大约是怀孕前的 1000 倍。第一次妊娠之后，雌三醇与雌二醇的比例会持续升高。而且，数年之后血清中雌三醇的水平仍比正常水平高 14% ~ 25%。雌三醇能与乳腺细胞中的雌激素受体结合，并竞争性地阻止更强效的雌二醇和雌酮与受体结合。而雌二醇和雌酮具有促进细胞分裂和生长的作用 [42]。

最近有一名 17 岁的女孩前来治疗自身免疫性疾病。随行的还有她的家长，她父亲怀里还抱着一个漂亮的小女孩。谈到一半的时候，我发现这个小女孩原来是 17 岁患者的孩子，全家人在一起抚养她。检查结果表明，患者父亲一方的遗传基因让年轻的患者特别容易患上乳腺癌。患者奶奶死于乳腺癌和卵巢癌，而她的五个姑姑也患有此病。我不仅感叹，早早地当上妈妈对她来说有多么艰难，但殊不知这却成了她的一道"护身符"，可能让她幸免于难。

母乳喂养的两难境地

我本人对这个严肃的问题感触良多。一方面，母乳喂养对母亲的好处很多，对婴儿也不可或缺。因为它能为肠道提供益生菌、减少过敏症、提供丰富的营养成分、增强免疫力、促进母婴感情交流，以及让宝宝更有安全感。另一方面，我们哺育宝宝时，有毒环境化学物质会通过乳汁流入幼小的生命体内，尤其是初产儿。

母乳的毒性

母乳中含有大约 3% 脂肪，随着乳汁的形成，血液把整个身体脂肪储备中的污染物都带到了乳房。这些污染物会影响婴儿肾脏、肝脏、中枢神经系统和免疫系统的正常发育 [46,47]。暴露于 DDT 和 DDE 与儿童行为改变有密切的关系。1976 年，25% 美国母乳样本中的多氯联苯浓度超标，即高于 2.5 ppm。假如我们把这些母乳作为瓶装食品出售的话，肯定会因为污染物超标而被禁止销售。在短短 6 个月的哺乳期内，加拿大、美国和欧洲的婴儿摄入了终身最大建议剂量的二恶英，总量超过了为 150 磅（约 68kg）体重成人制定的多氯联苯极限值的 5 倍 [48]。而在北极地区，婴儿摄入多氯联苯的量比加拿大南部或美国婴儿多 7 倍（通过风、水传播，最后以动物脂肪传播），婴儿经常患慢性耳部感染和免疫系统低下 [49]。

一般来说，母乳中的有机氯化物浓度会随着母亲年龄增长和鱼类摄入而增加，随着哺乳时间和喂养婴儿的个数增加而显著降低[50]。1998年圭尔夫大学生物化学教授 David Josephy 在一项研究中发现，安大略省圭尔夫附近 31 位哺乳母亲的所有母乳样品中，都含有能够引起大鼠乳腺癌的芳香胺。这些有毒物质存在于塑料、染料、杀虫剂、药物、工业废料、空气、水、二手烟和一些食品当中[51]。圭尔夫位于安大略西南部的"金三角区"，离安大略湖不到 100 英里。20 世纪 20 年代，五大湖地区的二恶英水平为零，而今天却达到了 3200/1 万亿[52,53]。二恶英是已知毒性最强的物质之一，也是强效的内分泌干扰物。

解毒母乳

在女性怀孕之前，可以通过按时、多次的蒸桑拿来排除此类化学物质，芬兰人有洗桑拿的传统，乳腺癌发病率显著低于其他北欧国家[54]。我们可以在生孩子之前，先清除体内的大部分化学毒素，让后代不再"继承"上一代的毒素。研究表明，这些毒素可以持续五代。蒸桑拿当然是一种预防手段。能清除脂肪组织中毒素的其他方法还有顺势疗法药物或螯合疗法（chelation therapy）。

母乳中大部分脂肪是在喂养结束时分泌的，而开始阶段的母乳中糖分含量较高。在母乳喂养的最开始几个月里，哺乳之前应尽量多挤出并丢掉一些乳汁。而且，在喂养之后也可以挤出一些乳汁并丢掉。我们可以通过吃有机种植的食物、少吃动物产品、过滤水源、使用非漂白纸张、使用非氟利昂冰箱、使用玻璃容器代替塑料容器，来保护自己和孩子。此外，每周和每年凭借桑拿浴、顺势疗法制剂、肝脏和肠排毒来清理毒素[55]。

多生孩子

多生孩子可能降低发生乳腺癌的风险[56,57]。生育五胎以上女性患乳腺癌的风险，比未产女性低 50%[58]。

生活方式和卫生保健风险因素

与乳腺癌相关的生活方式和日常保健也属于可控因素。我们在日常生活中应该留出一点时间，为自己制定一个放松的计划，进行一些常规锻炼，并每年进行一次清理排毒。如今，很多女性面临的挑战是如何在家庭、社会或工作需要的重压之下，把自己放在第一位。

事实

20 岁之后至少哺乳 6 个月的女性，乳腺癌风险可降低 25%，哪怕只哺乳 2 个月，也能获得一些保护作用。然而，研究发现母乳中至少含有 17 种农药，13 种呋喃类物质，65 种多氯联苯，10 种二恶英和 30 种其他有机氯。这些化学物质都是激素干扰物，而且含有氯。

预防

尽快习惯无化学物质的生活方式（包括少吃动物脂肪），并在怀孕前做一次身体排毒。母乳喂养自己的孩子至少 6 个月。有关环境风险因素的更多信息，请参阅第 4 章"环境对乳房健康的影响"。

预防

为了延缓衰老和防止 DNA 损伤，应该服用抗氧化补剂，如维生素 C 和 E，或者从食物中摄取。有关抗氧化剂的更多内容，请您参阅第 8 章"乳房健康的营养补剂"。睡在黑暗的房间里，可以极大地提高抗衰老激素褪黑素的水平。有关褪黑素的更多信息，请参阅第 3 章"解开激素的秘密"。

年龄

乳腺癌的风险会随着年龄升高。在 1994 ～ 1996 年间的美国，年龄小于 39 岁的女性乳腺癌发病率为 1/235；年龄 40 ～ 59 岁的女性则升高至 1/25；年龄到 60 ～ 79 岁时风险为 1/15；而女性终身的发病风险为 1/8 [59]。

乳腺密度升高

乳腺密度通常采用乳腺 X 线片来评估和量化。乳腺 X 线片显示乳腺组织密度升高的女性，乳腺癌发病风险是同年龄乳腺密度不高，或稍有升高女性的 1.8 ～ 6 倍 [60]。

乳腺密度由遗传、激素和饮食因素决定。2002 年对来自加拿大、美国和澳大利亚的数百对双胞胎的研究表明，63% 的乳腺密度由遗传因素决定 [61]。与乳腺密度升高有关的激素是雌二醇、雌酮、催乳素和 IGF-1，而黄体酮和褪黑素有助于降低乳腺密度并提供保护 [62]。激素替代疗法会增加绝经后妇女的乳腺密度，因此想要保护乳房的女性不应使用这种方法 [63]。与乳腺密度升高相关的饮食因素是肉类、饱和脂肪、高胆固醇饮食和饮酒 [64,65]。当总脂肪与饱和脂肪含量、胆固醇、动物蛋白质含量降低，而纤维、胡萝卜素（存在于许多橙色水果和蔬菜、海藻和西红柿中）含量增加后，乳腺密度可以下降 [66,67]。

运动

运动是乳腺癌的保护因素。它的作用在绝经前女性中更明显 [68,69]。

一项研究表明，如果女孩参与下面 4 种运动中的一种，日后发生乳腺癌的可能性较低。这些运动项目包括步行上学、骑车上学、竞技性锻炼或繁重的家务 [70]。

长期运动会降低雌二醇和黄体酮的分泌，降低血糖、胰岛素和 IGF-1 水平（此类物质升高都会促进乳腺癌生长），延缓女孩的月经发生，并抑制排卵 [71]。另外，运动也能增强雌激素的代谢。

处方药

可能增加乳腺癌风险的处方药包括：β 受体阻滞剂（如阿替洛尔），抗抑郁药百忧解、帕罗西汀和阿米替林，抗精神病药物氟哌啶醇和类固醇药 [72,73]。三环类抗抑郁药阿莫沙平（Asendin）、氯米帕明（Anafranil）、地昔帕明（Norpramin）和曲米帕明（Surmontil）会增加发生乳腺癌的风险[74]。利血平是一种常用于降压药，它可增加血液中催乳激素的水平，刺激乳腺癌发生。

服用降压药肼苯哒嗪（也被称为 Apresoline）超过 5 年的女性，发生乳腺癌风险会升高一倍[75]。其他钙通道阻滞类降压药也会增加绝经后女性的风险，特别是那些同时使用激素替代疗法的患者。此类药物有维拉帕米、地尔硫草、硝苯地平和非硝苯地平二氢吡啶[76]。安体舒通（Aldactone）和呋塞米是用于降低血压的利尿剂，它可能会增加发生乳腺癌的风险。有两种抗生素可能会增加乳腺癌风险，它们是抗真菌药甲硝唑（Flagyl）和用于治疗皮肤创伤和胃溃疡的呋喃西林[77,78]。

镇静剂安定和阿普唑仑增加催乳素水平，刺激浸润性乳腺癌的生长和进展[79]。不幸的是，癌症患者往往用这两种药来缓解焦虑。现有的抗癌药可能会在使用 15 年或更长时间后，提高乳腺癌的发病率。氮芥、长春新碱、氨喋呤、溴茴丙烯酸钠、异磷酰胺和丙卡巴肼与日后乳腺癌风险增加有关[80,81]。目前已经发现，贝特类和他汀类降胆固醇药物，如普拉固（普伐他汀），可引起啮齿动物的乳腺癌。一项研究发现，服用普伐他汀的女性患乳腺癌的几率是不服用该药女性的 12 倍[82]。泰胃美是一种治疗消化不良和胃溃疡的常用药。它可能会导致服药男性乳房增大，并与乳腺癌风险增加有关[83]。克敏和安泰乐等抗组胺药可能会促进已经存在的癌症生长[84]。

牙科疾病

很多医生和替代医学医生，特别是在德国，认为慢性退行性疾病在某种程度上与牙齿疾病有关。每颗牙齿都与针灸的经络和器官丝丝相连。与乳房关系最密切的牙齿是上颌两侧智齿前面的两颗牙。如果这两颗牙齿低度感染、汞中毒或存在根管疾病，会在身体的其他区域表现出问题。

牙齿通常是细菌或寄生虫滋生的温床，特别是根管，可能会蕴藏着从牙根进入淋巴系统和血液的细菌和毒素。这些物质进入体循环后，导致免疫力低下，引起潜在炎症，或在其他身体部位产生感染。采用皮肤电位检测法（electrodermal screening）、热成像或应用运动机能学（applied kinesiology）的医生有时能确定是否存在问题，而牙医则可以用名为"Cavatat"的精密超声波设备，扫描牙齿和下颚，或者使用效果稍差一些的牙齿曲面 X 线摄影。

治疗方法包括修复缺损的牙齿、拔掉感染的牙齿，或者清除汞齐填充物，并用陶瓷或瓷器填充物取而代之，然后再排除汞毒。塑料填充物中含有属于弱雌激素的邻苯二甲酸酯和双酚 A。我认为不应该使用它们。

身体的"环境"失衡

我们的身体也像蔬菜或花卉一样，需要各类矿物质、水分和特定的 pH 值环境，才能健康生长。

如果这种"环境"正常，疾病就不会得逞。目前有几种分析生物地形的方法供自然疗法医生、医生和其他保健从业人员使用。

您可以找到一位训练有素的医生，让他们用暗视野显微镜和 / 或生物内环境分析（Biological Terrain Analysis，BTA），评估您身体隐藏癌细胞的"可能性"。这些检测不会直接告诉您是否患有癌症，但会提示您身体环境是否有利于癌症滋生。身体环境不健康的表现有：矿物质低，自由基生成过量，各种体液 pH 酸碱度失衡，存在有毒金属和 / 或化学物质，细菌、真菌和 / 或病毒负荷增加，低氧状态和血液黏稠。

可通过肝脏、肠道、肾脏、淋巴和桑拿解毒、优化饮食、补充消化酶、抗氧化剂和微量元素来改变生态环境。

慢性炎症

慢性炎性疾病发生在不平衡的体内环境中，它是体内生物化学反应的一系列结果，最终会生成有害的激素样物质。这些物质会促进心脏病、关节炎、过敏、哮喘、结肠炎、皮炎、阿尔茨海默症和癌症的发生。

炎症可能是由于毒性超负荷，肝脏和肠功能差，饮食习惯不良，抗氧化剂缺乏，损伤，压力，过敏和 / 或慢性感染等造成的。炎性激素是由两种不同的酶途径引起的，它们是环氧合酶途径（COX-2）或脂氧合酶途径（LOX）。幸运的是，我们可以通过简单有效的自然方法阻断这些途径，避免过多地形成有害的最终产物。具有抗炎作用的物质包括：鱼油和亚麻籽油，少量月见草油或琉璃苣油，矿物质镁和锌，抗氧化维生素 A、C 和 E 以及维生素 B6。COX-2 和 LOX 途径的有效抑制剂为姜黄素（让姜黄呈金黄色的物质）、菠萝蛋白酶（来自菠萝）、绿茶、葡萄、槲皮素、生姜和阿育吠陀草药乳香。有望用于治疗癌症的 COX-2 草本抑制剂包括：中草药黄芩、雷公藤和板蓝根（Isatis tinctoria），以及西草药白柳皮等 [85-88]。

俄亥俄州立大学的研究人员发现，绝经后女性每周至少 3 天服用一次异丁苯丙酸片 10 年或以上，乳腺癌风险可以降低 49%。异丁苯丙酸通常称为布洛芬，是一种抗炎、解热镇痛药。每周服用几次阿司匹林（乙酰水杨酸）的女性乳腺癌风险下降了 28%。而泰诺和"婴儿用阿司匹林"没有该作用[89]。上述可食用物质具有相同的效果，却没有副作用。

免疫缺陷和过敏

存在过敏症或慢性病毒感染等免疫缺陷的患者，乳腺癌的易感性增加。我们可以用自然疗法、顺势疗法和中药来防治特定病症，以改善免疫功能。

便秘

每周排便少于 2 次的女性，发生乳腺癌风险增加。一项研究显示，每周排便次数少于 2 次的女性，与每天排便一次以上者相比，乳腺癌前病变的风险提高 4.5 倍[90]。因此，乳腺癌预防计划鼓励每天至少排便 2 次。

每月乳房自我检查

有大约 90% 的乳腺癌是注意到乳房变化而被发现的[91]。进行乳房自我检查的女性与其他人相比，癌症检出早、转移的淋巴结数目少，而且肿瘤较小[92]。每月乳房自我检查能在癌症浸润之前及早发现，使乳腺癌死亡率降低 20% ~ 30%[93]。

吸烟

大家都知道，吸烟有害健康，可以增加乳腺癌的风险。一些研究表明，17 岁之前开始吸烟并持续数十年的女性乳腺癌的发病率可能稍高[94]。长期吸二手烟与乳腺癌之间存在着一些关系，但研究存在着分歧[95]。吸烟的女性更容易感染，因此乳腺癌术后的愈合时间更长[96]。

染发

大约有 40% 的 18 ~ 60 岁美国女性每个月或每 2 个月会染发一次，而且这个习惯一直保持几十年。永久性和半永久性染料中的化学物质很容易被头皮吸收。

在染发剂、洗涤剂和防腐剂中发现的一些致癌物质包括：二氨基甲苯，二氨基茴香醚，4- 乙氧基 - 间亚苯基硫酸酯（4-EMPD），对苯二胺，人造色素（C1 分散蓝 1，D 和 C 红 33，HC 蓝 1 号），二氧六环，二乙醇胺，三乙醇胺，鲸蜡硬脂醇，月桂醇聚醚，聚乙二醇，DMDM- 乙内酰脲，咪唑烷基脲，15% 季铵盐，亚硝胺和甲醛。

预防

为了让大便规律，每天可饮水 8 ~ 10 杯。食用小麦麸、车前草、亚麻籽和豆类，每天吃 6 ~ 9 份水果和蔬菜，以增加纤维含量。有关膳食纤维的更多信息，请参阅第 7 章"乳房健康的正确饮食"。

预防

执行每月乳房自我检查。而且，教会女儿检查的方法。有关乳房自我检查技术的完整内容，请参阅第 2 章"了解自己的乳房"。

预防

戒烟，避免二手烟的侵害。向针灸师、自然疗法医生，或自助团体咨询，帮助自己戒烟。

事实

20 多岁开始染发的女性，与 30 ~ 40 岁开始染发的女性相比更容易患上乳腺癌。

预防

避免使用含致癌物质的染发剂。改用指甲花或天然染料。

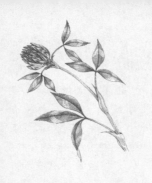

预防

如果已患上乳腺癌，请考虑手术切除。应尽量不植入假体。如确实希望做乳房再造，可以考虑用自体组织。

事实

每天带胸罩超过12小时的女性乳腺癌风险可增加6倍。

预防

在没有必要的时候脱掉胸罩；带没有钢丝圈的棉质弹力胸罩。

染发剂具有累积毒性。颜色越深，越能增加乳腺癌的风险。使用染发剂的美发师，膀胱癌发生率也高于正常水平。

在过去的几年里，人们开始研发更安全的染发剂。比较安全的产品有：美国加州 VitaWave 公司生产的 Igora Botanic，以及 Paul Penders 公司的染发产品 [97]。但无论如何，不建议使用化学染发剂。

乳房植入物

自 20 世纪 60 年代后期以来，人们主要使用两种类型的乳房假体。一种是包裹在无缝硅树脂外壳，或聚氨酯泡沫外壳内的硅凝胶；另一种是把盐水溶液注射到已经手术植入乳房的硅胶袋中。自 1992 年起，美国禁止使用硅凝胶植入假体，而盐水填充假体仍然可用。

与硅凝胶假体相关的一些问题包括：有机硅在体内破裂和渗漏、自身免疫和类风湿性疾病的增加，以及植入假体女性乳腺癌发病率较高。用作假体外壳的聚氨酯泡沫，在乳腺组织中降解，释放出强效致癌物 2,4- 甲苯二异氰酸酯（TDI），进而又转化为另一种致癌物质 2,4- 二氨基甲苯（TDA）。TDI 和 TDA 都能诱发啮齿动物的乳腺癌。TDA 存在于植入假体女性的尿液、血液和母乳中 [98]。

佩戴胸罩

佩戴胸罩，特别是钢托胸罩，会增加患癌症的风险。淋巴系统是人体清除细胞残骸、保护乳房的机制之一。它们正常发挥作用时，乳房必须能够活动。而紧绷的胸罩会限制乳房运动，致使淋巴管萎缩，而不佩戴胸罩，还会增加淋巴循环，起到保护的功效。

激素风险因素

乳腺癌与激素有很大关系，环境与腺体之间相互作用。我们可以通过远离避孕药、生育药和激素替代疗法，来降低激素对疾病发生的影响。我们还需要对内分泌功能进行更细致的常规检测，特别是监测雌激素数值，C2 和 C16 雌激素比值，IGF-1 和 IGFBP-3 比值，空腹胰岛素，上午和下午皮质醇，黄体酮，睾酮，褪黑素和甲状腺功能。

我们必须承认充满化学毒物的环境会削弱腺体的机能，必须把这些毒素从身体和环境中消灭掉。关于内分泌系统和乳房健康的全面论述，请您参阅第 3 章"解开激素的秘密"。

环境风险因素

　　环境与乳腺癌之间的关系已非常明确，这也是多年来我从理智与感情方面都无法忍受的一点。我觉得人类一贯的做法就是不承认自己的过错，继续破坏环境。而唯一能治愈自己和地球的方式，就是改变这种"死不认账"的态度，承担起应有的责任。我们每个人都应审视自己在环境恶化中的所作所为，清洁地球的每个小角落，并团结起来与化学、塑料、纸浆和造纸、核工业做斗争。有关环境风险因素及避免它们的方法，请参见第4章"环境对乳房健康的影响"。

饮食风险因素

　　这是一个对乳房健康有重大影响的因素。目前，我们已经了解了能导致乳腺癌的食物，以及哪些食物能预防甚至让乳腺癌好转。有时，食疗和药疗一样重要。支持有机耕作方法的形势大好，随着这种趋势的发展，乳腺癌可能会有所下降。我们与孕育食物的土壤建立起联系，对于我们的身体和精神健康都至关重要，譬如种植花园、培育窗台上的种植箱、与有机农场建立联系，并且在田间劳作。我们生病的一部分原因是脱离了大自然，把自己与生命孕育的周期割裂开来，把自己从养育我们的大地中连根拔起。我们可以利用和开发出重新接触土壤的耕作方法，而不是用化学品来支配和控制大自然。有关饮食和营养物质在癌症发生和预防中的作用，请您参阅第7章"乳房健康的正确饮食"和第8章"乳房健康的营养补剂"。

心理和精神风险因素

　　与乳腺癌有关的心理因素主要是否认自己的真实存在，忽视或抑制自己的真实感情，为了获得他人关爱扮演"取悦者"的角色。痊愈是来自身体最深切的意愿和呼唤，勇敢地走自己的路，尊重自己的直觉。建立自信、释放愤怒、缓解冲突也是痊愈的必经之路。

　　我将严重疾病视为净化自身之路，我们终将与自己的灵魂合二为一。疾病有时是唤醒我们的使者，让我们去抉择生存还是死亡。我们的精神需要滋养，就像我们的思想、情感和肉体一样。我们再不能让

预防

　　填写《乳房健康平衡表》，并在风险因素缓解之后定期更新修改，同时按照本书的预防措施去做，增加自己的保护因素。

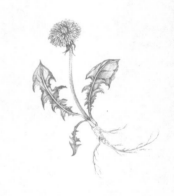

它远离，时时滋养它，让它永葆健康。它离不开我们的关爱。当我们的作为有意义、生活有目的、行为有创意、日子有欢笑时，当我们制定各类定期检查过程中，它会感受到关爱。我们可以称之为灵修。比如冥想、瑜伽、想象、武术、写作、创意活动、或树间散步等。这是一个倾听的过程——关注内心的声音，让它每天指引我们的生活和行动。有关该风险因素，以及如何运用心理和精神策略来克服这些危险因素，参见第9章"预防乳腺癌的心理和精神方法"。

乳房健康平衡表

　　该平衡表总结了本书中讨论的乳腺癌风险因素。此外，它还包含预防乳腺癌的因素。请您在认为正确的风险或保护因素旁边打勾。一些项目右边括号内的数字，表示该因素增加您乳腺癌风险的程度；如（+2）表示风险加倍，而（+3.5）表示它能增加风险3.5倍以上。而保护因素旁边的数字，则表示降低风险的程度。用荧光笔标出高风险和高保护性的因素。

　　每年回顾一次平衡表，看看通过执行乳房健康/癌症预防计划，取得了哪些进步。如果您在首次阅读本书时不知道如何填写，可以先放一放，改日再填写。一些难以理解的内容，可能在本书随后的章节内做出解释。

　　计算出自己的体重指数，用以公斤或磅为单位的体重，除以用米或英尺为单位的身高平方，或者使用上表查阅。计算出自己的腰臀比，用腰围除以臀围得出该值。

风险因素	保护因素
遗传方面	**遗传方面**
■ 母亲或姊妹患有乳腺癌（+2）	■ 无癌症家族史
■ 与卵巢癌或子宫内膜癌相关	■ 无卵巢癌或子宫内膜癌家族史
■ 兄弟或父亲患有前列腺癌（+4）	■ 无前列腺癌家族史
■ 浅肤色	■ 深肤色
■ 体重指数 > 28	■ 体重指数 < 22.8
■ 出生体重 > 4kg（+3.5）	■ 出生体重 < 3kg
■ 出生身长 > 51.5cm	■ 出生身长 < 50cm
■ 身高超过 > 167cm	■ 身高 ≤ 167cm
■ 重量 > 70kg（+3.6）	■ 适当的重量；体重 ≤ 70kg
■ 腰臀比 > 0.81（+7）	■ 腰臀比 <0.73
生殖方面	**生殖方面**
■ 无子女，或 30 岁之后分娩	■ 在 20 或 30 岁之前分娩
■ 无子女	■ 1 个以上子女（5 个子女 –0.5）
■ 未哺乳	■ 母乳喂养孩子至少 6 个月（–2.5）

风险因素	保护因素
生活方式和卫生保健	**生活方式和卫生保健**
■ 衰老	■ 使用抗氧化剂和抗衰老补剂
■ 乳腺密度高（+1.8 ~ +6）	■ 乳腺密度低
■ 缺乏运动	■ 定期运动（每周 4 小时）（–0.60）
■ 每周排便 <2 次（+4.5）	■ 每天排便 2 次或更多
■ 使用处方药:5– 羟色胺再摄取抑制剂（百忧解、帕罗西汀、阿米替林）；三环类抗抑郁药（阿莫沙平、氯米帕明、地昔帕明、曲米帕明、氟哌啶醇）；利血平，肼苯哒嗪，泰胃美，甲硝唑，长春新碱，呋喃西林，安定，阿普唑仑，氮芥，丙卡巴肼;降胆固醇药物；克敏，安泰乐，利尿剂安体舒通和呋塞米，抗癌药物（长春新碱、阿克罗宁、溴茴丙烯酸钠、异环磷酰胺）	■ 使用草药，营养，顺势疗法和建议，尽可能采用自然疗法取代处方药。在服用药物之前，自己先了解药物的副作用。
■ 牙科问题：汞填充物，根管，慢性感染	■ 用陶瓷替换汞填充物，拔除根管有问题的牙齿，清除感染灶
■ 身体生态环境失衡	■ 身体生态环境正常
■ 慢性炎症,定期食用姜黄素和菠萝蛋白酶	■ 素食，饮食中不含乳脂
■ 免疫缺陷，过敏	■ 遵循免疫强化计划
■ 甲状腺机能低下；碘缺乏症	■ 纠正甲状腺功能；食用海藻
■ 每年拍摄乳腺 X 线片（来自辐射照射）（+0.5）	■ 每月乳房自我检查，每年检查热像图，使用 AMAS 化验早期发现癌症（–0.2）
■ 吸烟增加风险	■ 不吸烟；避免二手烟
■ 酒精增加风险（每周饮酒 > 3 次）	■ 不饮酒，或极少饮酒
■ 使用化学染发剂	■ 使用指甲花或天然染发剂
■ 植入乳房假体	■ 无乳房假体；或取出假体
■ 穿紧身胸罩	■ 不穿胸罩，或穿着棉质胸罩
■ 矿物质和酶缺乏症	■ 吃有机食物，服用矿物质和酶补剂
■ 寄生虫感染	■ 每年清理 1 ~ 2 次寄生虫
■ 肝毒性	■ 每年给肝脏排毒 1 ~ 2 次
■ 肠毒性	■ 每年清洁肠道一次；调整肠道菌群
■ 使用抗生素	■ 避免使用抗生素，治疗念珠菌病
■ 化学毒素在脂肪组织中积累	■ 每年定期桑拿或桑拿排毒
■ 淋巴循环不良	■ 使用皮肤刷，坚持跳跃、锻炼

风险因素	保护因素
激素方面	**激素方面**
■ 雌激素商为 0.5 ~ 0.8	■ 雌激素商 > 1.2
■ C2 与 C16 雌激素比例低	■ C2 与 C16 雌激素比例高
■ C2 与 C4 雌激素比例低	■ C2 与 C4 雌激素比例高
■ 月经初潮早（<11 岁）（+2）	■ 月经初潮晚（>14 岁）
■ 绝经晚（>52 岁）（+2）	■ 绝经早（<45 岁）
■ 月经周期 <25 天（+2）	■ 月经周期 26 ~ 28 天
■ 低黄体酮（+5.4）	■ 正常黄体酮
■ 纤维囊性乳房（+1.8）	■ 健康的乳腺组织
■ 睾酮升高	■ 睾酮正常
■ 催乳素增多	■ 催乳素正常
■ 生长激素升高	■ 避免食用含牛生长激素的牛奶
■ 胰岛素水平升高	■ 胰岛素水平正常
■ 母亲在妊娠期间雌激素升高的女性	■ 在妊娠期间保护自己 / 胎儿不受高雌激素的影响
■ 甲状腺不平衡；碘缺乏症	■ 纠正甲状腺功能；食用海藻
■ 血液 IGF-1 水平高（+7）	■ 血液 IGF-1 水平正常
■ 皮质醇不平衡	■ 皮质醇正常
■ 褪黑素水平降低	■ 褪黑素水平高；冥想练习
■ 睡觉时有光线照射：暴露在光线下导致褪黑素生成减少，增加发病风险	■ 在黑暗的房间里睡觉，睡觉前不久进行冥想
■ 20 岁以前使用避孕药，或者在 35 岁之前使用避孕药超过 5 年（+3）	■ 自然避孕方法，如安全期避孕法，安全套，阴道隔膜
■ 过去服用过生育药	■ 不使用生育药
■ 已绝经且体重超过正常标准 50 磅（约 22.68kg）	■ 已绝经但不超重
■ 雌激素替代疗法，特别是使用时间超过 5 年	■ 未使用过雌激素替代疗法，或者停用超过 5 年
■ 以前服用过药物己烯雌酚（DES），或者以前未服用过 DES，但在妊娠时服用过（+0.4）	■ 以前从未服用过；妊娠期间避免用药
环境方面	**环境方面**
■ 辐射暴露	■ 每天食用海藻类食品，每周食用 3 次味噌汤和扁豆
■ 常坐飞机	■ 很少坐飞机
■ 生活地点距离核反应堆不到 80 公里	■ 生活地点距离核反应堆大于 80 公里
■ 长期暴露在电场和电磁场中	■ 生活在电气设备不发达的国家

风险因素	保护因素
■ 从事电器行业（+0.7）	■ 工作远离电器
■ 安装、修理电话（+2.2）	
■ 睡觉地点距离电气设备不足 60cm	■ 睡觉地点距离电气设备超过 90cm
■ 坐在电脑显示器前面，距离不足 60cm，坐在电脑侧面，距离不足 120cm	■ 座位远离电脑显示器，每周使用电脑时间少于 20 小时
■ 使用电热毯	■ 使用棉毯、毛毯、羽绒被
■ 正在农场工作（+9）	■ 不在农场工作，或者在有机农场工作
■ 接触杀虫剂：如通过食品、草坪、农场、高尔夫球场、公共场所等	■ 食用有机食品，避免使用杀虫剂
■ 住在工业化地区	■ 远离工业和化学品暴露
■ 接触石油化工，加油站	■ 很少开车，使用服务式加油站
■ 暴露于甲醛	■ 选择不含甲醛的产品
■ 暴露于苯	■ 避免苯暴露
■ 接触有机氯	■ 认识和避免接触有机氯
■ 使用化学或工业清洁剂	■ 使用无毒清洁剂
■ 接触致癌物	■ 认识并避免接触已知的致癌物
■ 住在医院焚化炉附近	■ 住址远离医院焚化炉
■ 住在 PVC 回收工厂附近	■ 住址远离 PVC 回收厂
■ 使用塑料	■ 避免塑料制品，使用玻璃、蜡纸、纸板、包肉用纸
■ 住在化工厂附近	■ 住址远离化工厂
■ 住在有毒垃圾场或垃圾场附近	■ 减少浪费；远离有毒地点或垃圾场
■ 住在污水处理厂附近	■ 使用堆肥厕所，远离污水处理厂
■ 使用氯漂白剂	■ 使用无氯漂白剂
■ 饮用用氯气净化的水	■ 饮用过滤水
■ 干洗衣服	■ 不用干洗；使用天然洗涤剂
饮食方面	饮食方面
■ 高脂肪消耗量：＞30% 总卡路里	■ 低脂肪消耗：<15% 总卡路里
■ 低纤维：每日 <10g	■ 高纤维：每天 ＞30g（−0.30）
■ 每周吃肉	■ 素食（−0.30）
■ 食用乳制品	■ 喝豆浆，有机山羊奶或低脂牛奶
■ 爱吃甜食，糖制品	■ 每天吃 2 个或更多的水果，不吃甜食
■ 吃加工食品	■ 吃非精加工食品
■ 常吃面食	■ 食用豆类、全谷物

风险因素	保护因素
■ 喝咖啡	■ 喝草药茶，如红三叶草，蒲公英
■ 不吃豆制品	■ 每天吃豆制品
■ 不吃橙色水果和蔬菜	■ 每天吃 2 种富含维生素 A 的食物
■ 食用植物油、动物脂肪、人造黄油、熟油；必需脂肪酸含量低	■ 使用未加热的亚麻籽和橄榄油，清洁鱼油
■ 水果和蔬菜摄入量很少	■ 每天吃 6 ~ 9 份水果和蔬菜
■ 基本吃熟食	■ 50% ~ 85% 生食
■ 不吃芸苔类蔬菜（花椰菜、卷心菜、西兰花）	■ 每天吃生芸苔类蔬菜
■ 高盐摄入量	■ 低钠 / 高钾
■ 身体偏酸性	■ 尿液和唾液的 pH 保持在 6.4 ~ 7.2
■ 使用塑料食品容器和包装	■ 使用玻璃、陶瓷或不锈钢容器

心理方面	心理方面
■ 否认，隐藏，压制或持续愤怒	■ 表达愤怒并放手
■ 忽视自己的需要；取悦他人	■ 确定自己的需求；变得自信
■ 感到人际疏远	■ 找到或建立自己的小圈子
■ 在过去的 1 ~ 5 年内爱人或亲友去世	■ 表达自己的悲伤；找到生活的理由，找到自己关爱的人或事情
■ 无法放松压力	■ 定期放松休息
■ 按照别人的安排生活，不能随自己的心愿	■ 遵照自己内心的渴望和诉求；走自己的路

精神方面	精神方面
■ 绝望，丧失信心	■ 心理咨询，心理治疗，冥想，瑜伽
■ 缺乏目标感	■ 创造有意义的生活，寻找自己的激情
■ 缺乏乐趣	■ 欢笑，娱乐，开心
■ 失去信心	■ 表达自己创造力
■ 压抑创造的灵感	■ 唤醒并尊重直觉
■ 忽视自己的直觉	■ 至少有一个可以依靠的人，有自己的支持团队或精神团体
■ 感到无依靠	

其他风险因素	其他保护因素

小结

　　很多避免或改善乳腺癌遗传、生殖、生活方式或卫生保健风险因素的实践工作都在我们的掌控范围之内。这一章我们从激素、环境、饮食、心理和精神等因素方面讲述预防癌症的策略。随着我们理解的一步步加深，我们可以重新看一看《乳房健康平衡表》，在逐渐采纳保护策略的同时，消除风险因素。

　　让我们现在就看看讨论过的与乳腺癌有关的一些生活方式和保健方法，并马上选出 1 ~ 2 种来执行。

1. 您每天能拿出 35 分钟来锻炼吗？您每天能不开车走着去上班吗？或者每天早上早起半小时在跑步机上跑一跑，或者去健身房，或者与邻居在周围散散步？

2. 如果您每天排便不到 2 次，应该增加纤维摄入量，或者去看医生获得一些建议。

3. 不要总是戴着胸罩，或买一个舒适的胸罩。

4. 与健康食品商店或美发店讨论一下化学染料替代品的问题，用指甲花来为自己提色。

5. 找一位能提供陶瓷填充物的牙医，看看自己的牙根是否存在需要治疗的轻度感染。

第 2 章

了解自己的乳房

目录

练习、图表、清单和工作表

乳房是女性外在美的体现，也是孩子出生后，母亲与孩子的连接纽带。对于乳房的了解和定期的乳房自查是女性关爱自己的实际行动。

　　乳房的结构可以形象的比喻成一棵树，树叶（乳腺小叶）产生乳汁，树枝（乳腺导管）输送乳汁，树枝汇集为树干即乳头。乳腺每月随着激素的变化而发生变化，女性可以感受到每次月经前乳房的胀满和月经后乳房的退缩还原。关爱自己的乳房，熟悉自己乳房的结构和每月的变化，适时进行记录，可以更早地发现乳房疾病。定期到医院进行乳房检查（医生触诊和Ｂ超／钼靶／核磁）可以及时发现乳腺疾病，尽早治疗。

　　做自己乳房的医生，了解乳房常见疾病的知识，不盲目怀疑乳腺癌的发生，也不否认乳腺的客观变化。做一个爱自己乳房，懂自己乳房的女性。

乳房解剖和生理

乳房的正常功能是分泌乳汁，为出生后的婴儿提供食物。它们也是性吸引和性刺激的来源。乳房位于体表的第2到第6肋间，附着于胸大肌的表面，内侧自胸骨外缘，向外延伸至腋窝处。乳房的顶点是乳头，其周围的皮肤色素沉着区为乳晕。

乳房内含乳腺腺体组织，由外向内依次为皮肤、脂肪和腺体。脂肪组织和腺体组织的含量共同决定了乳房的大小和形状。青春期卵巢分泌激素，乳腺组织开始生长，脂肪组织增多。

乳腺的腺体呈树状结构，由15～20个乳腺小叶组成，乳腺小叶再次被细分为更小的小叶，末端为乳腺的腺泡。自孕期开始，垂体分泌催乳素作用于乳腺，刺激乳腺腺泡的发育，在分娩后乳汁自腺泡产生，通过各级导管输送到乳头。

乳腺癌多发生于导管和小叶中。乳房中的"树"如同生命之树，乳汁是乳房之树结出的果实，哺育下一代。今天，环境污染给地球生命带来威胁，化学物质和辐射"污染"了母乳。乳腺癌的发病率逐年递增，环境污染也是一种致病因素。

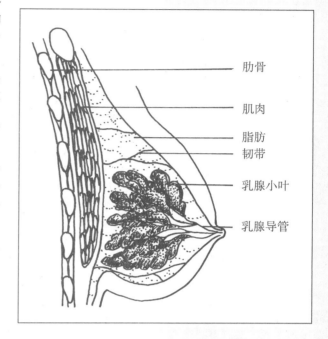

肋骨

肌肉

脂肪
韧带

乳腺小叶

乳腺导管

乳房和我们的身体系统

乳房是身体系统中的一部分，乳腺癌的治疗不单是乳房局部的治疗，更应着眼于全身各系统。乳腺癌的预防，应从健康的生活习惯开始。

淋巴系统

淋巴系统由淋巴管、沿淋巴管分布的淋巴结以及特定的淋巴器官（胸腺、脾、扁桃腺）组成。运动、深呼吸，舒适不紧绷的着装可以有效地促进淋巴系统的循环。

淋巴系统是人体循环系统的"保洁员"。在一天的24小时中，心脏泵出20L血液，通过循环系统的毛细血管网输送到全身，给组织提供氧气和营养成分。其中85%的液体再次返回到循环系统的毛细血管

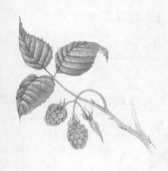

网，并将组织代谢后的二氧化碳和废物带回肺和心脏。15%的液体会留在细胞之间的间隙中。

淋巴系统的作用就是将残余的15%的液体带回到心脏并循环，同时过滤和清除凋亡细胞、癌细胞、细菌、真菌、病毒和毒性碎片。这相当于每小时大约半杯液体的量。如果不带走这些液体，水肿就会破坏周围的组织，最终导致人体死亡。淋巴系统将自己的淋巴细胞大军与液体一起输送给血液，以对抗癌细胞和感染。

腋下、锁骨上和锁骨下，以及乳腺组织深部的很多淋巴结与淋巴管守卫着我们的乳腺。保持运动的习惯，适当活动腋下，勤做深呼吸，减少束胸和穿戴过紧的胸罩，有利于淋巴循环，有利于乳房的健康。有关调理淋巴系统的更多提示，请参阅第6章"淋巴系统和免疫系统的激活"。

内分泌系统

内分泌系统的腺体——卵巢、肝脏、甲状腺、松果体、垂体、胸腺、肾上腺和胰腺——就像一个乐队，他们有共同的乐谱，但是演奏的内容却略有不同。如果说腺体是各种乐器，它们产生的激素就相当于我们听到的音符。它们相互依赖，彼此响应，各自有自己的任务，而音乐是它们的共同表达。

我们的腺体之间有着神奇的联络系统，它们的相互作用影响着激素的表达，对我们的乳房产生有利或不利的影响。我们可以用血、尿和唾液化验来评估这种影响，并通过饮食、特定营养素、平衡方案、环境调整，以及转变观念和调整情绪来重新调整激素的分泌。这些方法可使我们更好地保持乳房的健康。

消化系统

我们吃什么、怎么吃、什么时候吃、怎么吸收，以及食物怎么清除，都会很大程度上影响肝脏的活性、激素的表达，最终影响乳房的健康。我们的消化过程在进食之前就开始了。每当我们想起美味的食物，嘴里的唾液酶就开始分泌。细嚼慢咽、心情放松、有意识地选择食物，以及每餐的时间和食量，都会对消化、激素分泌和全身健康发挥重要作用。

消化器官包括口腔和唾液腺、食道、胃、肝脏、胆囊、胰腺、小肠和大肠。如果我们吃饭时心情紧张，匆匆咽下，没有充分咀嚼，就会影响消化。假如胃不能产生足够的胃酸，蛋白质和矿物质的吸收就会受到影响，导致碘、锌、硒、镁和钙的缺乏，这也会对我们的乳房产生不利的影响。

肠道运动的减慢使每周排便次数减少，以及肝功能受损导致体内雌激素灭活减少，均可能增加乳腺癌的患病风险。我们的饮食应该更健康合理，而不是单纯为了饱腹。

肝脏

肝脏是消化系统和乳腺健康的核心。肝脏的主要工作之一是过滤血液——肝脏每分钟可以过滤全身30%的血液。大部分血液来自胃、脾脏、胰腺、小肠和大肠，通过门静脉汇入肝脏进行滤过，这个过程俗称"解毒"。少量血液通过肝动脉进入肝脏。

肝脏具有两套滤过系统，分别发挥着调节化学物质和降解激素的作用。肝脏调整我们身体中的雌激素，把有潜在威胁的雌激素转换为对身体无害的雌激素。只有当肝脏没有被体内和体外的化学物质和代谢废物损害时，雌激素的灭活才能有效进行。

肝脏也能调节血糖水平——它存储并释放糖原，作为葡萄糖提供能量。当肝脏受到饮食和其他激素刺激时，会产生胰岛素样生长因子（IGF-1）——这种激素与乳腺癌发病有密切的关系。肝脏还为我们提供一些营养素，如辅酶Q10和维生素D。这两种营养素都能保护我们的乳房。限制咖啡和酒精的摄入、多进食有机食物、定期运动排汗以减轻肝脏代谢有毒化学物质的负担，这样可以保护我们的肝脏。

心血管／呼吸系统

心血管系统是指心脏和全身血管。动脉的作用是将富含氧气的血液运送到到身体各处，提供能量和营养。静脉则将在组织交换后富含二氧化碳的血液带回心脏和肺部进行氧气的交换。心肌收缩的强度决定了血液循环的有效性。血流的总量、动脉的弹性，血管有无狭窄均会影响血液循环的有效性。

有规律的有氧运动可以增强心脏的泵血功能。低水平饱和脂肪、低水平胆固醇、少糖、少精制碳水化合物和肉类的膳食，以及高抗氧化剂有助于保持血液的黏稠度，利于流动。维生素B3、C和E，以及ω–3油（如亚麻籽油和鱼油）可以提高血液的流动性。平时用冷热水交替淋浴可以促进局部血液循环。

呼吸的质量对红细胞可携带的氧气量有重要作用。携带丰富氧气的血液经由心脏泵入肺部后，在肺内进行气体交换。

事实

接触化学物质、污染物和致癌物质；消化不良或肠道富含毒素；摄入过多咖啡或酒精；服用药物，或使用喷过杀虫剂的食物，都会给肝脏及其解毒系统增加负担。

预防

定期进行排毒来清洁肝脏、肾脏、淋巴和大肠，增加身体的代谢，可保护我们的乳腺。有关改善肝脏功能的更多方法，请参阅第5章"身体排毒"。

事实

癌症在氧气含量低的组织中生长旺盛，因此我们向细胞输送氧气和营养物质的效率越高越好。通过常规的呼吸练习，可以改善组织的氧合作用，并减少癌症的发生。

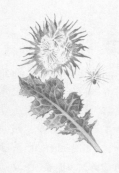

善待我们的乳房

每个人对乳房的感情不尽相同。在青春期时出现的乳房增大，带给女孩子的是欣喜，也有羞涩。当然如果男孩子这时出现乳房增大，带来的是不快。每个人对"漂亮"的乳房的定义都不一样，有人嫌乳房太大，太吸引眼球；有人嫌胸部太平，没有女性魅力。人们对乳房外形的评判标准受到了电视、电影和广告中的女性形象的影响，很多女性为了迎合此标准接受了手术丰胸、植入假体。有些女性乐于接受乳房被爱抚，有些人则极其反感。乳房在运动时的晃动和经期前的疼痛使很多女性感到困扰。我们因不能哺乳或不能哺乳足够长的时间而对孩子感到愧疚。也有的女性担心乳房的变形，拒绝哺乳。

大多数女性都经历过因"乳腺疼痛"引发的对"乳腺癌"的恐惧。甚至有不少女性将"乳房"视为一种负担。对乳腺癌患病的恐惧使一些女性选择了对"乳房"这一个器官的漠视，拒绝对乳房的触摸，更没有对乳房的定期检查。对乳腺癌的恐惧，使一些女性从心理上将自身与乳房隔绝，而大脑会在此时引发一些乳房不适的症状引起人们对"被忽视"器官的重视。这是人体的一种自我保护的机制。

乳房自我检查

正确处理对乳腺癌的恐惧，和我们的乳房建立和谐的关系之后，女性需要定期进行乳房的自我检查和体检。很多女性一想到乳房就感到害怕，因此不愿进行定期检查。有些女性拒绝乳房自我检查的原因是觉得自己不是医生，自己的检查是没有效果的。乳房自我检查的关键是了解自己的乳房和以前有什么不同。坚持规律进行乳房的自我检查，可以更加了解自己的乳房的形态和特点，更易于发现乳房的异常。在检查中保持耐心和细心是非常重要的。

自我检查包括两个部分：肉眼观察和触摸检查，即用眼睛看、用手触摸。研究发现，经常对乳房进行观察的女性，诊断出 2cm 以下肿块的机会是其他人的 2 倍。一些研究表明，没有规律进行乳房触诊的女性，诊断乳腺癌时已经存在腋窝淋巴结转移的几率较规律进行自我检查的女性增加 1 倍。尽管乳房的自我检查不能降低乳腺癌的发病风险，但是因为自我检查可以尽早发现乳腺的肿瘤，所以有效降低了乳腺癌的死亡风险 [1]。

事实

每月的乳房自我检查最好在经期开始后的几天内进行。如果您已绝经，可以在每月的固定时间进行。

预防

告诉医生您的肿块，以便进一步检查。尤其要注意已持续 2 个月经周期以上，而且在经期后不消退的肿块。

了解自己的乳房

让我们一起来了解自己的乳房。放松心情，可以选择平躺下来，用自己的手来感受我们的乳房。

1. 放松身体，用一只手触摸乳房，不要以检查乳房的心态来进行。我们要做的是了解我们自己的身体，了解我们的乳房。

2. 通过手指仔细地感知乳房的外形、皮肤和其内在的腺体。仔细体会不同结构感觉的差异。轻轻地触摸皮肤，感受皮下的脂肪结构，深压皮肤感受乳房内容的腺体。在深压时沿着肋骨的边界，可以推动或按压乳腺的腺体，体会触摸腺体的感觉。触摸双侧的乳头，同时注意乳头敏感性的变化。逐一检查双侧乳房，注意体会情绪的变化。

3. 在了解乳房的过程中，注意放松身体，调整呼吸，缓慢而有节奏地进行深呼吸，放松腹部，让自己平静下来。在检查过程中，将注意力放在手指和感受上，忘掉对乳腺疾病的恐惧，仔细了解我们的乳房。不用心急，慢慢地进行触摸，一侧乳房触摸的时间在10分钟左右。

4. 在完成检查后，我们可以用一张白纸或者就在下面空白的地方，画出自己所触摸的乳房，同时可以用不同的颜色和标记记录下自己对乳房的印象和以前的创伤，包括囊肿、疤痕、肿块、不良感觉。

5. 在图画下面的空白部分，在左侧写出与乳房有关的所有积极因素，右面写出所有消极的因素。如果您参加了有关社团，可以把它分享给其他人。大家围坐在一起，让每个成员谈论过去或现在与乳房有关的一些情况。如果人数超过15名女性，可以分成5个人一组进行。

积极的因素	消极的因素

乳房自我检查指南（BSE）

自我检查包括两个部分：肉眼观察和触摸检查。

肉眼观察

站在镜子前面，依次在不同的姿势下观察乳房。每个姿势都重点展示了乳房的不同部分，注意观察乳房皮肤颜色和纹理的变化。注意乳房有无局部的凹陷、突起或皮肤的褶皱。注意乳头有无偏斜或凹陷。

1. 双手叉腰，挺胸。检查乳房的外形，有无异常的凹陷或隆起。

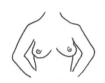

2. 双手缓慢上举，举过头顶，观察乳房及双侧的腋窝，注意乳房的变化。

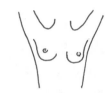

3. 双手在头后交叉握紧，充分伸展腋窝，观察这一姿势下乳房和腋窝有无变化。

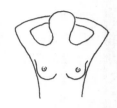

4. 双手合十于胸前，上举至头顶，双侧手肘向两侧展开观察腋窝和乳腺的变化。

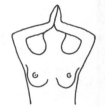

5. 身体前屈，直到乳头朝下，双手放在膝盖上。在镜子中观察乳房的外形变化。

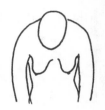

乳房肿块

在乳房自我检查中发现的乳房肿物，80% 都是良性肿物，但是这些被检查出的肿物也反映了乳房的状况。如果肿物没有压痛，形态不规则，质地坚硬且不活动，就很可能是乳腺癌。

进一步的影像学检查可以提供更完整的信息。可以进行超声、乳腺钼靶 X 线片、粗针穿刺活检、AMAS 血液检查、MRI 或切除活检。我们将在后面逐一介绍这些检查方法。

乳房的生理状态

您会在乳房自我检查中发现一些乳房的生理性变化。一些良性乳

触摸检查

乳房自我检查的第二部分是触摸检查——温柔而有力地触摸乳房，检查有无异常的腺体或肿块。触诊的方式因人而异，主要的检查方法有 3 种。

  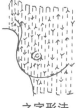

螺旋法　　　时钟法　　　之字形法

1. 将单手的食指和中指并拢，用指腹触诊对侧乳房。向胸廓的方向适当给予一定的压力，同时用指腹以如图方式画圈。以三种不同的力度，逐步施压，轻触时可感受乳房的皮肤，然后使用中等的力度可以感受皮下的脂肪及腺体的表面，向胸廓方向深压至肋骨时可感受到乳房的腺体。选择上图的一种检查手法，并一直使用它。检查过程中保持呼吸缓慢放松。

2. 一些女性喜欢在淋浴时检查乳房。但如果您的乳房丰满，建议平躺进行检查，在肩膀下垫一个枕头或毛巾，支撑和稳定被检查的乳房。将一侧的上肢上举，手置于头后，以另一侧的手触诊乳房，按照上述的任何一种方式，仔细、慢慢地触诊整个乳房。如果有包块，注意与上次自检时的情况进行对比，注意变化。

3. 乳腺组织从锁骨开始一直延伸至乳房皱褶的下方，内侧从胸骨的中部延伸到侧面的腋下，因此必须检查整个区域，不能遗漏。同时，您也应该触摸锁骨上方的区域——锁骨上区。有时候会通过该区域或腋下肿大的淋巴结可以筛查出癌症患者。检查整个乳房腺体后，捏一捏乳头，看看是否有渗出物。如有异常或血性流出物，都应进一步就医检查。乳腺癌可能会导致 4% ~ 21% 的患者单侧乳头持续溢液，尤其是血性溢液 [2]。

腺疾病与乳腺癌发生也有一些联系，所以了解乳房的变化，对改善乳房的健康很有裨益。

本章谈及了保护性和治疗性营养补充方案，我们将在第 10 章"乳腺疾病的治疗"中全面讲述。

经前乳房疼痛和肿胀

在乳房自我检查时，可能会发现乳房肿胀和疼痛。大约 35% 绝经前的女性，月经前 2 周会出现乳房肿胀和触痛。如果您属于这种情况，可能同时还会发现体重增加，腹部胀气，脸部、手部和脚踝水肿等现象。这些症状是由肾上腺激素、醛固酮分泌增加所致。精神紧张、雌激素过剩、多巴胺（一种脑神经递质）缺乏可引起上述激素的增加，导致症状的发生。

事实

传统中医认为，乳房胀痛是"肝郁气滞"所致。在中医理论中，肝脏的功能是推动血流向身体各处运化。

乳房自查工作表

我们很难发现乳房每个月的变化，特别是在乳腺存在乳腺增生和肿块时。如果我们记录下乳房的变化，标注出肿块的大小、位置、质地、形状、移动度及有无压痛，我们就能及时发现异常，并把资料提供给医生，以便他/她更准确地判断我们乳的情况。每周进行一次乳房的触摸，每月完成一次乳房的全面自查并记录在案。

（1）每月按图描记乳房的情况，触摸虚线内的乳腺的腺体，记录检查的结果。

（2）可以用以下的符号进行记录自我检查的结果。随着自我检查的熟练，可以更准确地发现乳房的变化。用小尺子估计肿块的大小。想象乳房上有一个时钟，用它来描述肿块的位置，并说明在哪一个区域——右上区（URQ）、左上区（ULQ）、右下区（LRQ）或左下区（LLQ）。

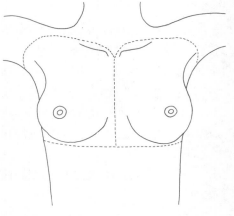

（3）在图中标注乳房肿块并描述其特点：

肿块的大小：长度和宽度。

肿块的位置：用表盘法进行记录，例如左乳2点的位置。

肿块与乳头的距离：例如距乳头6cm。

肿瘤位于哪个象限：例如左乳（LB）的外上象限（ULQ）。

触痛：有触痛感（T），无触痛（NT）；同时要说明触痛的性质和严重程度（钝痛、烧灼痛、针刺痛、绞痛、撕裂样痛、跳痛）。

肿物的形状：规则且边缘光滑（R），形状不规则（I）。

肿物的质地：质硬（H），质软（S）。圈出最能描述乳房整体质地的选项：平滑、颗粒感、肿块、囊性、纤维化。

可移动性：可移动（FM），固定（F）。

例如，您检查发现了一个形状规则、质地柔软、可自由活动且伴有触痛的小肿块，可以画出它的位置并标明："1 cm，3:00，T，R，S，FM"。

淋巴结情况：位置腋下（L\R），锁骨上；肿胀、硬度；可触及淋巴结的数量。在图中标出肿大或质硬淋巴结的位置和数量。

乳头溢液：无，有；左侧（L），右侧（R）；非血性，血性。

（4）按照自我检查的结果，绘制出每月的乳房示意图。

镁元素和维生素 B6 的缺乏可以导致脑内多巴胺的耗竭。维生素 B6 可促进下丘脑产生多巴胺，抑制催乳素的释放，减轻催乳素升高引起的乳房胀痛。

镁元素的缺乏可能导致肾上腺释放醛固酮增加，造成体液潴留、体重增加。

体内低水平的维生素 B6 使肾脏排出钠的能力下降，造成水钠潴留。提供充分的维生素 B6 可以促进黄体酮的释放，减少乳房的水肿。过多的糖分摄入可能引起胰岛素分泌的增加，同样可以引起水钠的潴留。还有一些因素可以引起经前期的乳房胀痛，如甲状腺素的不足、碘元素的缺乏以及肠道内菌群的失调。

肝脏最易受到压力的影响，怒而不发、抑郁、挫折感、过度的压力、酒精、多过的食用肉类和脂肪都会影响肝脏的功能，导致乳房的肿胀。多做有氧运动，释放自己的情绪，经常深呼吸和放松心情是缓解肝淤气滞的好方法。

乳腺增生——乳房纤维囊性"疾病"

乳房纤维囊性疾病包括各种不同的乳房状态，绝大多数的情况下为良性的乳房结构改变。乳腺增生不能称为"疾病"，将其描述为一种乳房的"状态"更恰当。它与饮食和激素有关，是乳房结构的生理性变化。乳腺增生的表现是在月经前 1 ~ 2 周乳房出现柔软的、可移动的，有明显疼痛的包块，在月经后症状完全缓解。乳腺纤维囊性增生是一个病理学名称，不代表疾病。乳腺增生的发病率同乳腺癌一样，逐年升高。1928 年乳腺增生的尸检发生率为 3%；而到了 1973 年，尸检发生率上升到 89%[3,4]。乳腺组织的切除活检显示存在导管或小叶增生、或非典型增生的女性（占活检者的 33%）中，患乳腺癌的风险比同龄的对照组高 4 倍[5]。患有囊性乳腺增生的患者以后发生乳腺癌的风险会增加 1.8 倍[6,7,8]。

乳腺囊性增生的症状发生具有周期性，表现为双乳多发的、可移动的压痛性肿块，20% 的该病症女性可触摸到腋下肿大的淋巴结。

病因

研究认为乳腺增生的症状在月经前加重，与雌激素和孕激素的比例增高有关。一些研究人员还认为，这与雌酮和雌三醇比例失调，或甲状腺功能减退相关[9]。还有一些人认为，这可能与雌二醇水平较高且睾酮水平较低有关。总之，乳腺增生的发生显然与激素失调有关。

病因还可能涉及到一些营养物质的缺乏，例如：维生素 E、维生素 B6、碘元素、辅酶 Q10、不饱和脂肪酸等。肠道功能虚弱、肝脏负担过重、肉类和脂肪摄入过高，也可能是致病因素。

事实

乳腺增生在 20 ~ 50 岁的绝经前女性发生率大约是 50%。部分伴有非典型增生的乳腺增生，其乳腺癌的发病风险增高。

预防

您可以应用天然药物让纤维性囊性乳腺疾病好转。有关详细的指南，请参见第 10 章"乳腺疾病的治疗"。

事实

乳腺囊性增生与乳腺癌无关；乳腺囊性增生病中的不典型增生，特别是重度不典型增生与乳腺癌有相关性。甲基黄嘌呤与乳腺囊性增生有关[13,14]。

甲状腺功能低下可引起催乳素水平升高。当缺碘引发甲状腺功能减低时，补碘可以缓解乳腺增生的症状[10-12]。

每周排便少于3次的女性较每日排便的女性罹患乳腺增生的风险高4~5倍。发病率增高的原因有两个方面：其一，与高脂肪和肉类代谢有关的肠道细菌，可以分解在肝脏中形成的雌激素复合物（葡萄糖醛酸结合物），并通过肠道排出。被分解后的雌激素可在大肠被回吸收，并在体内发挥作用。进食高纤维的食物，增加肠道的蠕动，可以减少雌激素的回吸收。其二，肠道细菌可以将食物中的胆固醇分解为3种雌激素。这不同于由卵巢产生雌激素的途径，此种途径产生的雌激素可回吸收入血发挥作用[15]。脂肪食物（特别是肉类）能促进大肠中此类细菌繁殖，并且还会延缓肠道转运时间。这在一定程度上解释了高脂肪饮食、乳腺增生与乳腺癌之间的联系。

纤维腺瘤

纤维腺瘤是第三大常见的乳腺疾病，多发于20~35岁的年轻女性。纤维腺瘤与乳腺增生不同，乳腺肿物持续存在，不随月经周期变化。纤维腺瘤多呈圆形、边缘光滑，肿块移动性大，质地较硬，有韧性。

乳腺炎

乳腺炎是乳腺和导管系统的炎症，发病原因主要为细菌侵入皲裂或破损的乳头引起感染。乳腺炎常见于初产妇。乳腺导管被黏稠的乳汁堵塞，乳汁在导管内停留时间增加，细菌增殖过多，导致乳腺炎发病。常见的细菌为葡萄球菌或链球菌。症状包括乳房疼痛，并伴有发热和红肿，患者可发烧，也可能伴有颈部和/或腋下淋巴结肿大。在孕期的最后2~3个月，应为哺乳做好准备，预防乳头皲裂，以免引发乳腺炎。在哺乳的过程中尽量排空乳汁。避免婴儿过度吮吸。哺乳期避免压力过大、进食水量不足。乳腺炎的感染可沿乳房腺体和淋巴管在乳房中播散。

乳腺炎可发展成局部脓肿，需行外科手术进行切开引流。急性乳腺炎治疗不当也可发展为慢性乳腺炎，反复发作。乳腺炎切开引流后，可能留下局部的瘢痕，质硬的瘢痕与癌结节的硬度类似。乳腺炎的急性期表现与炎性乳腺癌类似，需注意鉴别。

导管内乳头状瘤

导管内乳头状瘤是发生在乳头导管内的良性肿瘤，发病率较低。多见于30~50岁的女性。病灶一般极小，很难摸到。主要症状是乳头粉红色水样或血性分泌物。此症的标准治疗是手术切除累及到的导

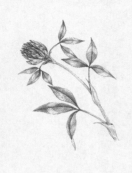

事实

乳腺炎症状可以通过及时排空乳汁、增加哺乳次数等方式缓解。

管。由于恶性肿瘤侵犯乳管时也会引起发生乳头血性溢液的现象，因此单侧的乳头血性溢液应积极进行切除活检。

乳腺钙化

乳腺钙化摸上去像规则、质地坚实的小肿瘤。乳腺癌的钙化分为良性钙化和恶性钙化。如果乳腺 X 线片提示钙化，需专业医生鉴别钙化的良恶性，必要时进一步检查协助鉴别和诊断，它们也可能是青少年时期的陈旧纤维瘤发生钙化。

有 80% 的钙化与乳腺癌无关。如果钙化很小而且聚集在一处，而乳房的其他部分没有，很可能属于癌前病变；但如果均匀分布在两侧乳房中，则癌症的可能性很小 [16]。活检的病理诊断可作为最终诊断。

乳腺癌

大多数情况下，乳腺癌摸上去质地坚硬且边缘不规则，触之不疼，感觉好像与下面的组织长在一起。肿块附近的皮肤可能会皱起，乳头可有血性溢液，或有乳头大小和形状的改变。

癌细胞和肿瘤

由一个癌细胞发展成 1cm 的肿块需要经历 10 年的时间。一个直径 1cm 的乳房肿块，大约由 10 亿个细胞组成。一个细胞分裂成两个细胞所需的时间被称为倍增时间，时间在 21 ～ 188 天不等，这取决于乳腺癌的类型和发病的年龄。侵袭性越强的癌症细胞的倍增时间越短，即肿瘤生长越快。

正常情况下细胞有修复 DNA 的能力，但这离不开健康饮食和生活方式的支持。我们的免疫系统会不断检查身体，辨别和清除癌细胞。当 DNA 修复不及时，细胞会按照发生错误的 DNA 进行复制、增殖，肿瘤就会发生。一些激素虽然不会造成最初的遗传缺陷，但会促使乳腺细胞更快繁殖，加快受损细胞形成肿瘤的速度。譬如，过多的雌激素、胰岛素、催乳素、IGF-1 和生长激素。

当异常增殖的细胞从起源的组织扩散到周围区域，则属于浸润性癌。诸如 β 胡萝卜素和所有类胡萝卜素、锌、碘和亚麻籽油等营养物质，都有利于保护乳腺导管和小叶的上皮内层，使其更能抵抗癌细胞的侵袭。肿瘤的该生长阶段由褪黑素控制，可能也受到孕激素和甲状腺激素的控制。许多食物和营养物质有助于减缓这一生长阶段，如大蒜、鱼油、番茄红素（西红柿）、鞣花酸（红树莓）和 IP6（豆类和麸皮）等。

当肿瘤生长到直径 2mm 时，开始发出信号"招募"新血管。血管形成并带来营养后，它们会生长得更快。环境雌激素可以帮助它做到这一点。而大豆、绿茶、姜黄、槲皮素（洋葱）和锌有助于防止这种血液供应的形成（即所谓的"血管生成"），并延缓肿瘤的增长。

癌症转移

单个癌细胞可以从原始肿瘤分离出来，通过血管和淋巴管到达身体其他部位。它们可以迁移到肝脏、肺部、骨髓或脑部，并繁殖形成新发的肿瘤，称为转移瘤。

人体会通过攻击淋巴结中的乳腺癌细胞来阻止此过程，并派遣白细胞巡查血液，寻找并摧毁任何游荡的癌细胞。在身体努力阻止癌症的过程中，褪黑素水平会升高。癌细胞与正常细胞不同，它不会因为营养不足而停止生长或死亡。癌细胞以牺牲宿主为代价，不停地复制，完成自己"自恋"的生命。随着疾病的进展，癌症会威胁到宿主的生命。更多相关信息，请您参阅第 8 章"乳房健康的营养补剂"和第 10 章"乳腺疾病的治疗"。

乳腺癌的类型

按照病理类型不同，发生于乳腺的恶性肿瘤大约可分为 30 种。按照不同的严重程度，可有分级和分期的方法。按照乳腺癌的起源部位，乳腺癌可以分为两类：小叶癌和导管癌。大多数乳腺癌是导管癌。除此之外，还有两类特殊类型的乳腺癌：佩吉特病和炎性癌。

"原位癌"是指肿瘤局限于发生的最初区域内，属于肿瘤的早期阶段。在乳腺癌中，"原位"一词表明癌症仍局限于导管（导管原位癌）或小叶（小叶原位癌）中，它既没有侵入乳房周围的脂肪组织，也没有扩散到身体其他器官。如果肿瘤已经侵犯到导管或小叶的结构外时，则称为"浸润性癌"。

大多数乳腺癌起始于腺体组织，如乳房导管或小叶，这种情况称为腺癌（adenocarcinomas）。"Adeno（腺体的）"一词意思是"与腺体有关"。大约 86% 的乳腺癌起源于导管，12% 的乳腺癌起源于导管末端的小叶。

导管原位癌（DCIS）

导管原位癌（也称为导管内癌）是最常见的非浸润性乳腺癌。"非浸润性"是指乳腺癌细胞局限于导管内，没有突破导管的范围进入到周围组织中。在新发的乳腺癌病例中，20% 的病例含有或全部为导管原位癌。

乳房的钼靶检查可在摸到乳房肿块前发现导管原位癌。乳腺的导管被癌细胞堵塞，很少会摸到包块，而是触摸到一片质软的增厚的腺体。文献提示，在首次活检证实为低级别的导管原位癌后，约20%～25%的患者会在其后的25年间发展为浸润性癌[17]。原位癌具有沿导管扩散的特点，可遍及大部分乳房腺叶，甚至发展为浸润癌。

乳腺导管原位癌具有多种病理类型，但最重要的区别在于是否存在"坏死或凋亡癌细胞"即"肿瘤坏死区域"。如果存在坏死，肿瘤更具侵袭性。"粉刺癌"通常是指带有"肿瘤坏死区域"的导管原位癌。

小叶原位癌（LCIS）

虽然 LCIS（也被称为小叶瘤）不是真正的癌症，但有时也被归为非浸润性癌。这种疾病不常见，约占全部乳腺组织活检的2%。不典型增生的细胞起源自空心的泌乳腺体内，并可以填满它们，但不会穿透小叶组织的界限。通常 LCIS 不会发展成为浸润性癌，因此切除 LCIS 并不是解决问题的办法。患有此疾病的女性在其后30年内发生乳腺癌的风险增加16%～27%[18,19]。一旦发展成浸润癌，它不会局限于 LCIS 的最初部位，而是会出现在乳房的任何地方。这表明无论 LCIS 的病因如何，都会使这些女性面临未来发生癌症的风险。LCIS 的5年存活率超过99%。

浸润性（或侵袭性）导管癌（IDC）

这种癌症始于乳房导管，然后突破导管壁，侵入乳房的脂肪组织内。浸润性导管癌触诊为质硬的肿块，形状不规则，质地不均匀。肿瘤的纤维可以伸展到周围的乳房组织中，形态似"螃蟹"，因此肿瘤与周围组织关系紧密，活动度差。导管癌周围的瘢痕组织使肿物质地坚硬。

另一侧乳房同时发病的几率约为15%。浸润性导管癌可通过淋巴系统和血流转移，转移到身体其他部位，如肝脏、脑、骨骼或肺。

髓样癌

这种特殊类型的浸润性乳腺癌与正常组织之间的边界相当明确。其他的特征还包括：癌细胞较大，以及肿瘤边缘可见免疫细胞。髓样癌约占乳腺癌的5%。由于髓样癌侵袭性低，较少发生远处转移，5年存活率为82%。其他不易转移的乳腺癌有黏液癌或胶质样癌（5年生存率95%），以及乳头状癌（5年生存率96%）[2]。

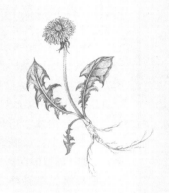

预防

患有小叶原位癌的女性，应每年接受2～3次体检，监测病灶的变化，并且每年拍摄一次乳腺 X 线片。

事实

大约 65%～80% 的浸润性乳腺癌属于浸润性导管癌。患此类癌症的女性5年生存率约为79%。

影响乳腺癌预后的因素

影响乳腺癌预后的因素很多，一些是可以被量化的，但同时一些非量化的、不可评价的因素也会影响乳腺癌的预后，甚至改变疾病的进程，如饮食、营养状况、免疫机能、系统治疗、生活方式、冥想、希望、毅力、生活目标和爱。既往的乳腺癌预后评估系统中没有考虑到这些因素。我亲眼目睹过生存 10 年以上的转移癌患者，也见过确诊 II 期癌症后不到一年就去世的病例。尽管如此，科学上还是采用几个可量化的指标来预测乳腺癌的预后。

肿瘤大小：诊断时肿瘤越大，预后越差。如果肿瘤大于 5cm，肿瘤外存在肿瘤细胞团的可能性越大。如果肿瘤小于 1cm，远处转移的可能性较低。

腋窝淋巴结转移的数目：对乳腺癌患者来说，腋窝淋巴结转移越少，乳腺癌的预后越好。但约有 30% 淋巴结阳性的女性，其他部位没有癌症；而约 25% 淋巴结阴性的女性，其他部位却存在癌灶[22]。

肿瘤周围的血管数目（血管生成）：当肿瘤直径达到 2mm 时，它需要稳定的血供维持其生长。癌细胞会刺激血管新生或增殖，带来更多生长所需的养分。肿瘤周围血管的数量越多，其生长速度越快。

血浆黏度、纤维蛋白原和血浆纤维蛋白 D- 二聚体：乳腺癌患者与良性乳腺肿瘤患者相比，血浆黏稠度（血黏度）更高，它是总生存率的独立影响因素[23]。血黏度数值高于 1.4mPa 者预后较差。血黏度较高导致肿瘤区乏氧，有利于肿瘤转移。89% 的转移性癌患者血液中纤维蛋白原和纤维蛋白原 D- 二聚体的水平升高，导致血液凝固和血液运动减弱，组织中氧含量降低[24]。纤维蛋白原在细胞外液中起到了"脚手架"的作用，支持血管生成、肿瘤细胞生长和扩散[25]。血浆纤维蛋白 D- 二聚体水平与肿瘤负荷、转移部位的数量、血管生成和癌症进展速度相关。

乳腺小管癌

小管癌是一种特殊类型的浸润性乳腺癌，癌细胞看起来像小管一样。小管癌占乳腺癌的比例不足 2%，侵袭性较低，5 年生存率为 96%。

浸润性（或侵袭性）小叶癌（ILC）

浸润性小叶癌起源于泌乳腺或小叶，小叶癌也可以发生远处转移。大约有 10% 的浸润癌属于 ILC。浸润性小叶癌在乳腺钼靶像中较浸润性导管癌更难发现。浸润性小叶癌 5 年生存率为 84%。

炎性乳腺癌

这种罕见的浸润性乳腺癌仅占全部乳腺癌约 1%。该病的特征是乳房皮肤红肿、发热，皮肤增厚且呈点状凹陷。该变化不是由炎症或感染引起的，而是由癌细胞阻塞皮肤中的淋巴管所致。

癌症是否扩散到其他部位：已经出现远处脏器转移的癌症，预后较差。

癌症是否局限在周围组织中：肿瘤浸润范围越大，预后越差。

肿瘤类型：肿瘤的癌细胞类型有助于判断其侵袭性。

有丝分裂计数：正在进行有丝分裂的癌细胞数量和有丝分裂的速度与预后有关。细胞分裂的速度越快，癌症侵袭性越强。侵袭性低的癌症分裂的细胞很少。

细胞核分级：细胞核是细胞分裂的起始部位，其分级关系到生长速度和细胞核的外观。例如，细胞核的大小，大小和形状是否均匀，外形是否不规则？病理学家会将细胞核分为 1 ~ 3 级或 1 ~ 4 级，数字越大表明预后越差。

小管形成：肿瘤中含管状结构越多，则癌症恶性程度越低。如果 75% 的癌灶由小管组成，则它属于 1 级。而如果小管成分小于 10%，则小管分级为 3 级。

肿瘤坏死：意味着肿瘤内有死亡的癌细胞，表明肿瘤生长迅速，血液供给不足。

雌激素和孕激素受体状态：如果存在这些受体，则预后会改善。所有健康的乳腺细胞上都有雌激素、孕激素和其他激素的受体。激素与受体结合对细胞发挥作用。由于乳腺细胞外形变得异常，会丧失其雌激素和 / 或孕激素受体。此时，这些激素无法对细胞起任何作用。当受体存在时，可以通过阻断激素与受体结合对癌细胞产生影响，例如：他莫昔芬、亚麻籽粉。

年龄：一般来说，确诊时患者越年轻，癌症的侵袭性就越强。

Bloom Richardson 评分系统：该系统利用有丝分裂计数、细胞核分级和小管形成等预后因素对肿瘤进行分类。每种因素的分数都是 1 ~ 3，然后算出总分之和。

总分 3、4 或 5 分属于 1 级；6 或 7 分为 2 级；而 8 或 9 分是 3 级，最具侵袭性。分级越低，肿瘤的预后越好。一般来说，1 级的 5 年生存率为 95%，2 级生存率为 75%，3 级生存率为 50%[26]。

此类乳腺癌预后较差，5 年生存率为 18%。

乳头佩吉特病

此型乳腺癌起始于乳腺管道并扩散至乳头，然后累及乳晕。这种类型很少见，仅占乳腺癌病例的 1% ~ 5%。乳头和乳晕的皮肤经常出现结痂、起皮和发红，并伴有出血、溃破和渗出，与皮肤湿疹的症状类似。症状还可能包括乳头周围皮肤的灼热或瘙痒。大约一半的病例可以在发红部位下触及到肿物，通常提示为浸润癌。如果乳腺组织中无肿块，活检结果为 DCIS 而不是浸润癌，则预后会非常好。佩吉特病的 5 年生存率为 79%。

叶状肿瘤

这种非常罕见的乳腺癌发生在乳房的基质（结缔组织）中，它与起源于导管或小叶的癌形成鲜明对照。叶状肿瘤通常为良性，但在极

乳腺癌的分期

乳腺癌的分期反映了疾病的严重程度和预后。乳腺癌分期为 0，I，II，III，IV 期。

0 期：0 期是原位癌，75%～80% 不会发展为浸润性癌。导管原位癌 5 年生存率为 99%。

I 期：I 期是指肿瘤大小不超过 2cm，无淋巴结转移。该期的导管癌 5 年生存率为 96%。

II 期：肿瘤小于 2cm 并伴有淋巴结转移时；或肿瘤大小介于 2～5cm 之间且淋巴结阳性或阴性时；或肿瘤大于 5cm 但未累及淋巴结时，属于 II 期。该期导管癌 5 年生存率为 81%。

III 期：肿瘤大于 5cm，淋巴结转移阳性，可能累及皮肤和／或肿瘤局限在胸壁上属于 III 期。该期的导管癌或小叶癌 5 年生存率为 52%。

IV 期：肿瘤远处转移，或诊断为炎性癌时属于 IV 期。5 年生存率为 18%[21]。

少数情况下也可能呈恶性。

良性叶状肿瘤可通过外科手术切除肿瘤治疗，仅需切除肿瘤和周围少量的正常组织。而恶性叶状肿瘤不但要切除肿瘤，还需切除较多的周围组织，甚至采用乳房全切术治疗。该癌症对激素治疗没有反应，并且对化疗或放疗也无反应。在过去，良性和恶性叶状肿瘤都被称为叶状囊肉瘤。

乳腺癌的诊断

如果您发现了乳房的改变、乳房肿瘤时，需警惕乳腺癌的发生，应积极到正规医院就诊。除了乳房的查体外，还有很多乳房检查方法可以推荐：例如乳房钼靶，乳房超声检查，细针穿刺活检，切除活检等。对于有必要的人群，乳腺 MRI 是合适的选择。

乳腺钼靶

乳腺钼靶采用的是 X 射线，它通常能检出直径在 0.5cm 及以上的不可触及的病灶。乳腺钼靶对 85% 的乳腺癌可以有效显影[28]。而经验丰富的医生通过乳房的查体，可以发现 61%～92% 的乳腺癌[29]。乳腺钼靶可通过早期发现乳腺癌，减少有创伤的操作，延长乳癌患者的生存期[30]。但它并不是理想的诊断工具，原因如下。

如果女性乳腺密度高，乳腺钼靶像无法分辨肿块与正常腺体，检出乳腺癌的几率下降。在 40～49 岁妇女中，乳腺钼靶的肿瘤漏诊率可达 25%[31]。乳腺钼靶像对乳房较小女性的准确率较差。如果乳腺 X 线片未见异常，通常会给医生和患者一种安全的假象。乳腺 X 线片的总体漏诊率为 9%～20%，特别是乳房密度高的年轻女性[32]。在所有的乳腺钼靶中，5% 的读片结果为阳性，即显示为肿瘤，而这其中有 97.5% 是"假阳性"——也就是说，癌症根本不存在。换句话说，在 100 份被认为阳性或疑似癌症的乳腺 X 线片中，只有 2～3 例名副其实。

因此对钼靶显示为"阳性"的患者进行活检非常重要，可以有效地减少无意义的手术。女性在等待"判决"之前会非常焦虑，而其他方法也有助于确诊。

一项研究发现，在月经前两周拍摄乳腺 X 线片的女性，假阴性结果的可能性升高 1 倍[33]。也就是说，X 线片上一切正常，但实际漏诊了肿瘤。如果肿块确实存在，但 X 线片未见异常，应该采用其他方法确定肿块的性质[34]。可采用的方法有超声检查、细针抽吸或活检。请

乳腺癌的诊断

加拿大医学会推出的乳腺癌诊断指南，大多数医生可以借鉴参考：

1. 询问病史、查体，通常会拍摄乳腺 X 线片。
2. 询问发现肿物多长时间，是否发生了变化，以及是否做过活检，或有乳腺癌家族史，确定患者个体的乳腺癌风险因素。
3. 通过查体，鉴别肿块的良性或恶性。
4. 利用乳腺 X 线片明确肿块的类型，并检测双侧乳房中的病变。
5. 利用细针抽吸鉴别肿物是囊性还是实性。如果为实性，采集细胞进一步检查。
6. 超声检查可替代细针抽吸，区分囊肿和实体肿瘤。
7. 如果仍不能明确肿块是良性还是恶性，请进行活检。
8. 在手术切除活检期间，应尽量切除整个肿块，同时切除肿瘤周围的正常组织。
9. 也可以采用空芯针活检来确诊或排除癌症，减少不必要的切除活检。
10. 不推荐使用热成像和光扫描作为诊断技术，目前不推荐 MRI 作为首选的确诊方法。
11. 选用哪一种方法取决于诊断医生的经验及可使用的技术。
12. 应尽快完成这些诊断程序，并通知患者。
13. 即使没有发现癌症，也建议进行持续监测 [27]。

相信自己身体发出的信号，并坚持一查到底，直到得出确切的结论。

接受乳腺钼靶 X 线检查会有一定的辐射，多次、累计的射线会增加乳腺癌的风险 [35]。从接触辐射到发生癌症可能需要 40 年的时间，因此 50 岁以下女性每年拍摄乳腺 X 线片会增加风险。对于一些女性，哪怕一次乳腺 X 线片检查也显得太多。比如说，本身风险已经较高的具有乳腺癌家族史的女性，使用会增加风险的检查手段有些得不偿失。

血清抗恶性肿瘤抗体（AMAS）检测

这是一项非特异性的癌症筛查检测，旨在检测抗恶性肿瘤抗体（一种在癌症患者血清中升高的抗体）。在所有癌细胞的细胞膜中都会发现相关抗原，而我们的部分白细胞则发生应答反应而产生抗恶性肿瘤抗体。93% ~ 100% 活动性、非终末期恶性肿瘤患者该抗体会升高。换句话说，该检测对于以前无法诊断的小肿瘤（1mm）非常有效，但无法辨别病变发生的位置。它对晚期癌症没有意义。无论癌变的位置在哪里以及癌变的细胞是什么种类，都会导致抗恶性肿瘤抗体升高。

事实

研究表明，每年拍摄 X 线片的 50 岁以上女性，由于肿瘤的早期发现，乳腺癌的死亡风险降低了 30%。

该检测假阳性率极低。对于冷冻超过 24 小时的血清样本，假阳性率为 5%；而对于保存 24 小时内血清样本假阳性率只有不到 1%，假阴性率为 7%。

发表在《癌症快报》上的一项研究使用 AMAS 检测对 154 位志愿者和 76 位患者进行了测试。在 154 位志愿者中，3 名为 AMAS 阳性。进一步的检测证实，两名志愿者确实患有癌症，另外 1 名患有溃疡性结肠炎（一种癌前病变）。乳腺活检证实，43 名乳房 X 线检查疑似乳腺癌的女性中 32 例确诊乳腺癌，而另外 11 例并非乳腺癌。对于这些肿瘤患者，32 例患者中有 31 例 AMAS 检测为阳性。而 11 例排除乳腺癌的患者中有 4 例 AMAS 检测为阳性。AMAS 检测对乳腺癌的敏感度为 97%。其他肿瘤标志物检测的敏感度要低得多，例如 CEA（0%），CA15-3（10%），CA19-5（5%）和 CA125（16%）[36]。

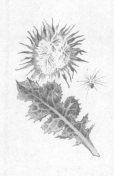

另一项涉及 1175 名乳腺癌患者的研究发现，治疗后 1 个月至 30 年，大约 95% 的乳腺癌临床缓解与 AMAS 值恢复至正常范围相关。对于进行了肿瘤切除术并且正在考虑化疗和 / 或放疗的女性尤其如此 [37]。

将该检查更多地用于乳腺癌监测是很有意义的。50 岁以下的女性可以将其与热成像一起作为年度筛查项目，而不必将自己的乳房暴露在 X 线的有害辐射下 [38]。如果测试结果为阳性，可以使用乳房 X 线进行进一步确诊。AMAS 检测也可以用于监测进展期乳腺癌患者治疗的效果 [39]。

这项检测也不是万无一失，存在一定的假阳性率和假阴性率。故建议使用此测试作为指导，而非作为确诊的手段。

血液免疫检测

血液免疫检测是 Immunicon 公司开发的一种目前仍处于研究阶段的血液检测方法。该方法检测血液中的肿瘤细胞精确度可以达到 1/2000 万。在对来自两个主要医学中心的 60 多名乳腺癌患者进行的研究发现，该检测能够发现极早期乳腺癌患者血液中少量的肿瘤细胞。乳腺癌进展患者血液中的肿瘤细胞数量则更多。在对一组患者进行的为期 12 个月的研究发现，当疾病恶化或患者对治疗不敏感时，肿瘤细胞数量增加。当治疗有效时，肿瘤细胞的数量下降。在一些被认为完全缓解的女性中，使用该检测发现了肿瘤细胞，而进一步检查表明疾病确实复发了。在整个血液循环中，肿瘤细胞达到 1000 个时，该检测即可呈阳性 [40]。

乳腺癌防治及康复实用手册

热成像

它是采用特制数码红外热成像相机的检查方法。该相机可以生成非常详细的皮肤热量水平和模式图。它利用与计算机连接的电子相机，对患者进行检测，是一种无创、无辐射（不向患者发射能量）的非接触检查方法。20多年前，人们认为热成像不够准确，而且因为报告方法不一致，失去了人们的青睐。但近年来，美国热能学会利用马赛分级系统对热谱图进行了改进，从而提高了它的效率。

乳腺X线片检查的是解剖结构的变化，而热成像则测定生理方面的改变，两者截然不同。生理改变常发生在解剖结构变化之前。为癌细胞供血的血管对冷刺激的反应与其他血管不同（冷刺激：把手放入冰水中1分钟），对比乳房表面在浸入冷水前后的温度差，由专业人士（美国热学学会认证的热学专家）将两侧乳房表面的热量模式与计算机中储存的图像对比，就可以发现异常情况。经过专业认证的热学专家利用客观的数字马赛分级系统，将结果书面报告给患者和医生。

加拿大蒙特利尔 Ville Marie 乳房医疗中心开展的研究表明，83%乳腺癌的热成像图为阳性，相比之下单独临床乳房检查的阳性率为61%，乳腺X线片为84%。如果敏感性为84%的乳腺X线片与红外热成像配合使用，则敏感性可以提高至95%[42]。

热像图异常的乳腺癌患者肿瘤生长速度更快，更容易转移[43]。而且热像图异常与肿瘤较大、分级较高和淋巴结阳性相关[44]。如果热像图呈阳性，可以结合超声、乳腺X线片、活检、MRI进一步检查。

计算机体层激光乳腺摄影

计算机体层激光乳腺摄影采用最先进的激光技术，在电磁波谱的近红外范围内操作，对乳房进行成像。

该技术凭借着精密的计算机系统，借助扫描的 4mm 厚的乳房层面影像，几乎能进行全部乳房及内部结构的三维影像重建。结果保存在光盘中给患者和医生使用。

激光乳房摄影对植入假体后的女性也适用。该方法能区分囊性和实性病变，减少不必要的穿刺或开放活检。预计它能检出小到 2mm 的肿瘤，比传统的乳腺X线片更敏感。

患者躺在扫描床上，将乳房放在一个容器内。激光器围绕乳房旋转 360°，从超短激光脉冲穿过乳房组织的路径上收集数据。良性和恶性乳腺组织的光学性质不一样，其差别能在通过计算机转化形成的图像上看到。图像能够明确地显示出肿瘤，通常无须针刺活检。

事实

热成像技术给50岁以下女性带来的好处最多。50岁以下女性的乳腺癌生长较快。50岁以下女性的肿瘤平均倍增时间为80天；50～70岁女性为157天；70岁以上女性为188天。

事实

由于癌性肿瘤的血供增多，因此它比周围区域稍热。肿瘤生长速度越快，产生的红外辐射就越多，因此也更有可能被热成像检测出来[41]。

事实

激光乳腺摄影无痛，这一点与乳腺X线片摄影时需要挤压乳房不同。而且它不使用射线，不会造成辐射风险。它更适用于乳房密度较高的年轻女性，这一点也与乳腺X线片不同。

预防

如果您发现了乳房肿块，先用超声检查确定是否为囊性，如果是实性肿物，应选用乳腺X线片、MRI、细针抽吸或活检来排除乳腺癌。

预防

只有其他诊断方法不能定论时，才能使用空芯针或切开手术进行乳腺癌活检。

乳腺癌相关肿瘤标志物

医生有时会采用检测肿瘤标志物来预测乳腺癌复发，但是这种方法的可行性仍具争议。浸润性乳腺癌随诊中常用的肿瘤标记物包括 CEA，CA27. 29，CA15-3， 和 C-erbB-2（Her2-neu）。

对 250 例接受乳房切除术的乳腺癌患者的研究表明，在大约 70% 的女性中，这些肿瘤标记物之一成为了复发的第一征象，在出现临床症状前 4 个月就可以检测到。

这些肿瘤标记物在检测肝脏或骨转移时的敏感性更好 [48]。另一项对 550 例乳腺癌患者的研究结果显示，CEA 和 CA15-3 是肿瘤复发或生存率的独立预后因素 [49]。

第 4 个肿瘤标志物是 CD24，它在乳腺癌细胞中的表达方式与在良性乳腺病变中完全不同。CD24 的表达随着肿瘤组织学分级而增多。它是随访乳腺癌及其转移的有效标志物 [50]。

超声检查

超声检查用于区分囊性和实性肿瘤。它利用高频超声波穿透乳腺组织。当声波遇到像肿瘤这样的固体障碍物时，会被反弹回来，如果遇到液体或正常组织，则会透过乳房。超声检查最适合查体或乳腺 X 线片已经发现的肿块，但不是整个乳房筛查的好方法。这种方法无射线辐射。癌症和纤维腺瘤是实性的，而囊肿的中间充满液体。

如果超声检查证实肿块充满液体，则不需要活检。如果它显示肿块是固体，那么必须进行活检，确定它是纤维腺瘤还是癌症。

如果怀疑是囊性肿物，可以在拍摄 X 线片之前进行超声检查。如果确定是囊肿，则无须拍摄 X 线片，以避免不必要的射线照射。

磁共振成像（MRI）

MRI 对于乳腺癌成像具有高敏感性。对于 20 ~ 30 岁之间的女性，因为乳房密度高，乳房钼靶像敏感性低。但如果因有乳腺癌遗传易感性，需要每年进行影像学筛查，MRI 比较适合。

MRI 没有射线辐射，能够在对身体没有伤害的情况下快速获得乳腺内部结构的高精确度图像。核磁共振成像的缺点是费用贵，图像分析需要专业医生。

细针穿刺活检

细针穿刺活检操作简单且无痛，医生在诊室中就可以完成操作。将针头插入到肿瘤内并抽出一些液体。如果抽出液体清澈，肿瘤变小，说明它是一个囊肿。如果液体带血，可能是有囊性成分的癌症，应该将液体进行深入分析。如果无法抽出液体，有必要进行进一步的活检。在有经验的医生操作下，细针不但创伤小，而且是快速、便宜的乳腺癌诊断方法。

洛杉矶妇女和儿童医院乳房诊断中心的威廉·辛德（William Hindle）博士认为，应该对所有可触及的乳房肿块进行细针抽吸检查。有 90% 的乳腺癌是通过它来确诊的 [47]。

活检

如果上面的方法都不能确诊，可采用活检确定或排除癌症。采用以下两种方法之一采集组织标本，然后进行分析。

第一种方法为开放性手术活检。假定病变就是癌症，进一步行乳腺癌根治术。切除肿块时应适当地扩大切除周围的正常乳腺组织，病理医生可以判断肿瘤的边缘是否已切干净，是否有病灶残留。

第二种方法称为空心针活检。对于较大的可触及肿块，从它的不同位置采集 1 ~ 6 个核心组织标本。这种方法对超过 2.5cm 的病灶最准确，创伤要比手术活检小得多。

其他预测实验

除了标准的血液检测之外，激素、毒性和代谢物检测有助于评估整体健康和乳房癌的风险（而不是诊断乳腺癌），并且可以指导我们采用干预策略。

激素检测

1. 唾液雌二醇，雌酮，雌三醇和雌激素之比。
2. 尿中 C–2 与 C–16 雌激素的比值。
3. 唾液黄体酮检测，在月经周期第 20 ~ 23 天采集。
4. 唾液褪黑素，在清晨 3:00 点采集。
5. 血液 TSH，游离 T4，游离 T3，T3，T4，抗微粒体和抗甲状腺球蛋白抗体。
6. 唾液 IGF–1，IGFBP–3 和 IGF–2。
7. 血液或唾液中的皮质醇水平，早晚各一次。
8. 空腹血液胰岛素水平，空腹血糖。
9. 唾液中睾酮水平。
10. 血催乳素。

毒性检测

1. 头发微量元素分析。
2. 尿液中有毒金属分析。
3. 血液或脂肪中的化学毒物分析。
4. 毒素清除能力和化学物质清除能力——评估肝脏的解毒能力。
5. Cavatat（精密超声）或全景 X 线牙片评估牙科情况。

代谢检测

1. "新鲜血液"的显微镜下检查。
2. 生物地形分析 (BTA)。
3. 血黏度、血浆纤维蛋白原和血浆纤维蛋白 D–二聚体水平。
4. 大便和血液葡萄糖醛酸转化率。
5. T 淋巴细胞，B 淋巴细胞和自然杀伤细胞。
6. 自然杀伤细胞活性检测。
7. 完成消化的大便分析，以确定消化能力和存在的病原体。
8. 胃酸检测（吞线试验），以确定胃酸水平。
9. 锌试验判断是否缺乏锌元素。
10. 用于食物过敏原的 IgG 检测，以防发生食物过敏。
11. 测定自由基活性的氧化试验。
12. 检测骨质疏松症风险的尿液 NTX 化验。

小结

在弄清了乳房解剖结构和生理特点、乳腺癌的临床表现和诊断、影响乳腺癌的预后因素之后，建议大家遵循指导，定期进行乳房检查：

1. 把乳房自我检查当做每个月的惯例，以一种放松和喜爱的方式进行乳房的自查，在淋浴时、睡前平卧时、穿衣前后，仔细检查乳房的每个部分，并及时记录对比情况。

2. 把异常发现和担心的问题告诉医生，并进行诊断检查，直到最终确定结果。

3. 请您记住：如果您还不到 50 岁，可根据需要用乳腺 X 线片诊断可疑的肿块，并将检查日期安排在从月经周期第 1 天算起，月经周期的前 14 天内；如果您已经 50 岁以上，可考虑每 2～3 年接受一次乳腺 X 线片检查。

4. 安排每年接受一次其他的筛查——由医生进行的乳房检查、超声波、热成像、MRI、AMAS 化验。想一下哪种检查最适合您，并记住自己的年龄和风险因素，然后找到能够帮助您的医生或诊所。

第 3 章

解开激素的秘密

目录

练习、图表、检查表和工作表

人体的发育以及人体正常功能的维系与体内的激素水平存在密切的关系，但目前如甲状腺素、褪黑素等与乳腺癌的关系在专业领域尚无定论。乳腺癌作为女性第一高发肿瘤，其发生发展与激素存在密切关系，并且在激素受体阳性乳腺癌中，抗雌激素治疗已成为重要的治疗手段。目前明确和乳腺癌发生相关的激素原因主要如下：（1）初潮年龄早，绝经年龄晚；（2）首次足月妊娠时间晚、终生不育及末次妊娠年龄较大；（3）绝经后激素替代疗法（尤其是仅使用雌激素者）。而补充植物雌激素如豆制品，则不会导致乳腺癌发生风险增加。同时也要注意，不是具备上述危险因素就一定会患乳腺癌，保持健康的生活方式，如不吸烟饮酒，多吃新鲜蔬菜水果，多运动，可以降低乳腺癌的发生。

　　为了了解乳腺癌的病因及其预防策略，我们需要熟悉与乳腺癌有关的激素——雌激素，以及它与内分泌系统其他激素的相互作用。弄清了这些后，我们就可以采取多种方式预防乳腺癌。

什么是激素？

激素是一种可以随着血液流动的化学信使，它能影响每一个具有该激素受体的细胞。不同的激素由不同的腺体生成。在外部环境变化的情况下，激素有助于维持体内环境稳定。有的激素分泌具有节律性，与太阳和月亮周期有关；有些激素是暂时分泌，而有的会持续很长一段时间，如在整个儿童期都在发挥作用的生长激素。激素与目标组织细胞内外的特定受体结合，然后发挥作用。受体通常对某种特定的激素具有较强的亲合力。然后，激素作用于细胞核，产生特定的蛋白质，它作为具有特征作用的酶来发挥作用。该过程会引起身体新陈代谢的变化。

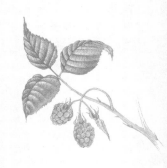

内分泌腺体及其分泌的激素的整体统称为内分泌系统。内分泌系统的功能深受我们的感觉与思维、周围的环境以及饮食的影响。而如今，前所未有的环境化学污染、辐射、电磁场和食品污染正在扰乱我们体内的激素平衡。

内分泌系统的组成和功能

我们的身体中共有9种主要的内分泌腺体。肝脏、胃、肠、肾脏和心脏等其他器官也能产生激素。下表总结了每个主要腺体的名称、位置和功能，以及它们直接或间接参与乳腺癌发展的过程。

腺体名称	位置	激素的作用
下丘脑	在眼睛后面的大脑中	控制垂体腺分泌、体温、饥饿感、渴感和性冲动。
松果体	在大脑的中心	对光线、黑暗和电磁能产生反应。影响细胞分裂和睡眠。抑制癌症，延缓衰老过程，保护胸腺功能，减轻焦虑。
垂体	在眼睛后面的大脑中	控制骨骼生长并调控其他腺体。通常被称为"内分泌腺之母"。
甲状腺	在咽喉的前面	控制身体消耗能量的速度，对热和冷敏感，支持免疫功能。
甲状旁腺	在甲状腺后面	控制血中钙的水平。
胸腺	在胸骨上部	协同控制白细胞和免疫系统。随着年龄增大而逐渐缩小。
肝脏	在右侧肋骨下方	调控生长和血糖代谢，解毒。
肾上腺	在肾脏之上	控制体内和体外的盐和水平衡，以及我们对压力的反应，糖代谢。
胰腺	在胃旁边	调节血液中糖的含量。
卵巢（女性）	在腹股沟的两侧	调节性发育和排卵。
睾丸（男性）	在阴茎后面	调节性发育，并生成精子。

多种激素协同起效。它们就像一支管弦乐队，互相配合，不断调整自己的表现方式，奏响着身体的完美乐章。任何一个激素不平衡，都会使整个乐曲不和谐。

雌激素平衡

雌激素刺激乳腺细胞增殖。雌激素失衡是乳腺癌的一个诱因。保持并恢复激素平衡是身体健康的关键。影响雌激素平衡的因素很多，包括卵巢生成雌激素的功能、食物和环境中"植物雌激素"和"外源性雌激素"的影响、月经初潮和绝经的时间、使用避孕药和激素替代疗法；还包括其他激素带来的影响，如孕激素、甲状腺激素、IGF-1、胰岛素、皮质醇、生长激素和褪黑素等。

雌激素的生成

卵巢在青春期开始产生雌激素，也就是女性 10 ~ 14 岁之间。从青春期开始，垂体激素 FSH 向卵巢发出生成雌激素的信号。在每个月经周期中，卵巢从排卵当天开始产生越来越多的雌激素，以便为子宫受孕做好准备。在排卵前雌激素水平达到峰值。排卵后，雌激素水平下降几天，然后在第 18 ~ 23 天时略微升高，随后继续缓慢下降直到月经周期结束。雌激素水平每月升高，与一些女性乳腺癌风险较高有关。产生雌激素较少或不生成雌激素的卵巢功能衰竭女性，或卵巢切除的女性，乳腺癌风险降低 70% ~ 90%。男性乳腺癌很少见，是因为它们的雌激素水平很低。

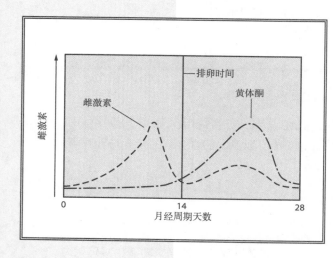

雌激素的种类

身体产生 3 种主要类型的雌激素：雌酮（E1），雌二醇（E2）和雌三醇（E3）。它们又分为"强"雌激素（雌酮和雌二醇）或"弱"雌激素（雌三醇）[1,2]。

强雌激素：雌二醇和雌酮

超过 50% 的人体雌激素是雌酮这种形式，它在卵巢和脂肪细胞中产生。雌酮以硫酸雌酮的形式储存。乳腺癌细胞能够积累大量的硫酸雌酮，在需要时会转化为雌酮或雌二醇。

乳腺癌防治及康复实用手册

用药物或补充剂阻断硫酸雌酮向雌酮转化，今后有可能成为乳腺癌的治疗方法[3]。

卵巢中产生的雌二醇是3种雌激素中最强的一种，其强度是雌酮的12倍，对乳腺组织的作用比雌三醇强1000倍。

女性更年期时卵巢不再生成雌二醇和雌酮。绝经后，肾上腺在酶的作用下生成更多的睾酮和雄烯二酮。它们可以在脂肪细胞（以及在乳房、皮肤、骨骼和其他组织）中通过芳香化酶的作用转化为雌二醇和雌酮。假如阻断了芳香酶的作用，则可以减少绝经后雌二醇和雌酮的产生。我们可以用白杨素（一种来自西番莲的类黄酮化合物）、亚麻籽粉、大豆中的染料木素、矿物锌和天然黄体酮来阻断芳香酶[4-7]。

弱雌激素：雌三醇

雌三醇是一种短效弱雌激素，在妊娠期间由胎盘产生，也可以是肝脏合成雌酮的分解产物。雌三醇能在妊娠期间使乳腺细胞成熟，使其不易受到辐射和化学物质的损害。肝脏可以将雌二醇和雌酮转化成雌三醇。尿液中排出雌三醇较多的女性乳腺癌的风险可能较低[8]。当雌三醇水平升高时，接受内分泌治疗的患者会出现癌症缓解[9]。雌三醇可以保护乳房不受肿瘤生成的雌二醇和雌酮的影响[10]。

人体妊娠期间会生成大量的雌三醇，并且成为雌激素的主要来源，因为卵巢产生的雌二醇和雌酮减少。雌三醇的生成在毫克级水平，而生成的雌酮和雌二醇仅仅达到微克级的水平。大自然通过这种机制，保护胎儿免受雌二醇和雌酮的过度刺激。所有的雌激素都竞争相同的受体位点，因此雌三醇在与乳腺细胞受体结合的同时，发挥了保护作用，防止雌二醇和雌酮与受体结合和产生效应。我们很少看到妊娠期间被诊断为乳腺癌的妇女。

女性绝经之后，雌酮会继续生成。来自肾上腺的雄烯二酮在芳香化酶的帮助下，在脂肪和肌肉细胞中转化为雌酮。绝经后女性身体内脂肪细胞越多，就会接触到更多的"内部"雌激素。一些绝经后肥胖女性产生的雌激素要比绝经前瘦小的女性还多。而女性骨密度越高，乳腺癌的风险就越大，这一点倒是有些自相矛盾。

我们摄入的食物可以促进或阻断雌二醇和雌酮转化为雌三醇。摄入特定的营养物质改善肝功能，如吲哚-3-甲醇或二吲哚甲烷（DIM），有助于这一转化[11]。碘化合物或深海蔬菜可提高绝经前和绝经后女性的雌三醇水平。不过，雌三醇过多也不是件好事。如果我们摄入大量外源性雌三醇（每日5～15mg），它可以转化为雌二醇，导致乳腺细胞分裂增加，可能诱导癌症发生[12,13]。

雌二醇

雌酮

事实

在这3种雌激素中，雌二醇和雌酮与乳腺癌风险增加有关，特别是绝经后女性。雌三醇与降低风险有关，但是大量使用的情况除外。

雌三醇

雌激素在癌症发展进程中的作用

雌激素具有特殊的生理效应，既能向着有利的方向，也能向有害的方向影响癌细胞的发展。雌激素可促进细胞分裂，特别是在具有大量雌激素受体的组织中，如乳房和子宫。其他激素，如促生长激素，如胰岛素、IGF-1、生长激素和催乳素，也会增加乳腺细胞分裂。致癌

雌激素的来源

雌激素可能从四种来源进入我们的体内：

1. 卵巢、胎盘、肾上腺和脂肪细胞：3 种类型的雌激素主要由卵巢生成。妊娠期间胎盘也能合成雌激素（雌三醇），而绝经后脂肪细胞能利用肾上腺激素前体雄烯二酮合成雌激素（雌酮）。

2. 食物与草药：食物和草药可以提供所谓的"植物雌激素"。大豆、亚麻籽、豆类、马鞭草、姜黄、皱叶酸模和小酸模等植物中，均含有类似于弱雌激素作用的成分。植物雌激素会从受体位点上置换身体内的雌激素，保护我们免受乳腺癌的危害。有关植物雌激素的信息，请参阅第 7 章"乳房健康的正确饮食"。

3. 环境：一些被称为"外源性雌激素"的环境化学物质，能够模仿体内雌激素，导致雌激素过量。由于身体内没有很好的方法分解它们，所以它们会终生存留在体内。这种累积和协同效应促进了乳腺癌发生。这些化学物质存在于某些杀虫剂、塑料、石油化工、洗涤剂、化妆品、溶剂、氯化水、防火剂和去虱洗发水中，以及第 4 章"环境对乳房健康的影响"中描述的其他来源中。当我们摄入肉类、家禽、乳制品和鱼类等动物产品时，我们也会摄入雌激素。这些动物体内可能天然含有雌激素，也可能是为增加脂肪和牛奶产量而被注射或喂食雌激素，或者环境来源和农药残留使脂肪中积累了外源性雌激素。每天饮食以肉类或奶制品为主，会诱导乳腺癌的形成。尽管鱼油能保护我们免受乳腺癌的侵害，但来自鱼类的很多污染物也诱导了乳腺癌的形成。

4. 合成的雌激素：我们服用避孕药、生育药，以及在更年期接受激素替代疗法时，会接触到此类雌激素。它们在治疗的同时，也有诱导乳腺癌发生的作用。

物质的作用、DNA 复制中偶然的错误，加上激素驱动的细胞分裂增加，形成了乳腺癌。如果体内环境有利于癌症发展，再加上免疫系统无法战胜癌症，那么它们就会在乳腺组织中肆无忌惮地生长。

癌症的形成出现离不开一些连续的事件，而雌激素和其他激素能够影响这些事件：

1. 人类的细胞核内有 23 对呈螺旋状的染色体，它们的上面又蕴含着 8 万多个基因。每个基因又由更小的 DNA 片段组成，它的构成方式就像我们用字母拼词一样（把染色体想象成一个句子）。分裂的

乳腺癌防治及康复实用手册

细胞必须"忠实"地复制大约十亿个遗传信息片段。当 DNA 片段插入位置不对，复制错误或丢失时，就会发生错误。细胞接触到能破坏 DNA 的致癌物质时，发生错误的几率就更高。致癌物质包括强烈的阳光、有毒化学物质、辐射照射、熟或腐败的脂肪和油，以及有毒微量元素，如砷、镉和铅。DNA 复制错误也偶然发生，并且随着年龄增长，这种情况越来越多。

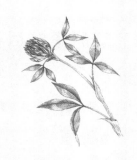

2. 基因发生错误后，细胞可以通过修复机制来修复它们，或者细胞在复制后很快死亡。这两个过程都由肿瘤抑制基因监控，这些基因负责激活修复机制，并在发生错误时，发出停止细胞复制的信号，或命令细胞死亡。肿瘤抑制基因的本身有时也会突变，不能发挥应有的作用，导致异常的细胞存活并自身复制。我们身体中有很多肿瘤抑制基因，但最主要的是 p53，它是人类最常见的抑癌基因，在约60% 的肿瘤中发挥作用。癌症细胞的分裂十分频繁，同时又缺乏引起细胞死亡的控制机制。

3. 最理想的情况是，如果突变的细胞存活下来，身体中免疫系统会将其识别为"非自身细胞"，并将其扼杀在萌芽状态。当免疫系统因压力、污染物、内分泌失衡、营养不良或情感和精神因素而被削弱时，变异的细胞继续分裂和繁殖，形成癌性肿瘤。一些癌细胞的攻击性很强，繁殖迅速，因此需要非常强的免疫系统来抵御它们。免疫增强剂包括许多维生素、微量元素和一些草药。

4. 乳腺癌细胞的倍增时间在 21 ~ 188 天之间。也就是说，在这段时间内细胞数量将增加一倍。肿瘤长成高尔夫球这么大要积聚 1000 亿个细胞，需要 3 ~ 10 年或更长的时间。如果癌细胞的倍增时间短，并且特别具有侵袭性，则在睡前给予一定剂量的褪黑素可以减缓倍增时间，让癌症稳定下来[14]。

5. 当癌性肿瘤长到针头大小时，它会发出化学信号，让小血管围绕着它生长来提供营养。血液供应增加，可以使肿瘤逐渐变大。

6. 随着肿瘤的生长，它可以把癌细胞团释放到血流或淋巴系统中，然后在身体其他部位定植。该过程就是我们说的转移。乳腺癌最常见的转移部位包括肝脏、骨骼、脑部和肺部。

雌激素优势

乳腺癌形成在某种程度上是致癌物质在过多的强雌激素和其他促生长激素下发挥致癌作用造成的。另一种卵巢激素黄体酮可以帮助保护乳房免受过量雌激素的危害。而且，甲状腺激素、褪黑素、弱雌激素雌三醇也有这种功能，不过我们体内的这些激素在很多情况下不是缺乏就是被阻断了，让雌激素占据了绝对优势。

性激素结合球蛋白（SHBG）

血液循环中的一些雌激素结合到 SHGB 上。它是一种通过血流将雌激素（和一些睾酮）运送到其他靶器官的载体分子。雌激素与 SHBG 结合时无活性。SHBG 水平提高之后，就会有更多的雌激素与它结合，让"游离"的雌激素更少。充足的甲状腺激素能增加肝脏 SHBG 的产量，从而保护我们不受过量雌激素的影响。

雌激素的目标部位和作用

雌激素只有与靶器官、组织或细胞中两种特殊受体位点之一相结合后，才会发挥活性。雌激素的目标部位包括乳房、子宫、卵巢、阴道、皮肤、骨骼、脑、脂肪细胞、肝脏和血管，但绝大多数雌激素会进入乳房和子宫。

目标部位	雌激素的作用
乳房	在青春期和妊娠期间刺激乳房导管发育，促进乳腺细胞繁殖。
	增加乳腺癌的风险。
	保证乳汁充足。
子宫	青春期促进子宫生长。
	导致细胞生成增加和子宫内膜增厚，为受孕做好准备。
	增加子宫内膜癌的风险。
卵巢	每月排卵期排出卵子。
阴道	导致青春期阴道发育。
	保留阴道厚度和润滑。
皮肤	促进支持皮肤结构的胶原组织形成。
	促进腋毛和阴毛生长。
	导致乳头和乳晕色素沉着。
骨骼	通过抑制骨分解增加骨密度。
脑	影响性欲。天然的抗抑郁药。
脂肪	导致脂肪沉积在大腿、臀部和乳房上；一般会增加体内脂肪。
肝脏	雌激素分解的部位。
血管	促进高密度脂蛋白（HDL）（"好"胆固醇）的形成，并保持血管不形成斑块。
	充当血管扩张剂。
	口服雌激素过多时会增加凝血可能性。
身体的其余部分	导致水钠潴留；抑郁和头痛；影响血糖的控制。
	造成锌流失而铜保留；会干扰甲状腺激素。
	降低细胞内的氧水平；增加胆囊疾病的风险；增加发生自身免疫性疾病的风险。

乳腺癌防治及康复实用手册

当 SHBG 水平过高时，其他激素会释放雌激素，降低其含量。胰岛素、IGF-1 和睾酮是我们必须控制的参与者。高水平的皮质醇（应激激素）可以升高这 3 种激素的产量，因此我们必须控制它（和我们的应激）。在甲状腺活性减弱时，血液中循环甲状腺激素降低，SHBG 就会减少。

雌激素受体

雌激素在与受体结合之前不具有活性。雌激素与它的受体丝丝相扣，就像钥匙与锁一样匹配。体内至少有两种雌激素受体，称为 α 和 β 受体。它们在体内的分布、亲和力和生理功能都不同。雌激素的目标细胞可能对相同的雌激素刺激产生不同的反应，这取决于细胞中每种受体的数量和相对比例。这也是为什么植物雌激素和药物（如他莫昔芬）可以在不同时间对不同组织产生不同作用的原因[16]。

一般的情况下，大多数"强"雌二醇都与 SHBG 结合，只有一小部分能与乳腺细胞中的雌激素受体结合。"弱"雌三醇与 SHBG 的亲和力较低，因此有更多的雌三醇能参与到保护作用的生物活动当中去[17]。

冒名雌激素

雌激素受体会不加以区分地与真正的雌激素或冒名雌激素结合。一些冒名顶替的雌激素作用非常强大，可以像雌激素一样激活 DNA，而另一些可以占据受体的位点，导致雌二醇无法附着——不过它们只是占据位置而已。

植物雌激素也能占据雌激素的受体位点，并发挥各种积极作用。例如，大豆食品通过占据乳腺细胞受体位点使体内的雌二醇不与雌激素受体结合，从而降低女性患乳腺癌的风险。大豆中的雌激素太弱，不会对乳腺细胞产生有害的雌激素作用，但对骨骼却发挥着弱雌激素的作用，通过防止骨质流失，来保护我们免于骨质疏松症。

而且，它通过生成更多的 HDL，也就是"好"胆固醇，来保护心脏和血管。大豆似乎能根据靶器官、所结合的雌激素受体类型、以及身体的需要发挥选择性活性。植物雌激素在体内迅速分解，不会随时间在体内积累。植物雌激素降低了人体强雌激素和化学雌激素的有害影响。植物化学物质槲皮素和吲哚-3-甲醇也能够与雌激素受体结合，削弱雌

预防

通过改善甲状腺功能提高 SHBG 水平，通过低脂肪的素食，以及从亚麻籽粉、大豆和红菾菜芽获得植物雌激素，来降低雌激素的活性[15]。保持胰岛素、IGF-1、睾酮和皮质醇在正常水平，可以防止 SHBG 水平过低，不让游离的雌激素过多。

事实

乳腺细胞中雌激素受体的数量越多，我们就越容易患上乳腺癌。由松果体产生的褪黑素能减少乳腺细胞中雌激素受体的产生。

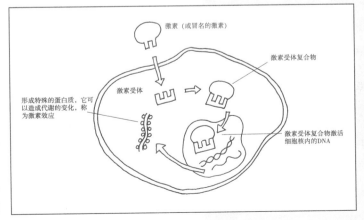

激素（或冒名的激素）

激素受体复合物

激素受体

形成特殊的蛋白质，它可以造成代谢的变化，称为激素效应

激素受体复合物激活细胞核内的 DNA

激素的作用。

外源性雌激素或环境雌激素发挥着不同的影响。这些冒名顶替的物质也被称为"激素干扰者"，因为它们不仅影响雌激素，还影响其他激素，特别是甲状腺激素、睾酮和孕激素。环境雌激素包括许多农药、塑料、商业洗涤剂、阻燃剂、药物、燃料，以及称为"有机氯"的含氯化学品。

环境雌激素与靶细胞中的"不会分辨真伪"的雌激素受体位点结合，并以和雌激素相同的方式影响 DNA。如果乳房中同时存在两种环境雌激素，它们发挥的效果也要比单独一种时强 1000 倍 [18]。据估计，北美地区居民的脂肪细胞中至少含有 86 种破坏激素的化学物质。我们不知道这些组合对乳腺组织到底有什么影响 [19]。它们可能导致调节细胞分裂的基因发生突变，或引起异常细胞生长；但不管哪种情况，都会使乳腺细胞失去控制，让 DNA 发生改变。

外源性雌激素可以刺激乳腺细胞形成肿瘤生长和扩散所需的新生血管 [20]。环境雌激素与植物雌激素不同，它们在身体里能积累到很高的水平，因为它们可以抵抗体内解毒过程的分解。身体将它们存储在脂肪细胞中，而乳腺细胞则包围在脂肪细胞之中。在 20 世纪 40 年代之前，大部分环境雌激素都属于生物系统未知的外来化学物质。由于身体内没有很好的方法分解它们，所以它们可能会存留数十年。

雌激素的分解

雌激素被肝脏中的酶分解或代谢，最终通过葡萄糖醛酸化过程，与葡萄糖醛酸结合。葡萄糖醛酸复合物从肝脏进入胆汁，再进入肠道并通过粪便排出。红树莓（特别是米克红树莓）中含有的鞣花酸可使葡萄糖醛酸化增加 75%。高纤维、益生菌、维生素 B6、鱼油和天然存在于桔子和苹果中的 D– 葡萄糖酸钙也有助于这一反应。

雌二醇和雌酮在肝脏中分解时，形成几种产物或代谢物。在这些代谢物中，C2 雌激素是无害的；但 C16，特别是 C4 雌激素代谢物可能有害，并且有致癌性。C4 雌激素在乳腺细胞中积累，并且可以附着在 DNA 上引起突变，特别是会损伤能防止癌细胞分裂的 p53 肿瘤抑制基因。杀虫剂、其他外源性雌激素等污染物可以激活这一 C4 雌激素的作用途径。幸运的是，C4 雌激素产生之后，可以在某些营养物质的帮助下，在肝脏内通过 II 期甲基化和谷胱甘肽结合的解毒途径灭活。

这些雌激素代谢物之间的比例，是评估体内雌激素活性的有效方法。乳腺癌患者与正常女性相比，C2 与 C16 雌激素代谢物的比例显著较低 [21]。患有乳腺癌和有家族病史的女性，C16 代谢物是其他女性的 5 倍 [22-24]。尽管有关 C2 和 C4 比例的研究尚未得出结论，但已经证明，

事实

杀虫剂、使用激素替代疗法和体重指数高都会增加乳腺细胞中雌激素受体的数量，导致绝经后女性雌激素受体阳性的乳腺癌发病率增加。

预防

采用本章最后总结的方法提高褪黑素水平，可以减少外源性雌激素的暴露，减少乳腺细胞中雌激素受体的数量，使雌激素活性降低。还应保持理想体重，拒绝使用激素替代治疗。

事实

乳腺癌发生率在过去 50 年中急剧上升，部分原因是类似于雌激素的环境化学物质，我们的身体无法分解和消除它们。

预防

帮助肝脏制造出更多的 C2 雌激素代谢物，减少 C4 和 C16。有关肝脏排毒的方法，参见第 5 章 "身体排毒"。我们必须在 C4 雌激素与 DNA 结合并导致突变之前将其灭活。

它在评估风险方面比 C2 / C16 比值更重要。

　　一些饮食和营养物质有助于将雌激素转化为"好"的 C2 代谢物。如低脂饮食、亚麻籽粉、高纤维、EPA 鱼油、维生素 B 复合物、D- 柠檬烯、镁、锌、N- 乙酰半胱氨酸、迷迭香、五味子、乳蓟、姜黄素（姜黄）、大豆和红花苜蓿等[25,26]。

　　阻止这种转化并促进 C16 代谢物的物质有环境雌激素、二恶英、汽车尾气、油漆味、酒精、咖啡因、药物、糖、高脂肪饮食、油炸食品、地沟油，以及蛋白质摄入不足。

雌激素的消除

　　雌激素的副产物通过尿液和大便排出体外。尿中的雌激素可以被完全排出体外，但是经过肠道排除的雌激素会被再次吸收，增加了体内雌激素的累积。肠内存在着一种 β 葡萄糖醛酸酶（由某些肠道细菌生成）。当它浓度较高时，可把雌激素从葡萄糖醛酸复合物中分离出来。

预防

　　每天至少补充 300mg 吲哚 -3- 甲醇，或 150mg 的二吲哚基甲烷，协助雌激素转化为 C2 代谢物。

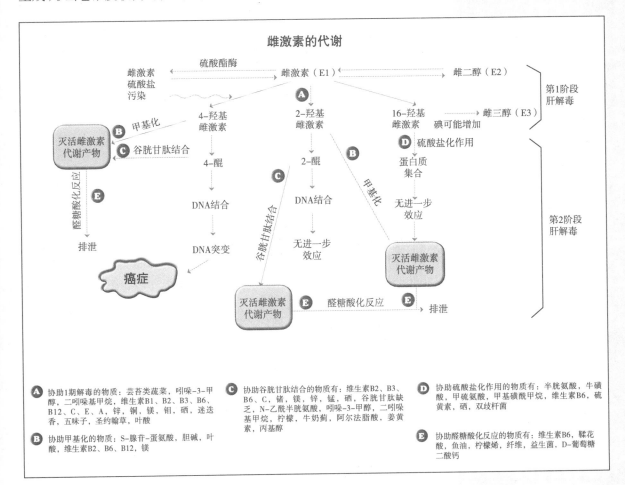

第3章　解开激素的秘密

芸苔类蔬菜（卷心菜、西兰花、抱子甘蓝，羽衣甘蓝等）含有叫做"吲哚-3-甲醇"的化学物质。它可以促进雌激素转化为 C2 代谢物，并减少 C4 和 C16 代谢产物的生成，从而起到保护作用。但是烹饪会破坏蔬菜里面的吲哚，所以应该生吃这些食物，或清蒸。

预防

为了帮助消除雌激素，应少吃肉与饱和脂肪，多吃高纤维素食，加上麦麸、车前子、豆类和亚麻籽，并确保每天排便 2 次以上。

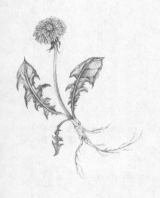

β-葡萄糖醛酸酶含量越高，通过肠壁重新吸收回血流的游离雌激素就会越多[27,28]。

高饱和脂肪和肉类饮食会增加能产生 β-葡萄糖醛酸酶的细菌。可以通过化验大便测定女性体内有害 β-葡萄糖醛酸酶的活性。素食者大便中排泄的雌激素是非素食者的 2～3 倍[29]。食肉者血液中的雌二醇和雌酮比素食者高 50%[30]。一项研究发现，摄入等量小麦麸和车前草与单独摄入纤维相比，能最大限度起到降低乳腺癌发生率的作用。车前草尤其能降低 β-葡萄糖醛酸酶的活性[31]。

对大鼠的研究表明，天然无毒物质 D-葡萄糖酸钙能阻止雌激素从葡萄糖醛酸复合物中分离，让雌激素不会重新吸收到血流中，而是通过粪便排出体外。研究者先用能诱发乳腺癌的致癌物处理大鼠，然后再喂服 D-葡萄糖酸钙，结果肿瘤抑制超过了 70%[32]。尽管该结果尚未在女性中证实，但桔子和苹果中富含 D-葡萄糖酸钙，所以每天最好吃一个。

雌激素商

一些研究表明，"雌激素商"也是预测乳腺癌和子宫内膜癌的有价值指标。雌激素商的计算方法为：

$$雌激素商 = \frac{雌三醇}{雌酮 + 雌二醇}$$

肝脏和肠道的消除能力影响着雌激素比率。因此，改善肝脏和肠道功能，将增加 C2 雌激素和雌三醇含量，从而降低风险。

针对雌激素商进行的 6 项流行病学研究显示，雌激素商比较高的人群乳腺癌风险较低（也就是说，相对于"强"雌二醇和雌酮而言，"弱"雌三醇比较少）[33,34]。一项研究中，34 例无乳腺癌的绝经前和绝经后女性的尿雌激素商数为 1.2～1.3，而 26 例绝经前和绝经后乳腺癌女性的该值为 0.5～0.8。

乳腺癌女性的雌激素商约为无癌症女性的一半[35]。但一些研究不支持这种说法[36]。

我在工作中曾多次化验个别患者的唾液，我发现能够用补剂来调控雌激素商，如姜黄素、亚麻籽粉、二吲哚基甲烷、蛋氨酸、半胱氨酸、利肝草药和纤维等。在饮食中加入深海蔬菜（补充碘）、亚麻籽、豆制品和其他植物雌激素，可以自然升高雌三醇水平，降低乳腺癌风险。

月经初潮早和绝经晚

月经初潮早（11岁之前）和绝经晚（52岁以后）会导致乳腺癌风险增高。女性来月经的次数越多，卵巢在一生中产生的雌二醇就越多，乳腺癌的风险就越高。相反，初潮时间晚、怀孕、哺乳和绝经早，都会减少来月经的次数，减少雌二醇的总体暴露[37]。如果女孩在11岁之前初潮，则一生中患乳腺癌的风险就会增加[38]。

与初潮早和绝经晚有关的因素之一是饮食中的脂肪。高脂饮食女孩的初潮时间要比低脂高淀粉饮食者早4年左右，前者一般在12岁来潮，而后者一般在16岁左右[39]。高脂肪饮食与低脂饮食女性相比，绝经时间也会晚4年左右，在50岁前后，而不是46岁左右[40]。摄入大量脂肪会让雌激素增多，会使月经量增加[41-43]。

在20世纪，月经初潮的年龄越来越小。19世纪初潮年龄平均为16～17岁，如今已提前到11～12岁。目前，很多女孩进入青春期的时间比文献公认的时间早一年或更多。医学文献称，8岁以下女孩中只有1%出现乳房发育和阴毛生长的体征[44,45]。

青春期提前常伴随雌二醇水平升高，而且一直持续到青年期[46-48]。

这些都是工业化的结果，一部分是因为夜间灯光明亮，脂肪饮食增加，摄入含激素的动物食品，以及接触环境中雌激素类似物造成的。一些有机氯也与初潮提前有关[49]。一项新的科学研究表明，母亲妊娠期间接触高剂量环境雌激素后出生的女孩（如多氯联苯和DDE），要比暴露较少者的女孩提前进入青春期11个月。这些女孩的母亲都是从正常饮食和环境中接触化学物质，而不是因为环境事故，或其他异常高暴露[50]。波多黎各岛的女孩的早期乳房发育发生率在全球占首位。

自1970年以来，共报告8岁以下乳房发育的女孩4674例，最早者仅有6个月，发生率为每1000例女孩中8例。男孩也发生了类似情况。而罪魁祸首应该就是邻苯二甲酸脂，它是存在于包装食品、儿童玩具和婴儿奶瓶等软塑料中的环境雌激素[51]。

进入青春期之后，生长激素和其他激素样物质(胰岛素样生长因子，或IGF-1和IGF-2)的生成量也会增加[52]。胰岛素样生长因子含量的升高与乳腺癌的发生率增加有关[53,54]。这是由于来自于核电站和核武器的辐射、乳房致癌物质暴露增多造成的。

您可以咨询中医、自然疗法医生、草药专家或顺势治疗医生，调整自己的月经期。

20 岁之前不要服用避孕药，总的服用时间也不要超过 5 年；最好是两种情况都没有。

试着采用其他方法，如安全期避孕法和用避孕套。

女性患乳腺癌的风险会随着马雌激素／合成孕激素治疗而逐年增加。从 50 岁开始服用激素，一直服用到 70 岁的女性，到 70 岁之后，每 1000 个人中就会额外增加 12 例乳腺癌患者。

应避免使用激素替代疗法。你可以咨询自然疗法医生，顺势疗法医生或草药医生，以寻求更年期症状的自然解决方案。从 35 岁开始保持体内的钙水平，保证每天约 1000mg，以及 500mg 镁和一些维生素 D 的摄入。如果您患有骨质疏松症，每天还需服用硼剂（3mg）和依普黄酮（400～600mg）。如果您有心脏病风险，可以补充维生素 E、镁、辅酶 Q10 和葡萄籽。

月经周期短

月经周期短于 25 天的女性，患乳腺癌的风险增加一倍。这是因为雌二醇的水平升高所致，它在月经中期达到最大浓度。不过，当月经周期超过 30 天时，乳腺癌风险也会增加 1 倍[55]，因为此类女性月经周期的雌激素分泌期延长，所以接触到的雌二醇更多[56]。

我们可以服用保肝的草药、针灸或顺势疗法，让月经周期正常。有关草药的详情，参见第 5 章"身体排毒"。

避孕药

避孕药对乳腺癌的影响不太一样。如果 20 岁之前服药，或 35 岁以前服药并且超过 5 年，乳腺癌的风险就增加 2 倍[57,58]。尽管一些人不得不采取避孕措施，但是为了自己的身体健康，还是应该选择比较安全的自然方法。安全期避孕法和避孕套都是不错的选择。

其实，避孕药也是一种环境危害。服用避孕药的女性排尿后，含雌激素的尿液最后会流到污水处理厂。鱼类接触这种水后，会表现出激素异常。而我们也会通过喝水接触到合成的激素。

激素替代疗法

绝经期或绝经后口服处方雌激素的女性，占乳腺癌患者的 8%，尤其是服用 5 年以上的人[59]。单纯服用天然黄体酮似乎可以增加对乳腺癌的抵抗作用[60]。女性停止激素替代疗法后，患病风险会降低，并在 5 年后大幅下降[61]。

正如阿兰·R·加比（Alan R. Gaby）博士在《预防和逆转骨质疏松症》，以及约翰·李（John Lee）博士在《医生不会告诉您的更年期知识》中讲到的，自然疗法能够成功预防或逆转骨质疏松症[62]。其他更年期症状可以用中草药制剂、营养补剂、顺势疗法和／或天然黄体酮乳膏来治疗。

生育药物

大多数研究表明，生育药物不会增加乳腺癌的风险。但一项针对 2 万多名服用生育药物女性的研究表明，即便 5 年内乳腺癌总体发病率与普通人无异，但使用药物 1 年内的乳腺癌发病率显著较高[63]。这提醒我们，女性服用生育药的第一年，一定要采用本书提及的方法加以预防。在决定服用生育药物之前，应该咨询自然医学医生。

己烯雌酚（DES）

1940-1971 年之间，有 400 万美国女性利用 DES 预防流产。它是一种人工合成的非甾体雌激素物质，当时被认为是灵丹妙药，医生可自由开具处方。在使用此药的女性生育的女孩中，透明细胞阴道癌、生殖道畸形、不孕症的发生率增加，而且免疫系统抗击癌症的关键成员 T 辅助细胞和 T 杀伤细胞数量降低。随着使用过 DES 女性年龄的增长，她们很可能患上自身免疫疾病。一项研究表明，服用 DES 女性患乳腺癌的风险增加了 44%，而她们的女儿在 40 岁后，发生这种疾病的几率比子宫未接触过此药的女性高 2.5 倍[64]。而这些都发生在首次接触后 20 年，或更长时间之后。

子宫内接触 DES 的时间，要比母亲的用药量更重要。胎儿在妊娠早期对雌激素类似物最敏感，特别是在生殖器官发育的第 6 周到第 16 周之间。在孕 10 周之前接触过 DES 的女婴，今后更容易患上阴道癌或宫颈癌，而孕 20 周后接触 DES 则不会让孩子发生生殖道畸形。DES 似乎能使发育中的胎儿对雌激素敏感，使他们在今后一生中更易发生某些癌症，如乳腺癌、卵巢癌、子宫癌和前列腺癌。

DES 也对脑和垂体有影响。动物研究表明，子宫在敏感的时间暴露于 DES，或高于正常水平的雌激素中，会导致脑结构和行为发生永久或明显的改变。雌性啮齿类动物在出生前或刚出生后接触过量的雌激素，会表现出更加雄性化的生殖行为模式，导致它们更像雄性，雌性的交配行为减少。

对子宫内接触 DES 女性的研究表明，双性恋和同性恋的几率高于平均水平。接触 DES 的女性和男性发生抑郁、厌食、焦虑和恐惧症的几率也较多[65]。

妊娠期间雌激素水平高

妊娠期间雌性激素水平高的母亲，所生女婴成年之后乳腺癌发生风险增加[66,67]。这一事实表明，妊娠期间应避免接触外源性雌激素，同时应监测植物雌激素的摄入量。

目前我们尚不清楚妊娠期或哺乳期摄入高含量植物雌激素对婴儿一生的影响有多大。但胎儿对激素刺激和过量雌激素十分敏感，特别是在妊娠前 4 个月内。当胎儿还在子宫里时，他们的性发育和性取向就已经成型了。数年之后，过量雌激素的作用才可能显现出来。因此，在确定高含量的植物雌激素无害之前，母亲和儿童在怀孕和哺乳期还是应该谨慎地摄入植物雌激素。

一些科学家也对婴儿使用大豆配方奶粉表示担忧。虽然人们已经

预防

如果您的母亲在 1940-1971 年之间怀孕，并使用过 DES，那么应提高警惕，每月进行一次乳房自检，每年进行临床乳房检查。把热成像作为每年筛查的标准方法。避免接触与 DES 类似的外来雌激素，特别是在怀孕期间。特别注意在妊娠第 6 ~ 16 周减少接触污染物。

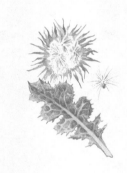

如果您没有母乳喂养过孩子，或者正在补充母乳，请谨慎使用含大豆配方的奶粉，因为它可能有雌激素作用。可以用杏仁乳和有机山羊奶来代替。

事实

缺乏天然的黄体酮来对抗平衡高雌激素状态会使乳腺癌的发生率升高。

使用了 30 年，也没有显著的影响，但按照体重计算，婴儿对大豆中植物雌激素（称为异黄酮）的每日接触量，已经超过成人中表现出激素效应剂量的 6 ~ 11 倍。婴儿血液循环中的这些植物雌激素的含量，比幼年血浆中雌二醇的浓度高出 13 000 ~ 22 000 倍。虽然它们是弱雌激素，而且一项研究表明，4 个月大的婴儿还不具备将染料木素转化为活性染料木素雌马酚所需的肠道细菌，但大豆配方或许会对幼儿产生尚不明确的激素作用。我们需要通过长期随访研究大豆配方对婴儿产生的利弊 [68]。

与此同时，母乳替代品的多样化有非常重要的意义，这样我们就不完全依赖于大豆制成的产品。杏仁乳和有机山羊奶可以用作替代品。如果您打算做个孕妈妈，就别吃太多的大豆制品、亚麻籽和其他植物雌激素。适量食用它们是可以的，但不能成为饮食的主导。可改食各种豆类、谷物、蔬菜、水果、坚果和种子。

孕激素水平低

还有许多激素对于雌激素的代谢和乳房细胞的增殖亦有很大的影响，因此对于这些激素也要严密监测。而这些激素中最主要的就是雌激素的伴侣——孕激素（黄体酮）。

雌激素和孕激素是需要相互平衡的互补激素。黄体酮水平低下可能导致月经不规律、经前期综合征、子宫肌瘤、卵巢囊肿、乳房胀痛、乳腺囊肿和乳腺癌 [69]。

雌激素和孕激素水平失衡有几个原因，其中包括胚胎期接触到可影响卵巢发育的激素干扰化学物质 [70]。研究表明，邻苯二甲酸酯、多氯联苯、除草剂和六氯苯等环境化学物质可抑制孕激素的合成 [71,72]。而长期压力和肾上腺皮质醇水平升高也会导致孕激素减低。在细胞内孕激素与皮质醇相互竞争。因此，当黄体酮水平自然升高，或使用黄体酮乳膏时，皮质醇水平会相应下降，女性的应激症状会减轻。胰岛素水平持续升高，也可以使卵巢分泌孕激素减少，取而代之的是产生更多的睾酮。然后，睾酮在脂肪细胞中转化为雌激素。

无论原因如何，这些情况都会使雌激素占优势，导致子宫细胞增殖速度加快，并刺激乳腺组织，导致乳房肿胀和压痛。而适当的孕激素会降低乳腺细胞和子宫细胞的增殖速度，消除乳腺的触痛。

合成孕激素并无预防乳腺癌的作用，而天然孕激素（从野山药或者大豆中提取的）可能有助于预防疾病 [73]。

孕激素的目标部位和作用

目标部位	孕激素的作用
子宫	为子宫着床做好准备。
	维持胎盘的发育。
	预防子宫内膜癌。
乳房	负责妊娠期间乳房增大或"成熟"。
	在妊娠期间产生泌乳细胞。
	防止纤维囊性乳房疾病。
	在大多数情况下有助于预防乳腺癌。
肾脏	自然利尿剂。
脑	恢复性欲。
	自然的镇静剂。
肾上腺	帮助血糖维持正常水平。
	充当肾上腺激素的前体。
骨骼	刺激成骨细胞，并可能有助于构建骨骼。
甲状腺	促进甲状腺激素的作用，提高体温。
脂肪细胞	促进利用脂肪来获得能量。
身体的其余部分	保持锌和铜水平正常；保持细胞内氧正常。
	刺激胰腺释放胰岛素。充当血管扩张剂。

乳腺细胞成熟和妊娠

妊娠期间，胎盘会产生大量的孕激素，在孕激素的作用下，乳腺细胞不断生长并永久性地发育成熟。成熟的乳腺细胞更能抵抗癌症的侵袭。如果流产或终止妊娠，乳腺细胞的成熟过程会随着孕激素水平的下降而停止。乳腺细胞停留在过渡状态，仍然容易发生癌变。

孕激素的检测

一般是检测血液中的孕激素。具体的检测时间根据不同的目的而不同。孕激素的水平不是固定的，而是随着月经周期在变化。一般从上次月经期的第一天算起，在月经周期的第 19 ~ 22 天，孕激素水平达到高峰[74]。

如果存在着孕激素（黄体酮）的缺乏，可以根据医嘱口服或者外

事实

如果第一次怀孕为孕足月生产，使乳腺细胞得以完全成熟，就可以对其产生保护作用。怀孕时越年轻，得到的保护就越多。有关流产和乳腺癌风险的研究还没有定论——这是一把双刃剑。

大豆食物可以提高黄体酮水平。一项研究发现，经常吃豆制品女性乳腺细胞中的孕激素受体数量显著增多[77]。另一项研究表明，女性每天摄入10g亚麻籽时，黄体酮与雌激素比值会升高，从而降低雌激素的优势[78]。

预防

如果是通过血或者其他体液的检测证实体内孕激素水平较低，可补充维生素B6和E；增加大豆食品的摄入；减少糖和精制碳水化合物的摄入；补充锌、硼和硒元素；并服用草药和圣洁莓。减轻自己的压力，使肾上腺皮质激素的水平减低。通过改善肝脏和肠功能可减轻雌激素优势。

用黄体酮，在使用过程中密切观察身体对药物的反应，必要时检测体内孕激素的水平。同时在使用时要注意观察其他激素尤其是雌激素的水平。总之，具体剂量、使用方法和检测一定要遵从医嘱。

以天然的方式提高孕激素水平

现在有许多产品声称可以提供天然黄体酮，但实际它们只不过是含有野山药中的薯蓣皂苷元（diosgenin），必须通过实验室的处理转化为天然黄体酮后才能产生效果。而我们的身体并不能将其转化利用[75]。有些产品中确实含有黄体酮。美国很容易买到高品质的天然黄体酮；但在加拿大，只能凭医师处方才能合法获得。

其他激素、食物、草药和维生素可刺激黄体酮的产生。褪黑素就有这种效果。一些研究发现，在月经周期中黄体酮的水平最高时，褪黑素的水平也会较高[76]。甲状腺激素T3可促进黄体酮的作用，黄体酮缺乏症的流行也可能与辐射和环境化学暴露引起的广泛性甲状腺功能低下有关。

过去人们曾采用草药来促进黄体酮的生成和利用，如圣洁莓、蓍草、斗篷草、艾蒿、野芝麻、土木香根、乌龙根、野山药根、出生根、黑山根皮、锯棕榈浆果、牙买加菝葜根、当归、万寿菊花等[79]。然而，大卫·扎瓦（David Zava）及其同事测试了超过150种草药、食品和香料的黄体酮生物活性，并发现尽管其中许多物质能够在体外与孕激素受体相结合，但这些物质中没有一种可以直接提升女性血液中孕激素的含量。目前，效果最强的是血根草（Sanguinaria canadensis）。槲寄生、曼德拉草和杜松也能够抑制雌激素受体阳性和阴性的细胞系增殖。血根和槲寄生在治疗乳腺癌方面有着悠久的历史[80]。另一种叫紫

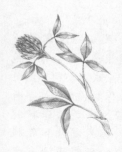

维生素和微量元素可以增加黄体酮

能帮助我们提升黄体酮水平的维生素有B6和E。研究显示，维生素B6可降低血清雌激素并提高黄体酮水平[84]。维生素E可提高黄体酮的吸收。帮助黄体酮生成的微量元素有硼、锌和硒。增加饮食中的硼含量会提高血液中雌激素和黄体酮的水平，因此它是帮助维持骨密度的重要营养素。但如果正接受雌激素受体阳性乳腺癌的治疗，就不应该使用它。锌元素补剂有降低雌激素水平和升高黄体酮水平的效果[85]。动物研究表明，补硒可提升血浆中黄体酮的水平[86]。由于卵巢中含有丰富的碘，所以碘水平也可能与黄体酮水平有关。

草（stoneseed）的草药也能刺激黄体酮的分泌[83]。

黄体酮作为乳腺癌的治疗药物

既然黄体酮在预防乳腺癌方面这么有效，能不能用它来治疗乳腺癌？我们只能回答还不明确。

一项临床试验表明，采用黄体酮治疗乳腺癌患者的无病生存率和总生存率均有所提高[87]。1999年的一项实验室研究发现，当细胞的黄体酮受体阳性时，黄体酮可抑制90%的乳腺癌细胞生长。可是，黄体酮对缺乏其受体的乳腺癌细胞没有作用[88]。

尽管这些研究似乎表明，黄体酮可能有效治疗黄体酮受体阳性乳腺癌，但一些研究也提出了质疑。

一项研究发现，黄体酮导致生长因子VEGF数量增多。这种因子能刺激乳腺癌供血血管的形成，进一步促进肿瘤生长。在实验室环境中，将激素加入乳腺癌细胞3～6小时后，VEGF增加了2～5倍[89]。

西安大略大学的约翰·韦伯(John Wiebe)博士通过另一项研究发现，黄体酮的分解产物可以刺激或抑制乳腺癌。乳腺癌细胞中5α-还原酶的含量比健康乳腺细胞高30倍。他把从6例女性体内切除的乳腺癌组织与黄体酮一起培养8小时，然后收集并测定黄体酮的代谢物。5α-还原酶能把黄体酮转化为可以刺激乳腺癌的代谢物5α-孕甾-3,20-二酮（5αP）。另一种酶称为3α-HSO，它可以降解黄体酮，并生成抑制乳腺癌细胞生长的代谢物3αHP[90]。

该过程中的决定因素是乳腺细胞中5α-还原酶的数量。如果含量较高（在细胞内），则禁止使用黄体酮治疗；反之，就像健康乳腺细胞那样，黄体酮治疗可以起到保护作用。总之，乳腺癌患者能否采用黄体酮治疗的说法不一。

目前我觉得应该谨慎为妙，不推荐有乳腺癌病史的患者使用黄体酮。这有可能促进未被发现肿瘤的生长，我不会冒这种风险。不过，补充黄体酮也能呵护没有乳腺癌的女性，特别是绝经前的女性。

催乳素水平高

由垂体前叶分泌的催乳素，通常会刺激乳腺在分娩后产生乳汁。当雌激素占优势时，即便女性没有怀孕，也会导致催乳素水平升高，并伴随雌激素升高或黄体酮降低，或兼而有之。雌激素占优势也会导

事实

研究表明，持续使用圣洁莓可以提升黄体酮水平。它通过刺激垂体分泌促黄体激素而起作用，使卵巢生成黄体酮增加[81]。但它的作用缓慢，至少需要服用3个月，大约1年后才能看到永久的改善[82]。

预防

让黄体酮和甲状腺功能正常（见下文），以降低催乳素水平。通过补充L-酪氨酸提高多巴胺来抑制催乳素。甲状腺和肾上腺素的生成也必须用到这种氨基酸。

妊娠期间喝用生长激素刺激的母牛产下的牛奶，或者吃这种奶制品，会增加胎儿的生长速度，此后一生中患乳腺癌的风险会增加3倍。

预防

不食用喂过生长激素的动物制品。倡导禁止在农业生产中使用生长激素。

更多信息参阅第4章"环境对乳房健康的影响"。

事实

很多美国儿童正在饮用生长激素刺激母牛产出的牛奶，并因此导致性早熟、乳房发育加速，以及乳腺癌风险增加。

预防

为了阻断芳香酶，可每天食用亚麻籽粉，并考虑服用白杨素，作为强效的芳香酶抑制药。按照本章节的内容，降低胰岛素水平。只有在睾酮水平低且无法自然恢复时，才能使用睾酮乳膏。

致甲状腺功能减退，约40%甲状腺功能减退的患者血清催乳素水平升高。催乳素升高会导致乳腺密度增加，引起乳腺囊性病变，或提高乳腺癌的风险[91-93]。

妊娠早期的催乳素水平较低，这可能有助于保护女性免受乳腺癌的影响[94]。压力、哺乳、性交和药物可以提高催乳素水平，而神经递质多巴胺可以抑制其释放。

褪黑素能降低催乳素对乳腺癌细胞的刺激作用。

改善雌激素的分解和消除，同时增加黄体酮和甲状腺激素，可能有助于催乳素维持正常水平。减少压力并提高多巴胺和褪黑素水平，也可以缓解高催乳素状态。催乳素水平可以通过简单的血液化验来测定。催乳素水平筛查可以了解乳腺癌的易感性。

生长激素增高

生长激素由垂体分泌，它可调节人体的正常生长发育。一些形式的生长激素可以刺激乳汁生成，因此在美国有时也会给牛注射生长激素，提高它们的产奶量。一些动物实验表明，生长激素在促进乳房发育方面比催乳素有效[95]。给生长激素缺乏的女孩注射这种激素后，乳腺组织加速发育[96]。生长激素刺激卵巢产生雌二醇，可导致青春期提前[97]。

生长激素是血液循环IGF-1的主要调节因子，而较高水平的IGF-1会增加乳腺癌的风险。因此，生长激素升高从以下三个途径增加乳腺癌的风险：升高血液循环中IGF-1的间接机制；刺激卵巢产生雌二醇，导致青春期提前和雌二醇长期增加的间接机制；直接促进乳腺组织的生长。

睾酮增高

乳腺癌患者的睾丸激素水平升高十分常见[98,99]。女性的肾上腺和卵巢都可以生成睾酮。在围绝经期，卵巢的生理会发生改变，此时雌激素和黄体酮的生成减少，而睾酮的产量增加。睾酮水平会在绝经后降低。女性患有多囊卵巢综合征时，睾酮的生成也会增多，增加了乳腺癌的风险[100]。

长期压力大、摄入精制碳水化合物、糖果、软饮料和甜点，导致的胰岛素水平慢性升高，可以引起睾酮水平升高。睾酮和雌激素一样，也会促进细胞生长。乳腺组织本身含有一些芳香化酶，所以绝经后的睾酮和肾上腺激素雄烯二酮可以在乳房内直接转化为雌二醇和雌酮，使乳腺更易患癌。虽然白蛋白是睾酮的主要载体蛋白，但雌激素和睾酮都与血液中的同一种载体分子SHBG结合。然而，升高的睾酮可能会取代SHBG中的一些雌激素，因此会有更多的雌激素能与受体位点结合。我们的目标是维持正常的睾酮水平，不让它升高。

甲状腺功能失调

甲状腺位于咽喉前部，主要受垂体分泌的促甲状腺激素（TSH）的调控。它们"命令"甲状腺根据身体的需要，提高或降低甲状腺激素的产量。而TSH受下丘脑产生的促甲状腺激素释放激素（TRH）的调控。TRH能从血液中获取"信息"，"命令"垂体生成TSH。甲状腺在TSH的指令下，把碘、酪氨酸与苯丙氨酸（后者在肝脏中转化为酪氨酸）合成两种激素：甲状腺激素（T4）和三碘甲状腺原氨酸（T3）。甲状腺激素的作用是通过增加线粒体的数量和活性来提高人体的代谢率。线粒体是人细胞中的一个"小火炉"，利用氧气将来自食物的能量（葡萄糖）转化为二氧化碳、水、热量和能量。如果甲状腺激素缺乏或不能与其受体结合，则该过程变慢，人会感到疲倦和寒冷。

检测甲状腺功能

很多方法可以检测甲状腺功能。最简单的一种就是早上起床前测量腋下体温。正常范围应该在 36.6 ~ 36.8℃（97.8 ~ 98.2°F）之间，经期时会有波动。如果体温始终低于该范围，您可能患有甲状腺功能低下（甲状腺功能减退）。如果体常温高于 36.8℃，可能是甲状腺功能过度活跃（甲亢）。

黄体酮水平低、皮质醇水平低和缺铁也可能导致体温下降，这些失衡往往并存。

甲状腺功能的血液检查应包括 TSH、游离 T3、游离 T4、T3、T4、甲状腺微粒体抗体（TPO Abs）和甲状腺球蛋白抗体（Tg Abs）。如果其中某个指标不正常，而且体温过低，则可能是甲状腺功能失调。

即便无任何异常，也可能存在甲状腺问题——应结合体温测量结果和症状考虑，并与经验丰富的自然疗法医生一起来调节它。

事实

甲状腺功能低下或失衡的女性，乳腺癌发生风险较高。

甲状腺、雌激素、黄体酮、催乳素和皮质醇的相互作用

甲状腺激素水平低时，肝脏生成的激素结合蛋白减少。这种蛋白质通常与血液中的雌激素结合，使其不能结合到受体上。因此，甲状腺功能减退可能会导致体内雌激素水平的升高，诱导乳腺癌的发生[103]。

甲状腺功能失调的症状

当甲状腺功能失调时，我们可能处于甲状腺功能减退（太少）或亢进（太多）的状态。如果您觉得自己有这种情况，可以到医院就诊[101,102]。

甲状腺功能减退状态：	甲状腺功能亢进状态：
清晨腋下温度<36.6℃	清晨腋下温度>36.8℃
脉搏慢（<60次/分钟）	脉搏快，心悸（>80次/分钟）
低血压	高血压
语速柔缓	高度活跃的状态，思绪奔逸，紧张
皮肤干燥起皮，易出现湿疹	
不出汗	多汗
反应慢	颤抖，震颤
面部浮肿，体重增加	体重减轻，食欲增加
便秘，频繁头痛	排便次数多，腹泻
头发干燥，易断，脱落	眼睛肿胀、发红、突起
外侧1/3眉毛脱落	
疲劳和肌肉无力，贫血	精力充沛，失眠，眼睛对光敏感
抑郁，记忆力减退，注意力不集中	思维混乱
腕管综合征，肌肉酸痛，经前期综合征	胫骨前方皮肤增厚隆起
易感冒，怕冷	总是感到热
胆固醇和甘油三酯水平高	胃酸低，微量元素缺乏

乳腺癌防治及康复实用手册

相反，当雌激素水平较高，或接受激素替代疗法，或服用避孕药时，血液中甲状腺激素的载体——甲状腺激素结合球蛋白增多[104]。该蛋白质会与甲状腺素相结合，使其不能与细胞上的受体相结合。只有游离甲状腺素才有活性，因此人体会出现甲状腺功能减退的症状。甲状腺激素减少导致可用的雌激素增多，而增多的雌激素又会让更多的甲状腺素失去活性，形成了一个恶性循环。

可以通过各种方式降低雌激素的生成，刺激甲状腺素的产生，从而打破这个怪圈。

另一方面，孕激素可以促进甲状腺的功能。大卫·扎瓦（David Zava）博士发现，孕激素水平减低或者是肾上腺皮质醇水平异常会与甲状腺功能减退并存。在研究中发现，在使用天然黄体酮软膏治疗时，甲状腺功能有所恢复，其原因是黄体酮可以对抗雌激素的作用[106]。肾上腺功能正常后，甲状腺功能也会随之改善。

甲状腺功能和乳腺癌

正常的甲状腺功能对于保持乳腺的健康非常重要。甲状腺负责维持人体的正常温度。身体中的酶在一定的温度和 pH 值下，才能发挥最好的作用。如果温度和 pH 值不能维持在最佳水平，那么很多酶的功能会失活，而且机体解毒和抗癌细胞的能力也会降低。当甲状腺激素 T3 与细胞受体结合时，细胞内产生的酶增加 6 倍，有利于促进最佳的代谢，并保持体温。甲状腺功能减退会降低身体免疫力。

甲状腺负责调节基础代谢率，即我们在不做任何事情、极端安静的情况下身体的能量代谢率。当身体大量耗氧时，癌细胞不会茁壮成长。

甲状腺功能减退的女性可能更容易患上乳腺癌，部分的原因是酶缺乏和组织耗氧减少。

在乳腺癌患者中也可以观察到甲状腺疾病的增多，但并未完全明确甲状腺功能和乳腺癌

酪氨酸的饮食来源

酪氨酸是神经递质多巴胺、肾上腺激素和甲状腺激素的组成部分。不吃乳制品的素食者体内的酪氨酸较低，如果您是这样的素食者，应该选择能充分提供这种物质的膳食。与海藻类食物同食，以确保碘含量。为了确保甲状腺的健康，我们每日的膳食应该至少含有1500mg的酪氨酸[105]。

食物	用量	酪氨酸含量（mg）
煮熟的燕麦片	3/4 杯	161
小麦麸	1/2 杯	101
低脂白软干酪	1 杯	1655
鱼	3 盎司	500
无花果	10 粒，熟	247
大豆粉	1/2 杯	555
大豆坚果	1/2 杯	1287
杏仁黄油	1 汤匙	85
杏仁	12 粒	100
腰果	1 盎司	139
榛子	1 盎司	129
葵花籽	1 盎司	189
肉类	3.5 盎司	600 ~ 1000
日本红豆	1 杯，熟	890
大豆	1 杯	1084
其他豆类	1 杯	400
紫菜	3.5 盎司	254
干螺旋藻	3.5 盎司	2584
味噌	1/2 杯	500
硬豆腐	1/2 杯	665

注：1 盎司 ≈ 28.35g

基础体温（BBT）表

　　您可以按照以下指导，利用 BBT 表筛查甲状腺功能减退症：

1. 早上起床之前的第一件事就是测量腋下体温 10 分钟。

2. 以圆点为标记，把每天的体温记录在下表中。然后，把点连成线观察体温的变化趋势。

3. 用圆圈勾出月经期第一天的体温。

4. 用"X"标出月经周期最后一天的体温。月经周期最后 2 周的体温通常会高一些。

注意：正常体温范围在 36.6～36.8℃或 97.8～98.2℉ 之间。

如果体温持续低于该水平，您可能存在甲状腺功能减退、肾上腺功能减退、黄体酮水平下降、缺铁的情况，或者这些情况同时存在。您可以去看看医生，让他们帮助您恢复平衡。

BBT 表：开始日期 _____

体温　　日期

℃	℉																															
38	100.4																															
37.9	100.2																															
37.8	100																															
37.7	99.86																															
37.6	99.68																															
37.5	99.5																															
37.4	99.32																															
37.3	99.14																															
37.2	98.96																															
37.1	98.78																															
37	98.6																															
36.9	96.42																															
36.8	98.24																															
36.7	98.06																															
36.6	97.88																															
36.5	97.7																															
36.4	97.52																															
36.3	97.34																															
36.2	97.16																															
36.1	96.98																															
36	96.8																															
35.9	96.62																															
35.8	96.44																															
35.7	96.26																															
35.6	96.08																															
35.5	95.9																															
35.4	95.72																															
35.3	95.54																															
35.2	95.36																															
35.1	95.18																															
35	95																															
34.9	94.82																															
34.8	94.64																															
34.7	94.46																															
34.6	94.28																															
34.5	94.1																															

乳腺癌防治及康复实用手册

之间的联系。

碘与乳房健康的关系

甲状腺产生激素所必需的矿物质是碘、锌和硒。在土壤中缺乏这些微量元素的地区，乳腺癌的发病率更高[115,116]。尽管甲状腺吸收的碘比其他任何组织多80倍（每天120μg），但它含有的碘仅占人体的20%，其余的碘存在于骨骼肌、肝脏、中枢神经系统、脑垂体、乳房和卵巢中。乳腺导管和小叶的上皮细胞可以吸收碘，而这正是乳腺癌最常发生的位置[117]。人体缺碘时，乳腺细胞对雌激素的刺激更敏感，这增加了发生乳腺癌的风险[118]。

日本女性乳腺癌发病率较低的原因之一，可能是因为她们是世界上最大的海藻消费国，每天人均摄入量为11g。海带、紫菜、红藻、裙带菜等深海蔬菜富含丰富的碘，尤其是海带，含碘最高。而人体每天对碘摄入的最低要求是150μg碘，相当于1g海藻。

在接受碘治疗时，或者在日常也应该密切监测甲状腺的功能。如果摄入的碘过多，也会引发甲状腺功能亢进或者是减退。

环境化学物和有毒金属

即使是很低水平的多氯联苯、邻苯二甲酸盐和二恶英，也会破坏母亲和胎儿的甲状腺功能，导致婴儿发育过程中永久性的神经发育损伤，表现为整个童年乃至一生中学习困难、注意力不集中和活动过度。据估计，美国至少有5%的婴儿暴露在可造成神经损伤的大量环境化学物质中[120]。

化学物质可以通过以下几种方式直接影响甲状腺：抑制甲状腺摄碘的能力（如硫氰酸盐、他莫昔芬和高氯酸盐）；阻断碘与碘甲状腺原氨酸的结合，使得无法形成甲状腺激素（T4）和三碘甲状腺原氨酸（T3）（如磺酰胺、硫脲、甲巯咪唑和氨基三唑）；抑制甲状腺激素分泌（如锂和过量的碘）；增加甲状腺激素的代谢，让它们在身体所需的部位更快地用尽（很多药物具有该作用——苯巴比妥、苯二氮䓬类、钙通道阻滞剂和类固醇，以及多氯联苯和有机氯杀虫剂，如氯丹、林丹、DDT和TCDD）[121]。

电离辐射像许多环境化学物质一样，也会破坏甲状腺功能。这些外源性雌激素可能会同时导致雌激素占优势、黄体酮缺乏和甲状腺功能异常。雌激素升高可以让更多的甲状腺激素与血液中的载体蛋白结

预防

如果饮食中缺碘，某些食物就会进一步减低甲状腺摄碘的能力，如生芸苔类蔬菜（卷心菜、西兰花、抱子甘蓝和大豆）。想克服这类食物抗碘的效应，改善它们对于对乳腺健康的不良影响，可以在日常饮食中加入紫菜等海藻类食物。

甲状腺是内分泌系统中最容易被合成化学品攻击的目标[119]。尤其是多氯联苯，它可以模拟甲状腺激素，并引起自身免疫性疾病。

事实

有毒金属铅、镉和汞会干扰肝脏将 T4 转化为 T3 的能力。汞含量过高通常是汞合金牙齿填充物，或食用金枪鱼过多导致。

可以通过头发或尿液化验，评估重金属污染的情况。要使甲状腺功能恢复正常，可能需要清除汞填充物，或进行重金属排毒。

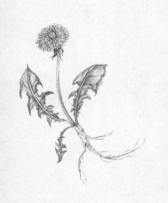

合，减少细胞中可用的甲状腺激素。甲状腺功能低下也可能与碘、锌、硒或蛋白质营养不足有关，导致酪氨酸缺乏。

其他甲状腺疾病

有一种疾病称为 Wilson 综合征，是指肝脏将 T4 转化为 T3 的效率下降，导致反 T3（RT3）过多。该转化过程所需的酶依赖于微量元素硒和锌、维生素 B12 和半胱氨酸[122,123]。重金属汞、镉和铅会减低肝脏的这种转化能力[124]。如果腋下体温低于 36.6℃（97.8°F），患者具有甲状腺功能低下的症状，甲状腺标准血液化验指标正常，且 T3 与反 T3 的比值低于 10：1 时，就要怀疑是否患有 Wilson 综合征。

桥本甲状腺炎是一种可以导致甲状腺功能减退的自身免疫性疾病。可采血测定甲状腺球蛋白抗体 (TgAb) 和甲状腺微粒体抗体 (TPOAb)，这两种抗体可以攻击甲状腺，导致其部分破坏，或者甲状腺激素生成障碍。在疾病的早期阶段，其他的甲状腺检查（TSH，T4 和 T3）可能正常，甲状腺功能减退的症状不明显，因此经常被忽视漏诊。在这种情况下甲状腺看上去和摸上去都有所增大，触之有橡胶感。

格雷夫病（Grave's disease）也是一种自身免疫性疾病，但它是导致甲状腺功能亢进。在患病时 Tg 抗体和 TPO 抗体会升高。其症状与甲状腺机能减退明显不同，但与它相同的是，乳腺癌的发生率均比对照组女性更高。

他莫昔芬和甲状腺功能

他莫昔芬最常用于治疗雌激素导致的乳腺癌，它可阻止甲状腺利用碘并阻断甲状腺激素的形成，从而干扰甲状腺功能[125]。

胰岛素水平高

胰腺分泌胰岛素来降低血糖水平，特别是在进食后，胰岛素帮助将葡萄糖转运到肌肉细胞中产生能量，或转移到脂肪细胞中储存为脂肪。体重超标时，身体会产生"胰岛素抵抗"。也就是说，胰岛素不能很容易把血糖运送到目的地，血液中的胰岛素和血糖水平都会升高，这就构成了糖尿病的基础，并增加了乳腺癌的风险。

高胰岛素水平可诱发女性多囊卵巢综合征，导致低水平黄体酮和高水平睾酮，这两者均会增加乳腺癌风险[127]。乳腺癌细胞上的胰岛素受体数量是正常乳腺细胞的 5 ～ 10 倍，使得乳腺癌细胞对胰岛素的生长促进作用非常敏感[128]。血糖升高时胰岛素也会升高，而我们知道，葡萄糖是乳腺癌细胞生长的能量来源[129]。多伦多西奈山医院的乳腺癌专家帕梅拉·古德温（Pamela Goodwin）博士对 535 例诊断为乳腺癌的女性进行了长达 10 年的随访，结果发现，胰岛素水平较高的患者与水平正常的患者相比，复发和乳腺癌所导致的死亡风险高出约 8 倍[130]。

预防

如果您正在服用他莫昔芬，可以在饮食中添加海带，或者每天服用一些海带和硒、锌。定期监测甲状腺功能，并根据需要进行调整。有关服用他莫昔芬时的自然疗法，参见第 10 章"乳腺疾病的治疗"。

提高甲状腺功能的策略

每年一次测量一个月的体温，用这种方法监测您的甲状腺功能。如果体温减低，则化验血液，测量 TSH、游离 T4、游离 T3、T3、T4、甲状腺球蛋白抗体（TgAb）和微粒体抗体（TPOAb）。如果甲状腺功能减退，在专业医生的协助下利用以下方法调整恢复：

1. 确保每天摄入足够的硒（200μg），锌（50mg），维生素 B12（300μg），亚麻籽油（2 汤匙）和酪氨酸（1500mg）。

2. 检测并改善胃酸缺乏，以确保微量元素的充分吸收。

3. 采用适当的桑拿计划，清除体内毒素，恢复甲状腺功能。有关桑拿计划的详情，参见第 5 章"身体排毒"。

4. 检测并清除重金属（镉、铅、汞），用瓷器材料替换汞填充物。

5. 改善肝脏解毒功能（姜黄素、亚麻籽粉、吲哚 –3– 甲醇或 DIM、半胱氨酸、水飞蓟）和增加肠道的排除（增加纤维、益生菌），降低雌激素水平。相关方法请参阅第 5 章"身体排毒"。

6. 选择天然方法以取代避孕药和激素替代疗法。

7. 提升孕激素水平（维生素 E、维生素 B6、锌、硒、穗花牡荆，必要时到医院就诊）。

8. 使用草本配方、放松精神和补充营养，让肾上腺和皮质醇水平正常。

9. 如果正在服用他莫昔芬或锂，应额外补充碘和硒。

10. 每天运动至少 40 分钟，特别是清晨。

11. 少吃多餐，每 3 小时进餐一次，全天补充蛋白质。不吃易致过敏的食物。

12. 使用天然的甲状腺补剂，如蜂花粉、螺旋藻或小球藻、小麦草、燕麦、水芹菜、海带、黑角藻、锯棕榈浆果、达米阿那叶，印度没药和球洋蓟[126]。我曾经组合使用 L- 酪氨酸、锌、硒、印度没药、螺旋藻，以及一种含黑角藻、燕麦、黄芩、猪殃殃和球洋蓟的草本配方，非常成功地让女性的甲状腺激素水平恢复正常。有关这些草药的信息，参阅第 7 章"乳房健康的正确饮食"和第 8 章"乳房健康的营养补剂"。有些人可能需要在医生的指导下使用药物治疗，恢复正常的甲状腺功能。

胰岛素水平较高的女性患乳腺癌的风险几乎比正常女性高3倍，它的危险程度比雌激素水平升高更大。

导致胰岛素水平升高的因素包括：过量摄入糖和甜味剂、软饮料、酒精、导致血糖快速升高的碳水化合物、ω-6脂肪酸（葵花籽和红花籽榨取的植物油）和肉类食品中的饱和脂肪[135]。意大利对104例绝经后女性的研究表明，彻底把饮食习惯改为减少细粮（或者减少精粮、精制碳水化合物）、低动物脂肪、高植物雌激素、橄榄油、亚麻籽和鱼油，以及低血糖指数（或者增加粗粮）的食物后，女性的胰岛素抵抗降低，体重减轻，睾酮和雌激素水平降低[136]。

胰岛素样生长因子 –1 和 –2 水平高

胰岛素样生长因子 –1 和 –2（IGF–1 和 IGF–2）是由肝脏产生的激素，其作用是促进生长和发育。垂体所产生的生长激素可以促进它们的产生。在出生时 IGF–1 很低，儿童时期逐渐上升，青春期时达到顶峰，成年后水平逐渐下降。胰岛素和 IGF 都会导致细胞肥大。胰岛素与 IGF 结构相似，当胰岛素水平波动时，IGF 也随之变化。胰岛素水平较低时，血液循环中的总 IGF–1 和游离 IGF–1 都很低[137]。

乳腺癌患者血液中的 IGF–1 水平往往会很高。IGF–1 升高使前列腺癌的风险增加 4 倍，也让我们更容易患上肺癌[138]。体外进行乳腺细

胰岛素和雌激素

胰岛素改变雌激素代谢，并通过 6 种重要途径影响乳腺细胞：

1. 胰岛素及其"兄弟"胰岛素样生长激素（IGF–1），能够降低肝脏生成 SHBG 的能力。而 SHBG 是血液中雌激素的运输载体，从而阻止了雌激素与乳腺细胞上受体的结合[131]。所以，胰岛素水平越高，"游离"的雌激素也就越多。

2. 高胰岛素水平会让肾上腺和卵巢产生更多的睾酮，睾酮可以与 SHBG 结合，将雌激素"挤出"位点，而使更多的雌激素与乳腺细胞的受体自由结合[132]。

3. 胰岛素水平升高会降低血液中 IGF–1 结合蛋白的含量（另一种转运载体，可以将其想象为卡车），从而解放出更多的该激素，当它与相应的受体结合后，就会促进乳腺细胞的增殖。90% 的乳腺癌肿瘤中可以找到这种受体[133]。胰岛素还能促进 IGF–1 的生成[134]。

4. 胰岛素和 IGF–1 都能刺激卵巢产生更多的雌激素，促进雌激素的优势。

5. 胰岛素抵抗促使血糖升高，最终储存为脂肪。脂肪储备的增多又会导致雌激素水平升高。

6. 癌细胞依赖于葡萄糖获得能量，所以血糖水平越高，就会越促进癌细胞的生长。

平衡胰岛素的策略

每年监测一次空腹胰岛素水平，评估自己是否有这方面的风险。通过以下天然方式可以安全地管理胰岛素升高：

1. 改掉"每日三餐都吃撑"的坏习惯，改为少食多餐，并在饮食中增加纤维和蛋白质含量，以降低血糖。
2. 注意碳水化合物的血糖指数，并选择低血糖指数的食物。有关低血糖指数的食品，请参阅第 7 章"乳房健康的正确饮食"。
3. 尽量少吃或者不吃各种糖和甜味剂，但不包括水果、甜叶菊、果糖和甘草根。
4. 尽量少喝或者不喝饮料，不喝酒。
5. 控制肉类和奶制品中的饱和脂肪，以及植物油中的 ω-6 脂肪酸。它们会加重胰岛素抵抗，提高血液中的胰岛素水平。
6. 以素食为主，多吃全麦、蔬菜、纤维和低血糖指数的水果。
7. 补充铬、镁、α 硫辛酸、亚麻籽和鱼油，帮助胰岛素发挥降糖作用。
8. 保持理想体重，降低胰岛素抵抗。
9. 每天锻炼至少 40 分钟，降低胰岛素和血糖水平。

胞培养时，加入 IGF-1 后，会形成大量的增殖，并促进恶性细胞的生长和浸润。饮食中加入亚麻籽粉可减少 IGF-1 受体的数量，降低它对乳腺组织的作用。

此外，胰岛素样生长因子-1 还让乳腺癌细胞"长生不老"，进而影响化疗的效果。90% 的乳腺癌细胞系，以及大多数乳腺癌肿瘤活检中发现了 IGF-1 受体[140,141]。体外试验研究当 IGF-1 的作用被阻断时，乳腺癌细胞生长停滞[142]。高雌激素水平可能会通过增加乳房中 IGF-1 受体位点数量，让乳房对 IGF-1 的促生长作用更加敏感[143]。虽然这一机制尚未完全明确，但是对于雌激素可以提升乳腺癌细胞对 IGF-1 的反应这一现象业已明确。

无论在绝经前乳腺癌患者（与绝经后患者相比）还是在乳腺癌复发的患者中，IGF-1 水平均有所升高。虽然在如酒精性肝损伤这类大量饮酒的人群中，IGF-1 的产生会因肝脏的损伤有所下降，但在中等量或者适量饮酒的人群中，IGF-1 的产生却会增加[144]。他莫昔芬的作用之一就是降低 IGF-1 水平。如果乳腺癌患者血浆 IGF-1 水平低于 120ng/ml，其生存的可能性更高[145]。而血清中高 IGF-1 水平则与绝经前女性乳腺癌风险增加有关[146]。

事实

IGF-1 与乳腺细胞膜上的受体位点结合，并与雌二醇协同作用增加细胞的分裂，促进乳房发育，提高青春期乳腺密度，增加了今后一生中发生乳腺癌的几率[139]。

事实

著名的哈佛护士健康研究所发现，血液中 IGF-1 水平稍微升高的女性，乳腺癌的风险竟然增加了 7 倍。这使它成为该疾病最大的诱因之一。

预防

每年检查一次唾液 IGF-1 和血清 IGFBP-3 水平,并依照"平衡胰岛素的策略"降低 IGF-1 水平。不吃生长激素喂养牛的乳制品。不吃声称能提高 IGF-1 或生长激素水平的初乳和产品。

事实

目前的健康时尚是吃含有生长激素的牛初乳,以促进减脂增肌,或提高免疫力。但这会造成血液中的 IGF 水平升高,增加癌症的风险。其实,初乳仅适用于需要快速增长的新生儿,并不适用成年人。

预防

每年检查血液或唾液中的 IGF-1 和 IGF-2,以及结合蛋白 IGFBP-3 水平,并以素食为主降低 IGF-1 水平。

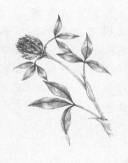

牛生长激素

我们吃进去的含生长激素食物,都会升高 IGF-1 的基础水平。在美国大约有 10% 的母牛会用生长激素来增加产奶量。与不使用生长激素时所产的奶相比,这些牛奶中的 IGF-1 含量多了 10 倍。因为 IGF-1 不能与蛋白质相结合,所以很容易通过肠壁吸收;而且它的分解会被牛奶中的酪蛋白阻断,这样就更增加了喝牛奶的人体内的 IGF-1 水平,进而刺激乳腺细胞的生长。IGF-1 会在乳腺细胞中选择性积聚和浓缩。我们预计这会让喝这种牛奶的女孩乳腺提前发育,进而增加患乳腺癌的风险。

管理 IGFs

血液中有 7 种可以携带胰岛素样生长因子的结合蛋白 [147]。当结合蛋白的浓度增加时,IGF 的利用度和活性就会降低。同时,结合蛋白也可以影响 IGF 的生物活性,使其促癌活性升高或者降低,更甚者可以独立发挥作用。特别是结合蛋白 IGFBP-3,当其含量很高时,可以抑制乳腺癌的生长。

可以用 IGF-1 和 IGFBP-3 的比值来评估乳腺细胞中 IGF-1 的活性,并可用作筛选工具 [148]。IGFBP-3 水平高表明能与受体自由结合的 IGF-1 就很少 [149,150]。

英国一项研究对比了 92 名严格素食者、99 名肉食者和 101 名素食者的 IGF-1 水平。严格素食者的 IGF-1 水平比肉食者和素食者低 13% [151]。血浆 IGF-1 水平降低后,乳腺癌的发病风险下降、减缓早期乳腺癌的进展、降低复发风险、增加生存的几率。由于 IGF-1 升高是乳腺癌最强大的风险因素,由此推测,在适当的时候增加素食,可以降低疾病的风险。

皮质醇失衡

位于肾上方的肾上腺可以分泌多种激素(包括皮质醇),从而控制机体适应压力的能力。皮质醇和胰岛素一样,也能影响血糖水平。它的一个作用就是刺激肝脏将蛋白质和脂肪转化为葡萄糖,促进血糖水平的整体升高。我们面临压力时,皮质醇就会升高。如果压力持续存在,皮质醇会总体提升血糖、胰岛素、IGF-1 水平,增加腹部脂肪沉积和循环中的雌激素。这在压力周期中被称为"抵抗期"。

我遇到过很多因长期处于压力下而患上乳腺癌的女性。她们在工作中遇到困难，或者婚姻出现了问题，经济拮据，或者亲人刚刚去世。童年遭受虐待，或任何形式的暴力，也会导致皮质醇升高[153]。在压力缓解之前，激素失调会一直存在。我们可以用放松休息、冥想、心理疏导、小组支持来消除压力。

一项对 125 例转移性乳腺癌患者的研究表明，团体治疗和社会支持与皮质醇浓度较低相关——也就是说，更健康的激素平衡状态[154]。一般清晨的皮质醇水平较高，让我们保持清醒，充满活力，而晚上处于较低的水平，让我们平静下来进入睡眠。另一项研究连续 3 天在上午 8 点、12 点、下午 5 点和晚上 9 点测定 104 例转移性乳腺癌女性患者的唾液皮质醇水平，结果表明，皮质醇分泌模式十分"平缓"、缺乏昼夜节律的女性预期寿命最短，也就是说，皮质醇的水平清晨时不升高，晚上也不下降[155]。

减轻压力和乳腺癌风险

作为女人，我们必须了解哪些情况不适合我们，学会拒绝，不随意取悦别人，并拿出勇气改变现状。我曾规劝过很多新诊断为乳腺癌的女性患者，在找到自己内心冲突的根源，并发现现实无法改变时，应该学会放手，活在当下。

所以，当您被诊断为乳腺癌后，应认真思考一下该如何割舍与生活千丝万缕的联系才能获得真正的自我，然后毫不犹豫地挥剑砍去。同时，别忘了咨询专业医生，他会告诉您应对方法，帮助您从生活的

事实

几项研究证实了皮质醇对乳腺癌康复的重要作用。

预防

清晨、中午、傍晚测定唾液中的皮质醇水平，找到自己在压力周期中所处的位置，监控压力的缓解情况。相关的减压方法，请参阅第 9 章"预防乳腺癌的心理和精神方法"。

压力和癌症

我们知道，压力在很多疾病中都起着重要的作用，也包括癌症。高水平皮质醇引起免疫力下降，导致 T 细胞减少且活性下降。T 细胞是专门针对癌症的白细胞——我们不但大量地需要它们，而且还要让它们充满活力。皮质醇水平升高可以降低卵巢产生孕激素，使我们更容易患乳腺癌和骨质疏松症。身体在出现重大压力的情况下可以利用黄体酮制造皮质醇，但由于黄体酮降低，导致雌激素优势。压力增大会使卵巢和肾上腺产生更多的睾酮，并提高负责将睾酮转化为雌激素的芳香化酶的活性。高水平皮质醇会导致甲状腺激素在细胞内效率降低，进而增加孕激素抵抗。最后，如果皮质醇水平在夜间升高，则保护性激素褪黑素的生成就会下降[152]。当皮质醇持续较高一段时间后，肾上腺可能会出现"疲惫"，皮质醇水平会变得很低。这就是压力周期中的"疲惫期"。上述各种"压力"因素都是乳腺癌风险。

压力中解脱出来。然后，把这个过程看作是浴火重生，开始新的生活。

褪黑素降低

褪黑素是松果体分泌的一种激素，它可以改变神经系统、腺体系统和免疫系统的功能。松果体将外部光线的变化转化为化学信号，让身体形成"昼夜节律"，有利于身体其他（但不是全部）节律的相互协调。褪黑素的峰值出现在凌晨 1 ~ 3 点之间，此时我们正在黑暗中熟睡。如果此时暴露在光线或电磁辐射下，褪黑素的水平就会下降。我们睡觉时，周围 2.5 英尺（约 76cm）内的钟表、收音机、电热毯等物体产生的电磁场都会抑制褪黑素的生成。在凌晨 3 点采集的唾液标本可用于监测褪黑素水平。

褪黑素随着年龄逐渐减少，因此我们更易患上节律失调性疾病，如睡眠障碍、激素失调和癌症。保持年轻和长寿与褪黑素的分泌有关。褪黑素正常形成或定期服用褪黑素的好处包括：改善睡眠、提高性欲、增强病毒抵抗力、精力充沛和避免时差。

癌症患者和轮班工人的褪黑素水平

癌症患者的褪黑素水平比相似年龄段无癌症的患者低 30% ~ 40%[156]。癌症患者的尸检显示松果体缩小且重量下降[157]。浸润性乳腺肿瘤患者的褪黑素水平低于恶性细胞生长率低的女性[158]。

经常上夜班，不得不在白天睡觉，而且不能在黑夜规律睡眠的女性，褪黑素水平较低[159]。一项对 800 名女性乳腺癌的研究发现，在凌晨 1 ~ 2 点褪黑素正达到峰值时清醒的患者，比对照组的乳腺癌风险高。

英国的调查表明，与从未上过夜班的女性相比，每周至少上一次夜班的女性乳腺癌病例增加 60%[160]。松果体需要大约 6 天才能适应不断变化的睡眠时间表[161]。

另一方面，盲人女性乳腺癌发病率低 20% ~ 50%。因为她们缺乏光感，褪黑素的水平可以保持不变[162]。

抑制乳腺癌的作用

乳房内小肿瘤开始形成时，松果体会分泌更多的褪黑素以试图控制它。如果控制失败，乳腺癌开始生长，松果体会精疲力尽，随着肿瘤增大，夜间的褪黑素水平降低[163]。当乳房肿瘤在体内转移并扩散后，松果体会做最后一搏，向血液中输送大量的褪黑素来阻止癌症扩散。

事实

松果体的退化和褪黑素生成减少会导致女性易患乳腺癌。

事实

褪黑素的水平在 15 岁时达到峰值，而到 45 岁时降低为峰值的一半，此后逐渐下降。

事实

褪黑素是人体抵御恶性乳腺癌细胞生长的第一道防线。提高褪黑素水平可控制异常乳腺癌细胞的生长，而缺乏则会导致肿瘤的形成。

一般收效甚微，但松果体有时也会取胜，癌症败下阵来。不过，老年人的松果体大多已经退化，所以成功机会不大。

夜间给予晚期乳腺癌患者高剂量的褪黑素（每天 20mg），可以达到部分缓解，效果平均可持续 8 个月。如果给予褪黑素，必须在睡前给药。因为动物研究表明，清晨给药反而会刺激癌症生长[166]。

褪黑素、催乳素、黄体酮、雌激素和胸腺的相互作用

褪黑素还能降低（垂体腺分泌的）催乳素对乳腺癌细胞的刺激作用。患有乳腺癌且褪黑素水平较低的人们，中午时催乳素的分泌较多。这或许表明，褪黑素参与了包括催乳素在内的其他激素的复杂定时释放。甲状腺功能减退症通常也与催乳素水平较高有关。

月经周期的褪黑素水平会发生变化。尽管目前的研究结果仍存争议，但褪黑素本身可能刺激黄体酮的分泌[169]。有些研究表明，褪黑素水平在排卵期降低，在经前期升高 3 ~ 6 倍，在月经期达到高峰[170]。

实验室研究表明，高剂量的褪黑素可通过调节细胞分裂和增殖，导致雌激素受体数量的减少，并抑制乳腺癌细胞的复制[171]。就好像是，这种由松果体分泌的激素断开了电闸，中断了雌二醇对乳腺细胞的活性。它甚至可能降低雌激素水平[172]。

松果体、脑垂体和胸腺之间的关系非常密切，它们在癌症预防和免疫适应性中都发挥着不可或缺的作用。胸腺分泌的激素胸腺嘧啶，可以提高免疫功能。褪黑素在一定程度上调节着它的生成。服用褪黑剂后，自然杀伤细胞数量增加了 240%[173]。这意味着褪黑素水平升高时，免疫系统直接消灭癌细胞的能力提高了一倍以上。褪黑素可以逆转由心理和生理压力导致的胸腺萎缩[174]。

禁忌证

患有类风湿性关节炎或桥本氏甲状腺炎等自身免疫性疾病的患者，应慎用或禁用褪黑素。因为它可能让过度活跃的免疫系统更加"兴奋"。正在使用类固醇时也应该注意，如果抑郁症患者使用，会加重抑郁的状况。

事实

补充褪黑素可以让肿瘤不再进展，甚至停止生长，或者导致肿瘤退化[164]。

褪黑素的恢复机制

褪黑素通过以下几种途径抑制乳腺癌细胞增殖：

1. 褪黑素可直接杀伤乳腺癌细胞。
2. 褪黑素抑制肿瘤生长因子的产生，从而阻止肿瘤生长。
3. 褪黑素刺激癌细胞的分化，将它们转为正常细胞。
4. 褪黑素可改善个人免疫系统以对抗肿瘤[167]。
5. 褪黑素可降低癌细胞附着于基底膜的能力，防止浸润性癌症的发生[168]。
6. 褪黑素有助于调节细胞分裂和增殖。
7. 褪黑素可减少乳腺细胞中雌激素受体的数量，从而降低雌激素对乳腺细胞的影响。它还与雌激素竞争现有的受体位点。

色氨酸的天然来源

褪黑素是由人体中的色氨酸合成的，色氨酸首先在松果体中转化为血清素，然后转化为褪黑素。褪黑素的生成依赖于维生素 B3 和 B6、钙、镁和锌。将色氨酸转化为血清素尤其离不开维生素 B6。褪黑素的作用在一定程度上依赖于谷胱甘肽。这是一种对肝脏排毒能力和免疫健康至关重要的氨基酸复合体。

超昼夜呼吸节律

兰杰·辛格博士在他所写的《自我修复：强大的技术》一书中发现，从事呼吸练习的人能够将癌症患者的褪黑素水平提高 0.5 ~ 10 倍，平均提高 3 倍，他们的褪黑素平均提高了 230%，也就是说超过了基线水平的两倍以上。

受超昼夜节奏影响的生理和心理过程包括食欲、睡眠、做梦和清醒、免疫系统作用、母乳喂养、激素分泌、压力反应、注意力和精神集中、细胞复制和情绪变化。它们都与呼吸周期的 90 ~ 120 分钟相同 [178]。当借助练习让呼吸周期达到平衡后，其他的超昼夜节律也会正常化。

呼吸平衡

当呼吸中左侧鼻孔占主导地位时，右脑会更加活跃 [179]。右脑与创造性思维、直觉、非线性思维、无时间感，以及艺术、音乐和诗歌的鉴赏力联系在一起。左鼻孔支配的副交感神经系统被激活，使我们感到更加放松。左侧鼻孔占优势时，血压也会随之下降。

右鼻孔占优势时，交感神经系统被激活，让我们感到更加警觉和充满压力，随时准备行动 [180]。右鼻孔呼吸会使血压略微升高，为我们的身体活动、学习或自信的交流做好准备。

当两侧鼻孔优势平衡时，两侧大脑需要 20 分钟的整合时间。而这个时间往往是我们想做做白日梦、幻想一下未来、自己静一静，想从繁忙的工作中脱身，四处走走，或者处理一下感情事务的时候。此时我们更愿意接受和关注来自内在的信息，是身心平衡协调的时间。这时候，我们做好了接受直觉的冲动、内在指引的准备，与精神自我连结。在这 20 分钟的休息时间里，我们更倾向于承认自己所压抑的情感。

当我们进行缓慢的深呼吸时，松果体会重新恢复活力 [181]。松果体功能异常，可造成细胞分裂和增殖加快，增加了癌症发生的风险。我们知道细胞分裂与超昼夜节律的呼吸周期相关，因此让呼吸周期趋于正常，有利于细胞分裂的正常进行。一个完整的细胞分裂过程需要 1.5 ~ 2 小时，而其中最关键的阶段为 20 分钟。此时，"细胞周期蛋

提升褪黑素的色氨酸食物来源

我们通过食物补充足量的色氨酸（1000mg）可以保证褪黑素的生成，动物研究显示，提高食物中左旋色氨酸含量可以使血液中褪黑素水平提升4倍。

食物	份数	色氨酸(mg)	食物	份数	色氨酸(mg)
干螺旋藻	3.5 盎司	929	小豆，煮熟	1 杯	166
大豆粉	1 杯	683	煮扁豆	1 杯	160
大豆坚果	1/2 杯	495	绿豆，煮熟	1 杯	154
大豆蛋白粉	1 盎司	312	鹰嘴豆，煮熟	1 杯	139
白软干酪	1 杯	312	南瓜籽	122 粒	122
硬生豆	1/2 杯	310	鹰嘴豆泥	1 杯	116
金枪鱼	3 盎司	291	小麦胚芽	1/4 杯	110
豆豉	1/2 杯	234	豆浆	1 杯	103
三文鱼	3 盎司	231	蛋	1 中等大小	100
腰果	20 粒，整个的	215	羽衣甘蓝，煮沸	1 杯	100
牛油果	1/2 中等大小	200	葵花籽	1 盎司	99
燕麦片	1 杯	200	巴西坚果	8 个	74
味噌	1/2 杯	197	有机葡萄干	7 汤匙	60
菜豆，煮熟	1 杯	187	甘薯	1 小块	50
芸豆，煮熟	1 杯	182	菠菜	2 杯，生	50
黑豆，煮熟	1 杯	179	酸奶	1 杯	50
美国白豆	1 杯	175	杏仁奶油	1 汤匙	43

注：可以购买胶囊形式的色氨酸5-HTP。每天的建议剂量为100～200mg，每天2～3次。同时，还应该记得服用维生素B6。如果您患有乳腺癌，特别是雌激素受体阳性的乳腺癌，应该考虑每天睡前半小时（8～10点）服用5～50mg的补剂。如果您患乳腺癌的风险很高，那么每晚服用3～9mg的褪黑素作为预防

1 盎司 ≈ 28.35g

白（cyclins）"分子聚集在细胞内，决定是否和什么时候开始分裂。

定期放松自己

我们长期处于压力之下，呼吸周期就会脱离正轨。大多数情况下呼吸会加快，很快就会出现鼻孔的轮替（nostril shift）。有时，呼吸以一个鼻孔为主，另一鼻孔很少参与呼吸。这就可能导致一侧大脑半球过度支配，尤其是在一侧身体有病，以及副交感神经或交感神经系统占优势的情况下。身体失去了以前"编程好"的平衡状态。毫无疑问，乳腺癌经常发生在长期压力之后。

很多人每天的生活应接不暇，很少留给自己放松、反思、冥想和

事实

西方社会忽略了人体每隔2小时要休息20分钟的身体需求。我们用咖啡、香烟、酒精、工作、电视、糖或过量食物、毒品等不良嗜好来打发这段时间，使问题变得更加复杂。这些不良嗜好拉开了我们与身体真实情感传递给我们的信息，远离了我们的精神认知。

呵护松果体的方法

除了多吃富含色氨酸的食物，补充维生素 B3、B6、钙、镁、锌和 N- 乙酰半胱氨酸或含胱氨酸之外，改变生活方式，增强松果体的功能，可以提高褪黑素水平：

1. 尽量不要轮班工作。它会扰乱身体的节律，影响褪黑素生成。

2. 在清晨或上午，至少在自然光线下呆 20 分钟（不戴墨镜）。这样有助于夜间褪黑素水平升高 [175]。

3. 睡在黑暗的房间内，眼前没有闪烁的街灯。夜间我们仍处于光线下，会降低褪黑素的生成。低强度光（50 勒克斯）是可以接受的，但 500 勒克斯以上就会抑制黑色素释放。必要时戴着眼罩睡觉。

4. 生活有规律，最好早睡早起。

5. 尽量远离会影响褪黑素分泌的电磁场。睡觉的地方至少应该距离电气插座或设备 3 英尺（91cm）或 1m 远。

6. 经常锻炼。每天骑 1 小时的固定单车，褪黑素水平会增加 2 ～ 3 倍 [176]。

7. 避免干扰松果体功能的其他因素，如喝酒、喝咖啡、使用毒品、吸烟、强电磁场、明亮的灯光、药物（如 β - 受体阻滞剂、地西泮、氟哌啶醇、氯丙嗪和异丁苯丙酸）。

8. 每天做一次或多次冥想或呼吸练习。我们可以通过规律地冥想或呼吸练习来刺激身体产生褪黑素，特别是在睡觉前。

预防

利用晚间冥想练习，保持高褪黑素水平，帮助预防乳腺癌。

事实

不在乎放松心理和生理的需求，会导致激素分泌失调，增加导致癌症的细胞的复制。

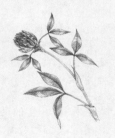

独处的时间。而所有创伤的痊愈都离不开放松的过程。我们在放松的同时，激活了促进愈合的自主神经系统的副交感神经分支。您在疗愈的过程中，最需要做的事就是每天进行放松、想象和冥想练习。

预防乳腺癌的激素平衡方法

这个快速参考表可以帮助您和医生制定平衡激素水平的方法，以促进您的健康和预防癌症。

增加风险	保护策略
	雌激素
强雌激素（雌酮和雌二醇）过多，由于： 缺乏运动 吃肉类过多 高脂肪饮食 肥胖 便秘 青春期提前，绝经延后 避孕药，激素替代疗法 晚上暴露在光线下	采用以下方法增加雌三醇（弱雌激素）： 白菜，芸苔类蔬菜 吲哚-3-甲醇或二吲哚甲烷（DIM） 深海蔬菜 适当的碘 通过以下途径降低雌二醇和雌酮： 每日锻炼 素食，低脂肪饮食 改善肝脏解毒和消除功能 阻止青春期提前 睡在黑暗的房间里
以下原因导致 C4 和 C16 雌激素增加： 外源性雌激素，农药，特别是林丹 二恶英，汽车尾气，油漆味 酚类，甲醛 汞、铅、砷、铊、锡 药物 肠毒素和有害细菌 糖、高脂肪饮食、油炸或陈油 蛋白质不足	形成更多的 C2 雌激素，更少的 C4 和 C16； 用以下方法灭活 C4 雌激素： 1. 促进 C2 雌激素的形成： 芸苔类蔬菜（甘蓝、西兰花、抱子甘蓝等）、吲哚-3-羧酸或 DIM、迷迭香、五味子和贯叶连翘 2. 协助第 2 阶段的甲基化：甲硫氨酸、S-腺苷蛋氨酸（SAM）、二甲基砜（MSM）、胆碱、甜菜碱、维生素 B6、B12、B2、叶酸、镁 3. 协助第 2 阶段的谷胱甘肽结合： 水飞蓟、姜黄素、鞣花酸、α 硫辛酸、半胱氨酸、NAC、山羊乳清、大豆坚果、西兰花芽（萝卜硫素）、绿茶、柠檬烯和紫苏醇（柠檬精油、芹菜、甜橙、棕榈、薰衣草）、锌、硒 4. 辅助第 2 阶段硫酸化：半胱氨酸、牛磺酸、甲硫氨酸、MSM、维生素 B6、硒、双歧杆菌。 5. 膳食：低脂饮食、EPA（鱼油）、亚麻籽粉、增加纤维摄入、小麦麸、欧车前、益生菌、大豆、红花苜蓿、植物雌激素 6. 帮助葡萄糖醛酸化：鞣花酸（红树莓）、维生素 B6、欧车前、小麦麸、豆类、高纤维、D-葡萄糖酸钙（橙子、苹果）、鱼油、益生菌 7. 让黄体酮水平正常

强雌激素（雌酮和雌二醇）的生成增加，由于： 芳香化酶	用以下物质抑制芳香化酶： 白杨素（强）> 1500mg/ 天 亚麻籽粉（中等） 染料木素（大豆）（弱） 锌
SHBG（性激素结合球蛋白）减少，由于： 高水平皮质醇 高水平胰岛素 高水平 IGF–1 高水平睾酮 甲状腺功能减退	增加 SHBG： 纤维 亚麻籽粉，大豆 红苜蓿芽 低脂素食 改善甲状腺功能 让皮质醇、胰岛素、IGF–1、睾酮正常
雌激素受体数量增加，原因： 农药 外源性雌激素 激素替代疗法 体重指数高	采用以下方法减少雌激素受体数量： 褪黑素
外源性雌激素与雌激素受体结合，如： 农药、多氯联苯、二恶英、聚氯乙烯（PVC）， 邻苯二甲酸酯，双酚 A、溴化阻燃剂、壬基苯 乙氧基化物，镉，汞，铅	用下列方法阻断雌激素受体： 植物雌激素：亚麻，大豆，红花苜蓿，绿豆豆芽，南瓜籽 吲哚 –3– 甲醇，DIM 槲皮素

黄体酮

以下原因导致黄体酮水平降低： 邻苯二甲酸酯 多氯联苯 除草剂 六氯苯 高水平皮质醇 高水平胰岛素 精制糖和碳水化合物摄入过多 营养不良	采用下列方法增加黄体酮： 维生素 B6 和 E，硒、锌、硼 圣洁莓、紫草 大豆、亚麻籽粉 改善肝脏、肠道和肾上腺功能 生活规律，保证正常的多昼夜节律 保持皮质醇水平正常化 保持胰岛素水平正常，少吃或不吃糖 恢复甲状腺功能，应用锌、海草、硒，增加 T3，在医生指导下使用

催乳素

以下原因导致催乳素水平升高：	采用以下方法恢复催乳素正常水平：
雌激素的优势	让低水平黄体酮恢复正常
甲状腺功能减退	让低水平甲状腺恢复正常
压力	改善解毒功能和雌激素的消除
哺乳	使用 L–酪氨酸来增加多巴胺
性交	增加褪黑素；睡在黑暗的房间里
药物	减轻压力 / 放松

睾酮

以下原因导致睾酮水平升高：	用下列方法恢复睾酮正常水平：
高水平胰岛素	亚麻籽
慢性压力	白杨素
摄入糖和精制碳水化合物过多	海草
多囊卵巢综合征	碘
	睾酮乳膏（最后的手段）

生长激素

以下原因导致生长激素水平升高：	使用下列方法恢复生长激素正常水平：
含牛生长激素的乳品	不吃含牛生长激素的乳品
牛初乳产品	

甲状腺激素

以下原因导致甲状腺功能低下：	用下列方法使甲状腺激素生成恢复正常：
电离辐射：X 射线、核电和核武器	让黄体酮水平恢复正常
铅、镉、汞	改善解毒功能和雌激素的消除
多氯联苯，农药，邻苯二甲酸盐，二恶英	使皮质醇水平恢复正常
处方药：他莫昔芬，类固醇等	食用酪氨酸，碘或海带
雌激素水平过高	服用冻干甲状腺粉
低水平黄体酮	最后不得已时使用 T3、T4 激素
高或低水平皮质醇	改善 RT3 / T3 比值；
	利用以下方法提高 T4 向 T3 的转化：
	排除汞、镉、铅、化学物质
	酪氨酸，半胱氨酸，碘
	锌，硒，铜
	维生素 B12
	亚麻籽油

以下原因导致的甲状腺功能亢进：	用下列方法使甲状腺激素恢复正常水平：
碘过量	减轻压力
长期压力 / 皮质醇不平衡	每日放松 / 冥想
辐射照射	考虑中草药的毒副作用，应在中医的指导下使用：
肝郁滞热	益母草、黄芩、筋骨草、柠檬香膏
	镁，维生素 B 复合剂
	避免辐射

胰岛素

以下原因导致胰岛素水平升高：	采用以下方法使胰岛素正常：
糖、软饮料、酒精、精制碳水化合物摄入过多	每餐有足量的蛋白质
	低血糖指数的碳水化合物，不吃糖
动物脂肪	增加纤维摄入量
ω−6 脂肪酸	每日锻炼，保持理想的体重
肥胖	铬、镁、烟酸
高血糖	α−硫辛酸
	亚麻籽油或鱼油

胰岛素样生长因子−1（IGF-1）

以下原因导致 IGF-1 水平升高：	用下列方法降低 IGF-1 水平：
中等量的饮酒	他莫昔芬
高水平胰岛素	绝对素食
高水平生长激素	高水平的结合蛋白 IGFBP-3
饮用生长激素喂养奶牛的产品（美国）	铬，α−硫辛酸，ω−3 油
牛初乳	
低水平的结合蛋白 IGFBP-3	

皮质醇

以下原因导致皮质醇水平升高：	采用以下方法使皮质醇恢复正常水平：
压力、暴力、童年遭虐待导致	冥想
高血糖	就医
高水平胰岛素，IGF-1 升高	放松
躯干部脂肪沉积导致乳房中含更多的雌激素	寻求个人和团体的支持
T 杀伤细胞下降	维生素 B 族复合剂，维生素 C
低水平黄体酮	镁、锌、MSM
睾酮升高	建议在医生的指导下用药
甲状腺激素的效率降低	
褪黑素生成减少	

褪黑素

以下原因导致褪黑素水平降低：	使用下列方法提高褪黑素水平：
轮班工作	色氨酸含量高的食物
晚上暴露在光线下	维生素 B3、B6，钙、镁、锌
失眠	睡前冥想 / 祈祷
长期暴露在 2mG 以上的强电磁场中	睡在黑暗的房间里
酒精、咖啡因、尼古丁、药物	上午在自然光下晒 20 分钟
皮质醇不平衡	每天锻炼
	保持皮质醇水平正常

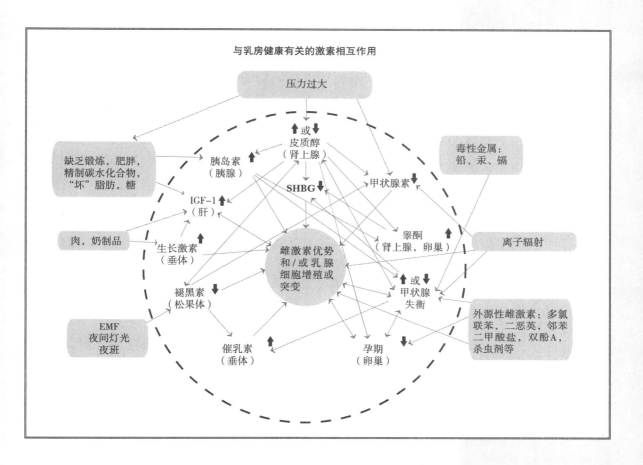

与乳房健康有关的激素相互作用

小结

　　乳腺癌与多种激素的相互作用有关。我们可以通过改变生活方式和饮食达到激素平衡，降低乳腺癌风险。鉴于有毒环境对内分泌系统的影响日益加重，我们必须立即采取行动，保护乳房健康。

　　通过以下做法，明智地管理体内的激素，达到免受乳腺癌侵袭的目的：

1. 每年用适当的方法监测激素水平。

2. 选择低脂、富纤维素饮食，降低有害雌激素的总产量，让您的孩子也选择这种饮食。注意保持健康的体重。每天运动 40 分钟或以上，做一些自己喜欢的事情。

3. 提高 SHBG，以及利用植物雌激素占据雌激素受体，以取代外源性雌激素和强雌激素，从而降低雌激素的利用度和活性。每天吃 2汤匙或更多的亚麻籽粉，30g 或更多的纤维，吃一些大豆和其他植物雌激素，如苜蓿芽菜和南瓜籽。

4. 每天摄入 150mg DIM、1500mg 姜黄素（或 2 ~ 3 茶匙姜黄）、1500mg N− 乙酰半胱氨酸、食物来源蛋氨酸、50mg 维生素 B 族复合物、300mg 镁和 1 茶匙新鲜迷迭香，以平衡雌激素商，降低 C4 和 C16 雌激素，增加 C2 雌激素。使用含有玫瑰草精油、柠檬和薰衣草的乳房保养精油，并使用含水飞蓟、蒲公英、球洋蓟、柴胡、白屈菜和五味子等成分的草药清肝。每天在饮食中加入 2 汤匙亚麻籽油和 2 个 EPA 鱼油胶囊。每周桑拿 1 小时（如患有淋巴水肿除外），排除外源性雌激素。

5. 定期食用优质益生菌配方（"好"细菌），1 汤匙或以上小麦麸，1 汤匙或以上的欧车前，并每天食用豆类，降低肠道对雌激素的再吸收。我们知道了 D− 葡萄糖酸钙对人体的好处后，应该使用它。

6. 每天摄入 2 汤匙海藻、50mg 锌、200μg 硒、1500mg L− 酪氨酸、维生素 B12 和 2 茶匙螺旋藻。优化甲状腺的功能。少吃多餐，而不是普通的每日三餐。检查重金属毒性，补牙时不使用含汞充填物。

7. 每天至少摄入 200μg 铬、100mg α− 硫辛酸、2000mg 维生素 C，以优化胰岛素和皮质醇水平，必要时在医生指导下服用中药。

8. 睡在黑暗的房间里，尽量不上夜班，睡前冥想，并确保饮食中含足够的色氨酸，或者补充色氨酸，以保持高水平的褪黑素，并减少雌激素受体的数量。

环境对乳房健康的影响

目录

遗传因素和环境因素对乳腺癌发病的影响既相互独立，又相互作用。在我国上海、北京、天津三大都市女性乳腺癌发病率和死亡率远高于西藏、青海等经济相对落后区域。经济发达地区和生活水平高的人群的乳腺癌发病率高，可能与其摄入脂肪饮食过剩有一定相关性。之前的一些研究还提示，乳腺癌的发病率可能与太阳光照射强度呈负相关，目前比较肯定的是电离辐射与肿瘤的相关性更为密切。特别是在青春期和哺乳期，乳腺对电离辐射有更高的敏感性，而且低剂量多次的射线暴露，存在辐射剂量的积累效应，与相同剂量一次暴露的危险性相似。

　　在生活节奏快、社会高速发展的今天，电离辐射，各类有害有机物，不明来历的食物添加剂等已经成为我们日常生活不可分割的一部分，如何识别并尽可能减少有害物质的接触，可能是未来我们医疗卫生工作者科普宣传的重点之一。

　　玛格丽特·米德（Margaret Mead）曾经说过："永远不要怀疑一小群有思想有志向的人可以改变世界。事实上，只有他们才改变过世界。"

　　如今，我们正需要这样一群人来抵制辐射、电力、石化、氯化学品、塑料、溴化阻燃剂和甲醛等所有致癌物质对环境乃至我们的影响。在空气、食品、水资源中，污染无处不在。

　　因此，我们的任务艰巨，必须降低环境对乳腺癌的影响。我们怎么样才能有所作为呢？唯有从自身做起，从家庭做起，然后推广到社区，并坚持不懈。

辐射

辐射可以显著诱导乳腺癌和甲状腺疾病的发生。乳腺和甲状腺组织对辐射十分敏感，特别是在女性育龄期。事实上，乳腺和甲状腺是身体中对辐射致癌效应最敏感的组织[1,2]。辐射的作用可以不断积累，接触辐射之后的 40 年内都有发生癌变的可能。

辐射的致癌效应包括：

1. 形成自由基，引起细胞膜损伤；
2. 白细胞计数下降和免疫力下降[3]；
3. 导致红细胞的形状不规则，由此可能会引发贫血、疲劳、短期记忆力下降；
4. 白血病、甲状腺功能减退和甲状腺癌、肺癌、骨癌、霍奇金病[4]；
5. 出生缺陷和婴儿死亡率增加；
6. 对多种化学物质敏感；
7. 肾脏损伤[5]；
8. 抑郁。

辐射暴露与环境雌激素的协同作用后会使癌症的风险大幅升高[6-9]。

辐射来源包括核武器试验和反应堆事故造成的核放射性沉降（如三里岛和切尔诺贝利事故）、核电站的裂变材料、泄漏的放射性物质处置场所、高空飞行、乳腺钼靶和 X 线片等。对于部分易感个体，即使是最低剂量的辐射，也可能导致癌症的发生。所以说，并不存在所谓的安全剂量水平[10,11]。

核试验与核电站

20 世纪 50 年代美国政府进行的核武器试验让人们处于危险当中。卡尔·约翰逊（Carl Johnson）博士对比了女性癌症发病率后发现，居住在内华达核试验场放射性沉降物辐射圈的女性，核试验后（1967 ~ 1975 年）的乳腺癌发病率比试验前（1951 年）升高了 1 倍[12]。

20 世纪 40 ~ 50 年代，前苏联在今天的哈萨克斯坦地区进行了近 500 次核试验，其中有 150 次是地上核爆。超过 120 万人受到试验的不利影响。恐怖的阴影至今仍藏匿于幸存者的基因中，挥之不去。截至 1997 年，每 1000 名在塞米巴拉金斯克市（Semipalatinsk）出生的婴儿中，就有近 500 名出现某种形式的先天缺陷或严重的健康问题；每 1000 名新生儿中，就有 47 名夭折。居住在核试验地点附近的人中，90% 患有免疫缺陷疾病，很多人患有结核病、癌症或血液系统疾病，精神疾病和自杀事件频发[13]。这就是核试验带来的危害。

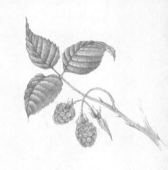

居住在乳腺癌高发地区的儿童，牙齿中放射性物质的含量也较高。

预防

为了减少环境中辐射污染，我们必须坚决呼吁全世界政府禁止核试验和使用核武器。我们还应该积极抵制建设核电站，鼓励使用风能和太阳能等安全能源。同时，节省能源消耗。

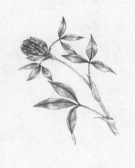

预防

如果您患乳腺癌的风险很高，每年乘坐飞机不应超过3次，而且尽量乘坐夜班飞机。

三里岛核反应堆发生泄漏后，毗邻的五个县乳腺癌发生率上升，发病率比同类农村地区高7倍[14]。旧金山地区是世界上白人女性乳腺癌发病率最高的地区之一。乳腺癌专家认为，疾病易感性的增加与位于地震断层线附近的利弗莫尔国家实验室核设施的放射性物质泄漏有关[15]。五大湖地区的乳腺癌发病率很高，可能与靠近核反应堆，以及存在大量干扰激素的化学物质有关。据绿色和平组织称，1972～1991年期间，释放到五大湖生态系统中的放射性元素超过29万亿皮居里（相当于三里岛核灾难释放辐射的2倍[16]）。

1991年美国在海湾战争中，将有毒核废料贫铀（DU）涂在沙漠行动发射的导弹和子弹上。海湾战争期间，共发射了63万磅（约28.585万kg）的贫铀。弹头击中目标后，贫铀会燃烧并释放出放射性尘埃，它的放射性会持续45亿年。自从海湾战争之后，伊拉克的癌症发病率增加了6倍，儿童白血病发病率的攀升尤为明显。至少有14个国家的武器生产中使用了贫铀，包括英国、法国、俄罗斯、希腊、土耳其、以色列、沙特阿拉伯、科威特、埃及和巴基斯坦[17]。

辐射暴露的检测

检查辐射暴露的方法之一是测定儿童乳牙中的锶-90。"牙仙子项目（Tooth Fairy Project）"一直在为美国儿童提供这项服务。自20世纪60年代初在空气中试爆原子弹后，1990年之后出生的儿童体内放射性物质的含量达到了最高。而生活在核电站反应堆风向下游的儿童，牙齿中放射性物质的含量更高。在这些地区种植的蔬菜、生产的乳制品也更具放射性[18]。在这些儿童中，横纹肌肉瘤的发生率高于正常水平，这是一种罕见的恶性肿瘤。患癌儿童牙齿中锶-90的平均含量，是未患癌的儿童牙齿中锶-90平均含量的2倍[19]。

经常坐飞机

经常坐飞机也是遭受过多辐射，可能增加乳腺癌风险的原因之一。有观察表明空乘人员乳腺癌的发病率较高[20]。乘坐喷气式飞机6小时的辐射暴露量是5毫拉德（普通胸部X线的暴露量为16毫拉德）。

X线和乳腺钼靶

拍摄乳腺钼靶时受到的辐射剂量，可能会诱发乳腺癌。对于一些女性而言，乳腺钼靶能够及时检出早期病灶，进行更有效的治疗。但对于患癌风险本来就很高的女性，有可能进一步增加患癌风险。一项对加拿大15家医院近9万例40～49岁女性的研究发现，年龄40岁以上且每年接受乳腺钼靶检查的患者，乳腺癌死亡率比仅接受查体的患者高 30% ~ 50%。

但相比之下，常规乳腺钼靶检查可以为 50 ~ 69 岁的女性带来获益，与不接受乳腺钼靶检查的女性相比，死亡率下降了 29%[21]。有关乳腺钼靶和替代诊断检查的内容，请参阅第 2 章 "了解自己的乳房"。

远离辐射

令人欣慰的是一些天然物质可以让我们免受辐射的伤害。

褐藻类植物，如海带（昆布属植物）、马尾藻和墨角藻（墨角藻类植物）含有藻酸钙和藻酸钠、凝胶状物质，能够与胃肠道中的重金属，如铅、汞、镉、钡、镭、钚、锶和铯结合形成不溶性盐，随粪便排出体外[22]。将海藻酸钠添加到大鼠的饲料中，结果发现骨骼中放射性粒子的摄取减少了 80%[23]。俄罗斯使用藻酸钠和蛋壳粉的组合，防止暴露在铯 -137 之下的儿童受到辐射损伤[24]。

海藻是微量元素（特别是碘）、维生素和蛋白质的极好来源，并且是很好的碱性食物。不过，我们应该注意，食用过量海带会引起一些人患上痤疮或自身免疫性甲状腺疾病——桥本甲状腺炎，而且有些海藻已经被铅或砷等污染[26]。一定要食用经过检测不含金属毒性的海带（如南非西海岸的海带），长期食用时每天不应超过 2 汤匙。

电和电磁场

电和电磁场与乳腺癌的高发病率相关[35-37]。我们每天都受到电磁场的 "密集轰击"，房间里的电线、电话线、电脑终端、电视、冰箱、吹风机、电热毯、钟表、烤箱，所有电器都是它的来源。

超低频电磁场可能通过干扰激素、酶和化学信号，导致 DNA 的损伤，从而破坏细胞的正常生长模式。以上方式引起的褪黑素缺乏可能诱导乳腺癌的发生。

长期暴露在电源线下，可能引发各种癌症，包括乳腺癌、白血病和儿童脑肿瘤。电脑显示器发射的超低频电磁场，也是可能致癌物。妊娠期间长时间面对电脑显示器，可能增加流产的机会。经常用手机可能引起头痛、疲劳、头晕和脑肿瘤。

我们应该与电磁场源保持 "安全" 距离，2.5 英尺（约 76cm）距离处辐射强度已衰减 80%。购买或租用一台高斯计，测量家中和周围的电磁场辐射。如果电磁辐射（EMF）读数超过 2 毫高斯，就不要在这种地方停留时间太长。少用电，不要依赖它带来的便捷性，尽量不用洗碗机、干衣机以及电视机。不用时关闭电器电源，甚至是尽量戴发条式手表，而不要戴石英手表或者电子表，因为它也会产生电子辐

事实

美国原子能委员会建议，每周食用 2 ~ 3 盎司（56 ~ 85g）（湿重），或每天食用 2 汤匙的海菜可以减轻辐射导致的损伤。应该在直接辐射暴露期间或辐射暴露之后增加 4 倍的食用量[27]。

事实

日本人消耗的海藻数量居世界之首，这也可能是乳腺癌发病率低的原因之一[25]。

预防

让睡床距离电源插座至少 2.5 英尺（约76cm），与电脑显示器保持安全的距离（正面距离 60cm），侧面距离约 120cm），妊娠期间尽量不用电脑（每周少于 20 小时），让工作区和睡眠区远离进入房间的电线，限制使用无绳电话、手机，通话尽量简短，利用以上方法避免超低频电磁场辐射。

辐射防护饮食清单

我建议每天吃以下食物以减少辐射导致的损伤。如果您拍摄了乳腺钼靶，或受到其他辐射，食用量还应该酌情增加。有关食物和补剂的内容，参见第7章"乳房健康的正确饮食"和第8章"乳房健康的营养补剂"，核对自己摄入这些食品和补剂的情况，确保处于保护之中。

■ 每天吃 2 汤匙深海蔬菜或 3 片海带片，可提升碘和藻酸钠的含量。藻酸钠与放射性分子结合，可增加其 80% 的清除量[28]。碘可以保护甲状腺不受辐射伤害——我们每天需要 150 ~ 1000μg 碘（575mg 挪威海带中含有 359μg 碘）。

■ 食用 2 茶匙或以上的姜黄，或姜黄素 500 ~ 1000mg，每天 3 次，减少辐射的破坏性影响[29]。

■ 每天食用山药、南瓜、胡萝卜、瑞士甜菜或菠菜可以补充 β– 胡萝卜素，或每天食用 25 000 ~ 50 000 IU 含有杜氏藻的补剂。

■ 接触辐射期间，每天喝半杯煮熟的番茄酱，提供番茄红素[30]。

■ 每天吃 1 汤匙乳清（山羊最好）或大豆蛋白粉，提供半胱氨酸[31]。

■ 富含钙和钾的食物或补剂，有助于清除放射性粒子，如铯 –137[32]。

■ 含有维生素 C、维生素 E、辅酶 Q10、锌、硒、葡萄籽提取物、α 硫辛酸和 N– 乙酰半胱氨酸的抗氧化补充剂，可以阻止自由基损伤和癌症的发展。关于推荐的服用剂量，参见第 8 章"乳房健康的营养补剂"。

■ 每天喝 2 汤匙亚麻油（未加热），或补充 2000mg 无污染鱼油，以保护细胞膜。

■ 维生素 B3（烟酸）、B12 和 B 族复合物有助于修复 DNA 损伤[33]。

■ 每天饮用绿茶可去除放射性同位素，并防止癌症发生。

■ 灵芝、舞茸和香菇能够维持免疫健康。

■ 保持每天 40g 的膳食纤维，以减少辐射吸收，并增加清除量。

■ 芸苔类蔬菜（羽衣甘蓝、卷心菜、西兰花、菜花等）保护肝脏。

■ 每周喝几次味噌汤，帮助清除放射性粒子，预防癌症发生。

■ 日常饮食中的豆干、小扁豆或豆腐也可防止癌症的发生[34]。

射[38]。

石化产品、氯化物和甲醛

汽油、煤油或含甲醛和苯的石化产品与动物们患乳腺癌有一定相关性[39]。人们在汽油中常规加入氯化物，燃烧后会产生二恶英。德国在认识到这种物质的危害后，禁止在燃料中加入氯化物。我认为，所有的国家都应效仿这种做法。

含有甲醛的产品包括粘合剂、空气清新剂、止汗剂、玻璃纸、混凝土、清洁剂、避孕乳膏、化妆品、洗涤液、消毒剂、干洗剂、搪瓷、织物涂饰剂、肥料、指画颜料、燃气用具、明胶胶囊、石墨、驱虫剂、尿素甲醛绝缘材料、地毯、层压材料、漆、洗衣粉、漱口水、指甲油、蛋彩画颜料、纸巾、刨花板、香水、农药、药品、照相化学品、照相胶片、石膏、塑料、胶合板、涤纶织物、鼠药、洗发水、鞋油、肥皂、烟草和二手烟、卫生纸、牙膏、木材染色剂和防腐剂。

有机氯

有机氯是指至少有一个氯原子与碳分子结合的化学物质。氯气与石油烃产生化学反应后会生成许多有机氯。如今，人们使用的有机氯估计有 11 000 余种，特别是在塑料、杀虫剂、溶剂、干洗剂、制冷剂和其他化学品中[40]。

不幸的是，成千上万的有机氯是以氯为基础工业的副产品。其中包括漂白造纸纸浆、消毒水和焚烧含氯化产品的废物。氯化二恶英就是这种副产品之一。虽然大量的氯以离子形式稳定地存在于大自然中，但化学工业产生的氯元素不是自然形成的。工业领域最早的有机氯生产是在 20 世纪初，目前全球有机氯的年产量约 4 000 万吨。据我们所知，人类、哺乳动物或陆生脊椎动物的组织中不存在天然的有机氯。

P.E.R.I.S.H.E.D

有机氯已经成了人们关注的焦点，原因有以下几点。为了好记，我们用每种原因的第一个字母，组成了缩写 P.E.R.I.S.H.E.D。

1. 持久性（persistent）。它们是稳定的分子，可在环境中存留数十年，乃至数百年不会被分解。

2. 环境累积负荷（environmental loading）。由于它不易分解，所以在全球环境中不断积累，并通过空气和水传播到世界各地。

3. 终生存留在体内（remain in our tissues for life）。人类和其他物种的身体没有进化出分解和消除它们的方法。我们只能通过哺乳和多次蒸桑拿清除它们。

4. 浓缩（increasing concentration）。它们集中在动物和人类的脂肪组织中，随着食物链向上移动而浓缩。与素食者相比，吃肉、奶制品和鱼类的人体内储存量更高。年老的动物和人类比年轻者体内的有机氯浓度更高。

5. 延续给后代（subsequent generations）。它们能够穿过胎盘屏障，影响非常敏感的胎儿，并从身体的脂肪储备进入哺乳动物（包括人类）的乳汁中。婴儿在短时间内获得相对其体重而言较高浓度的环境雌激素。随着产前暴露和母乳喂养，后代接触到的浓度越来越高，而

预防

完全杜绝家里含有甲醛的产品，不要把它们用在身体上。尽量不要接触石化产品，坚决抵制在燃料中加入氯。少开车，多乘坐公共交通工具，骑自行车或步行。如果可能的话，让居住地点离工作地点近一些，或者在家里办公。

且终生无法排出体外。

6. 有害（harmful）。它们的毒性非常大，可导致基因突变、癌症、内分泌失调、生殖器官畸形、免疫抑制、出生缺陷、神经毒性、学习障碍和注意力缺陷、不孕、儿童期发育受损，以及对肝脏、肾脏、皮肤和脑毒性。天然雌激素在浓度极低时就可以发挥作用，这种浓度仅仅有万亿分之几，这个数量级比十亿分之几又缩小了1000倍。有机氯作为弱雌激素，经常存在于乳汁、血液和脂肪组织中，含量通常是十亿分之几或百万分之几——超过雌激素起效数量级的1000倍，甚至百万倍。

7. 协同作用（effects are synergistic）。仅仅是两种极微量的有机氯化物，它们联合作用对人雌激素受体发挥的效应也比单独一种高1000倍[41]。而我们身体中有100种以上的这种协同效应，它们比单独存在时更活跃。

8. 导致野生动物和人类死亡（death to wildlife and humans）。它们不但给野生动物和人类带来危害，而且威胁着我们的生存。两种低浓度的多氯联苯组合起来能够把雄性乌龟卵的性别转变为雌性[42]。加拿大五大湖地区（有机氯污染）以捕食鱼类为生的

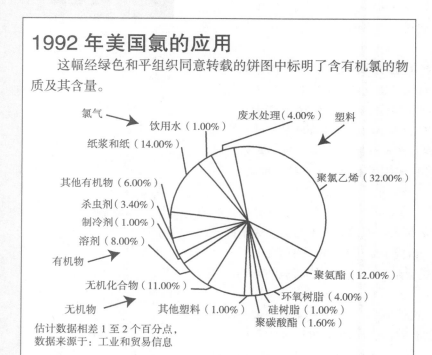

1992年美国氯的应用

这幅经绿色和平组织同意转载的饼图中标明了含有机氯的物质及其含量。

氯气 → 饮用水（1.00%）
废水处理（4.00%） 塑料
纸浆和纸（14.00%）
其他有机物（6.00%）
聚氯乙烯（32.00%）
杀虫剂（3.40%）
制冷剂（1.00%）
溶剂（8.00%）
有机物 →
聚氨酯（12.00%）
无机化合物（11.00%）
环氧树脂（4.00%）
无机物 →
其他塑料（1.00%）
硅树脂（1.00%）
聚碳酸酯（1.60%）

估计数据相差1至2个百分点，
数据来源于：工业和贸易信息

鹰和海鸥的畸形率和胚胎死亡率都较高，而且表现出异常的筑巢行为[43]。佛罗里达州阿波普卡湖孵化的短吻鳄阴茎异常短小，而且激素水平也发生了改变，这与1980年发生的大规模农药泄漏有关[44]。生活在土壤或水中含高浓度重金属和有机氯的佛罗里达州中南部的黑豹，雄性隐睾的发生率高于正常水平[45]。

从有机氯污染水域中打捞出的牡蛎存在壳体畸形[46]。1994年，对搁浅在圣劳伦斯河的24只白鲸尸检发现，12个标本中有21处肿瘤，包括乳腺癌、卵巢癌、膀胱癌、胃癌、肠癌和唾液腺癌。白鲸的繁殖遇到了困难，它们脂肪组织中溶解了高浓度的多氯联苯、DDT、氯丹

乳腺癌防治及康复实用手册

和毒杀芬[47]。

自1940年以来，人类男性的生育力也不断下降，精子数量减少了50%[48]。欧洲一些有机农场主的精子数量是非有机农场主的2倍以上[49]。在过去的50年中，美国和欧洲的睾丸癌发病率增加了2倍以上，而男婴隐睾的发生率则翻了一番[50,51,52]。

有机氯和乳腺癌

已经发现，至少16种有机氯可导致实验室动物发生乳腺癌[53]。其中一些有机氯制剂已在加拿大禁用，如DDT、艾氏剂、狄氏剂、氯丹等所有农药。而其他可导致乳腺癌的有机氯还没有受到限制。其中包括家用管材中的聚氯乙烯（PVC），以及我们熟悉的食品包装塑料——聚偏二氯乙烯。用于除漆剂的二氯甲烷和制造染料的二氯联苯胺也仍在源源不断的生产中。女性血液、脂肪或乳腺组织中的某些有机氯水平，与乳腺癌风险确实存在着密切关系。研究发现，乳腺癌患者肿瘤组织活检样本中的DDT、DDE和多氯联苯含量，确实比从乳腺良性肿块、或者无癌女性正常乳腺组织采集样本的含量高[54]。芬兰在1990年的一项研究发现，癌症组织中的有机氯β-六氯环己烷（b-HCH）比健康乳腺组织高50%。当b-HCH的浓度达到100/100万时，乳腺癌的发生风险增加10.5倍[55,56]。

农药

大约有90%的农药在生产过程中会用到氯。很多食物上都会有几种农药的残留：在加拿大，桃子上平均有31种农药残留，而草莓上可能有40种。另外，供水系统也会带来农药。加拿大和美国城市地下水中有39种残留农药及其分解产物。向室内、草坪、道路、高尔夫球场和农作物喷洒农药，会使农药从土壤中析出，并进入地下水[57]。1998年科学家们发现，很多农药和永久性环境化学品并不是在最初的使用地点消耗殆尽，而是竟然出现在世界的原始山区中，这一事实引起了大家的警觉。当积雪融化后，这些化学物质会释放回环境中。它们游走于世界各地，每年出现在不同的山脉[58]。

事实

安大略省家庭医生学院环境健康委员会警告说，接触过除草剂和农药的儿童患白血病、脑部肿瘤和软组织肉瘤的风险增加。儿童出现了共济失调等发育问题，并伴有小头畸形。

事实

体内有机氯农药浓度最高的女性，患乳腺癌的风险比有机氯农药浓度低水平的女性高4~10倍。有机氯农药是已知的与乳腺癌相关的危险因素之一。

事实

尽管一种农药残留量可能不会超过最大限值，但同一类型的多种农药会在体内同一部位产生毒性累积效应，特别是对于儿童和胎儿。

目前使用的农药与乳腺癌发病风险

下表摘自于 Journal of Pesticide Reform（《农药改革杂志》，1996 年春季刊），显示了目前尚未禁用的农药，及其明确的对乳腺健康的影响。

名称	用途	评注
阿特拉津	加拿大和美国用于蔬菜作物（如玉米）的除草剂。 它是美国农业中使用最广泛的农药。	它促进与乳腺癌相关的 16α－羟雌酮的形成，导致大鼠乳腺癌的发生和月经周期紊乱，并抑制其他动物雄性激素的代谢。 在意大利的北部，已经发现阿特拉津与女性农民卵巢癌之间有相关性。 因为阿特拉津广泛应用于玉米，而玉米是动物饲料中的主要原料，所以我们食用玉米饲养的动物，如肉类、牛奶、家禽和鸡蛋时，我们的摄入量更大。 德国和荷兰都已限制这种农药的使用。
草净津	该药主要用于玉米。美国最常用的 5 种杀虫剂之一。 于 1999 年 12 月 31 日停产，但此后仍继续使用了 3 年多。	显著增加雌性大鼠乳腺肿瘤的发生率。
1,3－二氯丙烯	用作土壤熏蒸剂，是美国最常用的 10 种杀虫剂之一。	引起小鼠和大鼠乳腺肿瘤。
敌敌畏	温室中使用的一种杀虫剂，用于水果、蔬菜和牲畜。 用来制造宠物防跳蚤项圈和粘蝇纸。	导致雌性大鼠的乳腺肿瘤增加。
硫丹	最常用的杀虫剂之一。广泛应用于水果和生鲜蔬菜作物上，可能在苹果、胡萝卜、芹菜、黄瓜、圆生菜（不是叶生菜）、梨、辣椒、李子、草莓和番茄中发现[59]。	在实验室测试中，导致乳腺癌细胞数量增加，促进与乳腺癌风险升高有关的 C-16 "坏"雌激素的形成。
丁氟消草	在种植大豆、干豆类和向日葵之前使用的一种除草剂。	导致大鼠乳腺肿瘤的发生。
环氧乙烷	一种用于化妆品和医院设备消毒的熏蒸剂。	增加雌性小鼠乳腺肿瘤和其他癌症发生率。

名称	用途	评注
雌二醇唑	一种应用于土壤并用于处理种子的杀菌剂。	当喂食大鼠时，乳腺肿瘤的发生率增加。
甲氧DDT	一种与DDT相关的杀虫剂，主要用于农作物，也用于家庭、花园、商业和工业。	使实验动物的乳腺癌细胞增殖，并引起成年小鼠卵巢的变化。
黄草消	用于草坪、杏仁园和葡萄园的除草剂。	引起雌性大鼠乳腺肿瘤的发病增加。
扑灭通	除草剂。	引发大鼠乳腺肿瘤。
扑灭津	用于种植高粱前以及种植胡萝卜、芹菜和茴香后的除草剂。	导致大鼠良性和恶性乳腺肿瘤的发病率增加。
西玛津	用于草坪、坚果树、玉米生产和水果作物的除草剂，特别是橙子、苹果、李子、橄榄、樱桃、桃子、蔓越莓、蓝莓、草莓、葡萄和梨。	引发雌性大鼠发生乳腺癌和卵巢癌[60]。
特丁津	用于杀死观赏池塘、喷泉和水族馆的藻类的除草剂。	引起雌性大鼠乳腺肿瘤的发病率增加。
去草净	在种植高粱前使用的除草剂。	引发雌性大鼠发生乳腺恶性肿瘤。
苯磺隆	大麦和小麦生产中使用的除草剂。	引发雌性大鼠发生乳腺恶性肿瘤。
林丹	尽管1983年已禁止使用，但仍应用于人和狗的除虱除蚤洗发水中。 有些儿童使用除虱洗发水，其林丹的接触量是家用杀虫喷雾剂的20倍。	乳腺中林丹类残留物水平最高的女性，患乳腺癌的几率比低水平者高10倍。 乳腺癌患者血液中这种杀虫剂的残留量，比非乳腺癌患者高出50%[61-63]。

已知能干扰内分泌的农药还有：2,4,5-T、2,4-D、甲草胺、涕灭威、阿米罗、苯菌灵、beta-HCH、甲萘威、氯氰菊酯、DBCP、三氯杀螨醇、高氰戊菊酯、乙基对硫磷、氰戊菊酯、H-环氧化物、开乐散、开蓬、马拉硫磷、代森锰锌、代森锰、灭多威、代森联、嗪草酮、灭蚁灵、除草醚、氧化氯丹、氯菊酯、合成拟除虫菊酯、反式九氯、三丁基氧化锡、三氟拉林、乙烯唑啉、代森锌和福美锌[64]。

农药残留量表

水果和蔬菜上的农药残留物通常因物种而异。这里总结了加拿大和美国农药污染最严重和最轻的水果和蔬菜。我已经记住了这份清单。购物的时候不要选择容易受污染的蔬菜和水果，除非它们是有机的。

容易受污染的食物		不易受污染的食物	
水果	蔬菜	水果	蔬菜
1. 桃子	1. 菠菜	1. 牛油果	1. 菜花
2. 苹果	2. 柿子椒	2. 菠萝	2. 抱子甘蓝
3. 草莓	3. 芹菜	3. 芭蕉	3. 芦笋
4. 油桃	4. 土豆	4. 芒果	4. 水萝卜
5. 梨	5. 辣椒	5. 西瓜	5. 西兰花
6. 樱桃	6. 青豆	6. 李子	6. 洋葱
7. 红树莓	7. 圆生菜和叶生菜	7. 奇异果	7. 秋葵
8. 进口葡萄	8. 黄瓜	8. 番木瓜	8. 卷心菜
9. 蓝莓	9. 萝卜	9. 葡萄柚	9. 茄子

要了解更多有关食品中有哪些农药和除草剂，以及哪些食品最安全的信息，请访问网站 www.foodnews.org 或 ewg.org。有关农药和农药替代品的更多信息，请参阅俄勒冈州尤金市西北农药替代品联盟出版的 Journal of Pesticide Reform（《农药改革杂志》）。

事实

2002 年，温莎地区癌症中心收集了患者的工作史，并比较了 299 例新诊断的乳腺癌患者与 237 名其他癌症患者的职业史。生活在农场的 55 岁以下女性，乳腺癌发病率比平均水平高 9 倍[67]。

禁用林丹

1976 年以前，以色列的牛奶中林丹、DDT 和 α-BHC 这 3 种农药的浓度比美国乳制品高 100 倍。值得注意的是，以色列女性母乳中的林丹浓度比美国女性高约 800 倍。以色列是世界上乳腺癌发病率最高的国家之一。

一个小型消费者保护组织（Consumer Shield）将这个问题公之于众，并要求以色列政府禁止这些化学物质，但该组织在媒体上受到了乳制品制造商，甚至是癌症协会的攻击。禁令执行后，以色列牛奶中所含的有害化学物质明显减少。10 年后的 1986 年，以色列乳腺癌死亡率比 10 年前下降了 8%，这在任何国家都是罕见的[65]。

农民往往是自用农药的不知情受害者。我发现加拿大马尼托巴省马凯特农业社区的乳腺癌死亡率居全国之首，每 10 万女性中有 64.8 人死亡，这个问题引起了我的关注。在加拿大所有的省份中，马尼托巴省的乳腺癌发病率最高[66]。马凯特种植的主要作物是油菜，2001 年

乳腺癌防治及康复实用手册

加拿大禁用林丹之前，人们一直用它消灭跳甲虫。禁用林丹之后，一家美国化学公司依据北美自由贸易协定（NAFTA）第十一章的内容起诉加拿大政府，索赔 1 亿美元的收入损失。

禁用的农药：艾氏剂和狄氏剂

尽管狄氏剂在美国和欧洲已被禁用多年，但它仍然存在于环境中并积聚在我们的体内。艾氏剂是一种用于玉米、柑橘、棉花和其他作物的杀虫剂。它在 1975 年被禁用，但在 1987 年又允许用作杀白蚁药[68]。

禁用的农药：氯丹和七氯

1988 年之前，氯丹和七氯一直在农业生产中用来杀灭白蚁，已证实它们与白血病和儿童癌症的发病有关。它们可以透过胎盘，污染母乳，并且破坏激素，导致生育率降低。即便在禁用氯丹的今天，我们仍在墨西哥湾的牡蛎、北美海岸的鲸鱼、以海豹为食的北极熊的脂肪中发现了氯丹的残留物。目前北极熊的繁殖遇到了麻烦，会生下有雌雄两种生殖器官的后代。

禁用的杀虫剂：DDT

1959 年美国的 DDT 用量达到了高峰，于 1972 年被禁用。DDT 作为杀虫剂广泛地用于城市和农村，以喷洒的方式控制蚊子、舞毒蛾和荷兰榆树病；并刷洗门廊、窗纱和踢脚板；甚至添加到干洗过程中，防止羊毛衣服和毛毯生蛀虫。

它的使用造成了昆虫耐药，或者昆虫的天敌被农药杀死，最终导致昆虫数量激增。DDT 是一种持久性化学物质，可长期存在于土壤、危险废物场所和大多数生命体的组织中。它在土壤中的半衰期为 10 ~ 35 年，所以我们还远远没有脱离它们阴影的笼罩。经济全球化把它们从墨西哥和印度等国带到全世界，因为这些国家仍允许把它用于粮食作物和抵御疟疾。DDT 可能会通过进口食品再次回到我们的身边。我们的身体无法把 DDT 转化成任何可排泄物，它会在我们体内转化为 DDE。DDE 穿过胎盘影响胎儿并进入母乳。DDE 通过阻断受体位点来阻断雄激素发挥作用，造成的后果就是男性精子数量减少、睾丸变小、睾丸癌发病率增加，以及隐睾病例数增加。

PVC（聚氯乙烯）塑料

PVC 塑料或乙烯树脂的年产量已达到 2000 万吨。它们被用于汽车、儿童玩具、食品容器、信用卡、雨衣、家具、建筑用品、水管、窗框、地板，甚至壁纸中。二恶英和邻苯二甲酸酯是通常添加到 PVC 中的 2

预防

尽量购买有机食品和 / 或自己种植食物，建一个不用农药的私人或社区菜园。如果无法实现，请选择农药残留最低的食品。生吃果蔬之前应削皮，特别是打蜡的水果，或者用蔬菜清洗剂或稀释的醋清洗，去除表面杀虫剂残留物。少喝或不喝牛奶，尤其是怀孕期间，除非是低脂奶或有机奶。

事实

1998 年 发 表 在 Lancet（《柳叶刀》）杂志上的一项研究表明，对 7000 余名女性随访近 20 年发现，血液中狄氏剂含量最高的女性，乳腺癌的发病几率是最低者的 2 倍。

事实

已经发现，乳腺肿瘤中的 DDE 和多氯联苯浓度高于周围乳腺组织。林丹、七氯和狄氏剂也是如此。DDT 可能与肝癌、胰腺癌的发病相关，与肺部肿瘤、甲状腺肿瘤的发生也有相关性。

PVC 导致氯的大量生产和使用，约占全部有机氯产量的 1/3。

种能干扰内分泌的化学物质。在生产、处理和燃烧 PVC 时会形成大量的二恶英。PVC 通常存在于木制家具、汽车使用的钢材和铜制线缆中。随着这些物质的循环再利用，二恶英被释放到环境中。PVC 的回收标识是 3。二恶英已被广泛认为是最具毒性的化学物质之一。

最臭名昭著的二恶英是 TCDD 或 2,3,7,8–TCDD[69]。

目前还没有安全的方法处理 PVC 塑料。因此，最好的方法就是我们不用它。况且，我们的生活并不是离不开它，它问世之前，我们生活得也很好。以人类和动物的生存作为代价换取便利，这个理由没有什么说服力。

绿色和平组织关于取代 PVC 的建议

下表列出了绿色和平组织建议的 PVC 替代品[71]：

PVC 产品	健康的替代品
窗户框	木材（松树、落叶松、冷杉、云杉、山毛榉）、无氯塑料
地板	瓷砖、木材、镶木地板、油毡、橡胶、粗陶瓷砖、软木、剑麻、水磨石、无氯塑料（聚烯烃）
墙壁	砖砌、卵石和灰泥、木材、石膏、石膏板
壁纸	无涂层纸（由无氯再生纤维制成），对环境无害的油漆，有丙烯酸酯基材保护涂层的壁纸，瓷砖
外墙，幕墙	石膏、木头
辊接头、扶手	木材、金属
家具	木材、金属、柳条
窗帘、百叶窗	木材、纺织品
挡风雨条	天然橡胶
污水管道	混凝土、陶器、瓷器、聚乙烯（PE）和聚丙烯管（PP）
电气装置和电缆	无氯塑料，如 PE、特种橡胶
包装	尽量减少产品的包装，必要时使用纸、木材、玻璃、牛皮纸袋、蜡纸，如果需要塑料，则使用 PE 或 PP（我们需要开发用大麻纤维、稻草、植物纤维等制成有机包装。如果所有包装最后都可以成为花园的肥料，或者腐殖土，那简直太好了！）
医疗产品	从一次性产品（通常为 PVC）改用可重复使用的产品，如试剂瓶、可重复使用的刀柄、能重新灌注的玻璃瓶。假如必须使用一次性产品，应使用不含氯的塑料，如 PE 手套、输血袋或使用乳胶或天然橡胶
玩具	木材、纺织品

二恶英

二恶英类化学物质可以分为 75 种。这些化学物质是在其他氯化合物的生产和燃烧过程中产生的。它们已经普遍存在于环境中。20 世纪 20 年代，五大湖地区的二恶英含量为零。而今已经稳步上升至 3200 ppt [72]。研究者已经在人类的母乳中发现了至少 10 种二恶英。

TCDD 是强效的二恶英，可以阻断雄激素睾酮发挥作用。在二恶英环境中工作的男性睾酮水平降低 [73]。男性接触二恶英后，他的妻子生下女孩的机会可能增加。猴子接触与人体组织中含量相近的二恶英后，子宫内膜异位症的发病率会升高 [74]。

让实验室大鼠暴露在类似于我们今天接触的二恶英水平中，它们的雌性后代会出现生育力下降和生殖系统结构异常 [75]。

具有讽刺意味的是，医院的焚化炉一直是二恶英释放的主要来源。许多医疗产品由 PVC 塑料制成，它们被焚烧后，向周围的社区释放二恶英。一些团体已经禁止医院焚烧医疗废物。近年来，公众的关注使得一些医院改用不含 PVC 的塑料。市政、工业和污水污泥焚烧炉也是二恶英释放的重要来源。火灾事故也是二恶英的来源，因为建筑行业用品中大量存在 PVC。与 PVC 无关的二恶英来源有纸浆和造纸漂白，氯酚生产，氯，镁和镍的冶炼以及钢铁生产。

殊不知，我们在使用 PVC 塑料，支持 PVC 行业的同时，正在破坏自己下一代的学习和生殖能力。

多氯联苯（PCB）

虽然大多数工业化国家在 10 多年前就停止了多氯联苯的生产，但它们在人体组织中的浓度并未下降。多氯联苯可以存在很久，几十年乃至数个世纪都不会分解。目前，有些旧涂料、清漆、油墨、杀虫剂、显微镜油和液压油中仍可找到多氯联苯的踪迹。它用于制造耐火木料和塑料产品，以及防水灰泥。不过，大多数的多氯联苯还是用在电力变压器中，有意外释放到环境中的危险。

现在几乎所有生物体内都存在多氯联苯。北半球污染最严重的水域是波罗的海和圣劳伦斯河的河口。经常从魁北克圣劳伦斯河北岸捕鱼吃的人们，PCB 的平均水平为 6 ppm [76]。以海产品为主食的因纽特人，多氯联苯含量为 4.1ppm，比加拿大人的平均值高出 5 ～ 10 倍。高水平 PCB 与免疫系统抑制有关，特别是导致抑制肿瘤生长的免疫细胞 T 细胞的减少 [77]。

多氯联苯既影响甲状腺激素，又影响卵巢激素。妊娠期间对甲状腺激素的干扰可能会导致婴儿出生体重不足、生长缓慢、多动、自身

预防

发起或者积极参加禁止生产或燃烧可释放二恶英的 PVC 产品或者氯化学品的宣传活动。不吃或少吃肉、鱼、奶制品，减少二恶英的接触。

事实

安大略省环保局在 1994 ～ 1995 年间测试了多伦多地区的 3 个主要垃圾场，发现氯乙烯和其他挥发性化学物质已经排放至空气中。该排放量足以让政府冻结该地区附近的房地产开发。排放物是由倾倒场附近的溶剂和含氯乙烯塑料分解引起的 [70]。

预防

不使用 PVC 和塑料。不购买 PVC 百叶窗。告诉承包商 PVC 产品对健康的危害。甚至给信用卡公司打电话，建议他们用其他材料制作卡片。如果您是零售商，可以不贮备 PVC 塑料产品，将库房标记为"无 PVC 库房"。

事实

尽管二恶英在环境中普遍存在，但大多数情况下，人们接触二恶英是通过食用动物产品，例如牛肉、鱼和乳制品等（二恶英在动物体内被高度浓缩）。

母乳喂养 6 个月的婴儿所接受的多氯联苯，是国际卫生标准规定的体重为 150 磅（约 68kg）的成年人允许摄入量的 5 倍[79]。一位母亲母乳喂养婴儿 6 个月，就可以将二恶英和多氯联苯终身积累量的一半传递给自己的孩子[80]。

预防

尽量不吃或不使用动物产品，尤其是您打算母乳喂养婴儿。定期通过蒸桑拿让多氯联苯通过汗液排出体外，为您自己和孩子解毒。有关如何解毒的内容，请参阅第 5 章"身体排毒"。

预防

花点时间自己手洗衣服，或者买不需要干洗的衣服。

事实

庭院的草坪经常喷洒农药的儿童，与庭院不喷洒农药的儿童相比，软组织恶性肿瘤的发生率增加 4 倍。儿童脑肿瘤与越来越多地使用宠物驱虫条、跳蚤项圈、含有林丹的除虱洗发水和草坪除草剂有关。

免疫性疾病、免疫抑制以及学习和记忆障碍等[78]。

与乳腺癌相关的多氯联苯是 PCB105、PCB118 和 PCB156。安大略省金斯敦皇后大学克里斯坦·阿伦森（Kristan Aronson）博士的一项研究表明，与乳腺良性肿瘤患者的活检结果相比，乳腺癌女性的乳腺肿瘤活检组织中发现了几种多氯联苯。肿瘤中 PCB105 含量最高的女性，患乳腺癌的几率是低含量女性的 2 倍。乳腺组织中多氯联苯浓度最稳定的膳食预测因子是鱼类的摄入量[82]。

全氯乙烯（PERC）

全氯乙烯是一种干洗剂，它可以致癌，而且对生殖有不良影响，因此它对员工和消费者都有害。它通常污染食品和地下水。从事干洗行业的女性流产风险很高。

2,4- 二氯苯氧乙酸（2,4-D）

越战中将 2,4-D 用作破坏热带雨林的武器，人们称它为"橙剂"。随后，美国和加拿大将其引入农业领域，用来控制杂草生长和管理灌木丛。它很快就成为草坪、花园和高尔夫球场最受欢迎的除草剂之一。人们使用过的品牌有 Ded-Weed, Weedone, Plantgard, Lawn-Keep 和 Demise。

该物质可以使人类非霍奇金淋巴瘤的发病率增加 6 倍。如果宠物狗的主人每年使用 4 次化学除草剂，那么宠物狗淋巴瘤的发生率也会增加一倍[83]。室内农药残留的残留时间比室外更长，因为室外的阳光、雨水和土壤微生物能把它分解并带走。婴儿和幼儿在地毯上爬行、吸入室内灰尘时可能接触大量的农药残留[84,85]。

氯仿

由于氯仿有改变大脑功能状态的作用，所以在过去被用作麻醉剂。如今，它用作溶剂、熏蒸剂，以及农药、合成染料和制冷剂中的成分，并被归为人类可能的致癌物。将氯添加到饮用水中，会形成微量的氯仿，并且它在大型垃圾场中普遍存在。虽然它们可在 24 小时内排出体外，但我们还是会通过水、食物和吸入不断地摄入体内。根据环境合作委员会的统计，1996 年至少有 4 625 354kg 的氯仿释放到北美的空气、水或土壤中[86]。

三氯乙烯（TCE）

TCE 在工业中用于清除金属油污，并且是垃圾场最常见的有毒物质之一，可以渗入地下水。据估计，美国 34% 的饮用水和大多数加工食品中含有微量的 TCE [87]。而且它也存在于油漆、去污剂、化妆品和地毯清洁剂中。过去，它被用作产科麻醉剂、谷物熏蒸剂、打字机修改液的成分，以及脱咖啡因剂。空气中一直都存在微量的 TCE，特别是大型垃圾场附近。1996 年，至少有 10 472 026kg 的三氯乙烯被释放到北美的空气、水和土壤中 [88]。

氯消毒剂和漂白剂的替代品

当氯与污水和水中的有机物质结合时，会形成数百种有机氯副产物。它们污染了附近鱼类和海洋动物的栖息地，我们喝了加氯的水之后，我们的健康也会受到影响。

长期饮用加氯的水会破坏肠道内微生物的平衡，并与大肠癌、直肠癌、膀胱癌、出生缺陷和免疫相关疾病有关。美国环境保护署已经明确，水中的氯与腐烂植物的有机质发生反应时会产生至少 2 种致癌化学物质。在 1995 年检测的 100 个市政供水系统中，发现水中大量地存在这些物质 [89]。加拿大卫生部在其杂志 Chronic Diseases in Canada（《加拿大慢性病》，1998 年 11 月刊）中报道，含氯水给人类健康带来了危险，特别是可能引发膀胱癌 [90]。

消毒剂

经常在含氯化物的泳池游泳也会让我们暴露于有害物质。其实，我们可以采用其他的过滤和净化方法，如使用紫外线、臭氧处理、游泳池内加盐和专门的过滤方法，如说反渗透、碳或碳过滤器等。温哥华的公共泳池基本上采用的是臭氧净化法。蒙特利尔市则用臭氧进行净水处理。

氯化物消毒剂的更安全替代品是葡萄柚籽提取物和茶树油。整个南美洲广泛地将葡萄柚籽提取物作为除藻剂、杀菌剂和杀真菌剂，而不是在浴缸、按摩浴缸和游泳池中加氯。葡萄柚籽提取物用于消毒的浓度是每加仑（约 3.79L）水 10 ～ 15 滴。葡萄柚籽提取物是比氯、茶树油、胶体银和碘更强效的消毒剂 [91]。如今，美国医院和诊所的洗衣房都采用葡萄柚籽提取物，在最后的漂洗程序中加入 20 ～ 30 滴，杀灭床褥被单上的真菌和细菌 [92]。

为了降低对含氯消毒产品的需求，我们可以安装堆肥厕所，回收人的粪便，不会造成全球性污染。而且，该方法不需要冲洗马桶，既节约用水，还省掉了很多清理污水的化学物质 [93]。

漂白剂

纸浆和造纸业每年向河流和湖泊排放数千公斤有机氯，是北美水资源有机氯污染的最大源头。纸浆和造纸厂下游的鱼类和野生动物受到严重影响，雌性鱼类出现了雄性特征，肿瘤普遍增多，并且繁殖能

预防

把农药对健康的危害告诉您还在使用农药喷洒草坪的邻居们。家中尽量不铺地毯，铺设硬木地板，或采用天然纤维编织的小地毯。如果家里有地毯，每年用无氯清洁剂蒸汽清洁 1 ～ 2 次。在家里坚持不穿鞋子。不让户外的宠物进入铺地毯的地方。

预防

尽量少吃加工食品，备好充足的食材，从第一道工序开始自己做饭。

事实

饮用氯化水 35 年的人患癌症的风险增加 1.5 倍。安大略省约 10% ～ 13% 的膀胱癌可归咎于氯化水。

预防

安装反渗透装置或木炭滤器，以防止化学品暴露。在公共和私人饮用水和游泳池中坚持使用安全的非氯净化方法，如使用臭氧和葡萄柚籽提取物。

预防

购买未漂白的无氯纸产品（卫生纸、尿布、卫生产品、卫生棉条和包装）或者不含氯的再利用纸产品。回收纸产品，鼓励文具店和复印店使用"全无氯"纸制品。

力下降。瑞典和芬兰采用氧气和过氧化氢漂白纸浆和尿布。这种转变源自于人们对波罗的海有机氯污染的认识和关注，以及政府的强制性规定，迫使该行业减少并消除排放。来自于公众和工业界倡导无氯纸张的压力，也会迫使纸浆和造纸工业转向无氯工艺。

生态商店、有改革意识的打印机和复印店，都会提供完全无氯（TCF）的纸制品。

邻苯二甲酸酯

邻苯二甲酸盐虽然不是有机氯，但约有 50% 的 PVC 产品用它作为

邻苯二甲酸酯来源和健康危害

邻苯二甲酸酯包括多种化合物，用于制作各种商品，而每种产品都对乳房和全身健康有明确的影响[98-101]。

邻苯二甲酸酯化合物	存在的地方	已知的健康危害
邻苯二甲酸二辛酯 (DEHP)	建筑产品、儿童玩具、儿童聚合物粘土、食品包装、医疗器械、婴儿出牙期用来磨牙的 PVC 树脂环、奶嘴、球、乙烯树脂室内装饰品、台布、浴帘、雨衣、粘合剂、食品容器、医用管路、动物胶	可能致癌物质，对甲状腺（降低 T4）、肝脏和肾脏有毒；对男性生殖系统有害
邻苯二甲酸二异壬酯 (DINP)	花园软管、鞋和鞋底、玩具、建筑材料	生殖和发育危害
邻苯二甲酸二异癸酯 (DIDP)	汽车底漆、电线电缆、鞋子、地毯背衬、泳池内衬	肝脏和生殖毒性
邻苯二甲酸二丁酯 (DBP)	乳胶粘合剂、纤维素塑料、染料溶剂	生殖和发育毒性，皮肤刺激，神经系统和血压影响，干扰内分泌
邻苯二甲酸丁苄酯 (BBP)	乙烯瓦、人造革、食品输送带、交通锥、儿童聚合物粘土	生殖障碍，出生畸形，神经障碍，疑似致癌物质，干扰内分泌
邻苯二甲酸二正辛酯 (DnOP)	地板和方块地毯、帆布防水布、笔记本活页夹、塑料食品容器、医用管路和血袋、电线电缆、地毯背面涂层、地砖、粘合剂、化妆品、农药	生殖毒性，肝脏和甲状腺毒性，出生畸形，基因突变
邻苯二甲酸二正己酯 (DnHP)	汽车部件、工具手柄、洗碗机篮子、地板、防水布、防跳蚤项圈	肝脏和甲状腺毒性，生殖毒性，基因突变

软化剂并增加柔韧性。它的家族中包含 20 多种化合物成员，广泛用于塑料食品包装、油漆、油墨、粘合剂、血袋、注射器、心脏瓣膜、医用管材和化妆品等领域。当用塑料包装脂肪类食物，如奶酪和油类时，很容易被邻苯二甲酸酯和双酚 A 污染。邻苯二甲酸盐可能存在于塑料奶瓶、奶嘴和塑料"安抚奶嘴"中。

它们不但与癌症、肾脏损害有关，还可能影响孩子的生育能力。

邻苯二甲酸盐是环境中最丰富的污染物之一，并可持久地积累于生物体内。雄性大鼠在出生前后接触邻苯二甲酸酯后，其睾丸重量会降低，精子数量也会减少。研究已经发现，DEHP 和 DINP 这两种邻苯二甲酸盐可以导致动物癌症 [94]。DEHP 与波多黎各的女孩乳房早期发育有关，最小的女孩才只有 2 岁 [95]。研究已证明，邻苯二甲酸盐对发育中的胚胎有毒性，可引起畸形和死亡。它们还可以降低甲状腺激素和孕激素水平，可能导致经前期综合征（PMS 症状）、乳房囊肿、乳腺癌和流产 [96]。

1998 年，一些（但不是全部）含邻苯二甲酸盐的玩具和奶嘴从加拿大市场下架。丹麦和荷兰政府通过检验发现，正常使用 PVC 玩具时可以吸收这种化学物质。瑞典、西班牙、意大利、阿根廷、希腊、荷兰和丹麦已经禁止销售含 PVC 的玩具 [97]。

双酚 A

双酚 A 是环氧树脂和硬塑料——聚碳酸酯塑料中的一种成分。它虽然不是有机氯，但也可以干扰内分泌。它存在于水管裂缝的密封剂中，以及一些"保护"牙齿不生蛀牙的牙科耗材中，或者用于替代汞合金的塑料填充剂中。

双酚 A 是聚碳酸酯的分解产物，而聚碳酸酯常常用作金属食品罐的内侧涂层。这些涂层用来防止食物出现金属味。美国有 85% 的食品罐带有塑料内涂层，而且有一半的罐头食品中检出了析出的双酚 A。检测发现一些罐头内含有 80 ppm 的双酚 A。研究人员发现，这个含量水平是足以引起实验室乳腺癌细胞增殖的双酚 A 水平的 27 倍多 [102]。因此，我们担心经常食用含双酚 A 的硬塑料包装食品或油类的女性，乳腺会发生一定程度的生理改变。从事塑料行业的一些男性，因为长期吸入车间内的粉尘，会出现乳房增大的现象 [103]。

预防

寻找含邻苯二甲酸酯产品的替代品。购买商品，尤其是购买油脂类和含脂肪商品时，要选择玻璃或者纸包装的商品，而不要购买塑料包装的。使用蜡纸或包肉纸包裹三明治和其他食物。不要用微波加热放在塑料容器或用塑料包裹的食品，改用陶瓷或玻璃容器。

预防

告诉孩子们塑料玩具的危害，扔掉它们，改成木制、布料和其他自然纤维制成的玩具。告诉孩子的老师、保姆、亲朋好友，不要给孩子买塑料玩具。使用不含邻苯二甲酸酯的化妆品。不涂抹指甲油。

预防

买玻璃容器包装的食品，不买带内涂层的罐装产品。如果您购买了罐装食品，向制造商咨询是否采用了双酚A涂层。如果是的话，就不吃这种食品。

预防

如果牙医建议您的孩子使用新型塑料填充剂，应该先确保它不含双酚A，或者其他干扰激素的化学成分。让牙医给孩子使用陶瓷填充物。

壬基酚聚氧乙烯醚

壬基酚聚氧乙烯醚（NPE）虽然不是有机氯，但也属于干扰内分泌的物质。它被用于 11 个工业领域，例如肥皂和洗涤剂制造、天然和合成纺织品加工、塑料制造、制浆造纸、炼油厂、农药和原油提取等。它们是塑料柔化剂的成分之一，在常温下很容易析出到液体中。它们存在于水、果汁的塑料容器和方便食品包装中。

巴黎委员会是一个设定水质标准的国际机构。鉴于壬基酚对水生生物的毒性及其在环境中的持久性，该机构建议逐步淘汰该物质[104,105]。我们应该选用制造商保证不含有 NPE 的肥皂和洗涤剂，特别是液体产品。包装上一般会提供免费电话，您可致电查询[106]。

多溴二苯醚（溴化阻燃剂）

多溴二苯醚（PBDE）虽然不是有机氯化物，但它是与多氯联苯类似的化学品。它们存在于母乳、人体血液、食物、野生鱼类和污泥中。北美五大湖是世界上遭受 PBDE 污染最严重的水体，密歇根湖的情况最严重。PBDE 在化学形式和许多作用上与多氯联苯（PCB）相似。在 10 ～ 15 年内，PBDE 对环境造成的危害将超过 PCB。

溴是一种高反应性的化学元素，与氯和碘同属于卤素族。在世界范围内，8 家化学公司每年生产约 3 亿磅的溴化阻燃剂，其中约 8 000 万磅属于 PBDE 类。PBDE 从家用电器、电视机和电脑的塑料，室内装饰的泡沫，以及地毯和窗帘织物渗入到环境中。很多硬质苯乙烯塑料和泡沫填充材料中 PBDE 占 5% ～ 30%（重量比）。一些多溴二苯醚可能会导致癌症，干扰内分泌，影响实验室动物的正常生长和发育。

溴化物会干扰甲状腺激素，而甲状腺激素对于动物与人类大脑和中枢神经系统的正常发育至关重要。暴露于 PBDE 的小鼠出现永久性的行为和记忆障碍，并随着年龄增长而加重。母乳相关的研究表明，婴儿和儿童面临的危险正在不断上升[107]。

蕾切尔·卡森日（5 月 27 日）

蕾切尔·卡森（Rachel Carson）在她 1962 年出版的《寂静的春天（Silent Spring）》中发起了环保运动。蕾切尔出生于 1907 年 5 月 27 日，她是一名海洋生物学家、生态学家、环境学家、作家和活动家，1964 年 4 月 14 日因乳腺癌去世。我们应秉承蕾切尔精神，通过纪念蕾切尔，让她的环保热情激励我们继续前行。无论您身处何方，每年的 5 月 27 日都可以用自己的行动，维护环境的安全，表达我们对环境的敬畏之心。把有毒害的东西从家里清除出去，减少塑料的使用。与其他女同胞一起，呼吁抵制 PVC、辐射、农药、二恶英和氯。开展一次环保游行。每年 5 月 27 日警醒大家树立起保护环境、防治乳腺癌的意识。充满热情，积极主动，说出心声，一起行动。为了自己，为了孩子和后代；为了拯救野生动物，为了拯救地球、空气和水资源；也为了蕾切尔——行动吧。

无农药城市

政府行为确实有效。魁北克省的大约 20 个乡镇，安大略省的 4 个乡镇，新斯科舍省的哈利法克斯（Halifax），都通过了禁止用农药喷洒私人和公共绿地的法规。魁北克哈德森市（Hudson）的人口约 5000 人，每年有 10 ~ 12 家公司因非法喷洒农药而受到法庭判决。该市禁用农药的法律条例是 10 年前就颁布的[108]。我们可以从这个小镇汲取经验，敦促自己所在的城市禁用农药。

环保电影节

最近 3 年中，我所在小镇里一批自称为"蕾切尔·卡森联盟"成员的人，每年春天都会在周末举办环保电影节。今年，我们还在"地球周"期间让这些电影走进了当地的公立学校，与学生们一起探讨了关于环保的问题。我们还把这个电影节当做全年的募捐活动，真是一次很有意思的活动。

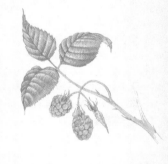

有 3 部关于环境和乳腺癌关系的优秀电影，您可以与邻居们一起观看。第一部的名字是《暴露：环境与乳腺癌的关系》（Exposure: Environmental Links to Breast Cancer），还附带很好的资源指南与手册。第二部名为《激素复制猫》（Hormone Copy-Cats）。第三部名为《蕾切尔的女儿们》（Rachel's Daughters），配有精彩的社区行动和资源指南。另一部精彩的新片名为《下一次工业革命》（The Next Industrial Revolution），该片以建筑师 William McDonough 和化学家 Michael Braungart 博士的视角展望未来。目前，他们在不断壮大的环保运动中担任领导者，他们相信，有朝一日工业制造的所有东西，都可以成为食物、原料或其他种群的食物，且无毒、可回收。还有一部电影叫做《蓝色的乙烯》（Blue Vinyl），讲述的是从家庭中逃离出来的一块"乙烯墙板"的幽默故事。我建议您用这些精彩电影来启发小区中的邻居们。

无毒的身体和家庭护理产品

如今，我们使用化学品的数量空前。我们可以通过使用无毒的替代品，并鼓励其他人也这样做，来减少我们对这些化学品的暴露。地球上的水在我们的动脉和静脉中流动；地球的土壤成为身体的营养基础。我们对地球所做的，就是对自己的身体所做的。请不要再把有毒的化学物质释放到这个饱受创伤的生存体系中来。

我们可以用一些自然的方式来保护我们的地球。

身体护理

婴儿油

在一个 50ml 的玻璃瓶中，加入一半的杏仁油或葵花籽油，一半的甜杏仁油，再加入一小盖的小麦胚芽油，加入 3 滴薰衣草精油。

牙线

用牙线来清洁牙齿，所有的超市都可以买到。

干性皮肤 / 湿疹愈合油

将 2 汤匙芝麻油、1 汤匙橄榄油、2 汤匙牛油果油和 2 汤匙杏仁油倒入一个深色的小玻璃瓶中。取 10 粒维生素 E 胶囊（每粒 200 IU）和 4 粒维生素 A 胶囊（每粒 25 000IU），刺破或剪开胶囊，将油挤到瓶中。加入 1 ～ 2 滴您最喜欢的精油来掩盖配料的气味，盖紧盖子并摇匀。最好在晚睡前，洗净面部、脖子和双手后，取几滴油涂抹在所需部位并按揉，到第 2 天早晨油会被皮肤完全吸收。

擦脸油

将冷榨杏仁油和 10 滴维生素 E 加入到 50ml 容器中。如果需要，再加入 10 滴薰衣草和 10 滴天竺葵精油。洗完脸后，涂 2 ～ 3 滴油，轻轻按揉，几分钟后油会被皮肤吸收，用纸巾擦掉多余的油脂。

除虱剂

把半杯橄榄油或芥末油混合在一起，然后倒入深色玻璃瓶中。把混合液擦到头皮上，用毛巾包裹头部一整夜，第 2 天早晨把它们冲洗干净。一周后再使用一次。同时，还可以用这种油处理整个家庭用品，例如床刷、发刷，每次洗头时，在洗发剂中加入少量的油（5 滴），直至虱子彻底消失。买一把篦子梳（普通梳子不起作用），每天梳理家庭成员的头发，清除虫卵，直到完全消失。如果学校内疫情爆发，每周都要检查头发。

按摩油

试试使用植物油，如冷榨杏仁油、杏仁油、芝麻油、向日葵油、橄榄油或椰子油。在 50ml/ 2 盎司的植物油中加入 5 滴维生素 E，也可以加入 5 ～ 20 滴您最喜欢的精油。

配料：小麦胚芽油，杏仁油或葵花籽油，甜味甘油、薰衣草精油。

配料：芝麻油、橄榄油、牛油果油、杏仁油、维生素 E 胶囊、维生素 A 胶囊。这是根据 Paavo Airola 的配方设计的。

配料：杏仁油、维生素 E 油、薰衣草精油、天竺葵精油。

您如果想替换掉含林丹的去虱洗发水，可以把下面的精油混合在一起：

迷迭香	20 滴
天竺葵	10 滴
薰衣草	20 滴
桉树	10 滴
茶树	20 滴

配料：植物油、维生素 E 油。

除臭粉

将 5 滴薰衣草精油倒入半杯玉米淀粉或小苏打中，并存放在深色的玻璃容器中。用柔软的布，例如天鹅绒布、棉绒布蘸取除臭粉擦拭腋下。

洗发水

喷几下上面提到的硼砂液体肥皂，这是一种很好的洗发水。但您需要慢慢习惯那种不起泡的感觉。用硼砂液洗发后，在一品脱水（约 0.5L 水）中加入 1/4 茶匙柠檬酸晶体（不是维生素 C），使头皮恢复到自然酸度。

皮肤消毒剂

清洗伤口时，可以把 5 滴茶树油或柠檬酸添加到一小杯冷开水中。用棉签或纱布擦拭受伤部位。

肥皂

"Soapworks" 制造纯天然的肥皂。有一些很不错的香皂，如含有月见草、洋甘菊、燕麦或山羊奶的香皂。这些肥皂在健康食品商店都可以买到。

刷牙

把少量的小苏打粉溶解在水里，然后用它刷牙。如果您的牙齿带有塑料（不是金属）填充物，可以用等量水稀释食品级过氧化氢，用这种溶液刷牙，可以让您的牙齿在 6 个月内闪亮洁白。这种溶液可以存放在玻璃瓶中。

家庭护理

地毯清洁剂

您可以租用机器来清洗地毯，但不要使用他们建议的皂液。可在洗涤水中加入 1/3 杯硼砂粉和 1/4 杯谷物酒精、2 茶匙硼酸、20 滴柠檬酸和 1/4 杯白醋。

空气清新剂

将 5 滴柠檬酸或 10 滴茶树油加入 1 ~ 2L/ 夸脱的水中，然后加入到加湿器中，消毒空气并阻止霉菌生长。

洗碗液

把等量的硼砂粉和洗涤碱混合在一起，来清洗碗碟。如果碗碟不是很油腻，用自来水冲洗就可以了。

洗碗机的皂液

使用 2 茶匙预先溶解在水中的硼砂粉末，不过用量太多的话，会在碟子上留下一层薄膜，可以在冲洗程序中加入白醋。

消毒剂

如果要控制细菌、真菌和霉菌，可以将 20 滴柠檬酸或 50 滴的茶树油加入一桶水中，并充分搅拌。使用这种溶液拖地或擦地板、柜台、水槽、浴室瓷砖、淋浴间和洗手间。将 5 滴柠檬酸滴入装有水的喷雾

◀ 配料：玉米淀粉或小苏打、薰衣草。

◀ 配料：硼砂液体肥皂、柠檬酸晶体。

◀ 配料：茶树油或柠檬酸、水。

◀ 配料：小苏打、食品级过氧化氢。

◀ 配料：硼砂粉、谷物酒精、硼酸、柠檬酸、白醋。

◀ 配料：柠檬酸或茶树油、水。

◀ 配料：硼砂粉、洗涤碱。

◀ 配料：硼砂粉、醋。

◀ 配料：柠檬酸或茶树油、水。

瓶中，并喷洒浴室瓷砖和淋浴间，以阻止霉菌生长。

下水道清洁剂

配料：皮搋子、小苏打、醋。 ▶

如果下水道堵塞，先用皮搋子搋几下，清理堵塞的碎物。

然后把半杯小苏打和半杯醋倒在下水道中，等待一小时后用热水冲洗。不要把油腻的液体倒入下水道里。应该在下水道上盖一个过滤网。

干洗

除了干洗之外，您也可以找找附近的绿色清洗服务，他们使用不含有毒化学品的水基替代品。要求当地的干洗店改用绿色清洗。干洗中使用的有机氯全氯乙烯(perc)，可能损害洗衣店员工和周围百姓的健康。

地板清洁剂

配料：洗涤碱、硼砂粉、白醋。 ▶

用一些硼砂和洗涤碱来抑制昆虫（蚂蚁除外）。在水中加入白醋，用这样的溶液擦地板，既能让地板光亮，又能驱赶白蚁。

地板蜡

配料：蜂蜡、亚麻籽油。 ▶

把蜂蜡和亚麻籽油混在一起，并在地板上试用，找到一个合适的比例。

家具上光

配料：橄榄油。 ▶

使用已过滤的水沾湿抹布，并在抹布上滴几滴橄榄油。

热水浴缸，按摩浴缸，游泳池

配料：柠檬酸（或葡萄柚籽提取物）。 ▶

每加仑或者每4L水中滴入10～15滴柠檬酸，消毒热水浴缸、按摩浴缸和游泳池。

昆虫杀虫剂

配料：硼酸。 ▶

把少量硼酸粉（不是硼砂粉）扔在火炉、冰箱和地毯下面。但必须离食物远一些，而且不要让儿童接触到。

厨房/浴室清洁

配料：硼砂粉、苏打水。 ▶

用1/4杯硼砂与1/4杯洗涤碱、最少量的水清洗厨房和浴室。您也可以用洗涤碱擦拭。

洗衣液

配料：硼砂粉、洗涤碱。 ▶

每次洗衣时使用半杯硼砂粉，或与洗涤碱一起使用，来增强清洁力。如要清除顽固的污渍，请先用肥皂擦洗，或用酒精、醋或小苏打擦洗。

洗手液

配料：硼砂粉、植物油基洗手液。 ▶

使用漏斗将1/8杯硼砂粉加入1加仑/4L的罐子中。向罐子内加满冷自来水，摇匀，并让它沉淀。几分钟后，将透明液体倒入皂液器中，用作洗手液。或者，使用植物油基的液体肥皂。

驱虫香囊

配料：雪松片、薰衣草花和油。 ▶

用撒有薰衣草精油和花的雪松片制作驱虫香囊。让香味强度足以充满储藏区。如果衣柜经常打开，可能需要每2个月更换一次。

烤箱清洁剂

配料：小苏打粉、纯肥皂、柠檬汁。 ▶

单纯用小苏打粉擦洗，或者将1杯纯肥皂，半杯柠檬汁和1加仑（约3.79L）水混合，用制得的溶液擦洗。用清水冲洗。

　乳腺癌防治及康复实用手册

无毒家庭和身体护理产品购物清单

　　您应该可以在超市、保健食品店、五金店和生态供应品商店中买到下面这些专用的天然、有机的产品和配料。请将它们添加到您的购物清单中。

成分	用途
■ 冷榨杏仁油	干性皮肤混合液、擦脸油
■ 杏仁油或葵花籽油	婴儿油
■ 牛油果油	干性皮肤混合液
■ 蜂蜡	地板蜡
■ 硼砂粉	地毯清洁剂、洗碗液、洗碗机肥皂、地板清洁剂、洗衣粉、液体肥皂、马桶清洁剂
■ 硼酸	地毯清洁剂，杀虫剂
■ 雪松片	驱虫香囊
■ 柠檬酸晶体	洗发水
■ 柠檬酸滴剂或葡萄柚籽提取物	消毒剂、热水浴缸
■ 精油	去虱剂
■ 薰衣草	婴儿油、擦脸油
■ 薰衣草花和精油	驱虫香囊、除臭粉
■ 亚麻籽油	地板蜡
■ 天竺葵油	擦脸油
■ 过氧化氢（食品级）	刷牙
■ 芝麻油	干性皮肤混合液
■ Soapworks 肥皂	沐浴皂
■ 茶树油	空气清新剂、尿布清洁剂、消毒剂、皮肤消毒剂
■ 维生素 A（胶囊）	干性皮肤混合液
■ 维生素 C（胶囊）	马桶清洁剂
■ 维生素 E（油）	擦脸油、按摩油
■ 维生素 E（胶囊）	干性皮肤混合液
■ 植物油（杏仁/芝麻/葵花/橄榄油/椰子油）	按摩油
■ 洗涤碱	尿布清洁剂、洗碗液、地板清洁剂、洗衣粉
■ 小麦胚芽油	婴儿油

香味剂

　　地下室、宠物、地毯的气味比较难闻的时候，可以把干草药，如百里香、薰衣草、丹尼、迷迭香等洒在地板上，几天后再打扫干净。这样既能吸收气味，又能赶走昆虫。您也可以将粗玉米粉与几滴精油混合在一起，撒在地毯上，几小时后再用吸尘器把它们吸干净。这种组合方法对室内装修污染很适用，但小孩和宠物可能会误食。

◀ 配料：干草药、粗玉米粉。

马桶清洁剂

　　将 1 杯硼砂粉倒入抽水马桶中，静置过夜。用刷子刷洗并冲洗。

◀ 配料：硼砂粉、柠檬汁或醋、维生素 C 胶囊。

为了加快效果，可在硼砂中加入 1/4 杯柠檬汁或醋。等待几个小时，然后刷洗干净。或者，打开 2 个 1000mg 的维生素 C 胶囊，将它们倒入马桶中，静置过夜，用刷子刷洗并冲洗。

窗户清洁剂

将 2 汤匙醋混合在 1L/ 夸脱的水中，然后倒入喷雾瓶。用报纸清洁窗户。

配料：醋，报纸。 ➡

小结

我们知道了环境毒素的来源后，就可以着手清除外部和内部产生的毒素，净化我们的身体，将周围环境的风险降到最低。建议采取以下行动，以减少我们对环境中可能致癌因素的总体暴露。

1. 每年在您的社区举办一个环境电影节或其他活动，让其他人了解环境与乳腺癌之间的关系，并以此纪念蕾切尔·卡森。让自己成为玛格丽特·米德所说的"一小群有思想的公民"。

2. 通过限制 X 线暴露，增加摄入姜黄、海菜、含丰富胡萝卜素和高纤维的食物，来保护自己免受辐射伤害。

3. 用高斯计测量家庭和工作环境，确定常呆地方的辐射低于 2mG。如果辐射量较高，避免待在那里，或者采取措施来屏蔽辐射，使自己免于辐射的影响。

4. 避免食用含有大量农药残留的水果和蔬菜。选择购买有机种植的产品。不要在自家草坪上使用农药，并鼓励邻居们和社区制定农药禁令。

5. 熟悉 PVC 塑料、PBDE 和邻苯二甲酸酯的来源。选择无毒的替代方案。用陶瓷（非塑料）树脂代替汞填充物，避免在牙科器材和食品包装中使用双酚 A 和邻苯二甲酸盐。

6. 如果您怀孕了，那就评估一下周边的环境，看看是否有释放有害化学物质的工厂、农场、有毒废料场、塑料回收厂或污水处理厂。如果可能的话，在怀孕的头 4 个月，搬到污染较轻的地区。用反渗透或木炭过滤器过滤饮用水。

7. 采取下一章节讲述的策略，通过经常蒸桑拿、顺势疗法，或草本排毒配方、肝脏和肠道排毒计划，清除体内的有毒化学物质，特别是在准备怀孕之前，不能把体内累积的环境有毒化合物传递给下一代。

乳腺癌防治及康复实用手册

身体排毒

目录

练习、图表、检查表和工作表

毒素对健康非常有害。它们很可能来自体外（外毒素）或体内（内毒素）。我们的身体可以分解和消除部分毒素，但是当体内毒素超过负荷量时，身体就会生病，例如：头痛、关节痛、疲劳、烦躁、抑郁、精神错乱、消化紊乱、心血管紊乱、流感样症状或过敏反应（如荨麻疹、流鼻涕、打喷嚏和咳嗽等）。毒素也可能导致自身免疫疾病、类风湿性关节炎、阿尔茨海默病、帕金森病和癌症等。人体内相当一部分疾病是由毒素造成的。

毒素可以通过以下方式造成伤害：（1）产生自由基，导致细胞损伤和炎症；（2）结合并破坏酶结构；（3）黏附在组织中并干扰体循环，导致高血压；（4）增加血液黏稠度，降低血氧和营养物质的分布。

毒素可以阻断神经冲动的传播，导致心理障碍。它们可以与激素相互作用，导致腺体失衡。当健康受到损害时，我们首先会感到身体正常机能下降，同时自身免疫力也会降低，并且会发生易怒、抑郁等反应。当身体内毒素超过负荷量时，身体就会产生疾病。因此，我们需要定期排毒，减少负荷，最大限度地提高我们的健康水平。

【译者注】在这一章节中，作者系统阐述了人类器官的排毒机制，包括肝脏的解毒、有利和有害的食物及健肝的草药，肾脏的排尿功能及调节酸碱平衡机制，肠道解毒的方法等。但同时应当注意到，文中提到的所有保健方法还需量力而为。举例来说，所有的"保健食物"并不能完全代替药物的作用。在肠道排毒中，文中大力推崇灌肠，而这在国内主要用在术前及肠镜准备中，在家中的自行灌肠则较为少见。桑拿排毒时身体处于高温环境中，对心脏的负担有所增加，有心脏病的患者应慎用。

总而言之，笔者认为自然疗法只能是常规医学治疗方式的补充，并非适合所有的患者，须应听从医生的意见和建议。

外毒素和内毒素

　　外毒素通过呼吸的空气、食物、喝水、药物进入体内。它们往往具有叠加和累积效应，因为身体没有办法及时地清理它们。

　　内毒素一般通过身体或心理因素产生。在连接大脑和神经系统的生化途径的作用之下，不良情绪和记忆也会在器官、腺体和组织中留下痕迹。它们之间存在必然的联系。

外毒素

1. 外源性物质（杀虫剂、除草剂、农药、食品添加剂、塑料、药物、化学溶剂等）。
2. 有毒金属（铅、镉、汞、砷、铝、镍等）。
3. 有机毒素（黄曲霉毒素、麦角毒素、fumosine、青霉毒素等）。
4. 维生素和微量元素过量（维生素 D、A、E、铜、硒、碘、钠等）。
5. 感染（病毒、真菌、细菌、寄生虫等）。
6. 生活毒素（咖啡因、糖、尼古丁、酒精、兴奋剂、烤肉等）。
7. 吸入剂（霉菌、藻类、花粉等）。
8. 食物敏感性（麸质、乳制品、茄科植物、另类食品）
9. 能量因素（电磁场、电离辐射、地心引力等）。

内毒素

1. 肠道细菌和真菌、失调的肠道菌群（生态失调）的副产品。
2. 中间代谢产物（乳酸、丙酮酸、硫酸、硝酸、尿素、高半胱氨酸）。
3. 激素超负荷（雌二醇、C16、C4 雌激素、甲状腺素、IGF–1、胰岛素、皮质醇、催乳素等）。
4. 自由基增多（脂质过氧化物、肝脏中的活性氧中间体等）。
5. 不良情绪（过度担心、遗憾、悲伤、恐惧、欲望、愤怒、嫉妒、骄傲、贪婪、依恋等）。
6. 灰色记忆（失败、强奸、窘迫、虐待、羞耻、暴力、遗弃、内疚等）。

解毒系统

　　在我们的身体中，是谁在默默无闻地工作，每天 24 小时负责排毒呢？在了解体内排毒系统的同时，我们也应主动配合，积极消除体内毒素，增强抗病能力，在面对乳腺癌时也是一样。我们在本章中重点论述如何做好血液、肝脏、肾脏、消化器官、肠道、皮肤和肺部等重要器官排毒。我们会在第 6 章"激活免疫和淋巴系统"中，探讨如何增强淋巴和免疫系统的能力，即白细胞、胸腺、脾脏和淋巴管和淋巴结的能力。

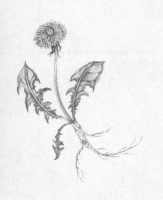

流动的血液

心脏的规律跳动（70次/分）将血液中的营养物质和氧运送到身体各个部位，并带走二氧化碳和细胞废物，把它们带到肺部、肝脏和肾脏进行解毒和清除。若血液循环不畅，毒素无法被运送出去，聚集在体内，形成酸性"淤泥"，进而导致局部组织缺氧。

红细胞的主要功能是运输氧和二氧化碳。当红细胞聚集在一起时，运输的氧会减少，血液黏稠度会增加，进而导致一个或多个细胞从肿瘤组织中分离出来并转移到其他部位[1]。有研究显示，血液黏稠度高于1.4mPa时会导致疾病预后不良[2]。

肝脏

肝脏是身体内的大型"化工厂"，它负责分解、中和、清除身体中的化学物质、毒物、废物、细菌、抗原–抗体复合物，以及未利用和未消化的食物。同时，肝脏还能分泌胆汁，胆汁可以将某些有毒代谢产物从肝脏排出，并通过胆管进入肠道，与粪便一起排出体外。

肾脏

水溶性毒素和微量元素由肾脏清除，因此它被称为体内的过滤器。肾脏内含有100万个"微型"过滤单元，它们叫做"肾单位"（nephron）。所有肾单位在24小时内可净化180L血液。也就是说，体内全部血液每天经肾脏过滤60次。肾脏用于过滤毒素的表面积，与人体皮肤的总表面积相近。

消化器官和肠道

体内的很多废物和毒素都是有机物，它们与食物性质相近。胃和胰腺分泌的酶将其分解为无害物质，同时，这些酶可消化和分解包括癌细胞以内的所有外来细胞。例如胃酸，只要足量，就可杀灭肠道内大量的微生物。

小肠的主要功能是吸收无害物质并将其送入到血液中去，为身体提供营养，然后将分泌的物质进行分类，"废物"会通过肠壁肌肉的蠕动被送入大肠，大肠重新吸收水分和微量元素后，把剩余物质作为粪便排出。而多余的废物会积累在大肠壁上，形成一层外壳和结肠袋，为正在等待美味的微生物提供一顿大餐。大肠中包含400余种微生物，有些是有益的，有些是有害的。肠道中微生物总量超过了身体细胞的总量。大便中1/3是坏死细菌。

皮肤

皮肤是我们的"保护膜"。皮肤表面毛孔打开时,汗液通过毛孔排出,并将毒素一并带出。通过汗液排毒是为数不多的能排除脂肪细胞内毒素的方法之一。脂肪细胞里贮藏了自怀孕以来积累的环境化学物质。这些物质可能会引起敏感人群的慢性疲劳或环境疾病症状。

肺

每次呼气时,肺部都会释放出有毒气体和细胞新陈代谢的最终产物。而缓慢的深呼吸,可以通过增加肺容量来提高清洁能力。我们吸入的氧气通过血液循环分布到全身。

白细胞

白细胞的功能是吞噬和分解血液中的所有外来元素、毒素、坏死细胞、废物、细菌和杂质。它们聚集在淋巴组织中,包括淋巴结、脾脏、胸腺,以及肝脏和小肠中的特定部位。白细胞分为不同的"专业部队",每支"部队"都有自己出色的防御毒素手段。许多维生素、微量元素和草药可以激活这些"部队"为我们提供更好的服务。

胸腺

胸腺位于胸腔内,它们负责训练白细胞完成各种任务,然后将它们送到血液中"作战"。它们中的一些成员就像特工一样,散布在体内的"监视站"(淋巴结)中。胸腺可以控制和提高淋巴系统消除废物的总量。

我们的情绪和生活意愿也会对胸腺起很大的影响作用。褪黑素和许多维生素、草药、微量元素和营养物质也可以激活它。当我们承受压力时,它会停止工作,"士兵"的数量减少,攻击力减弱。

脾

脾脏的大小与拳头差不多,里面充满了巨噬细胞。巨噬细胞也是一种白细胞,专门负责消化细菌、外来微粒、衰老死亡的红细胞。脾脏还是强大的血液毒素过滤器,可以贮藏血液,在需要时供给我们。另外,它还是一个造血器官。

淋巴系统

它是人体的"下水道",由连接每个细胞和身体各部位的"排水管"(淋巴管)组成。淋巴系统从各个角落收集毒素。当毒素超过负荷时,

事实

皮肤的清除作用占10%,肺部约占20%。

事实

胸腺是身体的主要免疫器官,它就像是指挥白细胞士兵的将军。胸腺让我们对各种细菌、癌细胞、病毒、毒素和过敏原产生抵抗力,并刺激骨髓产生白细胞。

预防

食用牛蒡根、红花苜蓿、紫锥花和黄樟等草本植物可以增强脾功能。

很多过滤器一起发挥作用，防止大量的有毒物质倾倒入血流，超过人体的处理能力。而淋巴结——这些热情无私充满骑士精神的小"工厂"捍卫了我们的生命。

促进血液循环

减少纤维蛋白原

纤维蛋白原是肝脏制造的可溶性蛋白质，存在于血浆和细胞外液中，它们在各种条件下会转化为不溶性蛋白质——纤维蛋白。其中一种情况是它与血液中的异物接触，如抗原－抗体复合物、药物、化学毒素、重金属和代谢废物[3]。纤维蛋白形成了阻碍血液循环的一张大网，并在细胞外液中起到了利于肿瘤细胞生长和扩散的"脚手架"的作用[4]。钙离子、炎症和血液酸度增加，都会导致纤维蛋白的产生增多[5]。89%的进展性转移癌患者血浆纤维蛋白原和血浆纤维蛋白 D- 二聚体含量增加[6]。此外，化疗药物顺铂、多柔比星和环磷酰胺都会促进红细胞凝聚，导致血黏度升高[7]。口服避孕药和激素替代疗法中的合成雌激素和孕激素也会提高血浆黏度[8]。

坚持每天锻炼和健身，可减少纤维蛋白原的产生，同时增加氧气的可用性[9]。冷热水交替淋浴是另一种保持心肌强度的好方法，让血液流动更顺畅。维生素 B3（烟酸）可以打开毛细血管，为我们提供营养，并更有效地清除废物，降低血黏度和纤维蛋白原水平[10]。一些中药有活血和改善循环的作用，如丹参、黑三棱、川芎、乳香、芍药和没药等。

降低血黏度

癌细胞其实是"黏乎乎"的，它的细胞膜上有一种叫做"半乳凝素"的黏性分子，可以粘在远处部位上。因此，随着肿瘤负荷的增加，血黏度也会升高。在两餐之间服用胰酶、胰蛋白酶、胰凝乳蛋白酶、木瓜蛋白酶和菠萝蛋白酶，可以改变这些细胞黏附分子，让癌细胞不能粘在远处的部位上[11]。

红细胞变硬且细胞膜弹性降低时，血黏度就会增加。当血液偏酸、血糖水平较高，以及自由基损伤细胞膜时，会发生这种情况[12]。使用碱性的微量元素（镁、钾或碱性粉末）、控制血糖水平，并使用抗氧化剂和维生素 E、鱼油或亚麻籽油，可以降低红细胞的硬度。

协助肝脏解毒

肝脏的功能

肝脏位于右膈下，这个大型器官发挥着许多对身体健康至关重要的功能。每分钟就有大约 1L 血液通过肝脏进行解毒。

1. 分解蛋白质、脂肪和碳水化合物，为我们提供能量和营养。
2. 储存微量元素、维生素和糖，以供身体使用。
3. 帮助吸收和储存脂溶性维生素 A、E、D 和 K。
4. 充当血液储存器，并在需要时迅速释放。
5. 有助于制造血液蛋白质，如维持液体平衡的白蛋白和参与凝血的纤维蛋白原。
6. 有助于保持电解质和水的平衡。
7. 通过控制血糖和激素水平，帮助调节能量、情绪和情感。
8. 形成免疫系统发挥功能所需的物质，如丙种球蛋白。
9. 过滤血液，并有助于消除有害的化学物质和微生物，如细菌和真菌。
10. 分泌胆汁，贮存在胆囊中，有助于减少脂肪和食物中的毒素。
11. 分解和消除多余的激素，并制造自己的激素。

促进肝细胞的解毒功能对预防乳腺癌非常重要。肝脏通过两步解毒过程，保护我们免受外毒素和内毒素的伤害。我们简单地将其称为第 1 阶段和第 2 阶段。

每一阶段都有不同类型的酶参与解毒。脂溶性化学物质或激素首先通过第 1 阶段解毒转化为水溶性化学物质，这样才能在第 2 阶段被灭活。第 2 阶段的酶负责真正的清理工作。

第 1 阶段解毒

第 1 阶段解毒由 100 多种的酶参与，它们统称为"细胞色素 P450"系统。每种酶对各类脂溶性毒素的亲合力不同。这些酶利用氧化（失去电子）、还原（获得电子）或水解（加水）的生化反应作用于毒素。一些有毒物质经过第 1 阶段后完全失活，但大多数有毒物质，必须经过第 2 阶段才能失活。

第 1 阶段生产的很多水溶性中间产物活性非常强，毒性甚至是脂溶性物质的 60 倍，因此必须在第 2 阶段迅速中和。这些反应性中间产

事实

如果肝脏解毒系统无法满足要求，脂溶性毒素会滞留在脂肪组织中，而毒素最愿意呆的地方就是乳房。

事实

一些微量元素、维生素和氨基酸对肝脏解毒和预防癌症至关重要。

超氧自由基被"超氧化物歧化酶（SOD）"中和。而这种酶与微量元素锰、铜和锌的关系密切。阿育吠陀草药可以让 SOD 的水平成倍增加。

预防

P450 酶通常需要锌、铜、镁、钼、铁、钙、胆碱、烟酸、核黄素、维生素 C、E、A 和 B 复合物才能有效发挥作用。

物统称为"环氧化物"。一些环氧化物是高度致癌的，譬如烤肉中发现的苯并 (a) 芘，以及雌酮的分解产物 C4 雌激素。第 1 阶段速度快但第 2 阶段较慢的人最容易患癌症，因为第 1 解毒阶段形成的环氧化物会堆积在一起。

当 P450 酶作用于毒素时，除形成环氧化物之外，还会生成超氧自由基。如果不能迅速中和它们，这两种产物都有可能破坏细胞膜，导致组织损伤和炎症。

环氧化物在第 2 阶段被中和，或者被维生素 A、C、E、锌和硒，以及抗氧化剂谷胱甘肽中和。谷胱甘肽是一种含有半胱氨酸、谷氨酸和甘氨酸的蛋白质。糖会降低谷胱甘肽的产量。

谷胱甘肽的产生与活性离不开正常水平的硒、镁、硫、锰、维生素 B1（硫胺素）和半胱氨酸。草药水飞蓟可使肝脏中的谷胱甘肽产量增加 35%，而 α - 硫辛酸可使红细胞和淋巴细胞中的谷胱甘肽水平增加 30% ～ 70%[13]。

加速第 1 阶段的肝脏排毒

很多物质都能加速第 1 阶段的解毒过程。有害物质会更快地消耗 P450 酶，导致酶耗尽和其他毒素的积聚。我们最好是不要接触这种物质，尤其是当您在癌症康复期时。有利物质不会给 P450 酶造成任何压力，但只要第 2 阶段的酶能跟上，它们就能更快地完成工作，促进毒素消除。

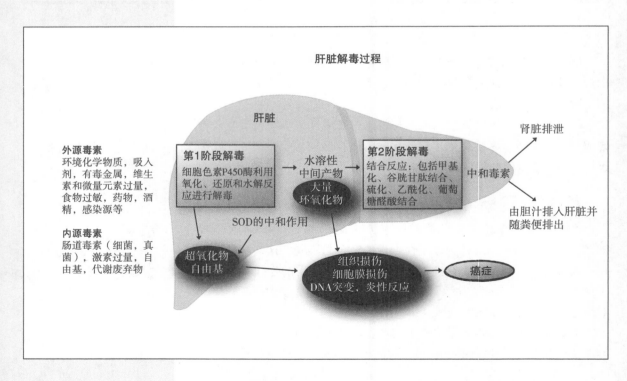

加速第 1 阶段解毒应避免的有害物质和应添加的有利物质

应避免的有害物质	应添加的有利物质
膳食：酒精、高蛋白、炭烤肉、甲基黄嘌呤（含咖啡、巧克力和可乐）、饱和脂肪。	膳食：芸苔类蔬菜（卷心菜、西兰花、抱子甘蓝）、橙、蜜柑、香菜籽。
药物：尼古丁、苯巴比妥、磺胺类药物、类固醇巴比妥类、安定、抗组胺药、苯二氮䓬类药物、西咪替丁（以及用于胃溃疡的其他药物）、酮康唑、磺胺苯吡唑。	营养补品：吲哚-3-甲醇或 DIM、维生素 B3（烟酸）、维生素 B1、维生素 C、柠檬烯（柠檬精油、橙子、芹菜）、迷迭香、五味子、贯叶连翘。
污染物：四氯化碳、废气和油漆味、二恶英、杀虫剂。	

注：贯叶连翘、迷迭香和五味子均能刺激第 1 阶段的解毒，并且可以使一些 P450 酶的活性增加一倍以上。如果第 2 阶段的酶能跟上，是一件好事，如果不能，就比较麻烦。这些草药会使化疗药物浓度下降，降低了化疗效果，所以在化疗过程中，以及化疗前 5 天不要辅助草药排毒。但化疗后可以用它们清除化疗药物，而且同时使用激活第 2 阶段解毒过程的物质会收效更好。蜜柑中的桔皮素会降低他莫昔芬的疗效。它们与药物一起使用时，请咨询医生[14]。

第 2 阶段解毒

参与第 2 阶段解毒过程的酶将水溶性毒素和环氧化物与谷胱甘肽、甲硫氨酸、甘氨酸、葡萄糖醛酸或硫化合物结合。这种过程成为结合反应（conjugation reaction）。结合之后，这些毒素就会被中和，不再对人体造成伤害（除非它们在大肠中被再次解离）。第 2 阶段解毒会产生较小的水溶性物质，通过肾脏排泄。而较大的产物通过胆汁运送至胆囊，然后进入小肠，最后通过粪便排出体外。

第 1 阶段的酶过度活跃 / 第 2 阶段的酶活力不足

如果第 2 阶段的酶不能跟上第 1 阶段的解毒过程，那么第 1 阶段的有毒水溶性代谢物可能进入血流并损害身体组织，或者在灭活前大量汇入胆汁和胆囊，刺激胆囊、胃和小肠。

如果第 2 阶段酶活力低下，您可能会出现食物不耐受、胆固醇代谢不良，并对咖啡因、香料和化学物质过敏，因为它们在身体中会停留很长时间。

有些物质会降低细胞色素 P450 酶的活性，让它们负责分解的毒素在血液中循环。如果您身体的毒性负担太重，这不是一件好事。如果

第2阶段解毒：结合反应

在第2阶段的解毒过程中，可能会发生6种不同的生化相互作用，把第1阶段的毒性代谢物附着或"结合"到其他小分子化合物上，为它们做好排出体外的准备。这6种类型的结合反应称为：谷胱甘肽结合、氨基酸结合、甲基化、硫化、乙酰化和葡萄糖醛酸化。下表总结了解毒的物质，以及第2阶段解毒反应所需的营养素、促进剂和抑制剂[15,16]。硫化、甲基化、谷胱甘肽结合和葡萄糖醛酸化是分解和消除身体雌激素的重要反应。如果它们的效率不高，雌激素会占优势，体内会有更多有害的C4和C16雌激素。

第2阶段解毒系统	毒素	所需营养素	促进剂	抑制剂
谷胱甘肽结合	细菌毒素、黄曲霉毒素、脂质过氧化物、乙醇、槲皮素、胆红素、前列腺素、对乙酰氨基酚，青霉素、四环素、尼古丁、杀虫剂、苯乙烯、苯并芘、甲基对硫磷、氯苯、石油产品、萘、有毒金属	谷胱甘肽、维生素B6、B2、B3、C、NAC、锗、镁、锰、硒	芸苔类蔬菜、大豆、乳清、豆类蔬菜、麦片、吲哚-3-甲醇、DIM、柠檬烯（柠檬、芹菜、橙子精油）、水飞蓟、硫辛酸、姜黄素	硒、锌、维生素B12缺乏，谷胱甘肽缺乏
氨基酸结合	胆汁酸、PABA、丁酸、硬脂酸、烟碱牛磺酸、阿司匹林、脂肪族胺、苯乙酸、溶剂、苯甲酸（食品防腐剂）	L-甘氨酸 L-谷氨酰胺	甘氨酸，每天40g蛋白质	蛋白质饮食不足
甲基化（在雌激素代谢中很重要）	C2和C4雌激素，多巴胺、肾上腺素、去甲肾上腺素、左旋多巴、组胺、硫脲嘧啶、吗啡、百草枯、汞、铅、砷、铊、锡	SAM（S-腺苷蛋氨酸）、胆碱、维生素B6、B12、叶酸、B2、镁	大豆坚果、腰果、黑豆、低脂奶酪、蛋氨酸、胆碱、甜菜碱、叶酸、维生素B12、镁、MSM	叶酸、镁、或维生素B12缺乏硼或钼过量

第2阶段酶运作正常，则可以跟上第1阶段的需要。

但是，有两种情况可能有助于减缓第1阶段的速度：第一种是，当体内毒性很大，并希望降低环氧化合物生成速度；第二种情况是，第2阶段酶迟缓，需要一段时间才能赶上第1阶段的需要。如果您在家刷了一个周末的油漆，感到头痛，可以喝一些葡萄柚汁和姜黄素胶囊来减慢第1阶段的速度。在给肝脏"施加"更多的油漆味之前，葡

第2阶段解毒系统	毒素	所需营养素	促进剂	抑制剂
硫化 （在雌激素代谢中很重要）	C16 雌激素、DHEA、甲状腺素、睾酮、皮质醇、褪黑素、儿茶酚胺、维生素 D、胆汁酸、酪胺、香豆素、苯胺染料、胺、甲醛、槲皮素、甲基多巴、对乙酰氨基酚、萜烯、酚类、肠毒素	半胱氨酸、牛磺酸、硒、蛋氨酸、MSM、B6，萝卜硫素（西兰花嫩芽）、双歧杆菌	大豆、乳清、半胱氨酸、牛磺酸、蛋氨酸、谷胱甘肽、双歧杆菌	非甾体抗炎药、黄色食物染料、过量的维生素 B6、蛋氨酸和半胱氨酸过量/不足
磺化氧化作用	大蒜、亚硫酸盐食品添加剂、防腐剂、氯丙嗪、亚硫酸盐类药物（治疗哮喘药）	钼、豆类、全麦	未发现	钼缺乏
乙酰化作用	血清素、PABA、组胺、色胺、咖啡因、胆碱、酪胺、氯硝西泮、迈斯卡林、异烟肼、普鲁卡因胺、联苯胺、磺胺类药物、苯胺类药物	乙酰辅酶 A、维生素 B1、B5，C	辣椒、卷心菜、柑橘、全麦、绿茶	维生素 B1、B5、C 缺乏
葡萄糖醛酸化（雌激素代谢的最后一步）	类固醇激素、雌激素、褪黑素、胆红素、胆汁酸、维生素 A, E, K, D, 水杨酸盐、吗啡、对乙酰氨基酚、薄荷醇、苯并二氮杂、萘普生、地高辛、丙戊酸类固醇、劳拉西泮、普萘洛尔、吗啡、地西泮、苯酚、苯胺、丁醇	维生素 B6、葡萄糖醛酸、D-葡萄糖酸钙、纤维、益生菌	鞣花酸（红树莓）、鱼油、柠檬烯、避孕药、雪茄烟、酒石黄染料、苯巴比妥	阿司匹林和其他非甾体抗炎药、肠道细菌可引起雌激素的再吸收

萄柚汁、西柚汁和橙汁（但不是甜橙汁）中含有的类黄酮物质柚皮素可以使某些细胞色素 P450 酶减慢 30%[17]，从而给第 2 阶段留出一些时间。请您一定记住，中间阶段的环氧化物危险很大，毒性是原先物质的 60 倍。

葡萄柚汁

它的作用可持续 24 小时。如果我们每天都喝葡萄柚汁，效果可以

第 1 阶段酶的活性

如果第 1 阶段的酶过度活跃，您可能会遇到以下情况：

1. 虽然晚上喝了 2 杯咖啡，仍然可以安然入睡；
2. 酒量变得很大，不容易喝醉，但是第二天会感到很难受；
3. 油漆味、香烟和化学气味不会让您马上感到难受；
4. 暴露在化学物质中一段时间后会感到疲劳；
5. 化验时反映肝脏功能的指标会出现异常。

如果第 1 阶段酶活性不足，您可能会出现以下状况：

1. 喝一点点咖啡就会睡不着；
2. 很容易喝醉；
3. 香烟味让您感到很不舒服；
4. 闻到香水、油漆味、农药喷雾剂、汽车尾气会立即感到不适；
5. 比一般人对药物敏感，需要减小剂量；
6. 化验时反应肝脏功能的指标会出现异常。

预防

食用下列营养物来改善第 1 和第 2 阶段解毒，并调整雌激素：姜黄素、鞣花酸、迷迭香、五味子、乳蓟、维生素 A、B 复合物、C 和 E、胆碱、硒、锌、镁、锰、辅酶 Q10、吲哚 -3- 甲醇或 DIM，来自柠檬精油，亚麻籽和鱼油的柠檬烯，以及含有半胱氨酸和甲硫氨酸的食物（见第 7 章表）。

持续 5 天 [18]。所以说，我们服用了某些药物后就不能喝葡萄柚汁。葡萄柚汁可以增加口服避孕药、很多降胆固醇药物、阿普唑仑、许多其他药物的血药浓度。如果您服用了一些药物，又喝了葡萄柚汁，请咨询医生。

姜黄素和鞣花酸

让姜呈黄色的姜黄素，以及红树莓中的鞣花酸，都能加快第 1 阶段的解毒速度，同时让第 2 阶段提速。它们减少了第 1 阶段形成的中间毒性代谢物，并快速灭活已经形成的中间物，这对预防癌症非常有帮助。但是，化疗期间不应使用姜黄素和鞣花酸，因为它们可能会干扰化疗药物疗效 [19]。

第 1 阶段的其他膳食抑制剂还有槲皮素、辣椒素（来自红辣椒）和丁香油中的丁子香酚。绿茶能减缓 P450 酶作用，而蓝莓、黑莓、红葡萄、猕猴桃、西瓜、香菜、菠菜和红葡萄酒也有此效果 [20,21]。

保肝剂

将下面 4 种物质加入到饮食营养中，以保护肝脏，让解毒的途径更加顺畅：抗氧化剂、细胞膜稳定剂、利胆剂和含硫化合物。

抗氧化剂

抗氧化剂可以让肝细胞和身体所有细胞免受损害，并能够中和自由基。

- 草药：水飞蓟、中国甘草、银杏、黄芩、洋蓟、迷迭香、越桔、五味子、刺五加、矮槲林、柠檬香脂、藏红花、姜黄。
- 食物：卷心菜、大蒜、水果、蔬菜、红辣椒、豆芽、螺旋藻、胡萝卜。
- 维生素：维生素 A，C，E。
- 微量元素：锌、硒。
- 氨基酸：蛋氨酸、谷胱甘肽、半胱氨酸。
- 类黄酮：儿茶素、槲皮素、芦丁、山奈酚、木犀草素、松树皮萃取物和葡萄籽提取物。
- 其他：辅酶 Q10，α - 硫辛酸，褪黑素。

细胞膜稳定剂
细胞膜稳定剂可以让肝细胞膜不受损害，不易受毒素的影响。

- 草药：水飞蓟。
- 食物：卷心菜、大蒜、亚麻籽油、鱼油和种子。

利胆剂
利胆剂促进含有毒素的胆汁排出体外。

- 草药：球洋蓟、茵陈、大蒜、白屈菜、牛蒡、小檗、有福蓟、龙胆、水飞蓟、白毛茛。
- 食物：橄榄油。

含硫化合物
它们为肝脏的解毒机制和谷胱甘肽提供了基石。

- 草药：水飞蓟、蒲公英。
- 食物：卷心菜、花椰菜、抱子甘蓝、西兰花（芸苔类蔬菜）、西兰花芽、洋葱、大蒜、大豆。

清肝和健肝剂
除了有"保肝"作用的草药和膳食之外，以下物质有清除肝内毒素的作用：

- 草药：牛蒡、蒲公英根、皱叶酸模、蓝菖蒲、俄勒冈葡萄根、叶下珠属、五味子。
- 食物：苹果、其他多汁水果、苹果醋、柠檬汁、葡萄柚汁、大蒜、甜菜、蒲公英嫩叶、姜黄粉。

这些草药和食物有助于健肝，并提供有效运转所需的营养素。

- 草药：球洋蓟、水飞蓟、白胡桃、燕麦、柴胡、金钱草、叶下珠属。
- 食物：种子（亚麻籽、芝麻、葵花籽、南瓜籽）、杏仁、全麦、富含维生素 B 的食物（小麦胚芽、营养酵母、蜂王浆、蜂花粉）、甜菜和其他富含铁的食物。

预防
如要护肝、清肝、恢复肝脏功能，可以选择下面 4 类食物和草药——它们是抗氧化剂、细胞膜稳定剂、利胆剂和含硫化合物。将它们加入到您的健康计划中。

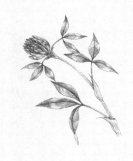

具有健肝功能的草药

某些草药在改善肝功能，以及支持其他参与解毒和排毒器官方面特别有效。

水飞蓟（silybum marianum）

水飞蓟的种子有健肝、益脾、利肾和助消化的作用。过去人们曾利用水飞蓟治疗黄疸、肝炎和肝硬化。类黄酮化合物存在于水飞蓟中，它与肝细胞膜结合后，可保护它们免受外来化学物质、有机氯、激素、辐射、重金属、自由基以及内毒素和外毒素的伤害。类黄酮还能在化疗和放疗中发挥保肝作用，并促进其伤后再生。水飞蓟能使谷胱甘肽水平提高35%，促进胆汁的流动，使毒素迅速从肝脏中分离出来。它还有助于止住重度月经出血。最好是空腹服用。

禁忌证：未知。每次可以使用9个月以上，中间停用2周。也可以在化疗之间使用，起到保肝的作用。参见第10章"乳腺疾病的治疗"。

参见第10章"乳腺疾病的治疗"。

五味子

五味子浆果内含有维生素 C 和维生素 E。五味子属于适应原草本植物（adaptogenic herb），它通过增加耐力和调节胃酸，帮助我们适应压力。这味草药已经被用于治疗肝炎患者，促进肝脏酶的正常化，而且它还有强烈的促进肝脏再生功能。五味子对肝脏第 1 阶段解毒途径必需的细胞色素 P450 系统有刺激作用，从而增强了分解毒素和雌激素的能力。此外，它还能改善体力，滋补眼睛。

禁忌证：在化疗期间切勿大量服用，因为它会加速药物分解，降低药物疗效。但是化疗结束后，它可以清除毒素，让肝脏再生。

蒲公英根（taraxicum officianalis）

蒲公英的根和叶具有利肝、利肾和保护乳房的功效。将其根泡茶饮，叶子烹熟食用，也可以加入到沙拉，或与新鲜蔬菜榨汁共食。蒲公英可护肝养肝，促进胆汁排除，清肝排毒。它能减少乳房充血，预防癌症，促进消化和提高食欲，净化肾脏，通过改善新陈代谢刺激减肥，并且通过增加干扰素的生成和吞噬细胞活动，保护免疫系统。

它可以减少淋巴管堵塞和腺体肿胀。它的叶子中钾含量高，是一种很好的利尿剂和细胞解毒剂。研究证明，蒲公英可降低雌激素水平，传统和现代研究均证实它能预防和逆转乳腺癌。

禁忌证：未知。与水飞蓟相同，它可用于化疗后的排毒。您可以长期使用，使用 3 个月后停药 2 周。

柴胡

中医使用柴胡根已经有 2000 多年的历史，它可治疗肝郁气滞，改善消化，理顺经期，缓解紧张。柴胡用于肝炎和肝硬化的配方。它可

剂量

未标准化的液体提取物：40滴，每日2～3次。新鲜或干燥种子的酊剂：30～100滴，每天3次。标准化为10%的水飞蓟素粉末提取物：100mg。每天2～3次。标准化为80%的水飞蓟素粉末提取物：每天1～2次。

剂量

3～9g或50～100滴每天3次。

剂量

煮熟的叶子：1～2杯。干根茶：1～5杯（煨20分钟，煮10分钟；可以加入中草药）。酊剂：15～50滴，每天3次。

乳腺癌防治及康复实用手册

增加胆汁形成，促进脂肪消化，有利于排毒。它是保养肝脏、恢复肝脏酶、协调肝脏功能，保护其免受化学物质伤害的极好的中草药。

它作为专利中医验方逍遥丸中的主要成分，有助于缓解经前乳房触痛和纤维囊性乳房疾病。

禁忌证：大量服用可导致恶心；持续干咳患者应慎用。可在化疗之间使用。

球洋蓟 (cynara scolymus)

球洋蓟的叶和根都可以提高肝脏和消化功能，激活胆汁生成，促进脂肪消化和清除毒素。它的根比叶子更能刺激肝脏。所含化学成分洋蓟素能降低血液中脂肪和胆固醇含量，防止胆结石形成，有助于减肥和消除脂肪团。同时，它还有利尿、缓解水分潴留和治愈慢性便秘的功效。球洋蓟的苦味可作为免疫系统的刺激剂，刺激胃产生更多的胃酸。洋蓟素能提高肝细胞再生功能，并具有保护作用，可延缓老化过程。

球洋蓟含有丰富的碘、钾、镁、钙等微量元素，以及维生素 A、B1、B2 和 C。它还能抵御低血糖和甲状腺功能减退症。

禁忌证：哺乳期谨慎使用，因为它可能堵塞乳管。

白屈菜 (chelidonium majus)

白屈菜的叶和根可促进胆汁流动，减少肝脏淤血。它有具有利胆、刺激胰腺、帮助消化的作用。白屈菜增加胃肠蠕动，提高有毒物质的排泄，已证明可以减少良性和恶性肿瘤发生。此外，它还能刺激心脏和血液循环，增加营养物质输送，将废物排出细胞之外。它还有消除水肿的功效。

禁忌证：孕妇禁用。如单独服用，可服药 2 周，然后停药 4 天。

小檗（berberis vulgaris）

小檗根有利于胆汁产生，并促进其流动。小檗苦味，可刺激胃酸生成有利消化。与其他草药结合使用，可有效抵抗贾第鞭毛虫等肠道寄生虫，并排出肠内毒素。它可以与嗜酸菌一起平衡肠道菌群，是治疗慢性念珠菌病的良药。它可以清热燥湿、泻火解毒，也可以治疗肠炎所致的腹泻。

禁忌证：孕妇禁用。如单独服用，需在连续服用 3 个月后停用 2 周。

适合乳房保健的护肝配方

许多草本配方都能增强肝功能。查看药物的配方，购买至少含有一种上述草药的产品，或者单独购买水飞蓟、蒲公英和白屈菜酊剂，按等比例混合在一起，或者只使用水飞蓟也行。酊剂与胶囊或药茶相比，能更好地保留草药的效力。应该始终购买有机草药。

◆ **剂量**

代茶饮：将 10g 草药加入 10 盎司（283.50g）水中。煮 45 分钟，将液体倒入玻璃瓶中，加入 6 盎司（170.10g）水，再焖 20 分钟，过滤后存放在冰箱内。每天早晚各一次，每次一杯，从小剂量开始，逐渐增加至完全剂量。酊剂：20 ~ 30 滴，每日 3 次。

◆ **剂量**

酊剂：20 滴，每日 3 次。

◆ **剂量**

酊：12 ~ 50 滴，每天 3 次。
新鲜果汁：2 茶匙。

◆ **剂量**

酊：20 ~ 40 滴，每日 2 ~ 3 次。
胶囊：2 粒胶囊，每天 3 次。
粉末提取物：每日 100 ~ 200mg，每天 2 次。

剂量

（见第 130 页的配方）
用于预防时，每天 3 次。
◆ 每次 30 ~ 40 滴，用少量水服下，每疗程连服 6 ~ 8 周，每年 1 ~ 4 疗程。乳腺癌康复患者可连服 2 个月，然后停药 1 周。

10 天清肝计划

清肝过程可以刺激肝脏排毒，增加胆汁流量，促进肝血循环。排除血液和淋巴中的杂质。为您自己安排一个 10 天的清肝计划。在条件允许的情况，下个月再做一次。每天通过放松和呼吸练习让身心做好准备，吃素，并有意识地释放消极思维模式、忘记宿怨和仇恨。注意：如果您患有胆结石，不要使用这种清肝方法。

清肝的指导

1. 将鲜榨橙汁、柠檬汁和酸橙汁混合制成一杯果汁。不要使用葡萄柚，除非第 1 阶段解毒相对第 2 阶段太快，您想让它慢一些。混合果汁味道应该酸一些，这样才有利于刺激肝脏。用纯净水调节一下味道。
2. 加入 1 ~ 2 瓣新鲜大蒜和少量生姜或磨碎的生姜。大蒜和生姜都保护肝脏的作用。
3. 向金属或不透明玻璃容器中加入 1 汤匙高品质特级初榨橄榄油，并混合。
4. 清晨餐前 1 小时服用。一天之内保持饮食清淡，主要吃些新鲜水果和蔬菜，或者绿豆米饭和蔬菜。
5. 每天在饮食中加入 2 茶匙姜黄素，或服用姜黄素胶囊，加速第 2 阶段酶的起效。

清肝茶的指导

1. 清肝之后饮用 2 杯以下成分配制的清肝茶：茴香、牛蒡、蒲公英、红花苜蓿、薄荷、荨麻、胡芦巴和亚麻。

   清肝茶的配方如下：

1 份茴香	1/4 份牛蒡
1 份胡芦巴	1/4 份甘草根
1 份亚麻	

   按照 1 盎司（约 28.35g）加 20 倍水的比例，煮 20 分钟，然后加入 1 份薄荷。浸泡 10 分钟以上。每天早晨清肝后饮用 2 杯。
2. 每天服用含膨润土的肠道清洁配方（或每日服用 1 汤匙的车前草），并食用 2 ~ 4 汤匙新鲜亚麻籽粉。每天至少喝 2L 水。
3. 连续使用本方案 10 天，然后休息 3 天。如果必要再进行 10 天。每年进行 1 ~ 4 次。如果您患有癌症，应该在有解毒疗法经验的人士的指导下进行。

保肝药物成分

25 份水飞蓟
　　(silybum marianum)
20 份蒲公英根
　　(taraxicumofficianalis)
15 份五味子
15 份柴胡
10 份球洋蓟
　　(cynara scolymus)
10 份白屈菜
　　(chelidonium majus)
5 　份小檗
　　(berberis vulgaris)

禁忌证：如果您处于妊娠期，不应使用白屈菜和小檗；可以提高蒲公英和水飞蓟的含量。

不要在化疗前 5 天或化疗后 7 天使用。

蓖麻油包

蓖麻油包在自然医学中历史悠久，可用于全身很多部位，但主要是用于肝脏。蓖麻油能排除深藏在体内 10cm 的毒素。蓖麻油包能增强肠道、肾脏和膀胱的毒素排泄，刺激胃肠蠕动，保护器官的黏膜内层。它能改善消化器官的吸收和消化，平衡胃酸分泌，刺激肝脏、胰腺和胆囊。蓖麻油包有助于调节新陈代谢和刺激神经系统。它可以改善淋巴循环，并将酸性和感染物吸出体外。它可以帮助溶解和清除损伤和粘连。蓖麻油包还能增加 T 淋巴细胞的产生 [22]。

蓖麻油包的使用说明

1. 将未染色的棉布或羊毛绒布浸入冷压蓖麻油中。取出浸泡过的织物，这时候织物应该是湿的，但不会滴油。该布可以多次用于同一人，每次使用后存放在带盖的玻璃容器中。多次使用后可以清洗。
2. 将该布盖在右上腹肝区上，或者放在其他部位。在上面盖一层塑料布，防止油流出。
3. 在塑料布上放一条干毛巾，在毛巾上放一个热水袋或加热垫。如果用的是热水袋，用干毛巾盖住它来保温。温度不能太高，在身体可接受的范围内。
4. 保持这种状态 1 ~ 1.5 个小时。每隔一天热敷一次，持续 3 周，休息 1 周，然后决定是否继续。

肾脏清洁

肾脏每天过滤全身血液 60 次，清除代谢废物，并通过尿液排出体外。肾脏有助于控制红细胞形成速度，调节血压，吸收钙，以及调节体液的容积、成分和 pH 值。

帮助肾脏排毒的最好方法是大量饮水，每天最好喝 2 ~ 3 升纯净水。不过，纯净水较难获得。美国的政府报告指出，我们的饮用水中含有 2110 种化学物质。

瓶装水

瓶装水也是一种选择，但必须装在玻璃瓶内，而不是塑料瓶，且应该没有细菌。您可以向制造商索要水质的实验室报告，大多数企业会提供该文件。

利肾的草药和食物

除了大量饮水外，我们还可以用以下草药和食物清洁肾脏：蒲公英、熊果叶、荨麻、杜松子、菝葜根、马尾草、秋麒麟、芦笋、欧芹和西瓜。选择其中的 2 ~ 3 种，以茶或酊剂形式使用 6 周或以上，并每天食用欧芹，帮助清洁肾脏。

调整酸碱平衡

身体组织都有自己的 pH 值，人体努力将血液的 pH 值稳定在 7.4 左右，在该过程中组织的 pH 值会偏酸或偏碱。物质的酸碱度由 pH 值（氢

预防

在日历上做出一个 10 天的清肝计划，每年最多 4 次，在此期间也可以同时进行 3 周连续的蓖麻油包治疗。再标出 6 ~ 8 周服用健肝药物的时间，与清肝计划重叠。如果您是乳腺癌康复者，每年可以进行 4 次，或者持续进行。

我的清肝日期：

_____

_____

_____

预防

每天喝 2 ~ 3L 用反渗透或活性炭过滤器过滤的纯净水。其他可选择的肾脏清洁方法包括：在清晨喝的水中加入柠檬汁，定期食用蒲公英、熊果叶或杜松子茶或酊剂，喝绿色果汁（包括欧芹和豆瓣菜），并食用能清理肾脏和肝脏的甜菜。

净水器

有几种净水器比较适合家用，能去除水中的大多数污染物。

净水器类型	工作原理	清除的物质
筛网式净水器	利用极细的滤膜清除水中细菌。	细菌
活性炭净水器	可以吸附污染物，但是活性炭过滤器性能不良时会滋生细菌。 可以很好地清除有机化学物，但不能清除铝，镉和铜等有毒金属。 一些过滤器中含有可抵御细菌生长的银，但会导致水中银含量升高。 不应使用含银的碳纤维。 使用额定容量为 2000 加仑（约 7571L）的过滤器。 购买活性炭块过滤器，而不是使用活性炭粉的净水器。	
反渗透过滤器	含有可清除污染物和一些微量元素的过滤膜。 它运行缓慢，每天只能生成几加仑的水，90% 的进水都成了废水。 有时它也带有一个活性炭过滤器。 这样可以节省几千元人民币成本。	
蒸馏	水沸腾之后变为蒸汽，然后通过一系列导流板把它们收集起来。 一些化学物质的沸点比水低，除非用碳清除，否则还是会收集到蒸馏水中。 有些微生物能耐高温，不会被蒸馏过程杀死。 而且，水中的微量元素蒸馏掉了，长期饮用这种水会导致微量元素缺乏。 蒸馏过程相当缓慢，而且水的味道也很平淡。	
紫外线处理	紫外线可以改变细菌的分子结构并破坏 DNA。 但有些寄生虫和病毒却不怕紫外线。	细菌

综上所述，最好的净水器是带有活性炭的反渗透系统，当然它的价格也不低。如果您在经济上不能承受，可以购买不含银的活性炭纤维。蒸馏不能去除环境化学物质。而炭块也不能清除很多微量元素，包括铝和氟。

离子浓度）来表示。健康人尿 pH 值平均在 6.4 ~ 7.2 之间（理想值为 6.8），唾液 pH 值为 6.4 ~ 7.4（理想值 6.8）。血液 pH 值保持在 7.4 左右。尿 pH 值在一天内会出现波动。凌晨 2 点至上午 10 点间，肾脏努力去除酸性废物时，尿 pH 值会偏酸（pH 降低），而下午 4 点至晚 10 点时，尿液偏碱性（pH 较高）。

而在吃饭 2 小时后，尿的 pH 值一般就会变成碱性。

如果尿和唾液 pH 值超出范围，有些微量元素和维生素就不会被身体吸收。当 pH 值不平衡时，细菌、病毒、真菌、寄生虫和癌症会更加活跃[23]。只有 pH 值处于上述平均范围内，酶和细胞代谢才能更好地发挥作用。

乳腺癌防治及康复实用手册

酸

身体每天都在产酸，而且随着年龄增长不断积累，我们必须把它中和掉。碳水化合物、蛋白质和脂肪代谢都会产生无机酸。蛋白质分解会形成硫酸、硝酸和磷酸等强酸，而碳水化合物代谢能生成乙酸和乳酸。高蛋白质饮食对酸性废物的积累有不利的影响。这种状态可促使癌细胞生长，导致微量元素从骨骼中流失，造成骨质疏松症。人每天的蛋白质摄入量应该在 30 ~ 50g 之间，这要取决于身体代谢的需求。

我们锻炼时，肌肉会产生更多的乳酸。乳酸和二氧化碳与水结合后形成碳酸。因此，长期锻炼的人特别需要监测 pH 值，还要中和形成的酸性物质。这些酸全都是有毒的，可以通过肾、大肠、肺或皮肤排泄。

血液酸性过高时，可能会出现轻微的症状，如感冒、头痛、喉咙痛、流感、疼痛等。肌肉和关节会变僵硬，精力下降，情绪变得易怒。而且，更容易发生自由基损伤，抗氧化剂消耗得更快。如果食物和补充剂中的维生素与微量元素吸收不良，会影响酶的功能。细胞外液呈酸性时，可能会发生黏液过多、慢性感染、纤维肌痛、关节炎、胆结石、肾结石、囊肿和良性肿瘤等症状 [24]。随着酸性物质的不断积累，它们可以进入细胞内部，导致 DNA 损伤，引起癌症。

碱

体内的缓冲系统利用微量元素保护自己免受酸性物质的侵害。可以中和酸性物质的碱性微量元素有钠、钾、钙和镁。中和酸性物质的最简单方法就是每天食用一茶匙或几茶匙的含有碳酸氢钠、碳酸钙、碳酸氢钾和碳酸镁的碱化粉末，您可以从药房买到。麦克斯·格森（Max Gerson）博士让他的所有癌症患者都服用钾剂的原因就是降低酸度，促进肾脏的排毒能力。含钾食物列表请参阅第 7 章"乳房健康的正确饮食"。

大多数肿瘤的 pH 值与正常组织相比偏酸性，而且随着肿瘤的生长，它会产生乳酸，会更呈酸性 [25]。癌细胞清除酸性代谢物质的能力很差 [26]。治疗癌症的方法之一，就是让普通人或肿瘤患者体内的 pH 值碱性化。肿瘤细胞在 pH=8 时会凋亡。铯和铷是碱性很强的微量元素，我们可以把它们直接注射到肿瘤部位，治疗恶性肿瘤。

产酸或产碱食物

当尿 pH 值平均低于 6.8 时，说明身体内液体偏酸性，而且身体正在努力碱化它们。这还说明身体中缺乏中和酸性物质的元素。

食物可以影响 pH 值，这取决于微量元素的含量。富含碱性微量元素的食物可提高 pH 值（pH 值 >7 定义为碱性，<7 则为酸性）。咖啡、酒精、糖、药物、精制食品和肉类都会促进酸性。水果和蔬菜中含有机酸，

事实

体液大约占我们体重的 70%，因此维持体液的 pH 值（酸碱平衡）非常关键。当细胞和细胞外环境中产生过量的酸时，大多数癌细胞都会迅速增长。

预防

为了减少乳腺癌和骨质疏松症，我们应该吃低蛋白质（40g/ 天）饮食和素食，并从水果和蔬菜中摄取高碱性微量元素。

预防

瑜伽和气功都离不开深呼吸，它可以帮助肺排出更多酸性的二氧化碳。呼吸练习可以让我们的身体偏碱性。

事实

我们可以通过选择食物和服用微量元素，来平衡体内过量的酸性，特别是钾、钙和镁。虽然钠属于碱性，但它会导致水钠潴留，不宜过量使用，除非用高含量的钾进行平衡。

预防

选择由 80% 碱性食物和 20% 酸性食物组成的饮食，并坚持锻炼和练习呼吸，让 pH 值保持正常。

在体内氧化后生成二氧化碳和水。而它们的碱性物质保留在血液内，用来中和酸性物质。

维持身体的 pH 平衡

pH 试纸能简便地测出尿和唾液 pH 值。这种试纸可以在药店和保健食品商店买到。

购买 pH 值测量范围是 4.5 ～ 7.5 的石蕊试纸。pH 值用于测定氢离子浓度，并用对数表示。pH 值的范围从 0（表示氢离子完全饱和）至 14（表示完全缺乏氢离子）。

pH 值 <7 属于酸性，而 >7 属于碱性，正好是 7 则是中性。激素受体位点、酶活性和细胞能量产生都与 pH 有关，所以跟踪 pH 值并保持正常，是维护健康最简单的方法。

尿液和唾液化验的指导

1. 起床后第一件事就是检测唾液。用舌头舔一下湿石蕊试纸的末端，并与 pH 图表比色，将数值记录在下表中。检查后再刷牙和吃早点。pH 应该在 6.8 左右。唾液 pH 值反映了细胞内的 pH 值，不应该低于 6.8。如果低于 6.8，说明体内没有碱性微量元素储备，身体缺乏处理食物所需的必要微量元素。

2. 检查当天的第 1 次和第 2 次尿液。第 1 次尿液反映了肾脏在夜间处理前一天的酸负荷。得出的 pH 值可能会呈酸性。而第 2 次尿液 pH 应该是 6.8，说明前一天的酸负荷已经排除，体内有充足的碱性微量元素来提升 pH 值。如果第 2 次尿液仍呈酸性，应少吃一些蛋白质和谷物，多喝水，多吃欧芹和杜松子来协助肾脏工作。多吃果蔬，补充碱性微量元素。

3. 早餐后 5 分钟测定唾液的 pH 值。得出的数值应该比起床后测量值高。早餐后的理想 pH 值应该是 8.5。这表明碱性微量元素已经被用于消化。升高的水平越大，说明微量元素越多。

4. 检测两餐之间的尿 pH 值。数值应为 7.0 ～ 8.5。进餐之后，胃分泌胃酸消化食物，并刺激胰腺产生碱性的碳酸氢钠。餐后 1 ～ 2 小时的 pH 值反映出碳酸氢钠的可用性。如果 pH 值 <7，表明体内有大量酸性废物，会出现疲劳、易怒、头痛、颈部和肩部紧张等症状，而且，更容易患上溃疡、憩室炎、关节炎、骨质疏松症和鼻窦炎等症。

5. 至少每月进行一次这项检查，如果您未服用碱性微量元素，则几天就应该检查一次，监测身体是否处于偏碱的状态。

注: 尿液 pH 值还会受到时间的影响。凌晨 3 点时它的酸性最强(5.0 ～ 6.8)，而上午 10 点到下午 2 点碱性最强(7.0 ～ 8.5)，此时正是进餐后碱性升高的阶段。而在一天的其余时间，pH 值应保持在 6.6 ～ 6.8 之间[27]。一天内的第 1 次尿液应该偏酸，因为肾脏整夜都在排除酸性废物。如果您夜间服用了钙和镁，则会抵消酸性废物，清晨的尿液 pH 值会比较高。

产酸或产碱食物与相关活动一览表

该表按照降序列出能影响 pH 值的产酸或产碱食物与运动。居于产酸类前列的食品产酸明显。同样，位于产碱类食品前列的产碱较多。

产酸类食品（占饮食的 20%）和相关活动

动物	谷物	豆类	其他	相关活动
干鱿鱼，干鱼，鱼卵，金枪鱼，带鱼，鸡肉，鲤鱼，牡蛎，三文鱼，蛤蜊，干贝，猪肉，牛肉，奶酪，鲍鱼，虾，黄油	荞麦，大米，麸皮，燕麦片，高粱米，珍珠大麦，荞麦面粉，白米，白面粉，小麦面筋，面包，玉米面，小米	花生，椰子，腰果，巴西坚果，花生，山核桃，核桃，黑豆，鹰嘴豆，蚕豆，芸豆，斑豆，利马豆，扁豆，豌豆	啤酒，白酒，糖，蜂蜜，枫糖浆，酒精，葡萄酒，莓汁，油炸食品，饱和脂肪，杀虫剂，化学物质，自由基损伤	剧烈运动：慢跑、跳绳、跳舞、运动，热水淋浴或泡浴，呼吸浅，年龄增大

产碱类食品（占饮食的 80%）和相关活动

蔬菜	水果	坚果/豆类	其他	相关活动
裙带菜，海带，生姜，生大黄，海带，爱尔兰苔藓，紫菜，芥菜，舞茸蘑菇，灵芝蘑菇，菠菜，羽衣甘蓝，胡萝卜，香菇，土豆，牛蒡根，卷心菜，萝卜，南瓜，竹笋，红薯，菊苣，芹菜，生菜，西兰花，萝卜，莳萝泡菜，红藻，瑞士甜菜，西葫芦，黄瓜，西红柿，茄子，菜花，芦笋，牛油果，洋葱	香蕉，草莓，橙汁，葡萄柚，柠檬，杏，苹果，哈密瓜，樱桃，菠萝，所有浆果，柿子，梨，葡萄汁，西瓜	大豆，豆豉，杏仁，栗子，小豆，四季豆，豆腐，亚麻籽，葵花籽，南瓜籽	螺旋藻，所有的芽菜，麦草汁，鸡蛋白，有机牛奶，有机酸奶，苹果醋，凯尔特海盐，抗氧化剂，碳酸氢钠，甜叶菊，纯净水，亚麻籽油	海盐浴，轻轻拉伸，太极拳，瑜伽，气功，深呼吸，按摩，冥想，散步，冷水浴，负极磁体磁场治疗，更多膳食纤维，抗氧化剂，酶

pH 平衡表

日期	一天内的时间	尿 pH 值	一天内的时间	唾液 pH 值
	第一次尿 第二次尿 两餐之间		起床后 早餐前 5 分钟 午餐前	
	第一次尿 第二次尿 两餐之间		起床后 早餐前 5 分钟 午餐前	
	第一次尿 第二次尿 两餐之间		起床后 早餐前 5 分钟 午餐前	
	第一次尿 第二次尿 两餐之间		起床后 早餐前 5 分钟 午餐前	
	第一次尿 第二次尿 两餐之间		起床后 早餐前 5 分钟 午餐前	
	第一次尿 第二次尿 两餐之间		起床后 早餐前 5 分钟 午餐前	
	第一次尿 第二次尿 两餐之间		起床后 早餐前 5 分钟 午餐前	

预防

监测尿液和唾液的 pH 值是否正常，确保维持在 6.8 左右。您可以通过减少蛋白质和谷物摄入、食用碱性食物、多喝水、做深呼吸运动、补充微量元素钾、钙和镁，来维持正常的 pH 值，阻止癌细胞增长。

清除肠道寄生虫和酵母菌

当消化功能减弱、身体过度酸化和微量元素缺乏时，肠道内很可能隐匿寄生虫和酵母菌。寄生虫是指栖身在另一种生物体内，并由宿主那里获得营养和食物的生物。它给宿主造成伤害，不利于其生存。我们可以通过以下方法远离寄生虫侵袭：恢复酸碱度平衡，解毒重金属和化学物质，增强免疫力，让胃酸和念珠菌水平恢复正常，改变饮食，清洁肠道，服用抗寄生虫药物，修复肠道内壁，让益生菌重回肠道，避免与寄生虫接触等。

乳腺癌防治及康复实用手册

寄生虫感染增加

有几个因素可导致寄生虫感染率上升。随着国际旅游的升温，很多原来仅出现在某个地区的微生物，也会随着游客进入其他国家。譬如，疟疾、蛔虫和贾第鞭毛虫等。此外，全世界各地美食的普及，以及吃生冷或未煮熟的食物（鱼、牛肉和猪肉），都可以传播寄生虫。

未经处理的污水可能是寄生虫的来源，越来越多的日托中心因直接接触污染的粪便，而导致疾病传播。宠物也会把寄生虫带到我们身边——有65种传染病是由狗传播的，39种是由猫传播的。其中包括蛔虫、钩虫和弓形体病。大部分家里的猫都跟主人同榻而眠。

过去30年间，性自由使性伴侣的数量和性交次数增加，导致阴道毛滴虫、溶组织内阿米巴、贾第鞭毛虫、蛲虫和猪绦虫的性传播。牙科用汞合金、食品污染和空气污染导致体内的化学物质含量升高的人，以及体内持续存在重金属的人，更容易受到寄生虫侵入。随着生活压力增加，人们进餐速度加快，胃不能分泌足够的胃酸杀灭寄生虫。

寄生虫是如何伤害我们的

没有充分消化的食物进入肠道后，它会通过寄生虫形成的穿孔渗入淋巴系统，从而引起过敏反应和淋巴系统负担过重。因此，食物和环境过敏往往与寄生虫有关，我们可以通过清洁肠道来缓解这种情况。

寄生虫会刺激它们寄居的组织，引起炎症反应，由此产生关节和肌肉疼痛，或者肺、支气管、阴道、膀胱或黏膜感染。炎症级联反应（inflammatory cascade）会促进癌症的发展。寄生虫产生的有毒物质能毒害宿主，而且很难清除。嗜酸性粒细胞（一种抵抗微观侵入者的白细胞）升高是寄生虫感染的标志，而嗜酸性粒细胞本身也可引起组织损伤，导致疼痛和炎症。

寄生虫会侵入皮肤，引起皮炎、瘙痒、牛皮癣、湿疹、荨麻疹、肿胀和皮疹。受到破坏的幼虫或寄生虫卵可以聚集在一起，在结肠、肺、肝脏、乳房、腹膜或子宫形成类似于肿瘤的肿块。

寄生虫需要营养，因此从人体掠夺许多营养物质（蛋白质、碳水化合物、脂肪、微量元素、维生素），造成了宿主的贫血和疲劳。饭后发困也是可能感染寄生虫的一个体征。

天然驱虫剂

一些植物是天然的驱虫剂。石榴汁（每天4杯）可有效驱除绦虫。

事实

可以感染人体的寄生虫超过130种，包括显微镜下的单细胞生物（原生动物）；蛔虫，针状和钩状线虫（nematoda），绦虫（cestoda），吸虫（trematoda）和螺旋体。它们激活了免疫系统，并长期降低人体抵抗力，导致细菌和病毒入侵，癌症生长。

事实

抗生素的广泛使用会杀死人体内具有保护作用的细菌，破坏胃肠道和阴道的微生态系统。这往往造成了酵母菌过度生长和滴虫病。

预防

每天吃2瓣大蒜，可以预防蛔虫、蛲虫、绦虫和钩虫。具有抗寄生虫功效的食物还有洋葱、胡萝卜、萝卜、海带、生卷心菜、苹果醋、杏仁粉、南瓜、无花果、蔓越莓汁和酸泡菜。应该经常吃这些食物。

驱虫配方

以下草药和顺势疗法相结合，可以治疗各种寄生虫：

苦艾
黑胡桃丁香
绵马
白毛莨葡萄柚籽提取物
牛至叶油 (shorttermuse)
顺势疗法。

预防

在月圆之夜进行驱虫，每年2次，每次至少6周。您可能对某些产品比较敏感，因此应该从低剂量开始。

事实

胃酸分泌量足够时，一般具有抵抗寄生虫的功效。一些人有胃酸分泌不足的体质，尤其是A型血的人。

预防

每年进行胃分析化验，检测胃酸的水平。如果胃酸分泌量不足，可以利用草药或维生素补剂，或者盐酸片来纠正。

墨西哥人用木瓜籽清除寄生虫，可以把它加入沙拉中。将南瓜籽粉（1/4杯）加入粥中，或者单独服下，可驱除多种蠕虫。

而很久以来，中草药一直都用于驱虫治疗。艾蒿、黑胡桃、雄蕨和丁香是治疗蛔虫、犬心丝虫、钩虫、类圆线虫、鞭虫、蛲虫、旋毛虫、绦虫和隐孢子虫的有效组合。南瓜籽、大蒜、铁夹皮（cramp bark）、辣椒、百里香的复合配方可以治疗各类绦虫。肺吸虫和血吸虫可以用马利筋、薄荷和黑核桃清除。肝吸虫可以用秋麒麟、白毛莨和丁香治疗。荨麻、北美圣草、秋麒麟和月桂酸甘油酯对螺旋体有效。显微镜下的原生动物，如变形虫和贾第虫，对葡萄柚籽提取物和蔓越莓汁有反应。最好在餐前服用草药，如果在寄生虫最活跃的月圆之夜时治疗效果最佳。至少连续治疗6周，然后停药2周，或者一直停药至下一个月圆之夜。可能需要治疗数个疗程。

顺势疗法可作为正规治疗后的补充疗法，它也能对付这些身体内的"不速之客"。山道年蒿（Cina）以对付蛲虫而闻名。白屈菜已被用来治疗肝吸虫。赤根草（Spigelia）是一种抗寄生虫药物。

让胃酸正常

对胃液进行检验，可直接测量胃液 pH 值。如果用苹果醋或咖啡刺激后 15 分钟测试，pH 值应该为 1～3。如果 pH 值为 4～8，就说明胃酸过低。

缺乏胃酸的症状包括：腹胀、胃烧灼感、餐后立即胃胀气、食物过敏、服用补剂后恶心、肛门瘙痒、指甲变软、脱皮和龟裂、缺铁，颊部毛细血管扩张，粪便中可见未消化的食物。胃酸分泌会随着年龄增大而减少。与低胃酸有关的疾病包括哮喘、糖尿病、湿疹、胆囊疾病、自身免疫性疾病、荨麻疹、狼疮、骨质疏松症、牛皮癣、类风湿性关节炎和甲状腺功能低下或亢进。

有几种方法可以刺激胃酸增加。某些中草药有这种功效，如印度长胡椒（pippali）、五味子、艾草、龙胆草和黄樟等。在餐前半小时将一汤匙柠檬汁或苹果醋倒入一杯水中（念珠菌病患者禁止使用该醋）。中药、针灸、运动机能学、某些瑜伽练习和顺势疗法也可以让胃酸恢复正常。锌、叶酸和维生素 B6 有助于胃酸的产生，而且在缺乏时可补充。

预防寄生虫的指导

　　积极预防寄生虫比消灭它们更简单和经济。人体与寄生虫的主要接触方式是皮肤和口。下面这些方法有助于保护您自己和孩子：

1. 饭前，便后、更换尿布或照护宠物后要洗手。

2. 不留长指甲，并用指甲刷清洗指甲缝。

3. 使用马桶前先擦净，或蹲在上面。清洁厕所时应佩戴橡胶手套。每天或至少每周清洁一次厕所。马桶座下会隐藏蛲虫和毛滴虫卵。毛滴虫可以通过泥浴、水浴和桑拿室传播。

4. 使用消毒药液清洁隐形眼镜，并在游泳前摘下隐形眼镜。

5. 不要在狗、猫、浣熊等经常光顾的地方光着脚走路。

6. 如果经常出差、在外面用餐或者进入山区，应该每年进行 2 次全面的寄生虫检查。有时候即使体内有寄生虫，也不能在大便中检出。

7. 尽量用母乳喂养婴儿。母乳中有能抵御阿米巴和贾第鞭毛虫的抗体。

8. 不要接近未定期驱虫的小狗或小猫。每天清理小猫的垃圾箱，而且要佩戴手套。经常用沸水和葡萄柚提取物消毒垃圾箱。让宠物和它们的饭盆远离厨房。

9. 不要让孩子到不干净的地方玩，或者在动物经常停留的地方玩。鼓励孩子不吃手指，也不要咬指甲。

10. 用吸尘器清理卧室和厕所（不要用扫帚），因为灰尘中可能有虫卵。保持卧室通风良好。

11. 尽量每天洗澡。

12. 如果感染了蛲虫，应每天清洗床单和衣物，穿紧身睡衣睡觉，不与其他家庭成员同床共枕。

13. 将牙刷放在密闭容器中，避免暴露在浴室的灰尘中。

14. 饮用过滤水。使用带活性炭块过滤器的反渗透净水器。饮用河水或溪水之前，必须先过滤和煮沸，清除贾第鞭毛虫。

15. 吃鱼时，应选择商业冷冻的品种。煮熟食用，直到鱼肉发白并呈片状。每英寸（约 2.5cm）厚的鱼肉应在 400°F（约 204℃）下加热 8 ～ 10 分钟。不吃寿司。

16. 如果您吃肉，应该加热至 325°F（约 163℃）以上，并用温度计测试肉内温度为 170°F（约 77℃）左右。

17. 吃果蔬之前必须洗净。

18. 杜绝口交和肛交，防止毛滴虫、蛲虫、蛔虫、贾第鞭毛虫、类圆线虫和溶组织内阿米巴的传播。除非您知道伴侣没有寄生虫，否则进行性生活时应戴上安全套。

与驱虫、清肝和清理肠道一起，每年清理2次念珠菌。在医疗专业人士的指导下，决定使用哪种补剂，并至少治疗2周。

念珠菌病

体内白色念珠菌的过度生长会干扰胃酸分泌。念珠菌经常与寄生虫疾病并存，有时也表现为需要修补的牙科疾病。念珠菌病带来的结果是肠道通透性增加，导致大分子通过肠道壁进入血液和淋巴。肝脏和免疫系统承担着清除这种物质的重负，导致机体毒性增加、免疫力降低和容易过敏。

许多草药和营养品都能降低体内酵母菌的水平。这些包括葡萄柚籽提取物、大保果或保哥果、辛酸、橄榄叶、十一碳烯酸盐、牛至叶油和大蒜。Sanum 的同源疗法验方也能消灭真菌。利于恢复肠道内膜通透性的物质包括 β-胡萝卜素、谷氨酸、米糠油、亚麻籽油、红榆树、紫草和卷心菜。益生菌补剂可以让有益的细菌重新在肠道内定植。

清洁结肠

结肠也称为大肠，是体内排泄废物的主要途径。由于它常年处理食物，大肠壁上集聚了一层干涸的黏液。服用避孕药、类固醇药物、过度酸性条件、饮用氯化水、吃糖和甜食过多、吃精细食品过多、缺乏纤维、大量摄入肉类和脂肪、大量摄入碳水化合物、压力过大、吃饭太快、服用抗生素，都会导致肠道毒物聚集。这就形成了一个利于有害细菌、酵母菌和寄生虫滋生的温床。我们可以定期服用纤维补剂和/或灌肠剂，以温和的方式清除此类碎片。

每年至少使用纤维配方清洁肠道2次，每次持续6周，或者连续使用纤维配方，特别您患有癌症时。应摄入足够量的纤维，至少保证每天排便3次。服用纤维补剂时充足饮水，每天2～3L。

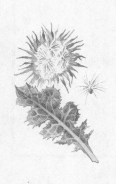

纤维补充剂

有效的肠道清洁剂与纤维相结合可促进排便，膨润土和果胶有利于吸收化学物质，草药能使大肠内层更加顺滑。肠道清洁剂包括燕麦麸皮、欧车前壳、瓜尔胶、L-谷氨酰胺、亚麻籽、膨润土、苹果或柑橘果胶、甜菜根、紫草根、琼脂和木瓜提取物等。这些产品结合起来就像一把扫帚，打扫我们的肠道。燕麦麸、欧车前、亚麻籽和琼脂是膨胀剂，可在结肠中膨胀，它们吸收水分并帮助剥离黏液、毒素和排泄物聚集层。

车前草偶尔会使麸质过敏的人出现腹胀不适。如果出现这种问题，可增加饮水量，每剂纤维配方的比例至少为2杯水。如果仍不奏效，可选择不含车前草的配方，或使用新鲜亚麻籽粉和膨润土。

苹果和柑橘中的果胶可吸附毒素，如化学物质、有毒金属和身体

产生的废物。聚合草和甜菜根可用作缓泻剂。但必须饮用足够水才能
获得最佳效果。

灌肠剂

灌肠和益生菌也是肠道解毒的方法。当需要迅速清除体内毒素时，
它们特别有用，比如癌症患者。但只能在全科医师、中医、熟悉自然
疗法的医生的监督下才能使用。

灌肠剂分为几种。它们是蒸馏水或矿泉水、草药茶、清肠果汁、
膨润土灌肠剂和咖啡灌肠剂等。

水灌肠

这是最基本的灌肠剂，只需用水清除结肠中的陈旧粪便。但只能
使用蒸馏水或矿泉水。不要使用自来水，因为自来水中的氯会与肠内
的有机物质结合形成氯仿。

清凉茶灌肠

很多草药茶可以舒缓和解毒肠道，并改善肠道功能。如果肠道发
生痉挛或发炎，可以将洋甘菊、薄荷、紫草或甘草制成茶并灌肠。胡
芦巴是一种有用的药草，它能溶解肠道内的黏液和硬结[28,29]。

煎制单独或组合成分的灌肠茶时，将根、皮和茎煮 20 分钟，然
后冷却 10 分钟后滤出待用。如使用草药的叶和花，文火煮至 5 分钟，
然后焖泡 10 分钟。一开始先按照体积比，1 份草药加 5 份水。比如说，
1 盎司（约 28.35g）草药加入到 5 盎司的水中，制成药茶。然后，按
照每 1/2 杯药茶 1L 蒸馏水或矿泉水的比例，制成灌肠剂。一些人可以
用一整杯药茶配制。

清肠果汁灌肠

果汁灌肠不但能排毒，还能作为身体营养物质的来源。营养物质
通过肠壁输送到肝脏。芦荟汁有助于舒缓肠道痉挛，并能治愈发炎的
肠壁黏膜。每汤匙果汁加入 1L 水（4 杯）。柠檬汁呈碱性且具有清洁
功效，当身体过于偏酸时很有用。在 4 杯水中加入一个柠檬榨出的果汁。
小麦草汁呈碱性，微量元素含量高，有助于养肝护肝。每升水中加入
2 汤匙小麦草汁。这种灌肠剂特别适用于体弱多病者，特别是消化和
吸收不良的人。

阿育吠陀草药印度醋栗也能用于保留灌肠，增强身体能量、排毒
养肝，而且它还具有抗氧化特性。

膨润土灌肠

膨润土是火山灰的一种形式，无任何化学或毒副作用。它带有负

草本刺激配方
牛蒡根（25%）
红花首蓿（25%）
皱叶酸模（25%）
胡椒薄荷（25%）

草本舒缓配方
蒲公英根（35%）
菊苣根（30%）
药蜀葵根（25%）
甘草根（10%）

草本强效清理配方
蒲公英根（40%）
茴香（30%）
姜（20%）
药用鼠李树皮（10%）

预防

每年使用 1～3 次纤维补剂和灌肠或清肠法，清理大肠。应该在熟悉排毒疗法的专业人士监督下完成。

电荷，因此能吸附通常带正电荷的毒素。它清理的毒素几乎是自身重量的 200 倍。膨润土灌肠可有效清除结肠壁上的黏液和陈旧粪便。每升水内加入 2 汤匙的膨润土。

咖啡灌肠

咖啡灌肠有助于肝脏解毒。咖啡因是一种草本刺激剂。它能够通过肝肠循环直接进入肝脏。咖啡因通过直肠静脉进入肝脏的门静脉和动脉内。这种灌肠法是格森癌症疗法的一部分。本书把它作为快速清洗结肠和肝脏的一种方法。雪莉·罗杰斯（Sherry Rogers）博士也在《疑难杂症排毒大全》（Wellness Against All Odds）一书中推荐了咖啡灌肠法 [30]。

如果使用得当的话，咖啡灌肠可加快肠道排空时间，迅速清理毒素；清除积聚在肝胆管中的毒素，并使体内其他毒素进入新陈代谢；刺激谷胱甘肽 -S- 转移酶的生成，这有助于肝脏解毒，让胆汁流量增加。中毒的肝脏会在数分钟内把大量毒素排泄到胆汁内，从而快速解除身体的毒性负担，缓解疾病症状，增加身体的活力。但从咖啡灌肠剂排泄掉的胆汁中含有宝贵的矿物盐，需要我们食用大量的有机蔬菜汁、深海蔬菜和发芽种子或微量元素来补充它们。

开始进行咖啡灌肠时，胆汁所含的毒素会导致十二指肠和小肠中痉挛。一些胆汁可能返流到胃内，导致恶心，甚至会呕出胆汁。如果出现这种情况，薄荷茶可以帮助清除胃内胆汁并缓解症状。

咖啡灌肠的准备工作

1. 向 1L（4 杯）蒸馏水中加入 2～3 茶匙现磨的细粒或粗粒有机咖啡粉。如果您对咖啡比较敏感，或者刺激过度，可以酌情减量。咖啡灌肠后血液中检测不到咖啡因。不要使用速溶咖啡、脱咖啡因或陈旧的咖啡。不用时应该将咖啡豆保存在冰箱内，防止其变质。
2. 每次灌肠时现磨咖啡粉。使用搪瓷、玻璃或不锈钢罐保存。不要使用铝制、特氟隆或铁罐。
3. 煮咖啡粉 3 分钟，然后小火熬制 20 分钟。过滤并冷却至体温 37℃，或者摸着不烫即可。
4. 如果患有胆结石，则禁用咖啡灌肠；如果感到头晕、恶心、头痛，应立即停止治疗。咖啡灌肠应该在医生或其他专业人士的监督下进行。

自我灌肠指南

1. 将灌肠剂倒入连接着塑料管的灌肠袋内。倒入灌肠剂时应把夹子夹紧。灌肠时最好使用灌肠器。用食用级植物油润滑灌肠器嘴，如芝麻油、杏仁油、亚麻籽油或橄榄油。将灌肠袋挂在比身体高46～61cm的地方。可以通过改变高度控制液体进入结肠的速度。在洗手间或房间的地板上放一条大毛巾或垫子。

2. 采取右侧卧位，双腿蜷向腹部。或者，也可以采取膝胸卧位，胸部朝向地板，臀部先后翘起。这种姿势有利于重力让液体下流。或者，可以平躺，臀部下面垫一个枕头。开始灌肠时深吸一口气。采用转动灌肠器嘴的方式，将灌肠器嘴部插入直肠内约3cm。如果插入过快，阻力会让管路在直肠内弯折，引起不适。最后打开夹子，让液体缓慢流出。

3. 如果流速太快，可以让袋子低一些；如果太慢，可以把袋子放得高一些。如果发生痉挛，可能是灌肠太快的原因。可以捏住管路并降低袋子高度，让液体流得慢一些。等到痉挛完全缓解后，再继续灌肠。所有灌肠液流入体内需要几分钟的时间。如果发现液体不流动，可能是有些地方弯折。慢慢拔除灌肠管，然后重新插回，让它插入7～8cm。

4. 让液体保留10～12分钟。格森博士发现，灌肠液内的咖啡因会在10～12分钟内完全吸收。如果您不能保持10～12分钟，可以连续重复2次或以上，每次灌肠之间排除粪便。

5. 灌肠液停留在结肠时，可以变换体位并保持数分钟。顺序如下：3分钟右侧卧位，3分钟俯卧位，3分钟仰卧位，3分钟左侧卧位。这样灌肠剂会接触到结肠的所有部位。

6. 当胆汁排空时，您可以听到或感到右胸廓的喷出感。这表明您已经成功地排除了肝内毒素。

7. 每次使用灌肠器后，用肥皂和水彻底清洗，然后在2杯水内加入4滴茶树油或葡萄柚籽提取物，浸泡5分钟。

灌肠的频度

灌肠的频率取决于每个人的症状。如果您是癌症患者，只要确保每天能用几杯蔬菜汁补充丢失的微量元素，就可以每天使用1～2杯咖啡灌肠剂，直到癌症消退。咖啡灌肠用于解毒的频率为每周3次，持续数周。考虑每年拿出6周的时间补充纤维，或者每周灌肠3次，坚持几周，每年1～3次。如果您患有癌症，应该增加灌肠的次数。

蹲着大便

一个促进毒素排出的简单方法就是蹲着大便。坐在马桶上排便时，一部分大肠处于封闭状态，不能彻底排除毒素。一段时间后，肠道内会积累少量毒素。

预防

尝试蹲下排便，或者坐在马桶上，脚下垫一个25cm高的脚凳。

把有益的细菌请回肠道

肠道细菌的功能

我们在清除肠道内坏细菌、寄生虫和酵母菌的同时,也赶走了"好"细菌和各种营养物质,而它们是维持微观生态环境必不可少的。一些人甚至把肠道菌群看作是一个独立的"器官",因为它们具有很多功能。当这些"好"细菌表现出友好的一面时,可以合成某些维生素,如维生素K、生物素、维生素B12、叶酸、泛酸、吡哆醇、核黄素;制造非必需氨基酸和丁酸;制造短链脂肪酸,其中一些可以减少癌细胞的生长;分解环境致癌物和其他毒素;帮助降低胆固醇水平;分解激素,包括雌激素,以促进雌激素的吸收或消除;刺激免疫功能;转化饮食内的类黄酮化合物和植物雌激素,使人体利用它们抗击癌症;促进代谢,帮助减轻或增加体重;制造保护我们免于感染的"天然"抗生素;保持肠道pH值,抵御感染的生物体。

抗生素

广谱抗生素对这些"好"细菌特别不利。譬如,一种叫"梭状芽胞杆菌"的细菌仅占肠道菌群的0.4% ~ 0.8%。但它肩负着一项重要任务,就是把植物木脂素转化为弱雌激素肠内酯,这种物质能够抵抗乳腺癌。服用广谱抗生素后,这种转化会严重受损乃至中断,停药后重新恢复需要30天的时间。

但有些人恢复只需5天,这种个体差异是肠道内菌群组成不同造成的[31]。该转化过程发生在大肠的起始段。肠道内生态环境紊乱,会导致体内白色念珠菌过度生长,从而破坏胃内产生胃酸的细胞。

重新请回益生菌

把"好"细菌重新请回肠道,可以创建一个健康的微生态环境。我们可以补充"好"细菌,促进肠道菌群健康平衡,防止"坏"细菌、过剩酵母菌或寄生虫在肠道里"反客为主"。

最好以胶囊的形式服用益生菌,包括嗜酸乳杆菌、双歧杆菌、保加利亚乳杆菌、双叉型比菲德氏菌和粪链球菌。前两种细菌最常用于益生菌制剂。用量应该为每天1 ~ 2次,连续使用几个月。

打开后需要放在冰箱中冷藏。服用一种叫低聚果糖寡糖(FOS)的植物物质后,肠道内双歧杆菌的生成会增加10倍。FOS是这种细菌和其他细菌生长的基质,它存在于下列食物中:芦笋、洋姜、洋葱、牛蒡根、蜂蜜、黑麦和韭菜。

用量：每天两餐之间服用 2 粒胶囊，总摄入量为 60 亿 ~ 100 亿细菌。食物来源为有机酸奶、德国泡菜、酸乳酪、橄榄、泡菜、醋、豆豉、干麻里、糯米团。

禁忌证：无。

协助消化酶

酶是活跃的蛋白质分子，它能催化和启动体内几乎所有的生化反应和细胞活动。我们的器官、组织和细胞是由代谢酶创造并维持的。而激素、微量元素和维生素也只有酶存在时才能发挥作用。实际上，过量的维生素和微量元素会让酶消耗得更快。消化过程完全离不开酶的参与。生长、生存和死亡的过程是由一系列由酶掌控的综合有序的反应。

酶的活性非常具体和独特。基因缺陷导致的某种酶缺乏，会导致人体疾病乃至死亡，如肌肉萎缩症。一般来说，酶通过断开或连接分子键，将一种物质转化为另一种，而酶自己不发生变化。所有酶的词尾都是"–ase"，名字的前半部分代表了它的作用。例如，乳糖酶（lactase）可以分解乳糖（lactose）。

酶的功能

酶主要分为 3 类——代谢酶、消化酶和食物酶，它们各自具有独特的功能。

酶的种类	功能
代谢酶	催化细胞内的化学反应，如解毒和产生能量。
消化酶	在唾液、胃、胰腺和小肠内分泌，用于分解食物，易于把营养物质吸收到血液中。
食物酶	天然存在与各种生食中，可以帮助身体分解食物。咀嚼可以激活食物酶，提前消化嘴和胃上部里面的食物。通常在 45 ~ 60 分钟后，它们会被胃酸灭活。当它们到了小肠的碱性环境后，又会重新激活。食物加热超过 47.5℃之后，食物酶会被破坏，它们的辅助功能也随之消失，所以消化酶就必须发挥更多的作用。

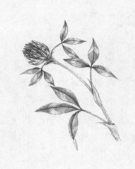

体内酶含量充足，我们就会获得更多的能量。

　　酶能提高维生素和微量元素的利用率，同时服用营养物质和酶时，营养物质的需要量会下降。酶储备与免疫系统机能之间存在着必然的关系，酶越多，免疫系统势必会越强大。白细胞本身就含有淀粉酶、蛋白酶和脂肪酶，这些酶可分解碳水化合物、蛋白质和脂肪。白细胞将这些酶释放到血中，担任消化碎片的清道夫工作。而胰腺中也发现了白细胞中的这些酶。我们吃熟食后，血中的白细胞数量会增多，但吃生食时却不会。这告诉我们，熟食会产生毒性，白细胞必须采取行动，但生食不会调用白细胞。长此以往，免疫系统会虚弱，容易患上癌症。

酶和癌症

　　癌细胞有几种自卫的机制，躲过白细胞的巡查，不被它们发现和击毁。它们可以用纤维蛋白防护层来掩盖表面抗原（白细胞就是通过它发现的癌细胞）；向血液内释放抗原，形成免疫复合物，作为迷惑和掌控白细胞的诱饵；将细胞膜内卷改变其外观，隐藏细胞表面抗原[32]。

　　两餐之间服用蛋白水解酶（即消化蛋白），可以攻破癌细胞的纤维蛋白外层，消化抗原－抗体复合物，并激活免疫系统[33,34]。蛋白水解酶包括胰酶、蛋白酶、菠萝蛋白酶、木瓜蛋白酶、胰蛋白酶和胰凝乳蛋白酶。

　　研究表明，口服胰腺蛋白水解酶在酸性环境中稳定，能完好地进入小肠，并吸收入血液[35-37]。大鼠和小鼠的动物研究表明，接种肿瘤细胞的动物口服蛋白水解酶后，能够抑制原发肿瘤的生长、降低转移癌的发生率，延长生存时间[38-41]。而人体研究显示，在化疗和/或放射治疗过程中给予蛋白水解酶的患者很少出现病情恶化的情况，缓解时间较长，耐辐射能力提高，死亡率降低50% ~ 60%[42-44]。

　　在极端情况下，每餐之间可每半小时服用一次蛋白水解酶，或者每天在两餐之间服用2 ~ 3次。或者选用含有大量蛋白酶，或含有600mg菠萝蛋白酶的酶制剂。

酶的保护

　　烹饪温度超过48 ~ 65℃时，酶会遭到破坏。在48℃的温度下长时间加热，或短时间升温至65℃会杀灭食物酶。在60 ~ 80℃温度下加热一个半小时，任何酶都会失去活性。蒸煮、烘烤和微波加热都是酶的克星。

　　我们以熟食为主时，胰腺就会努力提供更多的酶。长此以往，胰腺会提前衰老。食物到达小肠前的消化能力越强，胰腺和小肠所需的消化酶就越少。保护好酶实际上是在保留代谢酶，让它们在组织、器官修复、保持健康方面大显身手。

一些人吃一点生冷食物就会出现腹痛或腹泻。此时，最好采用文火慢炖，做成温汤，并在餐前补充酶。我们也可以把豆子和谷物泡上一夜，不但可以增加酶含量，还能让它们更容易熟。

禁食排毒

禁食排毒是所有解毒方案的组成部分。每年季节交替时禁食几天，对大多数人来说都是一种良好的健康习惯。

禁食可以将大部分消化酶解放出来，并减少肝脏的负担，而肝内

预防

生吃食物的量至少应该占 50% ~ 80%。每天饮食中应该包括新鲜生蔬菜和果汁。烹饪时应该低温且短时。

柠檬协助排毒

柠檬可以排除毒素，疏通瘀滞，恢复身体活力。这种排毒计划持续进行 3 ~ 10 天，也不会导致体力不支，并且可以轻松在家中、工作中和旅行中进行。"柠檬协助排毒"计划可在每年禁食期间进行一次或多次。应该在医学人士或自然疗法医生的监督下完成。

原材料：
2 汤匙鲜榨柠檬或酸橙汁
1 茶匙枫糖浆
1/10 茶匙辣椒（必要时可增加用量）

最好一次配制够一天的用量：
2 杯鲜榨有机柠檬汁
3/4 或 1 杯枫糖浆（B 或 C 级）
1 汤匙或更多的辣椒粉

用法：将 3 汤匙该混合物加入到一杯滤过水或泉水中。

如果您上班或旅行，可以把足够的制剂放在暖水瓶内。每天喝 6 ~ 12 杯（必要时可增加用量）。如果您还想减肥，每天应保持喝 6 杯。

在排毒的过程中，您可以服用含有下列成分的纤维补剂，保持正常的排便：车前子粉、燕麦麸、苹果素、瓜尔胶和膨润土。

如果每天排便不到 1 ~ 2 次，可以服用高纤维药品，然后考虑灌肠。如果您感到体力不足，可以在水中添加 2 ~ 4 勺果蔬补充剂，并每天喝 1 ~ 3 次。也可以考虑在这段时间内每天饮用 2 ~ 3 次新鲜的胡萝卜、甜菜和卷心菜汁。

清理结束时，慢慢喝下一碗蔬菜肉汤。第二天多吃一些食物，如蒸蔬菜、水果、豆芽或沙拉。

的酶能在解毒方面发挥作用。

短期禁食 1 ~ 3 天即可，更长时间的禁食最好在医生监督下完成。禁食能释放出脂肪细胞中的毒素，因此在头两天您会感到不适。禁食过程中应服用缓泻茶或纤维补剂，以消除已经释放出来的毒素。如果您有低血糖或血糖异常，向医生咨询适合您的禁食方法。但如果您正在怀孕或哺乳，不应禁食。体重不足或患有癌症时，也不应该禁食。因为这种情况下，您需要食物中的优质营养素来重建身体。

出汗排毒

皮肤是排毒的主要器官，它在出汗时会排除毒素。汗水会带出细胞内和水溶性毒素与有毒微量元素。我们最好每天都能出一些汗，以发挥皮肤排毒的功效。所以，定期有氧运动、重体力劳动和经常桑拿都有好处。

罗马人、希腊人、土耳其人、俄罗斯人、日本人和土著美国人都把桑拿浴看成是净化的工具。桑拿在芬兰已经有 1000 多年的历史，桑拿室被视为"圣地"，而桑拿浴也被誉为"穷人的良药"[45]。

科学教派之父 L·罗恩·哈伯德（L. Ron Hubbard）于 1977 年率先给药物依赖者使用了桑拿，并在《洁净的身体，清晰的头脑》（Clear Body, Clear Mind）一书中描述了他的方法[46]。在他获得成功之后，临床生态学家开始对化学品过敏、慢性疲劳、环境疾病、有毒化学品暴露的人使用桑拿疗法。已经证明，桑拿浴中由皮肤排出的物质有吗啡、美沙酮、安非他明、氯化杀虫剂、除草剂和多氯联苯等[47]。

一些在变压器火灾中接触多氯联苯的消防员，出现了对往事、图像和数字记忆的障碍。经过在医学监督下的饮食、锻炼和桑拿治疗后，他们的记忆功能得以改善[49]。戴维·施泰因曼（David Steinman）在《适合有毒星球的饮食》（Diet for a Poisoned Planet）一书中讲述了他用桑拿排毒方面的经验，并总结了一种家庭排毒计划，它可以把血内 DDT 水平降低 70%[50]。洛杉矶 HealthMed 诊所，采用罗恩·哈伯德书中的"锻炼、桑拿和补充微量元素"的方法，为数以千计的人们排除了体内 90% 以上的毒素。安大略省的临床生态学家克罗普（Krop）博士讲述了一名接触过量溶剂的女性排毒的成功案例[51]。

桑拿治疗过程中的化学物质监测

我们需要开展桑拿女性乳腺癌发病率的监测研究，并与不桑拿的女性对比，同时测定两组女性的总体化学负担[52]。如果您想在桑拿前后化验血液或脂肪，看看取得的成效，我建议您检测下列化学物质。由于它们之间有协同作用，因此需要了解身体中导致乳腺癌的总体化学负担，而不是其中的一两种：

1. 软塑料、PVC 建筑材料和家庭粉尘中的与青春期提前有关的邻苯二甲酸二乙基己酯（DEHP）。
2. 化妆品、指甲油中的与青春期提前有关的邻苯二甲酸二正丁酯（DBP）。
3. 牙科材料、硬塑料和罐头食品中的双酚 A 二缩水甘油醚甲基丙烯酸酯 (bis–GMA)。
4. 乳腺癌肿瘤中占很大比例的多氯联苯。
5. PCB 118。
6. PCB 156。
7. DDT 的分解产物 DDE。
8. 制造聚氯乙烯（PVC）过程中形成的二恶英，特别是 TCDD 或 2,3,7,8–TCDD。
9. 洗涤剂中的壬基酚乙氧基化物。
10. 辛基酚。
11. 化妆品中的对羟基苯甲酸丁酯。
12. 已经不再使用，但身体中仍存在的狄氏剂。
13. 玉米上的农药阿特拉津。
14. 普通花园蔬菜中常用农药硫丹。
15. 与农作物和蔬菜中使用的农药 DDT 有关的甲氧滴滴涕。
16. 去虱洗发水中使用的林丹，用于油菜籽时风险增加 10 倍。
17. 常见的杂草喷雾剂 2,4–D，与乳腺癌有部分关系。

您也可以自己购买便携式桑拿房。选择桑拿房的一些提示：红外线桑拿产生的热量可以更深入体内，更有效地释放能量；选择带有通风口的桑拿房，利于空气的循环流通；房间不能使用胶水；如果您对环境敏感，应选择杨木材料而不选择雪松。

桑拿排毒计划指南

桑拿排毒期间，由于患者参加以下计划，因此需要在 3 周内每天接受几小时的监督：

1. 开始桑拿治疗前，用几周时间清洁结肠，纠正肠道功能。便秘的问题也要事先解决和纠正。

2. 运动前根据计划安排服用烟酸。应一次性服完每天的烟酸用量。补充烟酸是桑拿疗法必不可少的环节，因为它可以促进外周循环，并从脂肪组织中调动化学物质。服用烟酸会在几小时内引起皮肤潮红，并伴有灼热感。最初，每天给予参与者 50 ~ 100mg 的烟酸，直到其发生潮红反应。当服用烟酸后症状不再明显，可以按 100mg 的幅度逐渐增加剂量，直到在第 3 周结束时，用量增加到每天 2000 和 4000mg。不过，大多数患者在用量达到 1000mg 时，增幅不再是 100mg，而是 500mg。由于高剂量烟酸会损伤肝功，因此当剂量超过 2000mg 时必须监控肝功能。烟酸可降低血压，并降低胆固醇水平。如果服用烟酸后不再出现潮红现象，则可以考虑结束桑拿治疗。一般在 3 周治疗后会出现该情况。

3. 桑拿治疗前既不能空腹，也不能过饱。至少应该在餐后 1 小时进行，如果吃得太饱，应该等待 2 小时。消化过程需要大量血液，而桑拿又会将血液带到皮肤作为散热物。因此，血液不能"一心二用"。在桑拿排毒期间也不应饮酒或服药。

4. 开始时先进行 20 ~ 30 分钟的锻炼，如跳跃、跑步或单车，刺激血液和淋巴循环，让血液进入深层组织，从那里带出毒性残留物。有氧运动可使细胞废物更快速、彻底地排出，因此建议在每天桑拿前运动 20 ~ 30 分钟。

5. 有氧运动之后，用干皮肤刷以画圈的方式擦拭大腿、上肢和躯干部，方向从远端朝着心脏运动。

6. 准备一升水或茶水，带到桑拿室内，每过一小时喝些水，也可以加入 1 茶匙含钾、钠、钙、镁的碱性粉剂，凯尔特海盐或其他电解质混合剂或片剂。茶水也可选择牛蒡、猪殃殃、蒲公英、红花苜蓿和中国甘草的混合物。

7. 将桑拿室内的温度保持在 48.8 ~ 54.4℃ 之间。红外线桑拿的效果最好，如果是干热式或湿热式桑拿房，可以稍微降低一些温度。干热式桑拿房的效果要比湿热式好。

8. 在桑拿凳上铺一块干毛巾，用来吸汗和毒素。每次都应该用一条新毛巾，每人随身携带一条，每天清洗干净。

9. 有氧运动后和伙伴们一起立即进入桑拿房。大家一起桑拿是为了安全，因为有的人在桑拿排毒时，随着毒素的排出会感到不适。如果您感到太热，或者身体不适，应该立即走出桑拿房，冲个凉水澡，然后再回来桑拿。大家一起桑拿可以防止伙伴晕倒，因为盐分和钾随汗流出，很容易晕倒。盐分和钾流失的症状包括：极度疲倦和虚弱、头痛、肌肉痉挛、皮肤湿冷、恶心、头晕、头痛和摔倒。如果出现类似的症状，应该服用补盐片和葡萄糖酸钾片，或者碱性粉剂。也可以随身带着香蕉和味噌汤。

10. 如果您突然不出汗，且皮肤变得干热，这可能是中暑的征兆。应该立即用温水或冷水降温，并补液、补盐和补钾。桑拿时应不断喝含电解质的茶，这样可以补充丢失的电解质。

11. 桑拿时进行深呼吸，帮助肝脏排毒，并改善淋巴循环。

12. 每个人能在桑拿室内耐受的时间不一样。争取在桑拿室内坚持停留 4 次，每次 15 ~ 20 分钟，连续 5 天，然后休息两天，共进行 21 天的桑拿排毒。每次在桑拿房内停留 15 ~ 20 分钟后，冲一次冷水澡，然后再进行 15 ~ 20 分钟的桑拿，刺激血液循环。有些人可以在桑拿房停留 4 次，每次长达 1 小时，每天桑拿连续 3 周。每次完成规定时间后，应该出来降温 15 分钟。给自己做一个计划，争取用最短的时间完成 80 ~ 100 小时的桑拿。《适合有毒星球的饮食》一书的作者戴维·施泰因曼建议在家中进行排毒计划。其中就包括连续数月内，每周有 2 ~ 4 天连续桑拿，每天 20 ~ 30 分钟 2 ~ 3 次[53]。

13. 在桑拿排毒期间，大量进食碱性素食，并补充足够的新鲜水果和蔬菜，可以生吃也可以榨汁。每天食用欧芹，帮助肾脏清毒，也可以食用香菜清除汞毒。利用姜黄来加速第 2 阶段的肝脏排毒。把维生素、微量元素、油和烟酸一起服用，并按比例增加，如后面的补充计划所述。

14. 将 2∶1 的钙和镁与 1 汤匙苹果醋混合饮用，改善其吸收。最初每天服用 1000mg 的维生素 C，然后随着烟酸一起增加至每天 6000mg。维生素 B 族也随着烟酸的用量逐渐增加，防止发生 B 族维生素缺乏，并改善肝脏的排毒效果。

补充复合维生素和微量元素，提供其必须营养。

15. 除了这些补充剂之外，每天还应该服用 2 汤匙至半杯的优质油。为了预防乳腺癌，可每日服用亚麻籽油、未受污染的鱼油，以及添加了卵磷脂的特级初榨橄榄油。油应该采用冷压工艺，并冷藏保存。如果桑拿时感觉汗液变得油腻，应减少油的摄入量。活性炭或 1 汤匙膨润土，加上纤维配方可以促进毒素的排泄。

16. 在桑拿的同时服用肝脏、肾脏和肠道清洁剂，效果会更好。您可以选用水飞蓟、蒲公英，或者类似于护肝配方的药物或食物。除此之外，还可以加入姜黄素、α-硫辛酸、葡萄籽、NAC、海带，以及一种含有膨润土、瓜尔胶、芸苔素和柑橘果胶的纤维配方制剂，或者选用含有益生菌的配方制剂。桑拿排毒期间，应至少每天排便 3 次，必要时可通过灌肠促进排便。

17. 执行桑拿排毒计划时，应该保证每天睡眠充足，达到 8 小时。如能每天同一时间进行桑拿，效果更佳。

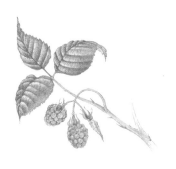

桑拿期间营养补充计划

营养物质	治疗开始时	治疗结束时
烟酸	50 ~ 100 mg	2000 ~ 4000 mg
维生素 A	5000 ~ 10 000 IU	50 000 IU
维生素 D	400IU	2000 IU
维生素 C	1000 mg	6000 mg
维生素 E	800 IU	2400 IU
复合维生素 B	100 mg	300 mg
钙	500 ~ 1000 mg	2500 ~ 3000 mg
镁	250 ~ 500 mg	1250 ~ 1500 mg
铁	18 ~ 36 mg	90 ~ 108 mg
锌	15 ~ 30 mg	75 ~ 90 mg
锰	4 ~ 8 mg	20 ~ 24 mg
铜	2 ~ 4 mg	10 ~ 12 mg
钾	45 ~ 90 mg	225 ~ 270 mg
碘	0.225 ~ 0.450 mg	1.125 ~ 1.350 mg
钙镁合剂：混合服用	$1\frac{1}{2}$ 杯	2 ~ 3 杯

1 汤匙柠檬酸钙

1/2 汤匙柠檬酸镁

1 汤匙苹果醋

1/2 杯开水

1/2 杯冷水或使用苹果醋服下钙镁合剂。

桑拿与癌症

我们应该让桑拿成为生活的一部分，降低自己和孩子患乳腺癌的风险，以及其他与化学毒物有关的疾病，包括内分泌紊乱、神经系统疾病（如 ADD）、不孕症、自身免疫性疾病、环境疾病和慢性疲劳综合征。

许多环境化学物质都是亲脂性的，也就是说它们被脂肪所吸收，储存在脂肪细胞中。皮肤凭借排汗来清理这些积存在脂肪中的毒素。让它们从汗液中排出，要比通过母乳进入孩子体内好得多。

禁忌证：乳腺癌手术后患有患侧上肢淋巴水肿的女性，桑拿时应该谨慎，因为这可能会加重淋巴水肿程度。

如果您已经怀孕或正在哺乳，不要做桑拿排毒。否则会把毒素传

预防

每隔 1 ~ 5 年在医学监督下进行一次为期 3 周的桑拿排毒，频率取决于毒素的暴露、年龄和一般健康状况。

给孩子。

如患有心脏、肾脏、肝脏疾病或癫痫发作，桑拿之前应该咨询医生，并在医疗监督下进行。如患贫血，或者术后未拆线，切勿在没有监督的情况下进行。

在结婚之前，如计划将来要孩子，建议和爱人一同完成一次完整的排毒计划。

每周与亲朋好友定期桑拿，排除毒素，不给它们在身体内积累到一定水平的机会。

在怀孕前至少3个月，做一次完整的桑拿排毒。因为治疗结束后的几个月里，毒素会持续释放，所以在怀孕前就应做好清理工作。

肺的排毒功能

当我们呼气时，肺会释放二氧化碳、有毒气体，以及细胞新陈代谢的最终产物。当我们吸气时，氧气进入呼吸道，并被肺里数百万的肺泡吸收。氧分子通过单层细胞膜扩散到毛细血管中。然后，氧气与红细胞中的血红蛋白结合，通过血液输送到身体的每一个角落和缝隙中。

通过进行深呼吸排出二氧化碳，可以让你体内的 pH 值更趋向于碱性，因为二氧化碳是一种酸性废物。淋巴系统依靠呼吸对胸导管产生的压力来推动淋巴液流动，因此呼吸越深，淋巴的排毒就越多。深呼吸还有另一个好处——它能帮助我们放松，让腺体系统和激素恢复平衡。我们可以凭借有规律的深呼吸和特殊的瑜伽呼吸练习，改善肺部的排毒能力，让身体恢复碱性。其中一种呼吸方式叫做"喷火式呼吸"[54]。

事实

癌细胞更喜欢没有氧的环境，因此呼吸程度越深，肺泡的含氧量就越高，越有利于肺癌的治疗。

"喷火式呼吸"肺部排毒练习

该练习将提高您的肺活力，让您吸入更多的氧气，强化神经系统，排除肺部毒素，降低癌症的易感性。

1. 盘腿坐在地上，或者坐在椅子上，双臂举过头顶，60°分开呈 V 字形。手指弯曲握拳，但让大拇指朝上并稍向后弯曲。闭上眼睛，眼球向上盯住眼眉之间。
2. 开始喷火式呼吸练习。吸气时腹部鼓起，呼吸时腹部收缩，让腹部的鼓起和收缩形成节律。吸气和呼气的强度和力度应该相同。
3. 形成节律之后，加快呼吸速度，每秒达到 2 ~ 3 次。持续 1 ~ 3 分钟。
4. 逐渐延长时间，最后达到每天 11 分钟。

小结

　　如果我们能每年定期排毒，那么体内的毒素负担会降低，身体会变得年轻而有活力。过去人们都会在季节更替时进行身体排毒，比我们现在更懂得天人合一的道理，更接近自然。每年春秋季节交替时，是最好的排毒时机。您可以进行为期 6 ～ 8 周的排毒疗法。提前把排毒的日子写在日历上，这样就不会忘记。

1. 通过补充膳食纤维、益生菌以及灌肠，增强每天的排毒效果，确保排便 3 ～ 4 次；至少喝 2L 水冲洗肾脏；服用草药或营养物质净化肝脏和肾脏；通过锻炼和桑拿让自己大汗淋漓；用皮肤刷刺激淋巴系统和皮肤；用深呼吸让肺排毒。

2. 每天坚持锻炼 40 分钟，促进血液循环。服用亚麻油、纯鱼油、烟酸和蛋白质消化酶，降低血液黏度。每年检查血黏度和纤维蛋白原，以降低乳腺癌或转移癌发生的可能性。

3. 进食有利于肝脏的食物，如甜菜、大蒜、蒲公英、卷心菜、姜黄、迷迭香、南瓜和葵花籽、柠檬、柚子、苹果醋等。定期食用新鲜的有机蔬菜，如甜菜、胡萝卜、芹菜和卷心菜的混合汁。

4. 维生素 C 和 E、β – 胡萝卜素、硒和锌都是抗氧化剂，可以保护肝脏。您可以定期补充它们，也可以通过饮食获得。

5. 每年至少完成 2 次草本保肝方案，与此同时也要完成为期 6 ～ 8 周的肠道清洁方案。如果您患有乳腺癌，建议持续进行上述疗法，且每 3 个月休息几天。在日历上标出保肝清肠的时间。这样可以降低体内的化学负荷，消除过量的雌激素。您也可以考虑用蓖麻油包进行几周的肝脏排毒。

6. 让自己成为尿液和唾液 pH 值的监测专家，利用食物和微量元素维持 pH 值在理想范围内。

7. 坚持每天锻炼，定期桑拿，因为有些毒素只能通过汗液排泄。安排一个适合自己且时间充裕的桑拿排毒计划。

8. 每年清洁体内的酵母菌和寄生虫至少 2 次，每次至少 6 周。

第 6 章

淋巴系统及免疫系统的激活

目录

锻炼方法及精油、中药配方

淋巴系统对身体排毒具有重要的作用。心脏每24小时约接收3L的淋巴液，其中含有大量对抗病毒、细菌感染和癌细胞的白细胞。

淋巴系统由呈网状的淋巴管和淋巴结（清洁站）组成。它们负责将体液和细胞碎片从细胞间隙中移出，然后再将体液送回至血液中。淋巴液回到血流的速度，与我们吸气的深度和呼吸速率成正比。在呼吸的"挤压"作用下，淋巴液和碎片汇集到毛细淋巴管内，然后再汇入较大的淋巴管中。运动时，汇入血流的淋巴液量可增加10～15倍。淋巴液在重新回到血液循环之前，由淋巴结（清洁站）中的各种白细胞清洗。这就类似于我们的水处理厂：在理想的情况下，家中的污水进入处理厂净化，然后变为净水再送回给我们。淋巴液的作用是将蛋白质、外来颗粒、细菌、病毒和癌细胞清除出体液。

淋巴系统的健康与免疫系统的机能密切相关。它能够识别"本身"和"异己"的东西，以及哪些应该被清除掉（癌细胞、病毒、细菌、环境毒素及内部毒素），从而保护身体。免疫系统越强大，抵抗乳腺癌的能力就越强。

【译者注】本章节主要阐述了淋巴系统在抵抗乳腺癌中所起的作用，告诉大家淋巴系统担负着身体排毒的重要作用，并与机体的免疫系统功能密切相关。从认识我们的淋巴系统构成开始，分别介绍了提高淋巴和免疫功能的西方草药及中药和一些配方等，并结合了一些实用的锻炼方法，如干刷按摩及跳跃练习等。文中推荐的一些药物、配方和锻炼方法，均为长期经验获得，有其精华之处。如何选择适合自己的药物、配方及锻炼方法尤为重要，请大家仔细阅读适用人群及禁忌提示，最佳方案请咨询专业医生。如若有身体不适或发现乳房肿块或者腋窝肿块，请及时到正规医院就诊，以免延误病情。

淋巴系统的构成

淋巴系统包括淋巴结、淋巴管、淋巴液、脾、扁桃体和胸腺。

淋巴结

淋巴结的外形类似圆形的小囊，里面是多种"训练有素"的白细胞。全身淋巴结多达 600 个，其大小各异，有的在显微镜下才能看到，有的则有 2.5cm大。白细胞包括吞噬细胞、T 淋巴细胞和 B 淋巴细胞。吞噬细胞负责吞噬并消灭细菌、外来颗粒和淋巴液

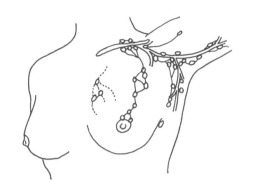

中破损的细胞；T 淋巴细胞负责攻击病毒和癌细胞，B 淋巴细胞负责产生抗体。

如果把淋巴管看作一条条河流，那淋巴结就是一座座小岛。淋巴管遍布全身，但淋巴结仅聚集在几个关键部位，如腹股沟、腋下和颈部。只有淋巴结肿大，或它们超负荷工作时才能摸到。

淋巴管

淋巴管是一个单向运输系统，当碎片过多，淋巴结不能及时清除时，很容易堵塞淋巴管（这有点儿像排队洗车的长队）。这时您可能会观察到淋巴结肿大。这些碎片通常是细菌、病毒感染、毒素或癌细胞造成的。

腋下（腋窝）淋巴结的位置最靠近乳房，只要腋窝及乳房轻松活动，就会促进周围的淋巴液循环，进行有效的清洁。长时间戴胸罩或穿戴过紧的胸罩会限制乳房区域的淋巴循环，并影响乳房的清洁能力，间接导致乳腺癌的发生。

淋巴液

经常进行肌肉锻炼及深呼吸，能够促进淋巴循环，防止碎片和淋巴液的逆流。呼吸运动引起的肌肉收缩和压力变化，像泵一样推动淋巴液的流动。淋巴液循环越有效，

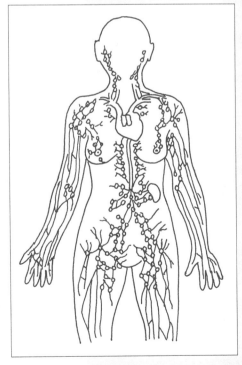

细胞碎片就会越少，白细胞就能更快速地处理淋巴结内的细菌、病毒和癌细胞，身体和乳房就会更加健康。

我们希望淋巴结内的白细胞都是真正的"战士"，反应警觉、行动迅速、战斗力强、团结合作。

脾

脾位于左侧腹腔内，在膈肌下方和胃的后面。脾内有两种组织，称为白髓和红髓。白髓内含有大量的白细胞，而红髓含有红细胞、白细胞和巨噬细胞。巨噬细胞可吞噬和清除流经脾脏血液中的细菌和外来颗粒。脾脏具有储存大量血液的能力，在它储血期间，巨噬细胞发挥作用，吞噬血液中不应该存在的物质，保护身体免受感染。脾脏在血液形成、储存和过滤方面发挥着重要作用。

扁桃体

如果您没有切除扁桃体，可以在喉咙的后面看到它们。它由大量的淋巴组织组成，充满了巨噬细胞，保护身体不受咽鼓管、口腔、咽部附近细菌的感染。

胸腺

摸一下自己胸骨的上部，胸腺就在这个位置。我们可以把胸腺看成一个"学校"，一些白细胞（T 细胞）在这里学会怎样合作攻击病毒和癌细胞。胸腺训练出来的"战士们"保护着我们的身体，也只有我们自己才会使它们更有战斗力。如果它们觉得我们不值得保护，防守就会懈怠。当 T 细胞行动懈怠时，胸腺中央指挥部就发出指令，向血液内释放激素来激活它们。

胸腺在精神放松时，受副交感神经刺激释放激素，因此您可以进行冥想练习，或者寻找一种方式，定期进行 20 分钟的放松休息。牛胸腺提取物对腺体有调节和强化作用，可以在医生指导下进行。两侧手腿交替协调运动可以增强胸腺的功能，您可以在散步时摆动双臂，不要单手提重物，可以练习徒步、游泳或是做瑜伽。

促进淋巴循环

在乳腺组织和胸大肌之间，有一个空间叫做"乳后间隙"。它的作用非常大，可以让乳房在肌肉上自由移动，利于乳腺组织淋巴液的引流。乳房表面皮肤富含淋巴管，乳腺组织本身也是如此。乳房淋巴液从浅表流到深处，毒素从乳腺组织进入乳后间隙，然后再汇入淋巴管。

75%的淋巴液引流到腋下淋巴结，其余则引流到锁骨区、乳房下方，或至另一侧乳房。淋巴结切除后会阻碍淋巴液流动，我们可以通过按摩促进它改道。

胸罩太紧、姿势不佳、颈肩部肌肉紧张也会阻碍淋巴液流动。

以下6种方法有利于淋巴循环：干刷按摩、冷热水交替淋浴、跳跃、运动锻炼、不带胸罩和自我乳房按摩。

干刷按摩

干刷按摩可刺激淋巴系统通过皮肤排出毒素。身体中大约1/3的毒素经由皮肤排泄，每天处理的废物约有0.45kg重。如果毛孔堵塞，身体排出废物的效率下降，其他器官排毒的负担就会加重。

身体通过皮肤像肺一样"呼吸"，氧气被吸收到体内，二氧化碳从毛孔释放。干刷按摩可以促进皮肤和内脏的血液循环，提高氧合与身体恢复。身体对疾病的天然防御能力得到改善，尤其是同时进行冷热水交替淋浴时。

干刷按摩

1. 买一把长把的天然猪鬃刷，刷头与手掌差不多大。如果买不到天然猪鬃刷，可以用天然植物纤维刷、猪鬃沐浴手套、或者丝瓜手套代替。

2. 从脚开始。以画圈的方式按摩，从脚到腿，从手到胳膊，从后背到腹部，从胸到脖子。脸和大腿内侧皮肤非常柔嫩，不应擦洗。尽可能用些力量，但不能感到不舒服，直到皮肤感到一丝丝热感（这需要大概5～10分钟）。最好在每天起床后，或入睡前进行按摩。

3. 如果辅以冷热水淋浴，按摩的效果会大增。比如，热水冲洗3分钟，然后冷水淋浴30秒钟，交替进行3次。

4. 至少每2周清洗刷子一次，清洗掉上面的脏东西，然后在暖处晾干。家庭成员不应共用一把刷子。

冷热水交替淋浴

冷热水交替淋浴能改善血液循环，增加细胞氧化，提高免疫力，强化神经系统，并将细胞毒素释放入血液。热水淋浴5分钟之内，即可起到刺激血液循环的效果。同样，不到1分钟的冷水浴，也会刺激血液流动和新陈代谢。冷水首先收缩血管，然后再扩张血管。

冷热水交替淋浴给我们带来以下好处：增加氧气的吸收量；提高二氧化碳排泄量；增加氮的吸收和排泄；让组织更强健；增加白细胞

事实

肿瘤区域微循环不良是有利于肿瘤生长的因素之一。

冷热水交替淋浴能够改善微循环，将养分和氧气带入细胞，并有效清除废物。

预防

争取每天至少冷热水交替淋浴一次，最好早上以此来开始一天的生活。如果您处于疾病康复阶段，可在临睡前再洗一次。

事实

每周在闲暇时间至少锻炼 4 小时，并且充满工作活力的女性，乳腺癌风险较低。

事实

每天戴胸罩 12 小时以上的女性，乳腺癌发病几率增加 21 倍，而整天戴着胸罩的女性，发病率升高竟达 113 倍。

预防

最好选用无钢圈的棉胸罩，让乳房自由的活动。每天佩戴不超过 12 小时，或者彻底脱掉胸罩。脱掉胸罩时，看看皮肤上是否有提示淋巴受压的红色痕迹。更不要戴着胸罩睡觉。

计数，从而提高免疫力；增加红细胞数量；降低血糖；加快新陈代谢。

交替淋浴后，您服用的补品会让身体更加滋润。从某种程度上说，血流改善程度与身体的康复程度呈正比。

水疗的原则

进行水疗时，（干刷按摩之后）站在淋浴下，按照下面的顺序淋浴：1 ~ 3 分钟热水，30 秒钟冷水。重复 3 次。淋浴时，用手指轻拍胸骨一分钟，刺激胸腺。用手爱抚乳房，轻轻按摩。淋浴时，轻快地按摩整个身体。每次都以冷水结束水疗。淋浴结束后，用毛巾擦干身体。

运动锻炼

手臂、腋窝和胸部运动有助于乳房的淋巴净化。肌肉运动能促进淋巴液有效流入淋巴结，白细胞确保我们的身体远离细菌、病毒、毒素和癌细胞。每天坚持锻炼的好处多多，如跳跃、跳绳、网球、壁球、游泳（不含氯的水中）、划船、洗窗户、打鼓、开合跳、伐木、徒步、散步时摆动双臂等。坚持定期锻炼可以提高雌激素代谢，改善血糖调节。

脱掉胸罩

胸罩限制了乳房运动，阻碍了淋巴循环。《致密的穿着》（Dressed to Kill）一书的作者称，每天佩戴胸罩 12 小时以上，甚至睡觉时也不脱掉的女性，很容易患上乳腺癌[1]。另一方面，佩戴胸罩不足 12 小时的女性与普通女性相比，乳腺癌发生几率降低 19 倍。紧身胸罩下方皮肤上的红斑，可能提示淋巴循环受限。

在没有带胸罩习惯的人群中，女性乳腺癌的发病率很低[2]。尽管戴胸罩不一定就会得乳腺癌，但它确实影响了淋巴系统清除乳房区域环境毒素和癌细胞的能力。如果您的乳房丰满，不得不戴胸罩，回家后应该脱下来，而且不要穿得太紧。

淋巴净化

我是从一位乳腺癌幸存者那里得知这一方法的。多年以来，医生和癌症患者一直用它净化淋巴系统，在缓解淋巴水肿方面效果很好。

乳腺癌防治及康复实用手册

净化过程需要 3 天。当您觉得淋巴结肿大或淋巴水肿时，应该应用该净化程序。

　　方法：将果汁倒入 1 加仑（约 3.79L）的玻璃瓶中，然后兑水装满玻璃瓶。在清洁的第一天，在半杯水中加入 1 勺泻盐，然后喝掉。每隔半小时重复一次，一共服用 3 次。喝完 3 杯泻盐水后，开始喝果汁。

　　3 天内饿的时候只能吃一个橙子，不能吃其他东西。第 4 天可以少量进食，如蔬菜肉汤、水果、沙拉。然后，恢复正常饮食。

淋巴净化的食谱
配料：
每天 6 个柠檬、6 个葡萄
柚和 12 个橙子榨汁
纯净水
泻盐

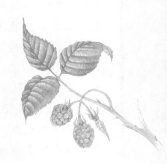

乳房自我按摩

　　乳房自我按摩是刺激淋巴流动、清除乳房毒素的另一种好方法。两名极其专业的按摩师帕姆·哈蒙德（Pam Hammond）和莎拉·考利（Sarah Cowley）提供了以下指导，教给女性朋友们如何以疗愈的方式按摩乳房。您可以从淋浴开始按摩，双手"清洗"乳房，直到接受按摩乳房的想法，变得不太反感。您也可以使用后面讲到的乳房保养精油。

1. 把手轻轻放在脖子两侧，轻轻前后按摩皮肤，慢慢按摩到锁骨。按摩 15 分钟。

2. 然后，把手掌放在腋下，轻轻挤压腋窝。这种运动会向上传导，到达肩部，朝向身体中心。按摩 15 分钟。

3. 用 3 ~ 4 个手指的指腹，以半圆的方式按摩乳房的外部，并逐渐向内侧移动，直到乳晕。不要太用力，应该温和轻柔。感觉就像在轻抚一只温顺的小猫。

4. 将双手笼罩在乳房上，轻轻提起乳房，让它离开胸壁，然后做圆周运动，或者提起放下。这样可以让淋巴液流入乳房后间隙，然后流向腋下的淋巴小管。

5. 如果按摩中发现肿块，不要想把它按摩掉。这样可能会刺激它生长。80% 的乳房肿块都是良性的，尽管如此，您也应该告诉医生，这一点很重要。

跳跃练习方法

选择的跳跃器可以是一个小蹦床。在蹦床上跳跃可以极大地改善淋巴液在体内的循环，因为肌肉收缩会推动体液流向淋巴管。

跳跃给我们带来的其他好处还有：轻柔地按摩肝脏和结肠；提高细胞层面的氧合作用；改善肌肉张力；促进消化和身体排毒；消耗多余热量控制体重；改善心血管健康；减轻和释放压力；增强力量、耐力、平衡感和灵活性。跳跃 10 分钟的有氧效果相当于打网球 40 分钟或慢跑 30 分钟。肺的工作效率提高，交换更多的空气，增加血液的氧气吸收。心肌会变得更强大，每次搏动输出更多的血液，减少每分钟的心搏次数。跳跃的有氧效果还能增加体内血管的宽度和数量，从而增加血容量，提高体内细胞的携氧能力。我们知道，癌细胞在缺氧的环境中容易生长。长期做跳跃运动还可以缓解便秘，因为它增加了肠道蠕动。肠道蠕动加强之后，结肠能排出更多的毒素和雌激素，从而降低乳腺癌的风险。如果您的膀胱机能较弱，跳跃时可以垫上一片卫生巾，防止运动时漏尿。以下推荐的动作不限地点，时间从 30 秒到 3 分钟不等，应该坚持跳跃运动 7 ~ 45 分钟。时间的长短取决于您的年龄、健康状况和耐力。从短时间开始，循序渐进。每天锻炼 1 ~ 2 次。

1. 在墙上贴一幅图，跳跃时面对着它，这样可以集中精力。什么样的图片都行，比如代表宇宙的曼陀罗（mandala）、家庭合影、您想要拥有的东西、能带来健康宁静的图片，如自然景色等。选择时不能马虎，因为它能在锻炼时增强您的免疫系统。

2. 跳起的同时，手臂先后画圈，就在仰泳一样。每跳两次，画一个完整的圆圈。然后加快速度，每跳一次画一个圆圈。跳跃时，让腋窝也活动起来。然后做相反的动作，跳动时向前转动手臂。一边摆动胳膊，一边想像"甩掉"过去所有的不快、愤怒和纠结的情绪。在向前摇动手臂时，想象美好的未来在召唤您，您正在朝它而去。

3. 跳起的同时，交替摆动左右两臂，就像自由泳一样。一边运动，一边想象自己从过去解脱出来。然后做相反的动作，向前转动手臂，就像向前爬行一样。
想象您的每个动作都是在向美好的未来靠近，奔向自己的理想和目标。

4. 第一次跳跃时，双手在身体前击掌。下次跳跃时，双手在身后击掌。就这样，一边跳跃一边交替前后击掌，就像为您过去和未来的生活击掌庆贺。

5. 抬起左膝、将左臂抬过头顶时吸气。做下一次跳起时呼气抬起右膝，并将右臂抬过头顶。注意抬高膝盖。如果您觉得有些费劲，可以在抬膝和举臂之间加上一次跳跃。如果感到呼吸困难，可以用深呼吸来协调动作。

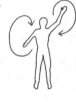

6. 抬起左膝、将右臂抬过头顶时吸气。呼气的同时，双脚在蹦床跳起，双臂放在身体两侧。然后，抬起右膝、将左臂抬过头顶时吸气。双手放在身体两侧，双脚落下时呼气。连续做这个动作。

7. 跳起，手掌朝前在乳房前方画圈。左手掌逆时针旋转，右手掌顺时针旋转。双手转到中心时，拇指尖相触。一边跳跃，一边想你正在清理乳房内的毒素或癌细胞，正在把正能量传递给它们。

8. 跳起，把双臂摆向身体左侧。下次跳跃时，双臂摆向右侧。向左摆动时呼气，向右摆动时呼气，连续做 1 分钟。然后，向左摆动手臂时，臀部向右转，双脚着地时脚尖向右。下次则将手臂摆向身体右侧，向左转臀，双脚着地时脚尖向左。就这样连续扭动身体，调整呼吸。

9. 跳起，左臂伸向左侧并与肩同高，右手的指尖拍打乳房之间的胸骨。下次跳动时，动作相反，右臂伸向右侧并与肩同高，左手的指尖拍打乳房之间的胸骨。就这样交替摆动一只手，另一只手拍打乳房之间的胸腺区域。脑海中想象自己在为胸腺编程，让它具有超凡的免疫力。

10. 开合跳。双脚在蹦床上跳起并分开，双手在头上方击掌，同时吸气，然后跳起，双腿并拢落地，双手收回到身体两侧，同时呼气。连续做这个动作。做 26 次开合跳，或者连续做 30 秒至 3 分钟。

11. 第一次跳跃时，向两侧伸开双臂，与肩同高，双脚分开。下一次跳起时，双臂在心脏的位置交叉，并伸到胸前，双脚交叉。每次跳跃时交叉的双臂和双腿都交换前后位置。

12. 跳起时吸气，双臂上举并置于肩后，然后呼气并将双臂放回身体两侧。接着将双手交叉于胸前并吸气，再放回到身体两侧同时呼气。就这样连续跳动和交叉双臂，协调手臂和跳动。跳动时用鼻子用力吸气和呼气，想象自己正在吸入疗伤的能量，双臂交叉与胸前拥抱自己，将双臂置于肩后的同时，释放所有（身体和情绪上的）毒素。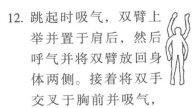

13. 吸气同时伸出左臂与肩同高，同时张开手指；曲肘并收回手臂，同时收回手指握拳。拳头应该接触到胸壁的侧面，肘部弯曲位于身后。然后呼气，伸出左臂与肩同高，同时张开手指，就像要抓住自己的未来与健康（或者您想要的东西）；然后肘部弯曲，手握拳。连续交替动作，并用力呼吸。

14. 跳起并将左臂摆到身前，右臂摆向身后。下一次跳起时，右臂向前，左臂向后。双脚配合手臂的动作，左臂前伸时，右脚稍向前，右臂前伸时，左脚稍向前。找到呼吸的节奏，可以在左臂前伸时吸气，右臂前伸时呼气，或者采用其他的深呼吸方式。

15. 右脚跳起，抬起左腿，双臂伸出与肩同高。下次是双臂放在身体两侧，双脚跳起。第三次跳起是左脚起跳，抬起右腿，同时抬起双臂与肩同高。第四个动作是双脚落地，双手放在身体两侧。连续做这 4 个动作。

导致免疫力低下的因素

有许多因素会对免疫状态产生不利影响。有些因素我们可以改变，有些则不能掌控。下面列举了一些导致免疫低下的例子。标出导致您免疫力低下的因素，然后努力改变它们。这些分类和例子选自于吕克·德·舒伯（Luc De Schepper）的《免疫力的巅峰》（Peak Immunity）一书[3]。

遗传因素
具有下列疾病家族史时，免疫力可能会降低，癌症风险增加：
甲状腺功能减退
类风湿关节炎
硬皮病
癌症
躁郁症
桥本病
低血糖
过敏
糖尿病
狼疮

人格因素
以下人格特点会导致免疫力低下：
强迫性锻炼
强势
竞争心强
不能放松自己
神经质
不安全感
缺乏耐心
不能忘记过去
挫败感强
过于取悦他人
易生气
攻击性强
心思缜密
被动消极
无主见

压力因素
以下压力因素可能会增加免疫系统的负担：
童年受虐史
离婚或分居
曾经入狱
抵押贷款
家庭矛盾
意外怀孕
婚姻矛盾
迁居
父母酗酒
两性问题
失业
工作不顺利
亲人去世
人身伤害
退休后空虚

营养因素
这些营养模式会导致免疫力降低：
糖或巧克力成瘾
饮食不规律
长期饮用咖啡
面包食用过多
长期吃牛肉或猪肉
缺乏全麦食品
食用过多精细白面制品
长期饮酒
吃油炸食品
不吃早点
很少吃水果
有食物过敏史
食用罐头食品多于新鲜食品
长期喝软饮料
药瘾或烟瘾

化学因素
生活中的这些化学因素会降低免疫力：
铝制器皿
燃气灶
含特氟龙涂面的锅或罐
含氨清洁剂
发胶
松节油、油漆味
含氟或含氯的水
煤油
报纸油墨
染料
亮漆
指甲油
杀虫剂
香烟
甲醛
农药暴露
循环空气
地下停车场
含石棉的天花板
电磁场暴露
复印机的辐射
暴露于 X 线或计算机辐射

健康因素
以下健康因素会降低免疫力：
既往手术史
重复感染
（一年内超过 6 个月）
化疗或放疗史
对豚草或叶霉菌过敏
抗生素使用史
可的松使用史
避孕药使用史
环境过敏

免疫系统的特有细胞

补体系统

补体系统中含有肝脏和脾生成的蛋白质。这些相互协作的蛋白质可以摧毁癌细胞、病毒、细菌和免疫复合物。

白细胞

白细胞在骨髓中生成，并被运输到血液中。大约一半的白细胞从骨髓进入胸腺，并在这里"成熟"，承担不同的功能。它们被称为 T 淋巴细胞，成熟后离开胸腺，在血液中循环并驻扎在淋巴结中。T 淋巴细胞包括辅助 T 细胞、杀伤 T 细胞和抑制 T 细胞，它们共约占循环淋巴细胞的 75%。起源于骨髓但不进入胸腺的其他淋巴细胞称为 B 淋巴细胞。它们的主要功能是产生抗体，也会驻扎在淋巴结中。其他类型的白细胞还有巨噬细胞和记忆细胞。

巨噬细胞

这种细胞能够吞噬和消化进入血液的碎片。当它遇到外来有机体时，会召唤辅助性 T 细胞到达现场。

辅助 T 细胞

它能识别外来物质或"敌人"，并快速流向脾脏和淋巴结，刺激生成其他细胞来对抗感染。

杀伤 T 细胞

该细胞由辅助 T 细胞招募和激活，专门杀灭被外来生物体入侵的身体细胞以及癌细胞。

B 细胞

这些细胞驻扎在脾或淋巴结中，并由辅助 T 细胞激活而复制。它们能生成一种强大的化学武器——抗体，其实抗体就是蛋白质分子。B 细胞和抗体快速到达感染部位，消灭"敌人"或将其打上记号，让其他细胞或化学物质攻击它们。

抑制 T 细胞

这类 T 细胞能够减慢或停止 B 细胞和其他 T 细胞的活性。在战胜

预防

利用含有菊粉的草药增强补体系统，包括紫锥菊、牛蒡根和蒲公英根。

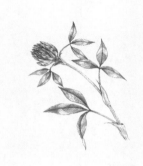

感染后，它们扮演者重要的角色，起到立即停止攻击，减少对正常细胞损伤的作用。

记忆细胞

此类细胞产生于感染的最初阶段，并能在血液或淋巴中循环多年，使身体对以后的感染产生快速反应。

提高淋巴和免疫功能的西方草药

西方草药可以单独使用，也可以组成配方，用于净化和促进淋巴循环，也用于乳房的保健。印度和中国的草药和草本配方也有类似的作用。钙、碘和镁也能帮助疏通淋巴瘀滞，它们大量存在于深海蔬菜中，如海带、海草、羊栖菜和红藻中。

除了上述草药之外，有望用于乳腺癌预防和治疗的草药还有姜黄、没药、紫罗兰、血根（sanguinaria canadensis）、曼德拉草和杜松。体外研究发现，后三者能够抑制雌激素受体阳性和阴性细胞系的增殖，其中血根的作用最强[4]。使用这些草药和配方时，应该遵守自然疗法医生或中医医师的建议。

有抗癌活性的植物化学物质

下表总结了在有抑制乳腺癌细胞生长作用的草药中，发现的一些植物化学物质。关于它们是如何破坏细胞分裂的，请参阅第10章"乳腺疾病的治疗"[5]。

植物化学物质	含有植物化学物质的草药
小檗碱	白毛茛、小檗、血根黄连
β – 谷甾醇	杜松、没药、红花苜蓿、紫锥菊、姜黄、万寿菊
β – 胡萝卜素	白毛茛、商陆
染料木素	红花苜蓿、野靛蓝
叶黄素	欧洲槲寄生、万寿菊
槲皮素	五月果（曼德拉草）
姜黄素	姜黄

乳腺癌防治及康复实用手册

牛蒡根 (arctium lappa)

牛蒡对肾脏、膀胱和肝脏有特殊的亲和力。它有解毒、除湿、溶解沉淀物和疏通淋巴瘀滞的功效，也有抗击良恶性乳腺肿瘤的作用。

牛蒡可以清热解毒，减少感染，消炎祛肿。它通常用于慢性皮肤病。同时，牛蒡还有助消化，促进胆汁排出。新鲜的牛蒡根可去除重金属和化学物质，有利于益生菌的生长。它属于免疫系统的补剂，Rene Caisse 公司的的 Essiac 配方，以及霍克塞（Hoxsey）配方都含有它。它与红花苜蓿和蒲公英配合使用，效果会更好。

◀ 用量：25 ~ 100 滴，每日 3 次。
一次可以连续使用数月，甚至几年。
禁忌证：孕妇禁用，因为它会刺激子宫。最好从少量用起，然后根据需要逐渐加量。

万寿菊 (calendula officinalis)

万寿菊可以治疗肝脏、心脏、子宫、皮肤、静脉、淋巴系统和血液系统的疾病。它与牛蒡一样，具有清热解毒，消炎（细菌、真菌、病毒和阿米巴）祛肿，疏通淋巴的功效。它含有大量可预防乳腺癌的叶黄素。

它可以降低生殖器官、乳房、肠道肿瘤、囊肿和癌症的发生。万寿菊能促进消化，减少肝脏充血。手术前后使用，还能促进组织修复，减少疤痕，并可用作皮肤的杀菌剂。

◀ 用量：50 ~ 100 滴，每天 3 次。乳腺癌手术后使用 1 个月。
禁忌证：孕妇禁用，因为它会刺激子宫。

白毛茛根 (hydrastis canadensis)

白毛茛可作用于胃、肠、肺、心脏、生殖器、膀胱、肾脏、肝脏和胆囊。它有清热、消除黏液、减少感染和炎症、舒缓黏膜、减少渗出的作用。该药可用于治疗肝硬化和胆结石。白毛茛是最好的草本抗生素之一，它对多种细菌、酵母菌、真菌、变形虫和寄生虫都有效，而且不会影响正常肠道菌群。它与小檗一样，是治疗慢性念珠菌病的有效草药。白毛茛可以治疗生殖器官、乳房和胃的肿瘤，并有助于缓解乳房疼痛和肿胀。它含有抗癌化学物质，小檗碱以及 β - 胡萝卜素。

作为一种助消化药，它还能刺激胃酸分泌，缓解食欲不振和疲劳。而作为一种免疫刺激药，它可以提高巨噬细胞吞噬和消化外来颗粒及细菌的能力，并增加脾脏的血液供应，增强白细胞抗击细菌、病毒、毒素和癌症的功能。由于它药效强大，使用时只需要小剂量。

◀ 用量：7 ~ 40 滴，每日 3 次。如为含 10% 小檗碱的粉状固体萃取物，剂量为 250 ~ 500mg，每日 3 次。每次使用 3 周，然后休息 1 周。它具有轻微的积累毒性。如果您正在服用它和其他草药的配伍方剂，可能需要一次用药几个月。
禁忌证：孕妇禁用，因为它会刺激子宫。由于它有升压效果，所以高血压者禁用。如果服药时出现恶心，应酌情减量。

紫锥菊根 (echinacea augustifolia)

紫锥菊对血液、淋巴、皮肤、胃和泌尿生殖器官有亲和力。它能清热解毒、消炎去热。紫锥菊有助于消除淋巴管堵塞和减少肿瘤发生，已被用于几代抗癌配方中。作为免疫刺激剂，大剂量服用时可提高白细胞数量，改善巨噬细胞活性，并增加干扰素生成。它可用于急性感染的短期治疗，作为解毒抑癌药时，可使用 3 个月。

◀ 用量：25 ~ 50 滴，每日 3 次。
禁忌证：对本品过敏者会出现头晕、恶心、咽痛、关节痛和溃疡等症状。

禁忌证：孕妇禁用，因
为它会刺激子宫。大剂
量可出现镇静效果，或
者刺激胃肠蠕动。如果
发生这种情况，可酌情
减量。切勿使用美洲槲
寄生，因为它属于不同
植物，具有毒性。

欧洲槲寄生（viscum album）

在 1995 年的德国，欧洲槲寄生是最常用的抗癌生物药品，使用的患者高达 80% [6]。欧洲槲寄生具有利尿排毒、溶解微量元素沉积物、刺激免疫和减少（良恶性）肿瘤的功效。

它含有植物叶黄素和凝集素。凝集素是类似于药用蘑菇中发现的抗肿瘤蛋白 [7]。槲寄生还含有能抑制肿瘤生长并增强 T 杀伤细胞活性的精氨酸。为了发挥它的效力，槲寄生制剂应该选用新鲜的绿叶和新鲜干燥植物配制。槲寄生性温，可长期服用。

欧洲槲寄生发酵后的制剂的品牌为伊斯卡多（Iscador），这种药由发酵的槲寄生和顺势疗法剂量的银、铜和汞组成。为家兔注射这种药物后，自然杀伤细胞的活性增强，其他白细胞的数量增加，并提高了巨噬细胞的清除能力 [8]。注射 Iscador 6 天后，大鼠胸腺的重量增加了 78%。它还使胸腺细胞对刺激剂的反应速度提高 29 倍。对于乳腺癌女性，白细胞的净化活性显著提高。

Iscador 一般在手术前 10 ～ 14 天使用，防止肿瘤在术中扩散转移。术后或放疗后可以使用数年，降低复发风险。可以将它注射到肿瘤部位或附近，一般一个疗程需要注射 14 次，浓度逐渐增加，也可以酊剂的形式服用。

商陆根（phytolacca decandra）

商陆根对消化、淋巴和肌肉骨骼系统都有效用。它具有清热解毒，祛除湿热，减少淋巴堵塞，缩小肿瘤的作用。商陆根可减少肝充血，缓解便秘。它对乳腺具有亲和力，可减少乳房纤维囊性疾病和乳房肿胀。它是治疗乳腺炎的最佳顺势疗法药物。商陆根也是一种免疫刺激剂，已经用于霍克塞（Hoxsey）的配方中。19 世纪 50 年代的 Eclectic 医生，在治疗乳房疾病药物中常规加入商陆根。

用量：每日 1 滴，使用 6 周；或者每天服用 3 粒具有 6 倍顺势疗法效力的药片；或者每天 3 ～ 25 滴本药与其他草药混服，连续几周。然后停药 1 周。大剂量服药时有毒，即便小剂量服用也有累积效应。
禁忌证：孕妇禁用，因为它会引起胎儿畸形。

红花苜蓿（trifolium pratense）

红花苜蓿是皮肤、肺部、神经和膀胱的特效治疗药，有利尿排毒、消肿除湿、缩小肿瘤的功效，特别是乳房、皮肤和卵巢肿瘤。它适用于慢性膀胱感染，以及阴道分泌物增多。治疗皮肤痤疮和湿疹的药物中经常会用到它。红花苜蓿有助于重金属的解毒。红花苜蓿含有大量的植物雌激素，是预防乳腺癌药物中的极好原料。霍克塞（Hoxsey）配方、FlorEssence 配方和 Flora 生产的各种药物中都用到了它。

红花苜蓿历史悠久，具有很高的抗肿瘤功效。常规使用红花苜蓿后，数以百计的癌症病例得到缓解 [9]。如果要达到深度清理和抗肿瘤效果，

用量：20 ～ 100 滴酊剂，每日 3 次，或代茶饮数杯。文火煎制花苞 15 分钟。
禁忌证：尚不明确。

必须服用数月。鲜花的顶部可以榨汁，或者泡茶饮用。

猪殃殃 (galium aparine)

猪殃殃对肝脏、膀胱、前列腺、血液、淋巴系统和皮肤都有亲和力。它具有解毒功效，可以缓解乳房肿胀，有助于对抗良性和恶性肿瘤，并消除淋巴堵塞。它也可以稀释血液，溶解血栓。但这种血液稀释功能，使它不适用于手术前后，也会增加月经血量。猪殃殃有缓解肝脏淤血的作用。它可以降热消暑，适用于降低体温。该药十分安全，长期使用效果最佳。应该使用新鲜的草药，不应煎制。

用量：2 茶匙鲜汁，每天 3 次；或 40～100 滴酊剂，每天 3 次。
禁忌证：月经过多时或手术前后 3 天禁用。

野靛蓝根 (baptisia tinctoriae)

自从我发现野靛蓝根含有染料木素这种大豆中常见的植物雌激素之后，我对这味草药十分关注（参见第 7 章"乳房健康的正确饮食"的各种食物中的植物雌激素含量）。我检测的是一个相关的物种——蓝花赝靛（baptisia australis），它的染料木素含量与这种生于北美洲的草药一样。赝靛可以疏通淋巴阻塞，已经被用来治疗淋巴水肿和乳房感染（乳腺炎）。它具有清热解毒、消炎、解热的功效，可以减少分泌物。肝瘀血滞会导致乳房囊肿，它可以促进肝脏内血液流动，减少囊肿生成。赝靛还可促进消化，刺激胆汁流动，利于肝脏排毒。此外，还可以缓解便秘，改善排泄。野生靛蓝可促进组织修复，止腐生肌，愈合溃疡，并有治疗恶性乳腺肿瘤的历史。同时，它还是一种免疫增强剂，可以增加白细胞数量和活性[10]。因此，赝靛好像适用于乳腺癌预防和治疗的所有方面。它的药效很强，只能在必要时少量使用。

用量：2～25 滴，每日 3 次。
禁忌证：大剂量时有毒，请保持建议用量。如果出现呕吐、腹泻或呼吸困难等症，请停止服用。如您长期大便不成形，也请勿使用。

血根 (sanguinaria canadensis)

研究证明，血根是另一种含有植物雌激素的草本植物，它与槲寄生、曼德拉草和杜松一样，在体外试验中抑制雌激素受体阳性和阴性的乳腺癌细胞系增殖[11]。血根在历史上已经被成功制成外用药膏，可以减小和消除乳腺癌肿瘤[12]。有关该技术的更多介绍，请参阅英格丽·奈曼（Ingrid Naiman）的杰出作品《癌症药膏：植物疗法》一书，或者参阅本书第 10 章中的药膏验方。小剂量内服后，血根可以刺激消化并促进血液循环，但大剂量会引起恶心和呕吐，并有镇静作用。小剂量可改善肝脏和腺体功能。血根中起到抑制癌细胞作用的两种活性成分是小檗碱（也包含在金毛莨中）和血根碱。但需慎用血根。因为它具有毒性，大剂量使用可能导致死亡。

用量：2～10 滴，每日 3 次。
禁忌证：该药禁止与自然疗法配用；妊娠或哺乳期间禁用。

保哥果或大喜宝（Taheebo）

这种南美洲树种的内层树皮中含有一种叫拉帕醇的植物化学物质，具有抗癌特性。

它对实体瘤、白血病和某些癌症（包括乳腺癌）有效。保哥果用于治疗念珠菌病，这种病是免疫力降低后发生的全身性真菌感染。它还能抵抗细菌、真菌、病毒和寄生虫感染。大喜宝（Taheebo）作用于肾脏和膀胱，起到排毒的作用，它对慢性膀胱感染的疗效很好。还有助于减轻关节炎症状。它能促进血液循环并促进组织修复，可治愈皮肤溃疡、湿疹和牛皮癣。保哥果非常安全，可以泡成茶，随时饮用。

Carnivora（捕蝇草提取物）

Carnivora 是高度提纯的捕蝇草 (Dionaea muscipula) 提取物。它通过阻断癌细胞中制造蛋白质所需的蛋白激酶来分解肿瘤。没有蛋白质，癌细胞就会死亡。德国的 Helmut G. Keller 博士发现了这种植物，并且一直在给他的患者使用。他发明的胶囊品牌为 "Carnivora"。

绿茶

绿茶含有多酚和表没食子儿茶素 –3– 没食子酸酯。研究已经发现，它们可调节癌细胞复制，并诱导程序性细胞死亡（细胞凋亡）。绿茶能够作用于癌症的各个阶段——启动、促进和进展[13]。它的部分保护作用表现在抑制肿瘤新生血管生成[14]。其实，绿茶和红茶来自于一种植物——茶树，但它们的叶子加工工艺不同。

绿茶含有咖啡因，但比咖啡少得多。咖啡因可以增加纤维囊性乳房疾病的发生率，所以不要使用含咖啡因的绿茶。并且，应该确保使用有机绿茶。

用量：每天 2 杯。如果
您患有癌症，应考虑服
用绿茶提取物或丸剂，
每天服用相当于 10 杯
茶的量。
禁忌证：绿茶中含有咖
啡因，孕妇禁用。如果
患有纤维囊性乳房疾
病，不能经常服用，除
非已经做脱咖啡因处
理。

西方的乳房保健草本配方

霍克塞（Hoxsey）配方

霍克塞（Hoxsey）配方经霍克塞的推广而流行。霍克塞曾在伊利诺伊州和德克萨斯州经营癌症诊所。

霍克塞配方促进消化（小檗、牛蒡、花椒）；帮助肝肾排毒（红花苜蓿、小檗、牛蒡）；抑制雌二醇与乳腺细胞上的雌激素受体结合（甘草、红花苜蓿）；改善消除（药鼠李、小檗、沙棘树皮）；抵抗寄生虫（小檗）；促进大肠中双歧杆菌的生长，抑制能重新吸收雌激素的细菌生长（牛蒡、小檗）；净化淋巴系统（牛蒡、红花苜蓿、商陆根、乌桕）；减少肿瘤发生（牛蒡、红花苜蓿、乌桕）；使甲状腺功能恢复正常（碘化钾）。而且，其中包括麦克斯·格森博士也认为在癌症治疗具有重要意义的 2 种元素——钾和碘。

我曾多次使用过霍克塞配方，这些女性患有乳房肿胀、纤维囊性乳房疾病、淋巴结肿大和乳腺炎，大多数人对其功效感到满意。它和乳房保健配方一起，是我经常为乳腺癌妇女开具的处方。

1963 年，米尔德里·德纳尔逊（Mildred Nelson）在墨西哥的蒂华纳（Tijuana）开了一家癌症治疗诊所，他就采用了该配方的一种改良形式。在他的配方中不含花椒或鼠李，而是用波希鼠李皮代替了苦皮。

用法及用量：饭后和睡前服用 25 ～ 100 滴（1/4 ～ 1 茶匙）酊剂，与 1/3 杯水混合（它很难喝，要做好心理准备）。如果是要预防癌症，可以用低剂量；如果您是乳腺癌康复患者，选用高剂量。酊剂的效果会比胶囊或片剂好。

生物医学中心的霍克塞配方的给药方式如下：将稀释后的药品倒入 1/3 杯水、葡萄汁、牛奶或药草茶中，一开始喝 1 勺，每天 4 次。这样连续服用 5 年，然后每年春秋两季喝 3 ～ 4 个月。建议根据病情酌情增加用量[15]。

禁忌证：妊娠期间或长时间哺乳期间禁止服用。如患有甲状腺功能亢进，或使用中出现令人不安的症状，请勿使用。大剂量服用可能有毒，因此应该在中医医师或自然疗法医生监督下服用[16]。

Essiac 配方

另一种预防和治疗乳腺癌的流行配方是 Essiac，它是美洲原住民喝的茶。

蕾妮·蔡斯（Renee Caisse）于 1888 年出生在安大略省布雷斯布里奇（Bracebridge），在安大略省海莱伯里市（Haileybury）普罗维登斯修女医院担任护士长。有一天值班时，她无意中得到了一位老年患者的食谱。这位老人 30 年前因服用奥吉布韦（Ojibway）巫医给她的 8 种草药治愈了乳腺癌。不久之后，蕾妮的姑妈米尔扎·波特温被诊断患有胃癌和肝癌，探查手术后得知最多只能活 6 个月。蕾妮每天都给她服用奥吉布韦的药方，一年后她神奇痊愈了。后来，竟然又活了 21 年。

原配方含有 8 种草药，蕾妮最后把它们精简到 4 种。

她将这些药物以茶叶形式分发给来自安大略省各地的癌症患者，亲眼目睹了数百名患者的好转。

蕾妮谢绝收取患者费用，而是接受捐赠食物、劳动、手工针织毛

◆ **原始的霍克塞配方**
（16 盎司，约 453.6g）
配料：

150 mg	KI（碘化钾）
20 mg	中国甘草
20 mg	红花苜蓿
10 mg	牛蒡根
20 mg	乌桕根
10 mg	小檗根
	（小檗或冬青叶小檗）
5 mg	苦皮
	或波希鼠李皮
5 mg	花椒皮
20 mg	鼠李树皮
10 mg	商陆根
	（商陆属）

◆ **Essiac 配方**
配料：
6¹/₂ 杯干牛蒡根，切块
16 盎司（约 453.6g）绿色羊酸粉
1 盎司（约 28.4g）土耳其大黄根粉
4 盎司（约 113.4g）红榆树皮粉
如要配置一个人用的小剂量，可使用：
1⁵/₈ 杯牛蒡根切块
4 盎司粉状羊酸粉
1 盎司红榆树皮粉
1/4 盎司（约 7.09g）土耳其大黄根粉

Essiac 配方

如果您有兴趣，可以按照以下配方，自己配制 Essiac。

方法：将一杯混合好的草药倒入 2 加仑（约 7.6L）的矿泉水中，这样可以获得 13 ~ 15 瓶 16 盎司的药液。如果为一个人配制，可以在 1/2 加仑（约 1.9L）的水中，加入 1/4 杯的混合草药。所有餐具、锅等都必须是铸铁或不锈钢材料。

1. 加入 2 加仑纯净矿泉水并煮沸。

2. 加入一杯混合草药，煎制 10 分钟，并不时搅拌。

3. 关掉炉火并加盖，然后静置一夜（12 小时），如果可能的话，中间搅拌一次。

4. 早上消毒 15 个 16 盎司（473ml）的棕色玻璃瓶（药草对光敏感，应该在黑暗中保存）。在每个瓶子中加入 1/2 英寸（约 1.3cm）高的水，然后在一个大烤盘里加入 1 英寸（约 2.5cm）高的水。将烤盘和瓶子放入 300°F（约 149℃）烤箱中 40 ~ 60 分钟，直到温度非常高。

5. 当瓶子消毒快完成时，打开汤药下面的炉火，将其加热至刚要沸腾。

6. 让药液静置几分钟。

7. 将汤药倒入已消毒的棕色玻璃瓶子里。倒出瓶子里的热水，然后灌满药液。拧紧瓶盖，密封。在装瓶前用酒（伏特加酒）擦拭盖子的内部。药液冷却后存放在阴凉的地方。

8. 打开后的 Essiac 应该始终冷藏在冰箱里，但是不能冷冻。

预防

作为乳腺癌预防计划的一部分，应考虑每年服用霍克塞配方、Essiac 配方（或 FlorEssence）、或乳房保健配方 1 ~ 2 次，每次持续 3 个月。服用的频率和剂量取决于您的风险因素。如果您正处于乳腺癌康复期，应该从诊断为乳腺癌起，至少连续服用 5 年，每 6 周稍休息一段时间。

衫和其他自愿捐款。她无私照护患者 50 年，于 1978 年去世，享年 90 岁。

Essiac 由 Respirin 公司出品，大多数健康食品商店都有售，您也可以使用 Flora 公司生产的 FlorEssence，配方稍有不同而已。后者的配方中含有红花苜蓿，更适合乳腺癌的预防。

用量：服用 Essiac 后至少 1 小时内不要进食或饮用任何东西。每天用等量的热水送服 1 ~ 2 盎司（30 ~ 60ml）的 Essiac，每日 1 ~ 3 次，或者每隔一天，在晚餐后 2 ~ 3 小时临睡前空腹服下。应该慢慢服饮，在 4 分钟内服下。

不同的来源有各自的推荐剂量，通常是 60ml 与等量温纯净水混合，每天 2 次，在清晨早餐前和晚餐后至少 2 个小时服下。

如果您为了预防，每日服 30ml 或隔日服用可能就足够了。对于晚期癌症病例，应把用量增加至 180ml，每天分 3 次服下，至少坚持 12 周，然后减至常用剂量 120ml[17]。

禁忌证：妊娠或哺乳期间禁用 Essiac。

乳房保健配方

曾有良性乳腺病病史，或乳腺癌风险较高的女性，可以考虑使用以下配方。它选取了霍克塞配方和 Essiac 配方中的一些草药，重点关注乳房和淋巴系统。我采用有机草药的酊剂制作该配方。

方法：您如果要自己配制，可以购买上述草药的酊剂，并按给定比例混合在一起。将其倒入消毒的棕色玻璃瓶中并加入碘化钾。碘化钾可以从药店购买。

用量：20 ~ 100 滴，每日 2 ~ 3 次，餐前半小时或餐后 2 小时服用。用于预防时为期 3 个月，一年 1 ~ 2 次。如果您患有乳腺癌，请每隔 4 ~ 6 周连续使用 1 周。它可以与本书描述的其他免疫激活配方联用，再加上白毛莨、紫锥菊、血根和杜松后效果更强。

禁忌证：妊娠期和哺乳期女性禁用。甲状腺功能亢进患者禁用或慎用。

◀ **乳房保健配方**
配料：
20 份红花苜蓿（鲜花头）
20 份牛蒡根（干根）
20 份欧洲槲寄生（小枝和树叶，新鲜的嫩叶或新鲜的干株）
20 份猪殃殃（新鲜药草）
10 份金盏菊（花瓣）
5 份商陆根（新鲜根）
5 份野靛蓝根（根）碘化钾 (3% w/v)

提高淋巴和免疫功能的阿育吠陀草药

阿育吠陀（Ayurveda）是印度孕育了数千年前的繁杂庞大知识体系。阿育吠陀草药具备了调和天、气、水、火、土五种要素的能力。这五种要素不仅存在于自然中，也存在于每个个体中。这些要素失衡就会导致疾病。我们这里讲述两种具有较强的免疫增强作用的阿育吠陀草药。

阿姆拉（印度醋栗）

阿姆拉是维生素 C 以及植物界其他生物类黄酮最丰富的来源之一（每个果实中含 3000mg）。它也是一种奇特的抗氧化剂，使超氧化物歧化酶水平增加 216%（超氧化物歧化酶有助于消除肝脏解毒过程第 1 阶段中形成的自由基）。它是帮助我们缓解压力的最佳草药之一，具有抗真菌、抗病毒、抗细菌、抗炎、抗突变和抑制酵母菌的功效。作为一种康复药草，它可以强健牙齿和骨骼，促进指甲和头发生长，改善视力，阻止牙龈出血。阿姆拉可保护肝脏，提高食欲，并调节血糖。阿姆拉是阿育吠陀补剂 Chyawan Prash 的基础。

◀ **用量：** 每天 3 次，每次 1 茶匙膏剂；或 5g 粉末加水，每日 2 次，滋补身体。
禁忌证： 急性腹泻或痢疾者禁用。

印度人参

另一种有助于缓解压力的阿育吠陀草药是印度人参。它是一种免疫增强剂，直接注射到肿瘤中时，可缩小肿瘤。它可以杀灭一些变形虫、细菌和真菌。

印度人参处方用于治疗神经衰弱、体虚、记忆力减退、肌肉无力、腺体肿胀、疲劳和失眠。其镇静作用有助于睡眠。

提高淋巴和免疫功能的中药

传统中医预防癌症有以下几个要点：有效控制对气血流通产生影

中医理论中关于乳腺癌的病因

为了深入理解防治乳腺癌的中草药，我们必须首先从东方医学的角度弄清乳腺癌的病因。中医学认为，乳腺癌的主要病因如下：

1. 首先是肝气郁滞。中医理论认为，人体肝脏的主要作用是体内之气（能量）四通八达。而气血流动会受到情绪的影响——如喜、怒、忧、思、悲、恐、惊。这些情绪会影响肝气通顺，导致气血不畅、肝气瘀滞的其他原因还有缺乏运动、呼吸浅薄、摄入过多不健康的脂肪。气淤可能表现为经期不调、经前乳房肿痛、乳房囊肿、易怒、疲惫和抑郁。气淤也常与肝阴和肾阴不足有关。

2. 其次，是肝血郁滞。与肝气不畅一样，肝内血流瘀滞，不能流动。而气推动着血，如果气淤不畅，血流必定受到影响。因此，流向乳房的血液会减少。用现代医学术语来讲，血液凝结，或者血黏度升高更容易理解一些。

3. 乳腺疾病的另一个成因是湿气重或痰多。气滞血瘀影响脾脏功能，导致痰多。脾脏在中医学中的作用是转化运输食物并调节体液。肝脏功能紊乱影响脾脏，使它无法有效地执行任务。因此导致液体聚集，长期会引起湿气重。

4. 最终，气滞和痰淤相结合，可能导致肿块变得更坚硬。而毒素的出现，会促进肿块的癌变。这些毒素可来自体内或体外，它们可以包括但不限于环境化学品、杀虫剂残留物、结垢的粪便和过量的雌激素。

5. 经过一段时间后，气滞转化为"火"，并成为所谓"毒火"。毒火攻阴（血液），进一步让肿块变硬，导致癌变。柔软的乳房肿块提示痰淤，较硬的乳房肿物提示血瘀或毒火。我发现一个有趣的现象，热成像可以从增加的热量中检出癌症的存在，这些热量是由大量肿瘤供血血管产生的。

响的忧、思、悲、恐等不良情绪；避免生痰的食物（如不健康的脂肪、小麦、奶制品和甜食）；改善循环，消除气淤，排毒。

中药很少单独使用，一般都配伍成方。乳腺癌防治药方中的草药可以分为以下几类。

排毒中药

下列中药一般具有清火的功能：苦参、白花蛇舌草、板蓝根、茄属植物、莸花、忍冬藤、夏枯草、紫草、黄芩、紫菜、郁金、牡蛎、蒲公英、大蒜，以及海草类，如昆布和马尾草等。

白花蛇舌草能增加白细胞数量，提高巨噬细胞吞噬和清除毒素的能力。它的作用是缩小肿瘤，特别是位于上半身的肿瘤，并改善肝功能。

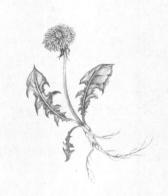

对痰热瘀毒有作用（软化肿块）的中药

这些中药有助于分解保护肿瘤的纤维蛋白，使免疫细胞可以进入肿瘤内部。以下中草药有助于软化肿物：金钱草、决明子、浙贝母、枳壳、鳖甲、牡蛎、马尾草、叶藻、昆布和郁金。如要消除无痛的硬肿块，可使用以下中药：僵蚕、青皮、三棱、蒲公英、莪术、王不留行和穿山甲。

有活血功效的中药

当血液不黏，或者黏度较低时，血液循环良好，癌症发生的可能性小。只有在血液具有一定黏度的情况下，癌细胞才会转移，因为这种状态有利于它们的"附着"。活血中药则可以预防这种情况的发生。此外，活血药还能防止术后瘢痕形成，可以降低化疗的副作用。它们能扩张毛细血管，改善微循环，为细胞带来营养并清除废物。

具有活血功效的中药有：丹参、黑三棱、穿山甲、乳香、红花、没药、莪术、川芎、丹皮和桃仁。

增强内脏功能的中药

以下中药具有增强内脏功能的作用，并能在癌症治疗后调理身体：沙参、黄芪、党参、冬虫夏草、马勃、灵芝、北沙参、绞股蓝、枣仁、甘草、麦冬、蜂王浆和地黄。另外，它们还能提高身体能量和耐力，巩固免疫系统[16]。

乳房保健的中药配方

一些已申请专利的中药同时具备了上述防治乳腺癌的功能。使用这些药物前，请务必咨询中医医师。这些药品可以从中医药店或中医医师那里获得。

治疗肝郁气滞、乳房肿胀的配方

配方	**逍遥丸**
成分	柴胡、当归、苍术、白芍、茯苓、甘草、黄芩、薄荷。
作用	调理肝郁气滞，健脾，养血。
适应证	适用于因气血不足导致的肝气郁滞，月经不调，乳房胀痛，精神涣散。
剂量	每天 3 次，每次 8 丸。无禁忌证。

适用于乳房肿胀、炎症或脓肿的配方

配方	**乳核内消汤／丸**
成分	柴胡、香附、橘核、姜黄、当归、赤芍、夏枯草、漏芦、丝瓜络、甘草。
作用	消除气滞、血滞、毒热。
适应证	适用于红肿热痛的炎性乳房肿胀。

配方	**乳癖消**
成分	昆布、马尾草、夏枯草、丹皮、赤芍、玄参、红花、三七、蒲公英、鸡血藤、鹿角。
作用	消除和软化乳房内硬块。清火，促进血液循环。
适应证	结节性乳房肿块，包括男性乳房发育症和乳房结核
剂量	每次 1.6g，每天 3 次。孕妇禁服。

配方	**瓜蒌逍遥散**
成分	天花粉、茯苓、姜黄、芍药、柴胡、当归、香附、甘草、薄荷、鹿角。
作用	消除气滞，消除肿块，行经通络。改善食欲，防止体重减轻。
适应证	适用于较大较软的乳房内肿块，乳房内痰积。

配方	**姜黄片（ITM 配方）**
成分	枳壳、姜黄、没药、浙贝母、金银花、牡蛎、马尾草、黑三棱、莪术、板蓝根、槐花。
作用	缩小并软化肿物，化解痰浊，活血化淤，清除毒素。
适应证	乳房脓肿和肿瘤。

配方	**绞股蓝片（ITM 配方）**
成分	枳壳、姜黄、绞股蓝、灵芝、白花蛇舌草、黄芪、牡蛎、马尾草、黑三棱、莪术、板蓝根、槐花。
作用	增强免疫功能，缩小肿块，益气化痰，软化肿块，消除血瘀，排除毒素。
适应证	减少肿胀、瘀血、脓肿和肿瘤。

配方	**青皮片（ITM 配方）**
成分	夏枯草、姜黄、牡蛎、黑三棱、板蓝根。
作用	缩小和软化肿块，活血通淤，排毒。
适应证	减少肿胀和瘀伤，减少脓肿和肿瘤。

配方	乳腺增生特殊治疗
成分	玄参、黄芩、丹参、浙贝母、姜黄、金果榄、白花蛇舌草。
作用	疏通肝脏瘀滞，缓解抑郁，消除肿物，益气活血。
适应证	乳房肿痛、乳房炎。
剂量	每天 3 次，每次 4 ~ 7 片，餐后开水冲服。长时间使用可能会导致轻微的消化不良、口干和大便干燥。

配方	醒消丸
作用	消除肿块。
适应证	乳房肿块，脓肿和肿瘤。

配方	内消瘰疬丸
作用	消除肿块。
适应证	乳腺纤维囊性病变，纤维腺瘤，乳腺癌。
剂量	每天 3 次，每次 8 丸。

增强免疫力和缓解化疗副作用的配方

配方	鸡血藤浸膏片
成分	鸡血藤。
作用	增加白细胞数量，促进血液循环，放松肌腱
适应证	减轻化疗副作用，增强免疫力。
剂量	每日 3 次，每次 4 片。无已知禁忌证。

配方	灵芝蜂王浆（灵芝蜂王浆精华）
成分	灵芝、蜂王浆、党参、枸杞。
作用	滋补强身补血。
适应证	有助于预防癌症和化疗引起的疲劳和体重减轻。
剂量	每天早上服用 10ml 1 支。无禁忌证。

配方	Paris-7 (ITM 配方)
成分	板蓝根、黄芩、白花蛇舌草、槐花。
作用	清热，排毒，抑制癌症。
适应证	适用于虚弱和化疗的毒副反应。

配方	Coriolus-3 (ITM 配方)
成分	毛云芝、灵芝、冬虫夏草、槐花
作用	增强免疫系统。
适应证	体重减轻和能量消耗。

配方	黄芪 / 白花蛇舌草茶 (ITM 配方)
成分	黄芪、甘草、白花蛇舌草、地黄、鸡血藤、丹参。
作用	增强免疫反应，促进血液循环，改善消化功能。
适应证	用于疲惫和虚弱无力。

配方	平消片
成分	郁金、仙鹤草、枳壳。
作用	活血化瘀，清热解毒止痛，刺激免疫，散结消肿，延年益寿。该配方用于预防和治疗乳腺癌，消除乳房内肿块。
适应证	免疫力下降的活动性癌症。
剂量	每天 3 次，每次 4 ~ 8 片。

免疫滋补茶

配料：

黄芪 48g
五味子 24g
白术 24g
党参 24g
灵芝 24g

用量：每日 1 ～ 2 杯，饭前至少半小时，或饭后 2 小时服用。

剂量：15 ～ 30 滴，每日 3 ～ 5 次。连服 6 周，休息 1 周。

禁忌证：怀孕期间或高血压患者禁止使用白毛茛。
剂量：每日 3 次，每次 2 ～ 3 片。
禁忌证：孕妇禁用。

剂量：每日 3 次，每次 2 ～ 3 片。
禁忌证：孕妇禁用。

用量：每日 2 ～ 3 次，每次 30 ～ 60 滴。需要长期服用。
禁忌证：化疗期间禁止服用，或者在服用对贯叶连翘有影响的药物时禁服，如 SSRI 抗抑郁药。

强化免疫配方

免疫滋补茶药方

该药方利用中草药，强效激活人体免疫系统。每天 1 杯，连续服用 1 周左右，或每天 2 杯，连续服用几天。

用法：将草药浸泡在 13 杯水中 1 小时。煮沸，然后煨 1 小时。倒入玻璃瓶中。冷藏保存。上述成分足够饮用几天至一周。也可以从中药店多买几袋。

紫锥菊和白毛茛的组合

治疗急性感染时，每次可连续服用含有这两味抗癌和免疫激活作用的草药配方 3 周，如果治疗癌症，则可以服用更长时间。

黄芪 10+（Seven Forests）

该配方内含有黄芪、刺五加、灵芝、麦冬、女贞、何首乌、肉苁蓉、白术、甘草、人参、五味子、桑果，适用于养血和激活免疫系统。长期服用，可以改善慢性疲劳和体弱。

灵芝 18(Seven Forests)

配方包含灵芝、黄芪、地黄、肉苁蓉、丹皮、女贞子、淫羊藿、山药、当归、沿阶草、苍术、何首乌、枸杞子、杜仲、人参、五味子、甘草和枳实。该配方益气补血，适用于免疫力下降和身体虚弱的患者。

强化免疫配方

下面的配方由本人设计，适用于增强和激活免疫系统。

方法：您可以单独购买这些酊剂，并按照比例配制。

配料：

黄芪 40 份

党参 20 份

灵芝 10 份

贯叶连翘花 10 份

保哥果 5 份

女贞子 5 份

乳房保健草本精油

很多种油浸剂可以用来保持乳房健康，缓解乳房囊肿。这些油浸剂由新鲜植物制成，但金盏花除外，它需要在 1 ~ 2 天前晾干后使用。

金盏花精油

经常使用金盏花精油，有助于缓解乳房囊肿，预防乳腺癌。它特别适用于乳房术后，可以防止疤痕形成，消除旧疤和瘢痕瘤。

蓖麻油

在清晨或晚上在乳房上涂抹常温的蓖麻油，可以缓解乳房囊肿。

蒲公英油

蒲公英的花和根都可以制成油，可消除乳房囊肿，缓解长期紧张的情绪，并改善肝功能。

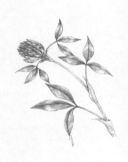

商陆根油

商陆根油有助于消散乳房肿胀和乳房囊肿。将油涂抹在肿块周围，

配制草本精油的方法

用花配制： 如要用花朵制作精油（金盏花、蒲公英花、红花苜蓿、贯叶连翘），应在晴天采摘干花，确保花朵上无水分或露水。采下之后应遮光防止暴晒。把花朵满满地装在干燥的深色大口玻璃瓶中，倒入特级初榨橄榄油，让它盖住所有的花，用棒搅动混合。盖上瓶盖，在瓶盖上注明日期和植物名称，然后室温保存。6周之后，用棉纱布过滤植物材料，倒出精油。将精油存放在阴凉干燥的地方。

用根配制： 如要用根配制精油（商陆根、蒲公英根），在春天或秋天植物叶子不再活跃生长，或者已经落叶时采集植物的根。小心地挖出并拔出根系，抖落上面的泥土。不要剪掉上面的植物。将它们放在通风良好的阴凉处，第二天早上刷掉多余的泥土。尽量不要用水洗根，除非根已经湿了。晾干之后，将根切成小块，放到深色的广口玻璃瓶中。倒入初榨橄榄油，并倒出多余的油。盖上瓶子，贴上标签，6周后过滤。存放在阴凉处备用。

用棉绒布盖住，然后在上面放一个暖水袋。至少应热敷 1 小时。每天热敷 2 次，直到肿块消失。如果 3 个月后仍无变化，请停止使用。商陆根油不能长期使用，几个月之后应该停用，也可以交替使用其他精油，如红色三叶草精油。

红花苜蓿花油

红花苜蓿花油有助于消除乳房肿块，抑制乳腺癌，并改善淋巴循环。您可以用它每天按摩乳房。

贯叶连翘油

贯叶连翘油再生和修复神经的功能已经闻名遐迩。与金盏花油共用，可以治疗乳房术后受损组织，缓解疼痛、预防淋巴水肿。它还可以用于放疗前后，减少皮肤损伤，并缓解神经和肌肉疼痛。

精油

有几种精油有望能预防或逆转乳腺癌的进程。一种叫做"单萜"的化学物质大量存在于棕榈、薰衣草、橙、柠檬草和天竺葵中。3 种具有治疗作用的单萜分别为香叶醇、柠檬烯和紫苏醇。

紫苏醇的作用比柠檬烯强 5 倍，棕榈果中紫苏醇的含量特别高 [18,19]。此外，薄荷、留兰香、樱桃、芹菜籽和薰衣草中也含有此种物质。

单萜具有抑制胆固醇形成的作用，通过增加肝脏酶含量提高肝脏分解致癌物质的能力，刺激乳腺癌细胞凋亡，并选择性阻断癌细胞的转移和增殖。研究发现紫苏醇对乳腺癌、卵巢癌和前列腺肿瘤有预防作用 [20,21]。其他已用于乳房健康的精油还有罗马洋甘菊、马郁兰、胡萝卜、欧芹籽、柏树和鼠尾草。

实验室研究发现，杜松药草可防止乳腺癌细胞的复制。它是肝脏和肾脏的解毒剂，促进尿酸和毒素的排泄，并能减少体液潴留。迷迭香具有抗真菌和抗寄生虫的功效，可刺激肝脏从雌酮中生成保护性 C2 雌激素的能力。它不但能稳定神经系统，而且可以维持激素水平平衡。乳香是一种免疫激活剂和抗抑郁药，并具有活血和预防癌症转移的作用 [22]。

乳房保养精油配方

我们可以把草药油与精油混合在一起，配制成可以治疗乳房疾病的混合油。如果有的话，可使用以下几种油。

方法：您可以使用能够获得的任何优质精油，配制经过改良的混合油，也可以简单地将 10 滴一种或几种精油，加入到 1 盎司（30ml）

乳房保养精油配方配料：
以下成分各使用 20ml：
商陆根油
金盏花油
蒲公英油
红花苜蓿油
添加 10 滴以下精油：
玫瑰草精油
薰衣草精油
迷迭香精油
杜松精油
乳香精油
柠檬精油
与 5 盎司（150ml）的底油混合：特级初榨橄榄油

的底油中。如果只需要少量精油，可以在 5ml（1 茶匙）底油中加入 3 ~ 5
滴精油。特级初榨橄榄油是制作乳房健康精油的最佳选择。棕榈油中
紫苏醇含量高，如果只使用一种精油来预防乳腺癌，那么它是不二的
选择。

用量：每天一次或多次将保健油涂抹在乳房或身体上，也可以在
乳房自我按摩时使用。我是把它放在床头，方便在睡前使用。如果您
患有乳腺癌，应考虑每天涂抹肿瘤部位。如果使用的是商陆根油，每
月应停用一周。

药用菌

我经常会推荐在癌症康复期间，食用下面几种药用菌。

舞茸

日本人已经食用舞茸几百年，日摄入量高达几百克，绝对安全。
舞茸中的 β– 葡聚糖通过增加巨噬细胞活性来缩小肿瘤，并有益于免
疫系统 [23-26]。该复合物中最重要是 D– 成分。一项晚期（Ⅲ ~ Ⅳ 期）乳
腺癌患者非随机临床研究表明，15 名女性中有 11 名出现肿瘤消退或症
状明显改善 [27]。另外，它还能抑制转移灶的形成 [28]。舞茸可减轻化疗
副作用，有助于减少恶心，保持白细胞数量和控制疼痛。

香菇

自 20 世纪 60 年代以来，大量研究证明香菇含有抗肿瘤和增强免
疫力的成分香菇多糖和香菇菌丝状菌体（LEM），这两种物质可以增
强巨噬细胞和自然杀伤细胞活性与干扰素水平。在亚洲，香菇多糖衍
生物已被用作抗癌注射药物。此外，香菇还具有抗病毒和抗菌作用，
并可以降低胆固醇。另外，人们还把它作为缓解慢性疲劳综合征的滋
补品 [29,30]。香菇味道鲜美，可以炒菜或煲汤，或加入到其他蔬菜和三
明治中。它是长寿食谱中的主力军，并有助于癌症患者的康复。您可
以从中药店买到干香菇，新鲜香菇在超市有售。

灵芝

灵芝被中国人称为"长生不老药"，已经有 2000 多年的历史。灵
芝中的抗癌成分是 β– 葡聚糖、杂 β– 葡聚糖和灵芝 –8 蛋白。
它们通过增强 T 细胞功能，提高耐力和降低胆固醇，来强化免疫
系统，并具有抗病毒的作用 [31]。这种菌还具有抗氧化和抗炎功效，已

事实

中国和日本历史上一
直食用药用菌强身健体，
提高免疫力。而目前北美
国家经常用它们来缓解化
疗和放疗带来的副作用。

经用来治疗关节炎，且疗效显著。灵芝可提高肺的氧气吸收能力，改善疲劳综合征患者的症状。即使剂量很大，毒性也非常低。但手术中不应使用，因为它的舒张血管作用会导致大量出血。月经过多的女性也应慎用。

猪苓

这种菌含有 β－葡聚糖，具有抗肿瘤和增强免疫力的特性[32]。猪苓具有抗菌、抗炎、利尿和保肝的功能。研究表明，它可以提升化疗和放疗后的免疫功能，并减少癌症复发[33]。

姬松茸

这种菌具有非常强的抗肿瘤特性，并且含有比大多数食用菌更多的 β－葡聚糖。它能增强免疫力，可以让患有癌症的动物完全康复[34]。另外，还能起到抗病毒、降低胆固醇的作用。它可以制成酊剂的形式使用。

云芝

已经证明，它所含的物质可抑制癌细胞的生长，并增加免疫系统自然杀伤细胞的数量，这种细胞会直接靶向癌细胞[35]。它在临床中已经用于治疗宫颈癌、乳腺癌、结肠癌、胃癌和肺癌。HLA B40 抗原呈阳性的乳腺癌患者获益最大。云芝是抗癌物"云芝多糖"的来源。已经证明，它能提高亚洲癌症患者的无疾病生存率[36,37]。它也能制成酊剂。

MGN-3

剂量：每日 250~750mg。
禁忌证：对蘑菇过敏者禁用。

MGN-3 是米糠外壳的提取物与以下三种菌提取物的组合：香菇、云支菌和裂褶菌。它通过增加 T 杀伤细胞中的"爆破颗粒"的数量，来提高 T 杀伤细胞破坏癌细胞的能力。MGN-3 能提升机体内干扰素和肿瘤坏死因子的水平，这两者都有助于杀伤癌细胞。一项包含 24 例服用该产品 2 个月的癌症患者的研究中，T 杀伤细胞杀灭癌细胞的效力比治疗前提高了 27 倍[38]。MGN-3 与化疗联合使用时，可减轻化疗毒副作用，并增强白细胞功能。

乳腺癌防治及康复实用手册

小结

　　淋巴和免疫系统是身体的防御系统。它们的基本职责是区分异己，识别需要消除或消灭的东西（癌细胞、病毒、细菌、环境毒素、内部毒素等），以此来保护生命健康。免疫系统越强大，抵抗乳腺癌的能力就越强。

1. 日常生活中，您可以用下面的方法激活淋巴系统：干刷按摩、冷热水交替淋浴、跳跃运动、脱掉胸罩、乳房自我按摩。

2. 每天关注呼吸，通过深呼吸改善淋巴的流动。

3. 配制乳房保健草药精油，把它放在床头，每晚使用。

4. 以预防为主，可以考虑使用淋巴净化配方，如乳房保健配方或霍克塞配方，也可以每年使用免疫激活配方或免疫茶 1 ~ 3 个月，特别是在冬季。如果是乳腺癌康复患者，应连续使用两种配方，每隔 6 周休息一下。

5. 经常喝保哥果茶和脱咖啡因的绿茶。

6. 如果要治疗细菌感染，可以使用牛蒡根、白毛茛、紫锥菊、黄芪和党参来滋养脾脏，以替代使用抗生素。

7. 摄入糖和甜食过多会降低免疫力——少吃糖，偶尔吃一下没问题。

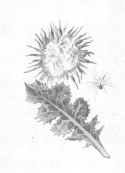

第 7 章

乳房健康的正确饮食

目录

练习、图表，清单和工作表

我们每个人都有独特的生化、体质和饮食需求。在自然疗法实践中，我认识到没有一种适合所有人的饮食。一些素食者身体很棒；但另一些人却要经常吃一些动物蛋白。有的人喜欢吃碳水化合物，有的人则喜欢吃豆类、豆腐、坚果和各类的种子。有些人很容易消化生冷食物，而有的人吃了后会腹泻肚胀。很多人容易发胖，为了控制体重，对脂肪敬而远之，而有的人猛吃牛油果，体重也不会增加，这种人是多么幸运啊。了解身体的人莫过于自己，谁都知道自己吃完一些东西后的反应。

但话又说回来，我们可以通过吃和不吃一些食物来预防乳腺癌。请您尽量多采纳一些自己能接受的饮食建议，与专业人士一起，利用本章的一部分或全部建议，为自己制定一份饮食计划。

【译者注】乳房健康需要什么样的饮食保障，是一个广受关注的话题，也有着各种各样的"传说"。应该强调的是，乳房健康不能单纯靠"吃"保障，但也有一些饮食习惯不利于乳房健康。本章重点介绍了不同种类食物在预防乳腺癌的研究中的部分结果，以及综合不同理念的健康饮食推荐，客观地予以描述。作者强调，"不能完全照搬任何一种方法，而是把它们的最佳原则融合在一起"。有些食物本身没什么问题，但可能会因为生产和加工方式而带来不良影响；还有些食物，改变一下饮食方式，如榨汁、减少油炸处理等，会带来更好的效果。由于雌激素和乳腺癌的密切关系，许多含植物雌激素的食物因此"背锅"，而事实是，适量的植物性雌激素恰恰是乳房健康卫士。此外，通过详细的列表，将部分食物的营养指标详细标注，有利于我们在生活中均衡选择。但在不该吃的食物推荐中，该文仅代表部分理论而已，并非学术推荐。本质上来说，并不存在完全的禁忌，健康饮食、均衡饮食，对身体健康才是最重要的。

有机食品

　　顾名思义，有机食品就是未喷洒过农药，也未经过转基因的食品。简单说，就是大自然创造的食物。那么，为什么要吃有机食品呢？有下面一些原因。安大略省温莎市附近生活的女性农民，患乳腺癌的风险比从事其他职业的女性高9倍。而居住在加拿大对油菜使用农药林丹的地区（马尼托巴省马凯特市）的女性，乳腺癌的发病率最高。生菜、胡萝卜和黄瓜常用的农药（硫丹、扑灭津）使动物更容易患上乳腺癌。以色列禁用林丹、滴滴涕和α-BHC这3种农药后，乳腺癌发病率下降了8%。食物中的2种或3种农药可产生雌激素协同效应，强度是单独使用一种的1000倍，而每个加拿大桃子上就含有31种农药。如果为了自己和孩子的乳房健康，我们应该吃有机食品。

　　有机食品中此类危险化学物质含量低，并且富含抗癌营养物质[1]。意大利2002年的一项研究发现，有机桃和梨中的维生素C和E水平高于非有机桃和梨[2]。有机作物中维生素C、铁、镁、磷的含量要比非有机同类产品高[3]。

　　您可以去掉院前院后的草坪，种植自己的蔬菜（我家院前的小菜园种着西红柿和生菜，不但整个夏天能自给自足，而且还能与邻居们分享）。

事实

　　2003年发表在Journal of Agriculture and Food Chemistry（《农业和食品化学》）杂志上的一项研究表明，有机耕种的食物上，抗氧化剂和其他抗癌物质的含量比常规种植的食物高出50%以上。

预防

　　多吃、多种有机食品。

素食主义

　　素食中不含肉类、家禽或鱼类，但可以吃些乳制品和蛋类。乳－蛋素食者的食谱中就包括乳制品和蛋类。而绝对素食主义者不吃乳制品、蛋类和所有动物制品。

　　蔬菜和水果中的维生素、微量元素、纤维和植物化学物质能很好地预防乳腺癌，尤其是在生吃时。因为加热过程会破坏酶和维生素，以及芸苔类蔬菜中的吲哚。基督复临安息日会（Seventh Day Adventists）的严格素食者的各种癌症发病率均降低30%～40%[5,6]。吃素食，而不是标准的北美饮食后，女孩青春期提前的发病趋势会逆转[7]。吃食物链上较低层次的食品，会减少我们摄入环境化学物质。我们在第3章中讲过，低脂肪高纤维的素食能最好地管理雌激素。而且，通过第5章也看到，吃动物蛋白后产生的强酸会消耗体内的碱性物质储备。

事实

　　研究表明，素食可预防20%～50%的各类癌症。

预防

　　饮食中生蔬菜和水果的比例应该至少为50%～80%。每天吃6～9份蔬菜，或一杯沙拉，或一大块水果。每份蔬菜大约是1/2杯。

抗癌的植物化学物质

下表总结了常见食物中的有效抗癌植物化学物质 [9,10]。尝试每天从这些类别中至少吃一种食物。

植物化学物质	作用
烯丙基硫醚	增加肝酶，解毒致癌物质。
辣椒素	防止致癌物质与 DNA 结合。
类胡萝卜素	充当抗氧化剂，中和自由基，增强免疫力，高摄入量与癌症发病率低相关。 它们可以促进细胞分化。
多酚	充当抗氧化剂；减少亚硝胺的破坏性影响； 杀死人类癌细胞。
黄酮	通过阻断受体部位，阻止致癌激素附着在细胞上。
姜黄素	协助肝脏解毒致癌物质。 捕获癌细胞。
鞣花酸	中和肝脏中的致癌物，抗氧化，抑制癌细胞分裂。
异黄酮	可与雌激素受体结合，竞争性抑制有害激素的结合，阻断肿瘤血管增殖，抑制可能诱发癌症的酶，抑制乳腺癌基因激活。
吲哚	诱导保护性酶，刺激 C2 雌激素的产生。 减少引发乳腺癌的雌激素。
异硫氰酸酯	防止 DNA 损伤；阻断环境化学物质引起的肿瘤产生；作为抗氧化剂，协助肝脏解毒。
柠檬苦素	诱导肝脏和肠道中抵御癌症的保护性酶。
亚麻酸	调节细胞内前列腺素的产生。
番茄红素	防止细胞损伤。
叶黄素	防止细胞损伤。
单萜	抗氧化性能，诱导保护酶，抑制肿瘤中胆固醇的产生，加速乳腺癌细胞的破坏，抑制癌细胞的生长。
酚酸	阻断自由基的效应；抑制致癌物亚硝胺的形成。
植物甾醇 （β–谷甾醇）	防止细胞癌变。 降低体内脂肪含量。
蛋白酶抑制剂	阻断参与肿瘤生长的酶的活性。
槲皮素	减缓细胞分裂。
醌	中和致癌物质。
萝卜硫素	提高肝脏解毒酶清除致癌物质的能力。 它是一种抗氧化剂。

乳腺癌防治及康复实用手册

食物来源

大蒜、洋葱、韭菜

辣椒

香菜、胡萝卜、菠菜、羽衣甘蓝、冬笋、
杏子、哈密瓜、红薯

西兰花、胡萝卜、绿茶、黄瓜、
南瓜、薄荷、罗勒、柑橘

大多数水果和蔬菜，包括欧芹、胡萝卜、柑橘、
西兰花、卷心菜、黄瓜、南瓜、山药、茄子、辣椒、浆果

姜黄

红树莓、核桃皮

生卷心菜、西兰花、抱子甘蓝、羽衣甘蓝、菜花、
白菜、大头菜、大头菜、萝卜

大头菜、辣根、小萝卜、白萝卜、卷心菜、西兰花、菜花、
抱子甘蓝、羽衣甘蓝、白菜、豆瓣菜、酸模

柑橘果皮、柠檬精油、橙子、芹菜、柠檬草

亚麻籽和亚麻籽油

西红柿、红葡萄柚、番石榴

菠菜、猕猴桃、番茄、葡萄

樱桃、薰衣草、欧芹、山药、胡萝卜、西兰花、卷心菜、
罗勒、黄瓜、辣椒、南瓜、茄子、薄荷、西红柿、葡萄柚

浆果、西兰花、葡萄、柑橘、欧芹、辣椒、大豆、南瓜、
西红柿、谷物

西兰花、卷心菜、大豆、辣椒、全谷物

豆类和豆制品

洋葱、苹果、青菜

迷迭香、保哥果茶

西兰花芽、西兰花、菜花、抱子甘蓝

事实

　　每天只吃1份水
果、蔬菜和绿色食品
的女性，比吃2份的女
性患乳腺癌风险增加
25%。

预防

　　饮食中至少包括
50%～80%的生蔬菜和
水果，最好在每餐开始
时食用。

预防

　　每天至少食用半
杯或大约14盎司（约
400g）的芸苔类蔬菜。

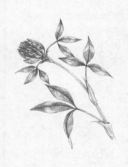

抗癌的植物化学物质

　　水果和蔬菜中的植物化学物质会产生协同作用来预防乳腺癌。尤其是芸苔类蔬菜，以及洋葱、大蒜和韭菜、豆芽菜和深海蔬菜。我们每天都应该吃这些东西。β 胡萝卜素含量高的食物对乳腺癌有保护作用，如橙色水果和绿叶蔬菜。许多水果和蔬菜天然含有很高的抗氧化剂，可以保护我们免受癌症的侵害[8]。

生食

　　由于酶在 50℃以上的高温下会被破坏，因此我们应该多吃富含酶的食物，包括生水果、蔬菜、发芽的种子和谷物。加热也会破坏很多维生素，以及芸苔类蔬菜中的吲哚。如果您不能消化生食，可以文火慢炖。如果以熟食为主，可考虑在饭前补充植物酶。

好处很多的芸苔类蔬菜

　　特别有潜在治疗作用的蔬菜是芸苔类蔬菜，如卷心菜、西兰花、菜花、抱子甘蓝、白菜、羽衣甘蓝、大头菜、白萝卜、芜菁甘蓝、小酸模、小萝卜、豆瓣菜和散叶甘蓝。我们可以每周吃几次凉拌卷心菜，也可以在沙拉中加上卷心菜，生吃配有鹰嘴豆泥和其他豆酱的西兰花或菜花，在主菜和沙拉中加入西兰花芽，以汲取芸苔类蔬菜给我们健康带来的好处。我们每天都可以喝新鲜蔬菜汁，包括卷心菜、羽衣甘蓝、白菜、小酸模、豆瓣菜或羽衣甘蓝汁。羽衣甘蓝、抱子甘蓝和其他芸苔类蔬菜可以蒸熟，作为配菜或与豆腐同炒。芸苔类蔬菜最好与海藻或红藻粉同食。

　　吃这些蔬菜的动物，与不吃的动物相比，乳腺癌的发生率要低得多[11]。这些蔬菜所含的植物化学物质叫做吲哚 –3– 甲醇，它有助于灭活有害的雌激素，预防乳腺癌[12]。吲哚 –3– 甲醇存在于卷心菜汁以及卷心菜中，每天的摄入量应该为 300mg。最简单的方法就是取 1/3 的卷心菜，与胡萝卜和甜菜一起榨汁。芸苔类蔬菜应该生吃，或者稍微蒸一下，这样的效果最好，高温烹调会破坏吲哚。

　　硫醇和异硫氰酸酯是含硫的植物化学物质，有助于防止 DNA 损伤，阻止环境化学物质诱导肿瘤生成。

　　萝卜硫素是一种特殊的异硫氰酸盐，可提高肝脏第 2 阶段的解毒效力。在生长第三天的西兰花嫩芽中它含量最高。

　　甲状腺功能低下或肿大的患者，吃煮熟的芸苔类蔬菜时可能没有问题，但生吃时应谨慎。因为它可能会干扰一些人的甲状腺功能，可以通过每天摄入深海蔬菜来改善[13]。

豆芽菜与禾谷植物

豆芽菜与禾谷植物是微量元素、维生素和酶的动力站。您可以在厨房里自发豆芽菜，或者从超市购买，而禾谷植物存在于很多绿色补品中，如 Greens+，Pure Synergy 和 Barley Green 等。所有这些都有助于碱化身体，尤其是富含 β-胡萝卜素。

绿豆芽中植物雌激素香豆雌酚含量最高，并含有大量染料木素和大豆苷元。它们价格低廉，用途广泛——我们可以将它们用在沙拉、炒菜、豆类和米饭中，或者与蔬菜一起榨汁。苜蓿芽中含有大量的植物雌激素染料木素和大豆苷元。它们经济便宜，便于在家中种植。

在西兰花的生长周期中，三日龄西兰花芽的萝卜硫素含量最高。5g 三日龄西兰花芽所含的萝卜硫素，相当于 150g 成年西兰花中的含量。已发现萝卜硫素可抑制大鼠发生化学诱导的癌症 [14,15]。

豆芽最好在饭前食用，因为它们的酶有助消化食物。

事实

以下食物中含有大量可预防乳腺癌的植物雌激素：绿豆、红花苜蓿、大豆、黄豌豆、绿扁豆、鹰嘴豆、胡芦巴、小豆、苜蓿、蚕豆芽等。

预防

每周至少吃六杯豆芽。

每天食用 2～3 茶匙禾谷植物补剂，如螺旋藻，Greens+，Pure Synergy 或 Barley Green，混合在水或果汁中。

西兰花种子发芽的方法

我们可以每天吃几勺西兰花芽，进行一次天然的化疗。我们甚至可以把厨房当做实验室，自己种植它们！把它们加到汤、炒菜、豆菜、沙拉、豆腐中，也可以洒在面包上，或者放在果汁里。再用同样的方法，培育其他种子的嫩芽。

1. 种子应该是未用杀虫剂处理的有机种子。
2. 将 3 茶匙种子放入宽口玻璃瓶中。用一杯蒸馏水或过滤水覆盖种子并浸泡 8～12 小时。
3. 用橡皮筋在瓶口上箍住一块粗棉布。倒出水然后冲洗种子。将瓶子口朝下放在盘子中。
4. 每天冲洗 3 次，每次加入 1 茶匙食品级过氧化氢到冲洗水中以防止真菌生长，每次冲洗后将瓶子倒置在排水器中。将瓶子尽量靠近光源，加速叶绿素的生长。
5. 3 天后可以食用，或者冷藏保存。在生长 3 天后，萝卜硫素的含量会逐渐降低。
6. 使用广口瓶可增加空气流通，每天冲洗几次，排水良好，防止菜芽的霉变。

大蒜、洋葱和韭葱

已经证明，大蒜能抑制雌激素受体阳性和阴性乳腺癌细胞的生长，并有助于预防多种癌症的发生、生长和复发 [16,17]。大蒜中微量元素硒和锗含量特别高，可以降低患癌症的风险 [18]。它含有保护性抗氧化剂异黄酮和烯丙基硫醚（见上表）。大蒜还能保护我们免受许多细菌、真菌、寄生虫和病毒的伤害，特别是每天至少食用 10g 或 3 瓣大蒜 [19]。

预防

每天生吃洋葱、韭葱或 1～3 瓣大蒜，或用文火熬汤。

大蒜、洋葱和韭葱含有可帮助肝脏排毒的硫磺氨基酸。

深海蔬菜

海洋蔬菜包括紫菜、荒布、羊栖菜、海带、红藻和昆布。它们对辐射和乳腺癌具有显著的抵御作用，它们含有微量元素多，是一种碱性的食物[20]。中医一直将它们用于治疗肿瘤，尤其是海带。在饲料中添加2%海藻的动物，比不添加海藻的动物化学诱导乳腺癌发生率低一半左右[21]。

深海蔬菜中含有大量的钙和铁，它们还含有丰富的碘，这是甲状腺必需的营养物质，也是格森疗法的重要组成部分之一。碘存在于乳房导管和小叶的内层细胞中，使它们对雌激素的刺激不敏感。

蒲公英根和叶子

蒲公英根可预防和逆转乳腺癌，降低雌激素水平，促进胆汁流动，并减少淋巴淤积[22]。中医将蒲公英的亲缘植物用于散肿消结[23]。它的叶子中含有大量维生素 A 和微量元素。

新鲜蔬菜汁

蔬菜汁能供应维持良好健康所需的维生素、微量元素和植物化学物质。我们需要蔬菜汁中的碱性微量元素来抵消导致疾病的身体酸性物质。格森治疗中心每天常规让患者饮用 13 杯各种鲜榨的有机果蔬汁治疗晚期癌症。该中心还每天提供 3 次由有机蔬菜、水果和全谷物制作的全素食。一些特别健康的可榨汁蔬菜包括胡萝卜、甜菜、卷心菜、欧芹、豆瓣菜、芦笋、土豆、番茄、白菜、芥菜和甘蓝。

预防乳腺癌的主食是 2 份胡萝卜、1 份甜菜和 1 份卷心菜汁。将红藻或海带粉、亚麻籽粉、柑橘皮、大蒜、生姜和菜芽（西兰花、红花苜蓿、绿豆）添加到蔬菜汁组合中，可以获得更好的效果，并降低血糖指数。

每天喝几杯蔬菜汁，身体会很快解毒，在清洁过程中，必须使用肝再生草药和肠道清洁剂或灌肠剂来辅助。

富含番茄红素的西红柿

番茄红素是胡萝卜素的一种形式，也是一种很好的抗氧化剂。它的结构会让水果和蔬菜呈现漂亮的深红色，如西红柿、西瓜、粉红葡萄柚、番石榴和玫瑰果。目前，含量最多的还是西红柿：大约 85% 的饮食番茄红素来自西红柿及其制品。西红柿做熟后，番茄红素的生物可利用性更高；番茄酱中的番茄红素含量比同等量的新鲜番茄多 5 倍。用橄榄油烹调西红柿可提高番茄红素的吸收率。

预防

每天要吃 2 汤匙海鲜蔬菜，如果您接受的辐射量较高，应该多吃一些。如果不能在饮食中增加深海蔬菜，可以服用海带片。如果您患有甲状腺功能亢进，应禁用海菜。

预防

吃时令的蒲公英嫩叶和根。可以将生蒲公英加到沙拉和新鲜果汁中，或者蒸熟再撒上柠檬和亚麻籽油。

预防

每天喝 2 ~ 5 次新鲜蔬菜汁，以胡萝卜、甜菜和卷心菜为基料，再加入其他蔬菜、亚麻籽粉和 / 或豆芽，以降低血糖指数。

乳腺癌防治及康复实用手册

体内的番茄红素存在于肝脏、乳房、前列腺、结肠和皮肤中。它通过阻止癌细胞分裂，保护我们免受乳腺癌、宫颈癌、口腔癌、咽癌、食道癌、胃癌、膀胱癌、结肠癌和直肠癌的侵害[24-26]。我们每天可以喝两大杯番茄汁来获取番茄红素[27]。

但在摄入大量的番茄加工产品时应该谨慎。因为，西红柿会加重关节炎患者的症状。我的建议是每周在饮食中加入 2 次西红柿，如果患有关节炎、过敏或体质过酸可减少用量。也可以采用补剂的方式摄入番茄红素，每天建议剂量为 15mg。

富含黄酮和柠檬烯的柑橘

柑橘汁和果皮含有类黄酮和柠檬烯，它们是抑制乳腺癌细胞生长和增殖的天然抗氧化剂。

柠檬烯是一种能帮助肝脏去除致癌物质，并滋养消化酶的油脂。它在柑橘类水果皮中含量最高，而果汁中含量较低。柠檬烯还存在于莳萝、柠檬、香菜和薄荷中。

动物研究表明，柠檬烯可以预防由环境化学物质引起的乳腺癌，并可以缩小已经存在的乳腺肿瘤[28]。当喂食动物含 10% d- 柠檬烯的饮食时，90% 的肿瘤会变小，而且新生肿瘤的数量减少 50%[29]。与柠檬烯密切相关的一种植物化学物质是紫苏醇。它对乳腺肿瘤的作用比柠檬烯强 5 倍。玫瑰草、薰衣草精油和樱桃中紫苏醇的含量很高。

预防

经常食用西红柿或番茄制品，每周至少 2 次。患有关节疼痛或过敏者禁用或慎用。

预防

定期在饮食中加入新鲜的柑橘类水果、果汁和果皮。在沙拉里或茶里加一点橘皮。喝薄荷茶，并在厨房中常备一些莳萝。在皮肤上涂抹以橄榄油为底油制成的玫瑰草、柠檬和薰衣草精油。柠檬烯和紫苏醇的最佳使用方法是局部涂抹混合精油。请参阅第 6 章"激活淋巴和免疫系统"中有关乳房保养精油的配方。

柑橘类黄酮

这张表概述了柑橘黄酮类化合物在动物研究中减少乳腺癌的有效性。

柑橘的种类	类黄酮	效果
葡萄柚	柚皮素	有效
橙子和柠檬	橙皮素	比较有效
橘子	桔皮素和川陈皮素	最有效，但干扰他莫昔芬

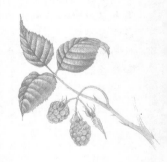

"好"脂肪和"坏"脂肪

过去10年间，人们对脂肪在乳腺癌风险中起到的作用的认识一直模棱两可。其实，饮食中脂肪含量不是问题，问题是它们的种类和比例。另外，脂肪加工和包装的方式也很重要。尽管我们尚不清楚脂肪和乳腺癌之间的明确关系，但还是能够根据现有知识，制定大致的指导原则[30-32]。

"好"的必需脂肪酸（α-亚麻酸和亚油酸）

我们的身体不能制造2种必需的脂肪酸：它们是属于"ω-3"家族的α-亚麻酸和"ω-6"家族的亚油酸。完全无脂肪的饮食也会让我们得病，因为有些"脂肪"是身体必不可少的。这些油能促进身体健康。它们保持细胞膜的完整性，使细胞膜不易受致癌物质的影响。

作用

必需脂肪酸是激素的前体，也是约50多种称为前列腺素的化学信使的前体。前列腺素由体内的每一个细胞生成。它们沿着几条途径被处理，既可以导致疾病，也可以让机体恢复健康。前列腺素调节血压和动脉机能，并在钙和能量代谢中起重要作用。

它们能预防炎症，有助于控制关节炎。一些前列腺素通过调节细胞分裂速度和改善T细胞（免疫系统的守护者）的功能来抑制癌症生长。也有一些前列腺素会促进癌症生长。

必需脂肪酸携带轻微的负电荷，非常独特。由于它们各自带有负电荷，所以相互排斥，在表面上形成薄薄的一层。这种表面活性作用，让它们将有毒物质带到具有消除功能的皮肤、肠道、肾脏和肺表面。而且，负电荷还能让它们与蛋白质分子结合。

必需脂肪酸还具有以下功能：当其用量高于总热量的15%时，能够增加体内代谢反应的速率，导致脂肪燃烧和体重减轻；它们消化缓慢，可长达餐后5～8小时，防止发生饥饿感；帮助运输过量的胆固醇，使其不会堵塞动脉；有助于产生保持心脏节律的电流；存在于DNA周围，调节染色体稳定性，防止辐射和化学毒性的损害；对细胞膜形成必不可少；对免疫系统的健康至关重要；对于婴儿和儿童的大脑发育必不可少，胎儿发育时供应不足可能导致永久性学习障碍；帮助缓冲

事实

主要存在于亚麻籽油、马齿苋、黑醋栗籽油和冷水鱼油中的ω-3脂肪酸可保护我们免受乳腺癌的侵害。肉、黄油、动物食品、椰子油和花生油中的饱和脂肪酸会增加乳腺癌的风险，而且氢化和部分氢化脂肪也一样。如果不用至少2倍的ω-3油来平衡，ω-6油也会促进乳腺癌发生。

事实

必需脂肪酸有助于将氧气从肺部输送到体内的每个细胞膜，而氧气可以作为病毒、细菌、寄生虫和癌症的屏障。

体内多余的酸。

ω-3 脂肪酸

ω-3 脂肪酸在我们的健康中起着关键作用。ω-3 脂肪酸缺乏的症状包括发育迟缓、视力低下、学习障碍、手臂和腿部刺痛、运动协调性丧失、腺体调节缺陷和行为问题。ω-3 脂肪酸分为 4 个亚组：α-亚麻酸（LNA）、十八碳四烯酸（SDA）、二十碳五烯酸（EPA）和二十二碳六烯酸（DHA）。LNA 是存在于亚麻籽、大麻籽、南瓜籽、大豆、核桃、马齿苋和深绿叶蔬菜中的必需脂肪酸。亚麻籽中的含量最高，含有 57% 的 LNA。它还含有少于 20% ω-6 脂肪酸的亚油酸，这是另一种必需脂肪酸。SDA 存在于黑醋栗种子中。

ω-3 脂肪油具有抗肿瘤的特性，并有抗有丝分裂（防止细胞分裂）和抗病毒作用[35]。摄入大量 ω-3 脂肪酸的人乳腺癌发病率较低[36,37]。

亚麻籽油和鱼油

亚麻籽油是亚麻酸的最佳饮食来源。厄多·拉伊斯马斯（Udo Erasmus）在《成也脂肪，败也脂肪》（Fats that Heal, Fats that Kill）一书中指出，亚麻籽油是唯一推荐癌症患者使用的油品[38]。多伦多大学的莉莲·汤普森（Lilian Thompson）和同事们在大鼠研究中发现，亚麻籽油和亚麻籽能够减少晚期癌症肿瘤细胞的生长[39]。其他研究证实了亚麻籽油抑制肿瘤生长的作用[40]。亚麻籽油可防止癌细胞黏附于其他组织细胞，从而降低转移率[41]。

亚麻籽油不能用来炒菜，但可用于已经做熟的食物，如豆类、谷类、蔬菜和烤土豆。它还可以代替黄油抹在面包上。应该在购买后 6 周内使用，每次用后冷藏保存（不会冻结），最好与柠檬混在一起作为沙拉酱使用。如果您不喜欢亚麻籽油的味道，可以服用胶囊。我们家吃饭时会把亚麻籽油放在餐桌上。

ω-3 脂肪酸的另一个来源是鱼油，如鲑鱼、鳟鱼、白金枪鱼、鲭鱼、沙丁鱼、鱼肝油和鲱鱼油。鱼油中含有 EPA 和 DHA。

由于鱼油一般经过高度的加工，并可能被环境污染物污染，因此我们只能食用质量和纯度值得信赖的产品。一项对小鼠进行的研究发现，即使是少量的膳食鱼油（热量摄入的 7%）也会提高细胞膜中 ω-3 油的含量。食用 5 周后，鱼油与化疗药物多柔比星的效果一样，都可以减缓肿瘤的生长[42]。

ω-6 脂肪酸

ω-6 脂肪酸分为 4 类：亚油酸（LA）、γ-亚麻酸（GLA）、二高-γ-亚麻酸（DGLA）和花生四烯酸（AA）。亚油酸存在于红花、向日葵、大麻、大豆、核桃、南瓜、芝麻和亚麻中。GLA 存在于琉璃苣、黑醋栗种子和月见草油中。DGLA 存在于母乳中。AA 存在于肉类和其他动物产品中。

由于身体无法自己生成亚油酸，因此需要从饮食中补充它。我们可以在饮食中添加少量葵花籽、芝麻、杏仁和南瓜籽，来摄入这种油脂。但应该注意，不能摄入太多的 ω-6 脂肪酸。

含有 GLA 的月见草油对许多疾病非常有好处，包括纤维囊性乳腺疾病、更年期症状、湿疹和学习障碍等。

对大鼠的研究表明，当 GLA 的摄入量≤饮食的 1%（人类约 1～3 茶匙）时，也可抑制乳腺癌。但是如果超过该标准，身体可能会将 GLA 转化为 DGLA。DGLA 在 Δ5 去饱和酶的帮助下，变成 AA。这种酶会被饮食中的糖和高胰岛素状态激活。这些情况在乳腺癌患者中十分常见。AA 能够促进肿瘤生长。一项小鼠研究发现，占膳食 8% 的 GLA 能引起肺转移的增加，以及细胞膜中 AA 的增加 [43]。

因此，我不推荐有乳腺癌病史的女性使用月见草油。

目前，我们尚不清楚这些油防治乳腺癌的精确比例。厄多·拉伊斯马斯在他用于全身保健的"厄多的选油策略"中建议，ω-3 和 ω-6 必需脂肪酸的比例为 2：1。一些研究表明，4：1 的比例能降低心脏病死亡率 70%；2.5：1 的比例可降低结直肠癌的发病率，而大于 2：1 的比例与乳腺癌风险降低相关 [46]。

ω-6 油常见于人造黄油、蛋黄酱和商店购买的沙拉酱中，而且也被添加到包装食品中，如饼干。在过去 20 年间，北美饮食中 ω-6 油的摄入量大幅增加，可能导致了乳腺癌的发生。过量 ω-6 脂肪酸有害的一个原因可能是，它们很容易通过精制和氢化的方式转化为反式脂肪酸。

ω-9（橄榄油）

ω-9 脂肪酸（称为十八烯酸）存在于橄榄油中。地中海国家的橄榄油消费量很高，乳腺癌率低于北欧国家 [47]。橄榄油促进携带毒素的胆汁在肝脏中流动，因此有利于肝脏和胆囊解毒。

我们应该购买装在金属或不透明玻璃容器中的特级初榨橄榄油。

预防

食用未加工的坚果和种子（每日 1～2 汤匙），能摄入少量的 ω-6 脂肪。通过摄入大量的亚麻籽油（ω-3）来平衡它。如果您患有癌症，不能食用坚果，而只能食用亚麻籽、亚麻籽油，以及经证实不含多氯联苯和二恶英的鱼油。

事实

在其他致病因素存在的情况下，食用较高含量的 ω-6 油且无 ω-3 油平衡时，或者食用加工不当的 ω-6 油都会促进乳腺癌和转移 [44,45]。

橄榄油最好不要用来炒菜，而是用来拌沙拉，或者倒在做熟或烤熟的食品上。减少烹调对橄榄油破坏的方法是在倒油前向锅里加 1 ~ 2 汤匙水。这样可以防止油温过热，因为它的温度不会超过水温。如果油嘶嘶作响，就说明油温太高了。

油的加工

必需脂肪酸的完整性很容易受到光照、空气和温度的破坏，因此在加工和包装时必须注意。精炼植物油在 300°F（约 149℃）下蒸馏，在 230°F（约 110℃）下褪色，在 450°F（约 232℃）下去味，并用化学制剂防腐。这样会改变脂肪分子，产生有毒的"反式"脂肪酸。必需脂肪酸应该包装在光线照射不到的不透明玻璃瓶里，因为光照会加速油在空气中的氧化反应 1000 倍，导致其变质。加工也应该在无氧的环境下进行，因为氧气会分解必需脂肪酸使其变质。"好"油应该在黑暗、无氧的环境下压榨和包装，并装在密闭的隔绝了空气和氧气的不透明玻璃容器中。

应该避免的"坏"油

厄多·拉伊斯马斯在《成也脂肪，败也脂肪》一书中告诉女性朋友们，预防乳腺癌的方法就是远离所有脂肪。但这未免有些"一刀切"，所以我给大家一些基本的建议。

氢化脂肪

任何油加工以后都会产生毒性。所谓的"加工"包括氢化、炸油、精炼、除味，以及在存放过程中的光照、温度或空气接触等。

制作人造奶油和植物起酥油的氢化过程，会把天然的顺式脂肪酸（室温下可自由流动）转化为更固化的反式脂肪酸形式。含反式脂肪酸的氢化脂肪会干扰免疫功能，并提高乳腺癌风险。人造奶油中含有 30% ~ 50% 的反式脂肪酸。而且，反式脂肪酸还存在于薯片、油炸食品、法式炸薯条、商业烘焙食品、曲奇饼和饼干中。饮食中含有的反式脂肪酸越多，就需要越多的必需脂肪酸来修复它们引起的细胞损伤[48]。

预防

争取让"好"脂肪占每天摄入热量的 15% ~ 20%，提高 ω-3 与 ω-6 的比例，而且食用一定量的橄榄油（来自于 ω-9 家族）。癌症患者需要服用质量更好的新鲜亚麻籽油和 / 或纯鱼油，不应食用 ω-6 油，直到癌症消退。

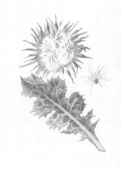

预防

尽量不吃标签上注明"氢化"或"部分氢化"的食品。

普通食品的脂肪含量

一个人的脂肪摄入量应随年龄、体重、健康状况、性别和体力活动而不同。通常一名普通男性（25～49岁）的需要量为30g或更少，女性（25～49岁）则需要20g或更少。

膳食中理想的脂肪从差到好排列依次为：亚麻籽油、初榨橄榄油、坚果和种子。应该补充鱼油。尽量少吃熟油、油炸食品、氢化或部分氢化的脂肪。

不吃或少吃饱和脂肪酸。表中的肉类和乳制品仅供您参考，并不是推荐食用它们。下表根据加拿大卫生部、信息中心和各家餐馆提供的信息编制，列出了流行食品的脂肪含量（g）。星号 * 表示微量。

食物类型	脂肪含量（g）	食物类型	脂肪含量（g）
水果和蔬菜		1 杯冰淇淋，含 10% 脂肪	16
1 个中等大小的苹果	*	1 个煮蛋	6
1 个中等大小的香蕉	*		
绿色沙拉	*	**肉类和替代品**	
4 根芦笋	*	牛肉：	
1 杯青豆	*	3 盎司烤后腿肉	5
1 杯西兰花	*	3 盎司西冷牛排，烤制	9
1 个烤土豆	*	边缘有脂肪的牛肉	6
1 穗新鲜玉米	*	3 盎司烤肋排，去脂肪	10
1 个红薯	1	3 盎司烤精瘦肉	13
1 片西瓜	3	鸡肉：	
5 颗橄榄	3	3 盎司烤鸡胸	7
20 根油炸薯条	16	去皮鸡肉	3
1 个加州牛油果	30	3 盎司鸡腿肉，去皮	5
		滚面包屑油炸鸡肉	14
乳制品		猪肉：	
1 杯脱脂牛奶	*	3 盎司烤瘦里脊肉	4
1% 牛奶	3	3 盎烤去脂肪的腰窝肉	6
2% 牛奶	5	3 条油炸脆边培根	9
均脂牛乳	9	**鱼肉：**	
2 杯巧克力奶昔	12	3 盎司水浸金枪鱼	1
1/2 杯常规冷冻酸奶	5	油浸金枪鱼	7
1/2 杯 6% 的乳脂酸奶	6	3 盎司烤黑线鳕鱼	1
1/2 杯 1.5% 的乳脂酸奶	2	滚面包屑油炸鳕鱼	7
1/2 杯香草冰淇淋	8	3 盎司烤红大马哈鱼	8
优质冰淇淋	12	**加工肉类：**	
1 盎司部分脱脂马苏里拉奶酪	5	1 盎司火鸡卷	2
普通马苏里拉奶酪	7	普通火腿	3
切达乳酪	10	咸牛肉	6
1 片加工的切达干酪	10	烟熏干硬香肠	9
1 盎司意大利乳清干酪	3	1 根牛肉或猪肉的熏香肠	11
1/2 杯白软干酪，2% 脂肪	2.5	鸡肉	7
1 汤匙普通奶油芝士	5		
1 汤匙低脂奶油芝士	1	注：1 盎司 =28.35g	

饱和脂肪

存在于红肉、牛奶、奶酪、黄油、植物起酥油、棕榈油和椰子油、动物食品中，猪油的饱和脂肪与乳腺癌的发病率相关。饱和脂肪会干扰细胞用氧的方式，阻止葡萄糖从血液转运到肌肉细胞，导致血糖水平升高。这会导致身体产生更多的胰岛素，增加患乳腺癌的风险。

东京乳腺癌患者的 5 年存活率比西方国家高出 15%[49]。减少饮食脂肪后，血液循环中雌二醇和雌酮的水平会下降[50]。摄入大量牛肉和猪肉的女性，患乳腺癌的风险可增加 1 ~ 2 倍[51]。

脂肪食品中发现含有少量的 DDT 和其他化学物质，尤其是在乳制品中[52]。

事实

乳腺癌在膳食中饱和脂肪含量较高的国家比较普遍，如加拿大和美国，大多数人的脂肪摄入占膳食总热量的 40%。

预防

减少饱和脂肪的摄入量，让它不超过摄入总热量的 5%，或每日少于 7 ~ 10g，即不到 2 勺。

食物类型	脂肪含量（g）	食物类型	脂肪含量（g）
豆类和豆腐		**谷物**	
1 杯煮熟的芸豆	1	3/4 杯葡萄干麸皮片	*
1 杯煮熟的扁豆	1	1 块磨碎小麦饼干	*
1 杯煮豌豆	1	1/2 杯即食燕麦片	3
1 杯煮白豆	1	1/2 杯普通烤麦芽	6
1 杯煮鹰嘴豆	4	1/2 杯自制的格兰诺拉麦片	17
1 杯烤猪肉配烤豆	4		
半杯豆腐，特硬	14	**意大利面和米饭**	
1 分豆腐热狗	1.5	1/2 杯长粒米饭 *	
		1 杯意大利面	1
坚果和种子		加 1/3 杯肉酱	5
1/2 杯坚果	35	3/4 杯通心粉和奶酪	13
1/2 杯南瓜籽	38		
1/2 杯葵花子	38	**脂肪**	
1/2 杯芝麻	38	1 茶匙人造黄油	4
1 汤匙坚果黄油	0.8	1 茶匙黄油	4
		1 茶匙各类油	5
面包和烘焙食品			
1 片全麦面包	*	**快餐和小吃**	
1 片白面包	*	椒盐脆饼	*
4 块苏打饼干	1	1 杯纯爆米花	*
1 个百吉饼	1	10 片薯片	1
1 中等大小的麸松饼	4	1 个糖霜甜甜圈	16
2 块小巧克力饼干	6	1 块披萨	16
1 个牛角面包	12	1 个牛肉卷饼	19
1 个苹果派	18	6 块麦乐鸡	20
		干酪浇肉汁土豆条	24
		（20 条炸薯条和肉汁）	
		巨无霸	27

膳食纤维

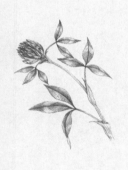

纤维的好处

东非是世界上乳腺癌发生率最低的地区之一。他们每天摄取约40g纤维，不吃任何加工食品。他们的饮食主要包括高粱米、土豆、玉米和卡萨巴甜瓜。

纤维存在于水果和蔬菜、豆类、谷物、坚果和种子中。纤维可以减少血液中循环雌激素的含量，并且通过很多途径来保护我们。很多植物和蔬菜中含有异黄酮和木脂素，它们可以被肠内的细菌转化成弱雌激素。弱雌激素能够与雌二醇竞争乳房组织中的受体。高纤维饮食还不会让人发胖，肥胖往往会增加人体脂肪细胞产生的雌激素。高纤维膳食中的脂肪含量通常较低，抗氧化维生素含量较高，可防止发生乳腺癌。高纤维和复合碳水化合物饮食可以稳定血糖，提高胰岛素敏感性，这与循环雌激素的降低有关[53]。高纤维饮食可以改善肠内菌群的组成，以减少能分解葡萄糖醛酸结合物的细菌数量，从而降低雌激素的重新吸收[54]。

纤维还能在长时间内增加饱腹感，让我们不会吃得过饱。它还可以减少细菌毒素，加速肝脏胆汁酸和毒素的排泄。纤维能够加快毒素的消除，还能缓解肠道疾病，如肠易激综合征和结肠炎等。它还通过降低食物的血糖指数，来稳定血糖和胰岛素水平。高纤维饮食还能维持肠道菌群的完整性，这对免疫系统的健康非常必要。特殊的肠道细菌（梭状芽胞杆菌）可以将来自大豆和亚麻籽的植物化学物质转化为具有预防乳腺癌功能的弱雌激素。

可溶和不可溶纤维

纤维分为2种类型：可溶性纤维和不溶性纤维。与单独食用车前草（可溶性纤维）或小麦麸（不溶性纤维）相比，一起食用等量的这2种物质，能够获得最大的保护效果[55-57]。这2种物质在一起能降低肠道细菌产生的β-葡萄糖醛酸酶，正是它让雌激素被重新吸收。

含有可溶性纤维的食品有香蕉、橘子、苹果、土豆、卷心菜、胡萝卜、葡萄、燕麦片、燕麦麸、芝麻、亚麻籽、车前草种子和豆类等。可溶性纤维吸收水分并改善肠道蠕动，让食物更快地通过肠道。它还能降低血液中的胆固醇、甘油三酯和血糖[58]。

含有不溶性纤维的食物有小麦麸、没削皮的苹果和梨、西红柿、草莓、罐装豌豆、生胡萝卜、麸皮谷物、全麦面包、甜菜、茄子、萝卜和马铃薯等[59]。

不溶性纤维也能改善排泄物通过结肠的时间，让您不容易便秘。它能吸收少量的水，不溶性纤维有通便的功效。一项研究显示，每周排便次数少于 2 次的女性，与每天排便一次以上者相比，乳腺癌癌前病变的风险提高 3.5 倍[60]。

高纤维饮食

我们可以在早饭时吃些煮麦片，实现高纤维饮食，如燕麦、藜麦、荞麦、苋菜、黑麦片，或者食用添加了小麦麸的小米（比小麦更好吃一些），以及新鲜的亚麻籽粉。小麦麸比燕麦麸更能预防乳腺癌，因为它高度不可溶，能让与葡萄糖醛酸络合物结合的雌激素排出体外，不让它重新回到血液中[61]。平时多吃小麦麸，可以显著降低血液中雌二醇和雌酮的水平[62]。

适合在午餐和晚饭食用的谷物有高粱米和香米、野生稻米、小米、藜麦、荞麦、大麦和卡姆特小麦。小麦（麸皮除外）和玉米是常见的食物过敏原，不应该经常食用，可以每周吃一次，或者根本不吃。车前草可以服用粉剂或胶囊，获得额外的清肠效果。豆类是纤维的最佳来源，每天可以在汤、酱和谷类食品中加一些豆子。水果可以代替早晨中的谷类，也可以作为零食。

豆类

豆类的纤维含量非常高，特别是芸豆。干豆类含有抑制乳腺癌发生和复发的抑癌酶，尤其是扁豆。很多豆类中含有植物雌激素，它们通过结肠中的细菌转化为活性激素样化合物。这些物质附着在乳腺组织中的雌激素结合位点上，竞争性地抑制雌二醇的摄取[63]。亚洲人喜欢吃大豆、绿豆和小豆，因此癌症发生风险较低[64]。

植物雌激素

植物雌激素是指化学结构与雌激素类似的物质。它们有很多种类。到目前为止，人的尿液中已发现了约 15 种不同的植物雌激素。2 种主要的植物雌激素是异黄酮和木脂素。异黄酮存在于豆制品、豆科植物及其豆芽和一些草药中。木脂素在亚麻籽、南瓜籽、浆果、一些蔬菜和谷物中含量最高。豆香雌酚存在于绿豆芽中，是比较少见的植物雌激素。

预防

乳腺癌预防计划鼓励每天至少排便 2 次，最好是 3 次。

预防

每天通过豆类、麸皮、亚麻籽粉、生的果蔬和全谷物摄取 30g 的纤维。

尽量减少用面粉做的食品，如面包、烘焙食品和面食等。应该多吃全麦。在吃得下去的情况下，每天吃一汤匙的小麦麸和车前草。

事实

植物雌激素可增加 SHBG（类固醇激素结合球蛋白）的生成量。SHBG 是在雌激素与受体结合之前，负责运输雌激素的系统。SHBG 越多，雌激素就越少——对预防乳腺癌就越有效。

评估饮食中的纤维含量

每天应该至少吃 30g 以上的纤维，可以预防乳腺癌，促进身体健康。这相当于一份高纤维谷物；1 杯煮豆子；2 片全麦面包；1 份熟的全谷物，如糙米、藜麦或小米；6 份水果或蔬菜。

利用下表，估算过去 3 天的每日纤维摄入量。

我每天的平均纤维摄入量是：____ g。距离 30g 的标准差是多少？

g 纤维	食物	第 1 天	第 2 天	第 3 天
15g	1 杯芸豆			
10g	1/2 杯小麦或燕麦麸 1 杯豌豆瓣 $1^1/_4$ 杯扁豆 3/4 杯菜豆 1/4 杯亚麻籽粉			
5g	1/2 杯煮干豆、豌豆或扁豆 1 份高纤维麦麸			
2g	1 份水果或蔬菜 1 份任何全麦食品 1 杯燕麦片 1 片全麦面包 1/2 杯全麦意大利面食 1/2 个全麦百吉饼 1 块黑麦脆饼干 1/2 杯煮熟的糙米			
1g	1 份精制谷物 10 个杏仁 20 个榛子			
		总计：	总计：	总计：
		3 天 平均：		

染料木素和大豆黄酮

染料木素和大豆黄酮是两种异黄酮，其中染料木素是较强的植物雌激素。异黄酮的作用类似于弱雌激素（有点像人体的雌三醇），与乳腺细胞受体结合，从而阻断了体内强雌激素（雌二醇和雌酮）与受体结合 [65]。它们本身类似于弱雌激素，却对身体内可以导致乳腺癌的强雌激素发挥抗雌激素的作用，这看起来有些自相矛盾。此外，它们还有弱雌激素预防骨质疏松的效果。膳食中的异黄酮能控制雌激素的分解产物，帮助增加"好"的雌激素。对绝经前女性的研究表明，如果每天摄入 65mg 的异黄酮，C2/C16 羟雌酮的比值升高，尿液中 C4 的排泄会减少，这意味着它们的生成更少。这两种效应都能降低乳腺癌的风险[66]。

染料木素能减缓，甚至逆转癌症进程，使乳腺癌基因失活。染料木素可干扰负责细胞生长和分离的酶，并且有抗氧化的作用[67]。它能抑制血小板聚集，也就是说血液不会"变黏"。另外，它还通过降低脑垂体 LH 和 FSH 的产量，减少绝经前女性卵巢产生的雌激素。染料木素降低了性激素的生物利用度，让血液中的雌二醇和雌酮减少。它能诱导癌细胞分化，让它们的分化更加明确，也就是说更近乎于正常细胞；抑制酪氨酸蛋白激酶，这是一种促进正常细胞向癌细胞转化，并提高它们繁殖力的酶。酪氨酸蛋白激酶会激活乳腺癌基因。

肠细菌将染料木素和大豆黄酮转化为雌马酚，将木脂素、亚麻木脂素（SECO）和罗汉松脂素分别转化为肠二醇和肠内酯。雌马酚和肠内酯与雌激素受体结合，并表现出它们的前体所不具备的弱雌激素活性。雌马酚与植物雌激素肠内酯相比，保护作用稍微强一些。乳腺癌女性与健康女性相比，尿液中的雌马酚和肠内酯排泄量显著较低[68]。澳大利亚的一项研究发现，雌马酚排泄量最高的女性，乳腺癌风险是排泄量最低女性的 1/4，如果换算成肠内酯的排泄量，该风险降低 1/3[69]。素食者和采用长寿饮食者的排泄量最高。采纳长寿食谱的人，饮食雌激素的排泄量要比吃典型北美食谱的人高出 10 倍[70]。食用高脂肪和肉类的人，雌马酚的产量显著降低。有些人尽管吃了大豆，也不能产生雌马酚，或者生成量很低[71]。这很可能与肠道菌群的健康状况有关，以及将异黄酮转化为雌马酚、将木脂素转化为肠二醇和肠内酯的细菌缺失有关。

含染料木素和大豆苷元的食物和草药

豆科植物（特别是绿豆和红花苜蓿）的芽和根中，染料木素和大豆黄酮含量较高，而且主要集中在根部。多吃这些豆类的嫩芽，会吸收更多的染料木素和大豆黄酮。

下列草药中染料木素的含量很高：食用补骨脂（psoralea corylifolia）、野靛蓝（baptisia australis）、红花苜蓿（trifolium pratense）、甘草（glycyrrhiza glabra）、胡芦巴和苜蓿，而且芭蕉中的含量特别高。传统上用于缓解肝脏瘀滞，刺激免疫力，并清除淋巴管堵塞。赝靛可以作为防治乳腺癌的主要成分。红花苜蓿和甘草也已经被普遍使用。以下草药中也含有植物雌激素，含量从多到少依次为：曼德拉草、血根、百里香、丝兰、姜黄、啤酒花、马鞭草、皱叶酸模和羊酸模[72,73]。Essiac 配方中包含有皱叶酸模和羊酸模。

如果我们使用了抗生素，身体就无法将植物雌激素转化为有用的东西。因此，不能预防乳腺癌。这对于曾经服用过抗生素，又接受化疗的女性来说尤其重要。

预防

在治疗感染时，应该先使用草药，最后再使用抗生素。如果不得不服用抗生素，应该在一天的另外时间段服用益生菌，并且持续 1 个月。考虑使用免疫增强剂，如黄芪、金盏花和紫雏菊等。

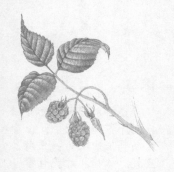

细菌、抗生素和植物雌激素

人体需要某些肠道细菌将异黄酮和木脂素转化为弱雌激素。这种转换发生在大肠的起始部位，然后弱雌激素从大肠再循环到肝脏中。我们使用抗生素时，对异黄酮和木脂素有作用的肠道细菌的活性会降低或消失，有时甚至到停用抗生素 1 个月之后才能恢复[74]。

北美和北欧地区的乳腺癌发病率较高，可能与我们过度使用抗生素，以及它们对肠道菌群的破坏影响有关。我们对自己的身体做了些什么？对土地做了些什么？我们用"英雄"般的手段征服了微生物，但却破坏了世世代代处于平衡状态的自然生态。我们必须像滋润供给我们食物的土壤那样，重新建立肠道微生物的平衡。

极有价值的 5 种植物雌激素

每天只需几元钱，您就可以用这些富含植物雌激素的食物来预防乳腺癌。

植物雌激素	建议用量
现磨的亚麻籽	每天 2 ~ 4 汤匙
豆腐和豆制品	每天 1/2 杯豆腐或 $1^1/_2$ 杯豆浆
南瓜籽	每天 1 ~ 2 汤匙
苜蓿芽	每周 3 杯或更多
绿豆芽	每周 3 杯或更多

豆制品

大豆制品（尤其是味噌）可以保护细胞免受辐射和化学物质致癌影响。亚洲国家的乳腺癌发病率至少比加拿大和美国低 2/3，而大豆制品的平均消耗量为每天 35 ~ 60g。日本女性尿液中植物雌激素的排泄量是芬兰女性的 20 ~ 30 倍[77]。

在所有的食物中，大豆是半胱氨酸含量最高的食物之一，使肝脏和身体中能制造更多的谷胱甘肽。谷胱甘肽是肝脏最大的解毒剂，也是一种免疫增强剂。豆类食品另外一个好处是，它能降低胆固醇水平，降低密度脂蛋白 / 高密度脂蛋白 (LDL/HDL) 的比值，从而降低了患心脏病的风险。

我们必须确定大豆制品是有机的和非转基因的，因为大豆的常用农药会促进乳腺癌。而且，还要保证豆浆里没有添加油和糖。每周吃几次味噌，可以做成味噌汤。可以在把优质的大豆蛋白粉加到果汁中摇匀。食用味噌的当天，应该多吃含钾高的食物，平衡味增里的盐。

各种食物中的植物雌激素含量

这里提供了各种食物的平均（μg/100g）异黄酮和木质素含量（除去水含量后）。根据环境条件、土壤质量、病原体的攻击和基因组成，每个样本的含量将有所不同。

植物雌激素	异黄酮		木脂素		香豆雌酚
食物来源	染料木素	大豆苷元	亚麻木脂素（SECO）	罗汉松脂素	香豆雌酚
大豆粉	96 900	67 400	130		
Kikoman 硬豆腐	21 300	7600			
Nasoya 软豆腐	18 700	7300			
Hatcho 味噌	14 500	13 700			
豆浆	2 100	700			
黄豆芽	4 290	6 270			少量
大豆	241	376			
亚麻籽			369 900	1087	
苜蓿籽	323	178	13	4	
苜蓿芽	11 000	7360			高量
黄豌豆	458	4			
黄豌豆芽	6150				*
绿扁豆芽	3340	1650			*
斑豆	223	232			
黑乌龟豆	451	4			
小利马豆	401	4			
大利马豆	344	3			
红扁豆	250	52			
小豆	212	46			
小豆芽	1300	910			*
蚕豆	199	50			
黑眼豆	233	3			
小麦麸	7	3	110		
黑麦粉			47	65	
黑麦麸			132	167	
葵花籽	14	8	610		
燕麦麸			24	155	
鹰嘴豆	76	11	8		5
鹰嘴豆芽	4610				*
乌拉达尔豆	60	30	240	79.4	
绿豆	365	10	172	0.25	2
绿豆芽	1902	745	468		1032
胡芦巴豆芽	910	2310			
南瓜籽			21 370		
胡萝卜	2	2	192	3	
大蒜	2	2	379	4	
西兰花	7	5	414	23	
蔓越莓			1 510		
紫苜蓿芽	730	720			51
蓝花鸢靛	35 070	3400			
甘草	5190				
日本绿茶		2460			
转换成：	雌马酚	大豆苷元	肠二醇	肠内酯	

关于这些豆芽中香豆雌酚的信息有限。这一信息来源于芬兰医学会的一项名为"植物雌激素和西方疾病"的研究，以及 Journal of Alternative and Complementary Medicine（《替代和补充医学杂志》）中豆科植物作为异黄酮、染料木素和大豆苷元来源的比较调查[75,76]。

如果您有高血压或肾病，每周只能吃 1 ~ 2 次味噌。如果您患有念珠菌病，不能吃味噌和豆腐，直到念珠菌病完全治愈。味噌中的异黄酮比其他豆腐产品中的更容易被小肠中吸收，并导致尿中雌马酚排泄量增加。也就是说，味噌作为弱雌激素的来源，比其他大豆产品更具有活性。

这是因为染料木素和大豆苷元在味噌中以非结合的形式存在，而在豆腐、豆浆和大豆中以结合的形式存在，生物利用度较低[78]。

大豆食品的热量、蛋白质、异黄酮和脂肪含量

食物	热量（kcal）	蛋白质（g）	异黄酮（mg）	脂肪（g）
1/2 杯大豆	149.0	14.3	70	7.7
1/2 杯豆豉	165.0	15.7	60	6.0
1/4 杯大豆坚果	202.0	15.0	60	10.9
1/2 杯豆腐	94.0	10.0	38	5.9
1/4 杯豆粉	81.7	12.8	25	0.3
1/2 杯豆浆	79.0	6.6	10	4.6
1/2 杯精制大豆蛋白粉	59.0	11.0	28	0.2

事实

大豆产品中含有防止乳腺癌发生、发展和复发的植物雌激素。它与亚麻籽一起被认为是天然无毒的他莫昔芬。

预防

每天吃半杯硬豆腐或豆豉，喝 1$\frac{1}{2}$ 杯豆浆，1/4 杯大豆坚果，或这些东西一起吃，让自己摄入 35 ~ 60g 大豆蛋白，以及至少 65mg 的异黄酮。

婴儿期和青春期前女孩的大豆摄入

新生儿和婴儿短期摄入大豆中的膳食异黄酮特别有用。早期摄入异黄酮能增加分化的乳腺细胞比例，降低一生中致癌物质导致乳腺癌的风险。日本和中国女性的饮食习惯，会在生命的早期获得这种保护效果[79]。

有些人担心，婴儿经常食用豆浆和大豆制品会造成雌激素过量。但一项研究发现，让 4 个月的婴儿摄入大豆制品后，尿液中未检出雌马酚。也就是说，婴儿肠道内还没有将染料木素和大豆黄酮转化为雌马酚的细菌，因此大豆带来的雌激素效应很低[80]。但另一方面，怀孕的女性会进行这种转化，并将植物雌激素传递给胎儿。由于豆制品延长了月经周期，因此会略微降低生育率。所以说，怀孕和打算做妈妈的女性，吃豆制品时应该稍加注意[81]。

大豆对月经周期的影响

我们还应该让孩子在儿童期适量地吃一些大豆，在青春期前和青春期中，增加大豆的摄入量。

乳腺癌防治及康复实用手册

乳腺癌风险一定程度上与雌激素的总暴露量，以及女性一生中月经周期累计次数有关。日本女性食用大豆较多，所以平均月经周期为 32 天，相比之下北美女性的平均月经周期为 28 ~ 29 天。此外，日本女性月经周期的卵泡期（排卵前期）比西方女性长，使得绝经前这段时间中，乳腺细胞分裂较少。由于月经周期的时间长，卵泡期（排卵前期）的持续时间也长，而黄体期（排卵后期）时间缩短，造成了她们在绝经前乳房细胞的分裂减少。乳腺细胞在黄体期的增殖速度比卵泡期快 2 ~ 3 倍。

大豆过敏和甲状腺功能

经常吃豆制品时，需要注意下面几个问题。首先，大豆经常会导致食物过敏。麦克斯·格森博士不让他的患者吃大豆，因为很多人对大豆过敏，而且它含油量太高[82]。大豆过敏反应包括疲劳、腹胀和排气。我们应该不吃或尽量少吃过敏的食品。

第二个值得关注的问题是大豆可能会对甲状腺产生不利的影响。大豆中的植物雌激素（染料木素和大豆黄酮）能够阻断负责将碘离子附着到酪氨酸上，形成甲状腺激素 T4 和 T3 的酶（甲状腺过氧化酶）。而碘离子会附着在染料木素或大豆苷元上，造成了甲状腺激素缺乏[83]。饮食中同时加入碘和大豆，可以减弱或消除对甲状腺的不利作用。

特别是喂食婴幼儿大豆配方时，如果不添加碘或海藻，此后很容易发生自身免疫性甲状腺疾病[84]。

所以，我们应该在饮食中加入深海蔬菜，或定期吃一些海带补剂，以缓解大豆和生吃芸苔类蔬菜对甲状腺的影响。如果我们喂食婴儿大豆配方，那么配方中就应该含有少量的碘或海藻，比如海带[85]。

亚麻籽和其他高木脂素食物

研究已经表明，木脂素具有抗病毒、抗细菌和抗真菌的功效。这些功能有助于保护我们的消化道免受微生物侵害，并对我们的免疫系统产生保护作用。木脂素也含有 2 种植物雌激素，即亚麻木脂素（SECO）和罗汉松脂素。它们像大豆中的异黄酮一样，由肠道细菌转化为弱雌激素（分别为肠二醇和肠内酯）[86]。肠二醇由消化道细菌转化具有弱雌激素效果的肠内酯。肠二醇和肠内酯刺激黄体酮受体的产生，防止我们患上乳腺癌[87]。

乳腺癌妇女尿液木质素排泄量低于健康妇女[88]。素食者比非素食者排泄的木质素多，而不食用乳制品或蛋类的绝对素食者的排泄量最多[89]。

亚麻籽中的 SECO 含量超过目前研究的其他食物数十万倍。95%

事实

日本女性比北美女性的月经周期次数少，总体雌二醇水平低，不容易患乳腺癌。

事实

虽然说大豆对乳腺癌的防治非常有好处，但是每年还是应该验血来监测甲状腺功能，并跟踪体温。

事实

亚麻籽像大豆一样影响着我们管理雌激素的方式，有助于降低有害的 C4 和 C16 雌激素，增加保护性 C2 雌激素。亚麻籽油可以保护我们免受各类癌症的侵害，特别是在已经确诊肿瘤的情况下。

以任何方式吃亚麻籽。每天的目标是 2 ~ 4 汤匙（25 ~ 50g）新鲜亚麻籽粉。如果每天摄入 2 汤匙以上亚麻籽，应该补充维生素 B6。

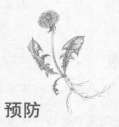

预防

每周吃几次绿豆芽，目标是每周 3 杯。

事实

高蛋白质饮食可以促进减肥，但可能会导致身体偏酸性，促进癌症。过量蛋白质会导致终末毛细血管变窄，阻碍氧气的运输，从而有利于形成癌细胞。

预防

每天摄入大约 30 ~ 50g 的植物蛋白质。

的木脂素存在于亚麻籽的纤维中，而亚麻籽油中只有不到 5%[90]。动物研究表明，亚麻籽可以让动物的乳腺肿瘤缩小 67%，减少乳腺癌转移的可能性，并且能有效地预防化学物质引起的癌症[91]。从诊断到手术之前使用亚麻籽的女性，手术前乳腺肿瘤可以缩小[92,93]。

我们可以用磨豆机磨碎亚麻籽，然后加在煎饼、松饼、饼干、面包、麦片里，甚至撒在沙拉里。每天现吃现磨，这样油就不会变质。现磨亚麻籽粉应该在磨碎后 15 分钟内食用。

浆果、水果豆类、南瓜籽和葵花籽，以及小麦、黑麦和燕麦的麸皮中都含有少量木质素。

绿豆芽和香豆雌酚

另一种人们不太了解的植物雌激素是香豆雌酚，它比异黄酮和木脂素更具有雌性激素的作用。绿豆芽中香豆雌酚的含量较高，以下种子芽中的含量较少：红三叶草、紫花苜蓿、大豆、黄豌豆、绿扁豆、雏豆、小茴香、红豆、蚕豆。以下的豆类中香豆雌酚含量较少：鹰嘴豆、乌里德达尔豆和绿豆。绿豆芽可以单独食用，也可以加到沙拉里，放在豆菜上，或者混合在果汁里。

蛋白质

蛋白质应该足够，但不能过量，这样可以预防癌症，并需要与优质的油脂结合食用，以达到最佳的健康状态。虽然说每个人对蛋白质的需求量不同，但成人平均每天需要大约 30 ~ 50g。如果您喜好运动或者从事体力劳动，则需要更多的蛋白质，因为运动能加快蛋白质的消耗。

在肠道细菌分解高蛋白饮食中氨基酸的过程中，结肠产生的毒素会增加患癌症的风险。高蛋白饮食也会导致更多的钙流失，导致骨质疏松和碱性微量元素缺乏。

每天 2 ~ 3 份的以下食物能提供足够的植物蛋白，其中一份相当于 1 杯熟豆类，1/2 杯豆腐，2 汤匙坚果黄油，或 3 汤匙坚果或种子。富含蛋白质的豆类有芸豆、大豆、鹰嘴豆、豌豆和小扁豆。豆类食品富含蛋白质。

含硫蛋白质与亚麻籽油结合

早在 20 世纪 50 年代早期就对脂肪和油脂进行研究的乔安娜·布德威格博士的研究发现，亚麻籽油与含硫蛋白质结合可以防止或帮助

植物蛋白质的来源

所需的豆制品	蛋白质含量（g）	用量
味增	5.9	1/2 杯
嫩豆腐	8.1	1/2 杯
硬豆腐	15.6	1/2 杯
煮熟大豆	16.6	1/2 杯
干烤大豆	39.6	1/2 杯
豆浆	5.6	1 杯
豆豉	19.0	1/2 杯
大豆蛋白粉	58.1	1 盎司
芸豆	15.0	1 杯，熟
扁豆	16.0	1 杯，熟
去皮干豌豆	17.0	1 杯，熟
鹰嘴豆	14.5	1 杯，熟
杏仁奶油	5.0	2 汤匙
杏仁	2.8	12 粒
葵花籽	6.5	1 盎司
南瓜籽	7.0	1 盎司（142 粒）
芝麻黄油	2.6	1 汤匙

注：1 盎司 =28.35g

治愈癌症。当含硫蛋白质和 ω–3 脂肪酸一起使用时，组织的氧气摄入量就会增加。

亚油酸缺乏

布德威格博士分析了癌症患者的血液，发现他们血液中缺少亚油酸。而亚油酸有助于形成、维持细胞膜完整性的磷脂。亚油酸缺乏会阻碍健康细胞膜的形成，导致细胞分裂不完整。她还发现，癌症患者缺乏含有亚油酸和含硫蛋白质的脂蛋白。他们的血液中含有一种黄绿色的蛋白质，当她加入亚油酸和含硫蛋白质后，这种蛋白质就消失了。红色的血红蛋白取而代之。这就解释了为什么很多癌症患者缺乏活力，缺乏氧气和能量。亚油酸缺乏会导致无法形成血红蛋白，血液不能携带足够的氧气。

布德威格博士在实践中发现亚麻籽油（含有 α–亚麻酸和亚油酸）加上脱脂牛奶蛋白，对癌症患者有很大的帮助。她的配方是：按照重量，将 20 份的脱脂牛奶蛋白质、8 份的亚麻籽油和 5 份牛奶混合在一起。

事实

含硫氨基酸包括半胱氨酸和蛋氨酸。这 2 种氨基酸对于肝排毒，以及灭活有毒的 C4 雌激素非常重要，同时也在增加细胞内氧含量方面起着重要作用。

预防

每天争取食用 2 次含硫蛋白质，每次 500mg，与至少 2 汤匙的亚麻籽油同时服用。如果不能从食物中摄取，可以使用有机乳清粉、大豆蛋白粉或补充 N– 乙酰半胱氨酸。

富含硫蛋白（胱氨酸和蛋氨酸）的食物

因为很多人对乳制品过敏，所以我们可以选择含硫蛋白质的替代来源，并在膳食中按照大约 5：2 的比例添加亚麻籽油。食物中的半胱氨酸以胱氨酸的形式存在，它由 2 个半胱氨酸分子结合在一起。为了预防乳腺癌，最好食用素食蛋白质，如大豆、坚果、南瓜籽、葵花籽、燕麦片、豆类、豆腐和所有豆制品、花椰菜、甘蓝、海带和螺旋藻。

食物	胱氨酸	蛋氨酸	总计
坚果和种子			
1 杯椰奶	108	103	211
24 粒杏仁	102	64	166
1 汤匙杏仁黄油	43	28	71
47 粒开心果（1 盎司）	146	108	154
142 粒南瓜籽（1 盎司）	85	156	241
1/2 杯干烤大豆坚果	549	459	1008
1 盎司葵花籽	128	140	268
蔬菜			
1/2 杯熟西兰花	16	28	44
1/2 杯熟抱子甘蓝	12	19	31
1/2 杯生白菜，切丝	6	3	9
1/2 杯熟白菜	14	8	22
1/2 杯煮甘蓝，切碎	16	12	28
谷物			
1/3 杯干麦片	112	75	187
豆类			
1 杯煮红豆	161	182	343
1 杯烤豆	157	218	375
1 杯黑豆	165	229	394
1 杯斑豆	152	212	364
1 杯鹰嘴豆	195	190	385
1 杯鹰嘴豆泥	155	101	256
1 杯芸豆	166	230	399
1 杯煮扁豆	234	152	386
1 杯煮绿豆	125	170	295
1 杯煮菜豆	173	238	411
大豆类			
1 杯煮大豆	461	385	846
1/2 杯味噌	131	206	337
1/2 杯豆豉	265	220	485
1/2 杯硬生豆腐	275	255	530
1 杯脱脂豆粉	757	634	1391
1 杯全脂大豆粉	473	396	869

乳制品			
1 杯 1% 脂肪奶酪	259	843	1102
8 盎司 2% 脂肪牛奶	75	204	279
1 个大荷包蛋	144	195	339
1 个鸭蛋	199	403	602
8 盎司乳制品	48	48	96
鱼类			
3 盎司大西洋鳕鱼	162	448	610
3 盎司黑线鳕鱼	221	610	831
3 盎司大比目鱼	243	672	915
3 盎司鲱鱼	210	580	790
3 盎司龙虾	196	490	686
3 盎司鲭鱼	218	600	818
3 盎司红鲑鱼	249	687	963
3 盎司沙丁鱼	53	181	234
3 盎司煮熟的虾	199	501	700
3 盎司金枪鱼（水浸）	269	745	1014
肉类			
99g 牛肉	167	441	608
99g 鸡肉	191	390	581
99g 羊肉	207	471	678
99g 火鸡	185	472	657
其他			
3.5 盎司海带	98	25	123
1 茶匙大麦、黑麦或小麦草	8	15	23
3.5 盎司螺旋藻	662	1149	1811

注：1 盎司 =28.35g

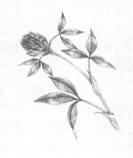

低钠 / 高钾的食物

钠和钾在我们身体中处于"不稳定"的平衡状态：钠存在于细胞外液中，而钾则存在于我们的每一个细胞内。当一种物质降低时，另一种就会升高。如果钠含量高，人体细胞就会膨胀并吸收毒素。麦克斯·格森博士建议他的患者限制盐的摄入，从而减少液体潴留和体内的毒素。他认为，如果想要完全排毒，消除盐分非常重要。他通过给患者补钾来消除钠盐[94]。钾既能维持体液的碱度，又能促进肾脏消除有毒废物。

预防

每天吃 3000 ~ 6000mg 的高钾水果和蔬菜来帮助细胞排毒。

普通食品中的钾含量

食物	用量	钾含量（mg）	食物	用量	钾含量（mg）
果汁			甘薯	1 个	397
李子汁	8 盎司	706	胡萝卜	1 个中等大小	233
胡萝卜汁	6 盎司	538			
橙汁	8 盎司	436	**豆类**		
西红柿汁	6 盎司	400	小豆	1 杯	1224
葡萄柚汁	8 盎司	400	白豆	1 杯	1003
葡萄汁	8 盎司	334	利马豆	1 杯	955
菠萝汁	8 盎司	334	硬生豆腐	1/2 杯	298
苹果汁	8 盎司	296	大豆	1 杯	886
杏汁	8 盎司	286	豆浆	1 杯	338
			大豆粉，脱脂	1 杯	3038
水果			黑龟豆	1 杯	801
干无花果	10 个	1332	斑豆	1 杯	800
木瓜	1 个	780	扁豆	1 杯	731
葡萄干	2/3 杯	746	芸豆	1 杯	714
干梅子	10 粒	626	美国白豆	1 杯	692
哈密瓜	1 杯哈密瓜片	494	菜豆（青豆）	1 杯	669
香蕉	1 根	451	黑豆	1 杯	611
芒果	1 个	322	绿豆	1 杯	536
杏	3 个	313	鹰嘴豆	1 杯	477
奇异果	1 个	252			
橙子	1 个	250	**谷物**		
梨	1 个	208	黑麦面粉	1 杯	1101
苹果	1 个	159	角豆粉	1 杯	852
			大麦米	1 杯	320
蔬菜					
牛油果	1 个	1097			
土豆	1 个	844			
南瓜	1/2 杯	445			

注：1 盎司 =28.35g

数据来源于 Jean Pennington's Food Values of Portion Commonly Used（《彭宁顿常见食品营养价值》）。

香菇和舞茸

预防

每周吃香菇 2 次（至少持续 1 个月），然后休息 7 天。

香菇在传统上被用于治疗癌症、风湿性关节炎、血液循环不良、寄生虫、身体虚弱和脑出血等症。久司道夫博士建议将香菇作为长寿饮食的一部分。毫无疑问，它们在逆转癌症方面取得了成功。

试验性药物香菇多糖（lentinan）就是提取自香菇，用于治疗晚期癌症患者。它增加了巨噬细胞、T 抑制细胞和 T 辅助细胞的数量，延长了一些癌症患者的生命[95]。它可以提高辅助细胞 – 抑制细胞的比例，并在使用 4 周后显著降低 T 抑制细胞的水平。

这种效果持续了 8 周就消失了，这证明我们应该使用香菇 1 个月，然后休息一下再继续使用。已经证明，这种香菇的提取物有抑制女性乳腺癌的能力[96]。当患有乳腺癌的老鼠食用含有 20% 香菇提取物的饲料时，肿瘤的抑制率为 78.6%[97]。香菇提取物还可以降低胆固醇水平，改善乙型肝炎患者的肝脏功能，改善艾滋病患者的念珠菌病症状等[98]。

我们厨房里可以药食同源的食品

厨房里的许多药草和香料有助于预防癌症，包括姜黄、迷迭香、鼠尾草、百里香和生姜。

姜黄

印度东部的居民在烹饪时一直把姜黄用作香料。姜黄在传统中药和阿育吠陀医学中都是一种药物。它具有抗氧化、抗肿瘤和抗炎作用[99]。它能刺激肝脏的胆汁分泌，提高肝酶解毒，缓解肠道气体，净化血液和皮肤，对治疗癫痫和关节炎都有帮助。它有冷却的功效，并能疏肝理气[100]。

姜黄素是姜黄中主要的活性成分，它能阻断癌症肿瘤的血液供应，使其无法生长[101,102]。它可降低激素依赖型和非激素依赖型乳腺癌细胞的生长，并降低细胞对化疗的耐药性[103]。

姜黄素和异黄酮（来自大豆）已经被证明可以减少由雌激素杀虫剂或雌二醇引起的乳腺癌细胞的增殖。姜黄素和染料木素一起使用时，能够完全抑制由杀虫剂或雌二醇混合而引起的细胞生长。它们协同作用的效果要比单独应用大得多[106]。造成这种情况的原因之一，是它们在癌细胞分裂的不同阶段扰乱了细胞周期。

迷迭香和鼠尾草

迷迭香和鼠尾草含有桉树脑精油，有助于杀死念珠菌、细菌和蠕虫。迷迭香含有一种叫做奎宁的植物化学物质，可以中和致癌物。它可以阻止癌症的发生，阻止正常细胞向癌细胞的转化。如果与油脂一起使用效果会更好。例如在沙拉酱中加入迷迭香。鼠尾草是一种腺体平衡剂和免疫激活剂。但这 2 种草药加热到 200°F（约 93℃）超过 20 分钟时，效力就会丧失。因此，应该先把食物做熟，然后在吃之前加入它们[107]。孕妇忌用鼠尾草。

迷迭香叶提取物可使小鼠体内雌二醇和雌酮的 2- 羟基化作用提高150%，可以形成更多 C2 雌激素，使 C16 雌激素的生成降低了 50%。

它还能在肝脏第 2 阶段解毒中，增加雌二醇和雌酮的结合，形成葡萄糖醛酸复合物，更快速地清除雌激素[108]。

化疗时禁用迷迭香，因为它可能会降低化疗效果。

生姜

生姜除了有助消化之外，还有消炎、免疫激活的作用。它对神经系统也有好处，还能帮助肝脏排毒。但是，妊娠早期、分娩时，以及有内热的人不应食用。

低血糖指数食品

我们平时吃下的碳水化合物被分解为葡萄糖，为体内细胞提供能量。一些碳水化合物吃完后会显著升高血糖，进而提高胰岛素水平。血糖指数是指进食碳水化合物 2 ～ 3 小时之后导致血糖升高的程度。人们已经测定出各种食物的血糖指数。

为了控制血糖水平，胰腺向血液中分泌胰岛素。胰岛素的任务是进入细胞，促进血液中葡萄糖转运到细胞内并产生能量。微量元素铬能提高胰岛素进入细胞的能力。胰岛素还有助于把其他营养物质（维生素、微量元素和氨基酸）移入细胞内。高血糖指数的高碳水化合物会让胰岛素（和 IGF-1）水平居高不下，从而增加了脂肪的沉积。因为脂肪细胞能促进某些雌激素形成，所以脂肪增多，就意味着雌激素增多。而雌激素和 IGF-1 协同作用，能强烈地促进乳腺癌形成。

如果我们每天都吃让胰岛素大量分泌的食物，可能会发生"胰岛素抵抗"，这时胰岛素就不会进入细胞。胰腺会生成更多的胰岛素，而胰岛素、葡萄糖、维生素、微量元素和氨基酸都会聚集在细胞外，没法起到营养作用。久而久之形成了糖尿病。减肥、坚持锻炼、摄入适量的铬、α - 硫辛酸和亚麻籽油都能缓解胰岛素抵抗。

然而，也有一些碳水化合物不会提高血糖水平。简而言之，我们应该吃低血糖指数的碳水化合物，少吃甚至不吃高血糖指数的食品。富含脂肪或蛋白质的食物不会引起血糖升高，而纤维会减缓血糖水平的升高。纤维、优质油和蛋白质可以增加饱腹感，降低食欲，避免暴饮暴食。

不该吃的食物

除了众所周知的脂肪外，还有一些食物应尽量少吃，甚至不吃。

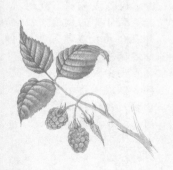

肉类

不吃红肉。因为它含有大量的饱和脂肪酸、杀虫剂、有机氯、抗生素、激素，而且通过肠道速度慢，容易在消化道内发酵和腐败。肉类不易消化，而且减少身体对植物雌激素的利用。而植物雌激素可保护我们不患乳腺癌。高肉类膳食促进某些肠道细菌滋生，让更多的雌激素通过肠壁重新吸收。应做到不吃牛肉、猪肉、火腿、培根、肝脏和加工肉类。

预防乳腺癌的饮食基本上是无肉食谱。如果您想吃些肉，应选择有机肉类，并同时多吃蔬菜、碱性微量元素、纤维和亚麻籽油或鱼油进行中和。

鱼类

鱼油可以预防乳腺癌，但鱼类却是环境毒素的大储存库。这些环境化学物质漂泊在全球大气流中，最后随雨水落入江河湖海。多氯联苯、林丹、滴滴涕和二恶英等有机氯聚集在受污染海水的鱼油中。

我们不喝江河湖海的水，为什么就能吃里面的鱼呢？由于鱼肉含有 ω-3 油，常作为预防乳腺癌的绝佳食物，但我却不推荐食用。久司道夫也建议在预防乳腺癌时不吃鱼，除非特别想吃。他建议可少吃一些白肉的鱼，但每周不能超过一次 [114]。

乳制品

虽然乳制品钙含量高，但它们也是环境毒素的储存库。这些物质难以消化，给很多人的免疫系统造成压力。奶牛都经过了激素和抗生素的处理，饲料中也喷撒了农药。这些东西都积累在奶牛的脂肪中，然后随牛奶流出。我们吃了这种乳制品后，就会终生积累在体内，然后通过子宫和哺乳传递给孩子们。乳制品中的天然和非天然激素、杀虫剂、多氯联苯和二恶英有百害而无一利，对胎儿的生长有刺激作用。我们也知道，在子宫中生长速度快的胎儿，今后患乳腺癌的风险可增加 3 倍。

牛奶中钙含量是母乳的 4 倍，蛋白质为 3 倍，碳水化合物仅为 2/3，脂肪比母乳多。该比例的营养物质对小牛发育很重要，但不适于我们的婴儿。而山羊奶的成分更接近母乳。乳制品中的胆固醇和脂肪酸会累积在器官和组织中，增加心脏病、癌症和其他退行性疾病的发生率。

奶制品的加工过程包括巴氏灭菌法、均质化和杀菌法。这些方法都使牛奶失去了原有的营养，破坏了所含的酶，让它们更难消化。许多人都缺乏用来消化乳糖的乳糖酶。身体通过产生更多的黏液对奶制

预防

尽量不吃或少吃鱼，除非您确定没有受到污染。如果您患有乳腺癌，就更不能吃鱼。

事实

二恶英的致癌性极强。鱼体内二恶英的含量是它生活水域中的 15.9 万倍 [110-112]。同样，鱼体内的多氯联苯浓度是周围水域的 1 万倍 [113]。

事实

1979 年的一项研究发现，乳制品属于增加乳腺癌风险的物质。1986 年在法国进行的一项大型病例对照研究发现，经常吃奶酪的女性比不吃奶酪的女性风险增加 50%，而且经常喝牛奶的女性风险升高 80%。

各种食物的血糖指数

下表显示了各种食物的血糖指数。该数值表明某种食物中的碳水化合物转化为血糖的速度。该速度以葡萄糖本身为参照。葡萄糖相当于 100，所以数值超过 100 的食物，升血糖的速度比葡萄糖还快，而低于 100 的食物升血糖速度较慢。

血糖指数低 7 ~ 45		血糖指数中等 46 ~ 60		血糖指数高 61 ~ 115	
谷物和面食					
Burgen Soy Lin 面包	19	通心粉	46	黑麦面包	64
薏米	25	扁面条	46	粗面粉面包	64
米糠	27	碾碎干小麦	47	蒸粗麦粉	65
鹰嘴豆粉薄饼	27	红河麦片	49	麦片	66
意大利宽面条	32	粗裸麦面包	50	咸饼干	67
意式细面	35	碎大麦	50	面粉汤团	67
意大利面	6	香脆麦米片	54	脆皮玉米饼	68
全黑麦	37	玉米	55	玉米面	69
大麦仁面包	39	糙米	55	梅尔巴吐司	70
小麦麸	42	燕麦麸	55	麦片粥	70
大麦薄煎饼	43	荞麦	55	磨碎小麦	70
		亚麻籽黑麦面包	55	白面产品	71
		爆米花	55	英国松饼	71
		牛奶什锦早餐麦片	56	小米	71
		野生稻米	57	白百吉饼	72
		皮塔饼面包，白色	57	膨化小麦	74
		白米	58	麦圈	74
		米粉面	58	膨化谷物	74
		燕麦片	60	米糕	77
		脆米花	82	玉米片	83
				糙米意大利面	92
				法式长棍面包	95
豆类					
泰国豆	8	罗马豆	46	蚕豆	79
大豆	17	烤豆子	48		
红扁豆	25				
芸豆	29				
绿扁豆	29				
青豆	30				
黑豆	31				
鹰嘴豆	33				
菜豆	38				
绿豆	38				
斑豆	38				
黑眼豆	41				

乳腺癌防治及康复实用手册

血糖指数低		血糖指数中等		血糖指数高	
7 ~ 45		46 ~ 60		61 ~ 115	
蛋白质类					
原味酸奶	14			冰激凌	61
坚果	15				
脱脂牛奶	32				
水果					
樱桃	22	罐头桃子	47	葡萄干	64
葡萄柚	25	橙汁	52	菠萝	66
杏干	31	奇异果	53	干果	70
梨	37	香蕉	54	西瓜	72
李子	38	芒果	56		
苹果	38	蓝莓	57		
桃子	42				
橙子	44				
蔬菜					
豌豆	<15	生胡萝卜	49	甜菜	64
绿豆	<15	山药	51	土豆泥	70
番茄	<15	红薯	54	大头菜	72
芸苔家族	<15	煮白土豆	56	炸薯条	75
深海蔬菜	<15			南瓜	75
中草药	<15			煮胡萝卜	85
绿色蔬菜	<15			欧洲萝卜	98
其他					
果糖	22	乳糖	46	蔗糖	65
甜菊	–	巧克力	49	软饮料	68
甘草	–	蜜糖	58	葡萄糖	100
				麦芽糖	105
				酒	>100

表中大多数数值选自于简妮·布兰德·米勒博士、凯·福斯特·鲍威尔和史蒂芬·考拉吉瑞博士所写的 The G.I. Factor: The Glycaemic Index Solution（《G.I 系数：血糖指数》）[109]。

品产生反应。黏液会聚集在特定部位，并与某些疾病有关：聚集在咽鼓管中会导致慢性耳部感染；在鼻窦中导致鼻窦炎；在肺里会导致哮喘；在乳房、子宫或卵巢中，可能会导致肿瘤的形成。

与其喝牛奶，不如吃海菜、芝麻、杏仁、甘蓝和欧芹作为钙来源，每天服用 1000 ~ 1500mg 的钙补充剂来预防骨质疏松症。不吃或少吃牛奶制品和含有酪蛋白的产品，如大豆奶酪，这些产品都是仿奶制品。

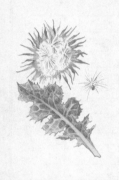

少吃甜食，每周只吃一次。用水果、甜菊糖、少量的枫糖浆和蜂蜜、冷冻水果甜点、无糖天然水果酱来代替甜食。用水稀释天然果汁。从孩子婴儿期之后，就开始限制他们的甜食和软饮料，断绝他们对甜食的欲望。

癌症风险

几项研究已经表明了摄入乳制品与癌症风险之间的关系，其中就包括哈佛大学在 1998 年发表的 2 项对激素喂养奶牛的研究 [115-116]。医生和护士健康研究发现，胰岛素样生长因子 1（IGF-1）可以增加乳腺癌和前列腺癌的风险。而用牛生长激素饲喂的奶牛产出的牛奶中，IGF-1 水平升高。我们的身体中本来就含有 IGF-1。但是，摄入了用激素处理的牛奶，或者血糖指数高的碳水化合物之后，IGF-1 的水平会略微升高。护士健康研究报告称，绝经前血液中 IGF-1 含量高的女性，患乳腺癌的几率是低水平女性的 7 倍。医生健康研究报告称，血液中 IGF-1 含量最高的男性，患前列腺癌的几率是最低水平男性的 4 倍。1995 年 Journal of Endocrinology（《内分泌学杂志》）发表的一项小鼠研究发现，牛奶中的酪蛋白会减缓 IGF-1 的分解速度，使其能够以较高水平在血液中循环更长时间 [117]。因此，不吃激素处理的牛奶和含有酪蛋白的产品是有道理的，这样我们的 IGF-1 水平可能会更低。

钙的替代来源

更年期的女性经常接受雌激素替代疗法，而且医生告诉她们要多喝牛奶来补充治疗所消耗的钙。但钙补充剂中应该含有钙、镁、维生素 D3、硼、钼、钒、锰、铜、锌和维生素 K。每天坚持步行 1 小时对于防止骨质疏松有较好的效果。如果您确实患有骨质疏松症或转移性癌症，应每天使用 3 次依普黄酮补剂，每次 200mg，以缓解这两种疾病。通过正确的饮食、锻炼和补充营养，可以保持骨骼的质量，又不会危及乳房。

甜食

我们吃甜食后 30 分钟，白细胞中的巨噬细胞数量就会下降，而且持续 5 个小时之久，摄入甜食后 2 小时，巨噬细胞的数量可以减少 50%，这会导致免疫系统功能下降。这种效应发生在吃了葡萄糖、果糖、蔗糖、蜂蜜和橙汁之后 [118]。甜食还会促进肠道内有害生物的过度生长，如酵母菌和寄生虫。尽量少吃的甜食包括软饮料、果汁饮料、速溶饮料、罐装果汁、糖果、巧克力棒、格兰诺拉燕麦卷、巧克力、甜甜圈和饼干。

如果经常喝软饮料，乳腺癌的易感性就会增加。喝完软饮料第 1 个小时内，葡萄糖和胰岛素水平都会快速而显著的增长。而当身体重较轻时，这种反应就更明显，比如儿童。因此，经常喝软饮料的儿童，一生中患乳腺癌的风险会升高 [119]。

各种食物中的钙含量

食物种类	钙含量
鱼类	
沙丁鱼 + 骨头	325 mg/ 3 盎司
粉红鲑鱼 + 骨头	179 mg/ 3 盎司
银鲑鱼 + 骨头	300 mg/ 4H 盎司
红鲑鱼 + 骨头	300 mg/ 3H 盎司
大鳞大马哈鱼 + 骨头	300 mg/ 7 盎司
豆类	
煮芸豆	50 mg/ 1 杯
煮蚕豆	62 mg/ 1 杯
煮绿豆	55 mg/ 1 杯
煮扁豆	37 mg/ 1 杯
煮黑龟豆	103 mg/ 1 杯
煮黑眼豆	130 mg/ 1 杯
煮大豆	175 mg/ 1 杯
硬生豆腐	258 mg/ 1/2 杯
煮大豆	175 mg/ 1 杯
味增	92 mg/ 1/2 杯
煮小豆	63 mg/ 1 杯
煮美国白豆	121 mg/ 1 杯
煮白豆	161 mg/ 1 杯
煮斑豆	82 mg/ 1 杯
煮菜豆	128 mg/ 1 杯
煮鹰嘴豆	80 mg/ 1 杯
鹰嘴豆泥	124 mg/ 1 杯
蔬菜	
蒸西兰花	89 mg/ 1/2 杯
绿芜菁，切碎，生	53 mg/ 1/2 杯
绿芜菁，切碎，煮熟	99 mg/ 1/2 杯
白菜，生，切丝	37 mg/ 1/2 杯
白菜，蒸熟	79 mg/ 1/2 杯
芜菁甘蓝	100 mg/ 1 杯
蒸灰菜	232 mg/ 1/2 杯
蒲公英叶	150 mg/ 1 杯
羽衣甘蓝，煮熟，切碎	148 mg/ 1 杯
大黄	266 mg/ 1 杯
萝卜，长绿	60 mg/ 1/2 杯
萝卜根，晒干	400 mg/ 100 g
芥末叶，蒸熟	52 mg/ 1/2 杯
欧芹，切碎	39 mg/ 1/2 杯
甜菜叶，蒸熟	82 mg/ 1/2 杯
菠菜，切碎，生	28 mg/ 1/2 杯
菠菜，蒸熟	122 mg/ 1/2 杯
豆苗，切碎	20 mg/ 1/2 杯

食物种类	钙含量
芥菜	300 mg/ 100 g
芥蓝叶	220 mg/ 1 杯
羽衣甘蓝叶	210 mg/ 1 杯
西兰花	150 mg/ 1 杯
海藻	
羊栖菜	300 mg/ 1 杯
裙带菜	300 mg/ 1 杯
昆布	800 mg/ 100 g
黑藻	1170 mg/ 100 g
琼脂，干	625 mg/ 3.5 盎司
爱尔兰青苔，生	100 mg/ 3.5 盎司
海苔，生	70 mg/ 3.5 盎司
海带，生	150 mg/ 1 汤匙
种子和坚果	
巴西坚果	169 mg/ 100 g
芝麻	630 mg/ 100 g
葵花籽	140 mg/ 100 g
甜杏仁	282 mg/ 100 g
杏仁奶油	43 mg/ 1 汤匙
榛子	186 mg/ 100 g
碳水化合物	
小米	20 mg/ 3.5 盎司
玉米面，浓缩	140 mg/ 1 杯
豆角粉	359 mg/ 1 杯
大豆粉，脱脂	241 mg/ 1 杯
苋菜，煮熟	138 mg/ 1/2 杯
黑麦粉	69 mg/ 1 杯
水果	
木瓜，生，中等大小	72 mg
无花果，干	269 mg/ 10 粒
乳制品牛奶	
牛奶，2%	297 mg/ 1 杯
蒸发脱脂牛奶	344 mg/ 1/2 杯
普通酸奶（2-4%）	396 mg/ 1 杯
瑞士芝士	272 mg/ 1 盎司
切达奶酪	150 mg/ 1 盎司
蓝乳酪	300 mg/ $3^1/_2$ 盎司
白软干酪	300 mg/ $1^1/_3$ 杯
其他	
黑糖蜜糖浆	150 mg/ 1 汤匙
豆奶（不加钙）	50 mg/ 1 杯

注：1 盎司 ≈ 28.35g

以上数据大多来自 Jean A.T. 的《彭宁顿常见食品营养价值》

精制面粉食品

　　精制面粉剥夺了对身体愈合至关重要 B 族维生素和微量元素。吃完精制面粉会迅速转化为血糖，从而提高胰岛素水平。胰岛素水平长期升高会增加乳腺癌的风险，并导致肥胖。精制面粉食品可以破坏肠道内能增强免疫力、具有保护功能的细菌平衡。

加工食品

　　加工食品中缺乏酶、维生素和微量元素，不含纤维，经常含有对我们有害的色素和防腐剂。包装加工食品的塑料容器和罐子也可能危害我们的健康。因此，尽量少吃加工食品。我们应该自己购买食材，自己做饭。

酒

　　女性饮酒更容易患乳腺癌。每周喝酒 4 ～ 7 杯或以上可增加患病风险。一项研究表明，每天喝酒 2 杯以上的女性，乳腺癌风险增加 250%。每天喝 1 杯酒的女性患乳腺癌的风险要高 11%。酒精可能会干扰肝脏解毒化学物质和体内过量雌激素的能力 [120]。适度饮酒会增加肝脏产生胰岛素样生长因子，促进乳腺癌发展和 / 或生长 [121]。

盐

　　麦克斯·格森博士认为，盐和过量的钠是导致癌症的主要原因。他推测慢性病开始于细胞内钾的流失，以及随后的钠和水的流入。这种过程导致了细胞膜内外电势能缺失，酶生成不良，以及细胞氧化降低。低盐饮食会从细胞中吸收水分，而且高钾饮食也是有益的。钾是一种高度碱性微量元素，可降低人体的酸度。

咖啡

　　咖啡是一种肾上腺兴奋剂，它能引起肾上腺素短期分泌，并很快被耗尽，然后产生要再喝一杯的想法。在咖啡生长和加工过程中，使用过大量的化学物质。它们给肝脏造成了很大的负担，让它很难清除内部产生的和外来的毒素。如果您爱喝咖啡，应该多吃些碱性微量元素，来抵消咖啡引起的过度酸化状态。

推荐的日常乳房保健饮食

如果您成功采纳了本章所述的全部乳房保健建议，日常的食谱大概与下表类似。我建议您每2小时吃一些东西，让肾上腺、甲状腺保持正常，保持血糖水平稳定，减少饥饿感。

起床后	绿色饮料——用水服下 1 ~ 3 茶匙 Greens +，Pure Synergy，Barley Green，螺旋藻或者 1 ~ 3 盎司的麦草汁——然后喝 2 杯过滤水或矿泉水，加入少许柠檬或酸橙汁和少许辣椒。
早餐	1 杯全谷物麦片（使用大麦、燕麦片、荞麦、藜麦、小米、苋菜、高粱米），新鲜亚麻籽粉 2 ~ 3 大匙，小麦麸 1 大匙（如果可以忍受），需要时可加入少量的甜叶菊，再加 1/2 ~ 1 杯豆浆，或生吃水果。
零食	2 杯新鲜蔬菜汁，特别是胡萝卜、甜菜和卷心菜，1 勺红藻或海带粉或 1 ~ 2 片新鲜水果，尤其是樱桃、苹果、梨、香蕉、橘子、葡萄柚、橘子或草莓。 2 杯过滤水或矿泉水或草药茶（绿茶、甘草、免疫滋补茶、红花苜蓿、胡芦巴、保哥果、薄荷、蒲公英、玫瑰果）。
午餐	1 ~ 2 杯含有卷心菜的沙拉（最先吃掉，里面的酶有助于消化）。 3/4 杯蔬菜（至少 50% 为生吃，包括 1/2 杯芸苔）。 1/2 杯绿豆、红花苜蓿、葵花籽或西兰花芽（加入到沙拉或豆类和米饭中）。 1 ~ 2 汤匙亚麻籽油，用作沙拉酱，或淋在豆类和谷类上面。 1/2 ~ 1 杯豆类，洋葱和大蒜（鹰嘴豆泥，豆酱，或豆类和谷物菜肴）。 1/2 ~ 1 杯谷物，最好是全麦而不是面粉做的食品（大米、小米、大麦、藜麦、荞麦）。 3 ~ 4 个香菇。
零食	1 ~ 2 勺生杏仁、南瓜籽、大豆坚果和 / 或葵花子。 2 杯蔬菜汁（可以用胡萝卜、甜菜、卷心菜、加豆苗的红藻粉、欧芹、羽衣甘蓝、芥菜、大蒜、姜、芽菜、蒲公英嫩叶或苹果）。 2 杯过滤或矿泉水或草药茶，如上所述。
晚餐	绿色饮料（如早餐前一样，晚餐前半小时服用）。 1 杯含有新鲜嫩芽、洋葱和大蒜、生葵花籽和南瓜籽、磨碎橘子皮的沙拉。 1/2 杯有机豆腐或豆豉。 1/2 ~ 1 杯的全麦（野生稻米、藜麦、小米、大米、大麦和荞麦——如果已经与食物相结合，或者想减肥，可以省掉）。 3/4 杯蔬菜，生吃或稍微蒸一下。 1/2 杯红花苜蓿、葵花籽、绿豆或西兰花芽。 2 汤匙深海蔬菜（羊栖菜、荒布、裙带菜、紫菜、红藻、海带）。 1 ~ 2 勺亚麻籽油和 1 勺橄榄油，拌在沙拉、谷物或蔬菜里面。
零食	2 杯过滤水或矿泉水，或不含咖啡因的绿茶。 1 杯乳房保健饮料（1 杯豆浆，1 茶匙姜黄酱，可选用香蕉，混合或加温）。
注意：	<u>1 份水果或蔬菜是指：</u> 1 杯生的叶类蔬菜 1/2 杯其他蔬菜或水果（熟或生）或 1 杯蔬菜或果汁 1 个中等大小的苹果、香蕉或橙子 1/2 杯水果或 2 汤匙干果 一天 6 份可以包括 2 片水果，1 杯沙拉和 1/2 杯蒸菜或生蔬菜。

每周饮食记录

记录每周吃的食物，确定摄入水果和蔬菜、纤维、豆制品的大概份数，以及来自脂肪的热量。

	周一	周二	周三	周四	周五	周六	周日
早餐							
零食							
午餐							
零食							
晚餐							
零食							

乳腺癌防治及康复实用手册

14 天日常饮食记录表

评估 2 周内坚持乳房保健饮食 / 癌症预防饮食的效果。争取表中对勾的数量随着时间越来越多。不要着急，改变需要时间。一些人用不了几周就能改变饮食习惯，可有的人每年的进步只有一点点。根据自己的情况，尽最大努力就行了。如果您参加了社团，可以与别人分享成功的经验、面临的困难和有用的食谱。每 3 个月或更长时间评估一次，这样能让您目标明确。

从（日期）_____ 到 _____

每天的食物（每天勾选）	1	2	3	4	5	6	7	8	9	10	11	12	13	14
素食饮食														
有机食品：填写所占 %														
生食：50% 或以上西兰花芽（每周 3 次）														
绿豆芽 (每周 3 次)														
红苜蓿芽（每周 3 次）														
当季的蒲公英（每周 3 次）														
蔬菜汁：2 次或以上														
卷心菜：1/3 个，榨汁或生吃														
番茄制品（每周 2 次）														
水果：2 个或更多														
柑橘汁：有机（每周 3 次）														
蔬菜：4 份或以上														
芸苔类蔬菜：1 杯														
洋葱：1 个														
大蒜：2 瓣，生吃比较好														
深海蔬菜：1/3 杯														
蘑菇（每周 2 次）														
低盐 / 高钾														
饱和脂肪 / 总卡路里 <15%														
亚麻籽油：2 汤匙或以上														
橄榄油低温烹饪														
纤维：30g														
全谷物：1 杯														
豆类：每日 1 ~ 2 杯														
亚麻籽：2 ~ 4 汤匙，磨粉														
南瓜籽：2 汤匙，生吃														
小麦麸皮：1 汤匙														
蛋白质：每日 30 ~ 50g														
豆腐：1/2 杯														
豆浆：1 杯														
味噌：1 汤匙（每周 3 次）														
柑橘皮：1 茶匙，有机，磨碎														
姜黄：1 ~ 2 茶匙														
迷迭香粉，鼠尾草，百里香，生姜														
水：8 杯过滤水														
饮酒：每周少于 2 次														
咖啡：不喝														
糖：不吃														
罐头或加工食品：不吃														
乳制品：不吃														

食品轮换

我们日复一日地吃同样的食物时，身体会对它们很敏感，导致免疫力减弱。食物敏感可以表现为头痛、慢性耳炎、眼睛或咽喉感染、疲劳、消化不良、关节炎、过敏、哮喘、持续咳嗽、慢性充血、恶心、腹部绞痛、易怒、过度活跃、失眠、心悸、湿疹、皮肤瘙痒、关节疼痛、水肿、尿频、抑郁和学习障碍等。最容易发生过敏的食物有乳制品、小麦、啤酒和面包酵母、鸡蛋、糖、花生、柑橘、玉米和西红柿。很多人之所以对健康的食品产生过敏反应，只不过是因为食用过度而已。

对食物敏感性的精确测试是 ELISA 血液检验，它能够测定出特定食物的免疫球蛋白反应，您可以请医生为您预约该检查。一般来说，食用类似的食物不能超过 3 ~ 6 个月，中间应该有 5 ~ 6 天的食物轮换，这样有助于恢复消化和免疫功能。

小结

将食物作为药物，并意识到食物对身体和大脑的影响，这是预防乳腺癌或康复的重要步骤。不过，您可能会对食物的更替，以及如何调配这些食物有些手足无措。其实，可以使用的资源有很多。您可以社区里报名参加素食烹饪班，或者与三五知己聚在一起，尝试一些新菜。或者，可以去图书馆或在网上搜索食谱——您会发现这样的食谱有很多。这种饮食改变需要时间，您或许需要一定的指导，所以应该找一位医学专业人士或素食朋友来帮忙。关键是立即行动，每个月都取得小小的进步。您可以从下面的基本食谱开始，循序渐进：

1. 早餐时食用 2 汤匙的亚麻籽粉。
2. 晚餐基本上准备姜黄酱和豆奶。
3. 每天至少吃 3 个水果、2 杯沙拉和 1 杯清蒸蔬菜。
4. 减少 50% 的糖果和甜点摄入量。
5. 减少 50% 的动物蛋白质摄入量。
6. 减少 50% 的咖啡摄入量。

由于我们已经被环境污染包围，土壤已经变得贫瘠，不再像以前那样肥沃，因此我们必须在乳腺癌预防计划中加入营养补剂。下一章我们将讲述这些补剂。

乳房健康的营养补剂

目录

练习、图表、清单和工作表

营养对于保健康复至关重要，有些保健医生认为食物中即可获取所需的营养物质，而另一些人却认为保健品对营养物质的补充必不可少。我则认为，大多数人营养不足是因为土地，以及它供给我们的食物中缺乏营养物质。食物中的微量元素含量比100年前下降了很多。我们的身体需要更多的营养物质来清除空气、水和食物中的污染物；仅仅依靠我们饮食中的营养素就会供不应求。如今的人们，一方面生活压力大，工作节奏快，体内的营养储备消耗殆尽；另一方面每日的奔波劳碌，消化功能减退，摄入的营养物质也难以吸收。所以说，补充一些营养物质没有害处。

下面的内容仅对营养补剂用于乳腺癌防治给予指导，而非实际处方。应尽量多从饮食中获得它们，必要时服用补剂。与医生、营养专家或其他专业人士合作，确定如何更好地利用以下知识及确定服用的剂量。

【译者注】随着人们生活水平大幅度地提升，营养补剂开始越来越多地被关注，相关的科普资讯伴随着种种认识误区也如雪片般飞来，让人应接不暇也难辨真伪。

常见的认识误区有两类，第一类是坚信即使不幸罹患恶性肿瘤，也不需要去医院接受规范治疗，只需要补充营养补剂即可达到药物的疗效，网上流传的段子"宁可站着吃保健品，也不躺着吃药"大致就是这类误区的典型表达；第二类误区是认定营养补剂非常安全，不会有任何毒副作用。吃了即使没有好处，也不会有坏处。因盲目补充营养补剂而患上各种疾病的例子，生活中也是屡见不鲜。

事实上，我们既不能盲目相信各种营养补剂的神奇疗效，也不能全盘否认营养补剂带给我们的确切益处。本章节仅仅聚焦在营养补剂在乳房健康中的相关作用及应有的地位，值得一读。

维生素

食物中天然存在着所有的维生素。人体不能制造大多数维生素，只能从食物中摄取。如果没有维生素，酶就不会发挥作用。酶是催化体内几乎所有生化反应的蛋白质——它们支配着生长、新陈代谢、细胞繁殖、消化、激素生成、肝脏解毒等诸多功能。如果没有酶，生化反应就会变得极其缓慢，根本不能维持生命。而如果没有维生素，酶就会变得慵懒而没有生机。因此，我们必须从食物或补剂中汲取维生素，让自己每天都充满活力。

维生素 A

维生素 A 也称为视黄醇，它是维持人体皮肤完整性的重要营养素。其中包括体表皮肤以及消化道和肠道的黏膜层。因此，它能促进肠道健康，有助于消化和免疫功能。健康的黏膜层不会受到化学致癌物质、寄生虫或酵母菌感染的伤害。维生素 A 能防止胃黏膜、肺、皮肤、乳腺导管和小叶的上皮层发生癌变。它有助于细胞在被致癌物质攻击后自我修复。此外，维生素 A 还能提高身体消灭肿瘤的能力，增加白细胞的数量。它能让吞噬细胞（一种特殊的白细胞）更有效地消化毒素和潜在的致癌物质。

维生素 A 还能促进胸腺的生长，减少它的萎缩，由此防止和逆转应激对胸腺的影响。胸腺的功能是调度白细胞的活动，它们都是免疫系统的战士。

同时服用锌和适当的维生素 E，会让维生素 A 更有效。足够的维生素 A 对维生素 C 有保护作用。

预先形成的维生素 A（来自动物）具有脂溶性。它们贮存在肝脏内，当超过了肝脏的储存能力时，维生素 A 表现出毒性。

禁忌证：易感人群每天长期摄入超过 10 万 IU 的维生素 A 可能会导致中毒。孕妇应低剂量服用。

β - 胡萝卜素、其他胡萝卜素和类胡萝卜素

澳大利亚对 153 例新诊断的乳腺癌患者和 151 例健康妇女进行对照研究发现，血液中 β - 胡萝卜素水平最高的女性与最低的女性相比，患乳腺癌的可能性低 47% [1,2]。

来自蔬菜的 β - 胡萝卜素在体内转化为维生素 A。胡萝卜素有 600 多种，很多有治疗作用，β - 胡萝卜素只是其中的一种。每种胡萝卜素的作用略有不同，而且在身体中有各自最佳的作用部位。

事实

维生素 A 有助于提高接受化疗或放疗的女性的组织耐受性，从而降低对健康细胞的损伤，特别是口腔和肠道内黏膜。这些黏膜代谢更新的时间快，最容易受到化疗的影响。

◀ **食物来源：** 黄油、奶油、蛋黄、鳕鱼鱼肝油、大比目鱼、鲑鱼、鲨鱼。
剂量： 每日 5 000 ~ 35 000IU。

事实

β - 胡萝卜素在预防乳腺癌方面比维生素 A 更有效，并具有更好的抗氧化作用，已经证明它可将绝经前乳腺癌的风险降低 90%。

食物来源: 藻类、海藻、蒲公英嫩叶、胡萝卜、欧芹、菠菜、羽衣甘蓝、西兰花、抱子甘蓝、红薯、笋瓜、南瓜、哈密瓜、芦笋、粉红葡萄柚、芒果、木瓜、桃子和杏子。
剂量: 每日 25 000 ~ 100 000 IU（最好来自杜氏藻）。

其他胡萝卜素还有 α−胡萝卜素、γ−胡萝卜素、番茄红素、隐黄素、玉米黄质和叶黄素。除了在饮食中补充 β−胡萝卜素之外，我们应该食用富含其他胡萝卜素的蔬菜。这些物质可以与自由基结合，阻止癌症的发生和进展；增加体内细胞因子（干扰素、白细胞介素、肿瘤坏死因子）的水平，有助于抗癌；保护 DNA 免受化学物质和辐射的伤害；帮助消化道产生抗癌酶；提高辅助细胞与抑制 T 细胞的比例，从而提高免疫系统攻击癌细胞的能力；增加胸腺的大小、重量和功能。

β−胡萝卜素在生产过程中受到光照、接触空气、长期存放和加工会被破坏。所以最好选用新鲜和当地生长的蔬菜。不过，富含类胡萝卜素的食物煮熟后，抑制癌症的活性比生吃增加了 5 倍，这有些让人捉摸不透[3]。

禁忌证：应用 5−氟尿嘧啶或甲氨蝶呤化疗时禁用胡萝卜素。它会降低化疗的效果[4]。

复合维生素 B

复合维生素 B 包括 B1（硫胺素）、B2（核黄素）、B3（烟酸）、B5（泛酸）、B6（吡哆醇）、B12（氰钴胺素）、B15（松脂酸）、生物素、胆碱、叶酸、肌醇和 PABA。

食物来源: 啤酒酵母、小麦和米糠、小麦胚芽、豆类、坚果、种子、鸡蛋、蜂花粉、肝脏、全麦谷物和绿叶蔬菜。有一些 B 族维生素可以由我们的肠道细菌产生。
用量: 每日 50mg，随餐食用。不要使用缓释型复合维生素 B。

人体将碳水化合物转化为葡萄糖提供能量时需要复合维生素 B。复合维生素 B 还有助于强化细胞膜，使其不易受到应力的破坏，而且神经系统健康也离不开它。复合维生素 B 有助于缓解易怒、急躁、抑郁和许多心理障碍。复合维生素 B 缺乏会抑制免疫力，并导致淋巴组织萎缩。雌激素过量时（如女性服用避孕药时），可能会消耗掉一些 B 族维生素。肝脏解毒和把雌激素分解为无害形式的过程需要维生素 B 的参与。在单独服用某种 B 族维生素时，应同时服用复合维生素 B，以免造成其他 B 族维生素的缺乏。

禁忌证：多余的剂量会排出体外，不会储存。化疗期间用慎用高效复合维生素 B，因为 B1 和 B3 可以加速第一阶段的解毒，更快地分解药物。目前的复合维生素中 B 族含量是安全。

维生素 B3（烟酸）

烟酸、烟酰胺和肌醇十六烷酸盐是维生素 B3 的存在形式，它们可用于预防和治疗乳腺癌。烟酸能帮助酶分解和使用蛋白质、脂肪和碳水化合物。它也用于调节血糖和肝脏解毒。它能改善循环，为细胞提供更多营养，并更有效地清除废物。烟酸还能降低血液中的胆固醇水平，并且是肾上腺和性激素合成所必需的物质。

由于烟酸有助于分解雌激素，缺乏烟酸会导致雌激素过量，进而提高乳腺癌的风险[5]。一些研究表明，癌症患者常会发生烟酸不足的情况[6]。ADP核糖聚合酶的生成离不开烟酸，这种酶有复制和修复DNA的作用[7]。ADP核糖聚合酶由细胞的烟酰胺腺嘌呤二核苷酸（NAD）合成，它本身就含有烟酰胺（一种烟酸）。喂食动物烟酸含量低的饲料后，它们会表现出NAD和ADP核糖聚合酶缺乏[8]。人体烟酸缺乏会导致细胞NAD减少70%，这意味着细胞修复受损DNA的能力降低了70%[9]。

烟酸在p53肿瘤抑制基因的激活中发挥重要作用。p53基因是防止受损细胞分裂和自我复制的"看门人"[10]。由酪氨酸合成乳房重要的营养素辅酶Q10需要烟酸。一项研究用致癌物处理两组人类细胞，给予足量烟酸组肿瘤发生率仅为烟酸缺乏组的1/10[11,12]。

麦克斯·格森博士把烟酸用作治疗癌症患者的关键成分。他给患者每天服用6次50mg烟酸，连续4~6个月。为了防止烟酸的"潮红"反应，他建议在饭后或喝一杯果汁后，把药片放在舌下含服[13]。烟酸潮红导致毛细血管扩张，造成短暂的身体潮红和刺痛，类似于晒伤的感觉。有些人可能对这种症状感到害怕，其实一点危险也没有。

烟酸也是桑拿排毒计划中的重要营养素。在医生的监督下，逐渐增加烟酸的用量，直到达到每天4000mg，持续约20天。有关桑拿排毒计划和烟酸补剂的详情，参见第5章"身体排毒"。

禁忌证：烟酸每日剂量超过2000mg可引起肝损害，所以应该监测肝功能。痛风、肝病、消化性溃疡和糖尿病患者禁用。剂量过高可能会出现恶心，甚至会出现呕吐。化疗期间每天用量不能超过50mg，它可能会加速肝脏第一阶段的排毒。

维生素B6（吡哆醇）

维生素B6对于脂肪和蛋白质代谢，以及整体免疫功能都非常重要。必需脂肪酸的新陈代谢和雌激素分解需要它的参与。实验室研究表明，B6能抑制雌激素受体阳性与阴性乳腺癌细胞的生长[14]。B6缺乏症在癌症患者中很常见。B6缺乏会导致免疫力下降、淋巴组织萎缩、白细胞数量减少、胸腺活性降低[15]。B6有助于钠－钾平衡，这两者有调节体液的功能。B6能让亚油酸更好地发挥作用。胃酸的生成也离不开B6，所以它能帮助消化，更好地吸收蛋白质和微量元素。饮酒、蛋白质过量、服用避孕药等都可能造成B6缺陷。

禁忌证：胃溃疡患者应慎用维生素B6。每日不超过200mg。

事实

维生素B3（烟酸）对防止癌症进程的启动至关重要，另外它还可以逆转癌症进程。放疗之前补充烟酸能提高放疗的效果。烟酸可抑制肿瘤生长。

◀ **食物来源：** 瘦肉、家禽、鱼、蛋、花生、葵花籽和芝麻、松子、糙米、啤酒酵母、小麦胚芽和麸皮、肝脏。

剂量： 每日25~2000mg。在医生监督下可提高剂量。

事实

补充维生素B6可以产生更多的保护性雌激素（C2）和更少的有害雌激素（C4，C16），以及更高水平的孕酮——这些都可以降低患乳腺癌的风险。

◀ **食物来源：** 啤酒酵母、葵花籽、小麦胚芽、金枪鱼、豆类、鲑鱼、鳟鱼、糙米、香蕉、核桃、榛子、牛油果、蛋黄、羽衣甘蓝、蜂花粉、肝脏、全谷类谷物。

剂量： 每日50~200mg。

叶酸

叶酸缺乏可导致巨幼红细胞性贫血和肠道黏膜变性，进一步引起营养吸收不良。叶酸有助于阻断快速分裂细胞的分裂（如癌症发生时的情况），并专门用于预防宫颈发育不良。缺乏叶酸会导致淋巴组织萎缩，免疫力下降。平时喝酒的乳腺癌患者会存在叶酸缺乏的现象[16]。DNA的生成以及保持精神和情绪健康都需要叶酸。它能刺激胃酸产生，从而有利于预防肠道寄生虫，并促进肝功能。高温、强光以及食物在常温下长时间放置（如沙拉吧中的食物），食物中的叶酸都会被破坏。

禁忌证：尚不明确。

维生素 B12

维生素 B12 在蛋白质、碳水化合物和脂肪代谢中非常重要。它有助于将 β-胡萝卜素转化为维生素 A，并有助于细胞遗传物质 DNA 和 RNA 的生成。B12 还促进维生素 C 发挥作用，让我们延年益寿。

由于 B12 在素食中含量较少，所以素食者有时会缺乏 B12，需要定期补充包含 B12 的复合维生素 B。B12 的吸收随着年龄增大而下降，服用泻药会消耗体内 B12 的储备。最近的一项研究发现，绝经后女性血清 B12 水平低于某一阈值水平，则患乳腺癌的风险就会增加[17]。

接受紫杉醇、多西紫杉醇或长春新碱化疗的女性可能会出现周围神经病变，其双臂和双腿会出现麻木和刺痛症状。每周肌内注射 1 000μg B12，同时补充鱼油可能会减轻这些症状[18]。化疗的另一个常见副作用是白细胞计数下降。如要继续化疗，白细胞数量必须维持在 2 000（正常范围为 4 000～10 000）以上。每周注射 1 000μg B12 可以提高白细胞数量，因为 B12 能刺激骨髓产生新的细胞[19]。

禁忌证：无。

肌醇和六磷酸肌醇（IP6）

肌醇是复合维生素 B 的组成部分，存在于天然的高纤维食物中，如小麦麸、米糠和豆类。它与六磷酸盐结合后形成了六磷酸肌醇（IP6）或肌醇六磷酸（植酸）。IP6 与肌醇正确结合后，在体内形成 2 个 IP3 分子。IP3 通过调节细胞分裂起到预防癌症的作用。当 IP3 水平降低时，癌细胞复制会失控。而可用的 IP3 足够时，癌细胞不再分裂。

此外，IP6 能促进细胞分化，让癌细胞变得更加趋向正常。IP6 位于所有细胞膜内，可以接受用于调节细胞分裂的生化信息，并发出指令。

动物研究表明，IP6 在给药后 24 小时内起效，并且效果在单次给药后持续数日[20]。让试验大鼠喝下含 0.4% IP6 的水，相当于含 20%

麸皮的饮食，结果显示肿瘤发病率减少了 33.5%，肿瘤缩小了 48.8% [21]。有证据表明，IP6 对肿瘤抑制基因如 p53 有积极作用，促使遗传损伤的细胞自毁 [22]。肌醇和 IP6 相结合，增强了自然杀伤细胞靶向癌细胞，以及作为抗氧化剂的能力。研究表明，这种组合对乳腺癌、前列腺癌、肺癌、肝癌、皮肤癌和脑癌以及白血病和淋巴瘤都有效。

当 IP6 和肌醇的比例为 4 : 1 时效果最好。但摄入 IP6 会导致锌、铁和钙吸收不好，所以应该错开服用的时间。

禁忌证：无。服用时间应该与微量元素间隔 2 小时。

维生素 C

这种维生素作为抗氧化剂，可以防止自由基引起的细胞和 DNA 损伤。一些研究得出结论称，从食物中摄入维生素 C 越多的女性，乳腺癌风险的降低就越明显 [23]。维生素 C 有助于建立致密的结缔组织，以此防止肿瘤生长和转移，并能增强白细胞的活力，提高免疫力。它对干扰素的生成也有重要作用。

静脉注射维生素 C 是许多癌症的常见替代疗法。血浆维生素 C 水平高到一定程度时，癌细胞中的自由基会转化为能杀灭它们的过氧化氢。根据癌症的类型不同，要在 3 天内杀死 100% 的肿瘤细胞需要 5 ~ 40 mg/dl 的维生素 C [24]。口服补充剂可达到的最高浓度为 4.5 mg/ml。医生有时会通过每周至少 2 次静脉输注 50 ~ 100g 的维生素 C 以逆转癌症，输液在几小时内完成。在 2 次输液之间可以口服维生素 C 和 α - 硫辛酸，保证血浆中的维生素 C 水平。该疗法必须至少持续 2 周，才能达到预期效果 [25]。

近年有研究表明，联合给予维生素 K3，可以增强维生素 C 治疗乳腺癌的疗效 [26]。在一项对小鼠的研究中，按照 100 : 1 的比例使用维生素 C 和 K3，出现了选择性癌细胞死亡的效果，表现为细胞膜损伤、DNA 分裂和细胞质损失。当与小鼠的化疗联合使用时，可以延长小鼠的寿命，提高化疗的疗效，并且未表现出任何毒性 [27]。虽然维生素 C 和维生素 K3 都具有抗肿瘤活性，但两者单独使用时都需要很高的剂量。而在实验室中将维生素 C 和维生素 K3 以 100 : 1 的比例用于人类前列腺癌细胞时，杀死癌细胞所需的维生素浓度降低了 10 ~ 60 倍 [28]。

在实验室中也证明这 2 种维生素对乳腺癌细胞有效。虽然目前尚处于试验阶段，但它们好像是很有前途的乳腺癌治疗方法，而且无毒副作用 [29]。

禁忌证：每天服用 10 000mg 可能会导致腹泻。应该逐渐增加或降低维生素 C 的用量，不应过猛。手术前 5 天停止使用，因为它会导致术中出血增加。

◀ **食物来源：** 全谷物，麸皮和豆类。
剂量： 预防用量为 800 ~ 1 200mg IP6 和 200 ~ 300mg 肌醇；治疗癌症的用量为 4800 ~ 7200mg IP6 和 1200 ~ 1800mg 肌醇。应该空腹服用。

事实

根据保守的估计，维生素 C 可以降低更年期和绝经后女性患乳腺癌风险 5% ~ 10%。而较高的估计则认为，更年期女性的风险可以降低 16%，绝经后女性的风险可以降低 37%。

◀ **食物来源：** 柑橘、草莓、甜瓜、西红柿、绿叶蔬菜、木瓜、芒果、哈密瓜、西兰花、土豆、卷心菜、青椒、红辣椒、玫瑰果和阿育吠陀草。
剂量： 每日 2000 ~ 10 000mg，小剂量多次服用，最好随餐服用。

生物类黄酮（维生素 P）

食物来源： 柑橘、浆果、山药、大豆、黑豆、绿叶蔬菜、水飞蓟、西兰花、卷心菜、南瓜、胡萝卜、印度醋栗、洋葱和苹果。

剂量： 每 500mg 维生素 C 配以 100mg 生物类黄酮；购买含生物类黄酮的维生素 C。

生物类黄酮能帮助身体利用维生素 C，刺激肝脏解毒化学物质、毒素和药物。该类物质由 4000 多种抗氧化剂组成。它们可以防止致癌物质与细胞结合，并抑制癌细胞生长和转移。它们和胡萝卜素一样，形成植物中的色素，集中在植物的果皮、表皮或外层。它们也存在于茶和葡萄酒中。生物类黄酮包括儿茶素、槲皮素、芦丁和水飞蓟素。它有助于去除体内有毒的铜，并防止维生素 C 被破坏。标准的西方膳食中，每日含有 500 ~ 1000mg 的生物类黄酮，而素食的食谱中含有 5000mg，可以保护我们免受癌症和炎症的侵害。我们需要某些肠道细菌来激活生物类黄酮。

槲皮素是生物类黄酮的一种，在乳腺癌治疗中表现出广阔的应用前景。它能够抑制突变型 p53 基因的表达，并减缓癌细胞的分裂。槲皮素与他莫昔芬和植物雌激素一样，可以与雌激素受体结合，抑制乳腺癌细胞的生长。在放疗时使用它，可减轻对皮肤的伤害。它影响肝脏第 1 阶段和第 2 阶段的解毒，所以化疗期间应慎用，除非十分清楚它与化疗药物的相互作用。标准剂量为每天 3 次，每次 500mg[30]。

禁忌证：化疗期间禁用，因为它影响肝脏第 1 阶段和第 2 阶段的解毒，改变药物浓度。

生物类黄酮与癌症

下表总结了一些重要的生物类黄酮，及其在预防乳腺癌方面的作用。

生物类黄酮	功能	存在于
槲皮素	毒杀乳腺癌细胞，间接提高免疫力	姜、紫锥菊、保哥果、贯叶连翘、洋葱、苹果
芦丁	毒杀癌细胞，强化毛细血管功能	荞麦
水飞蓟素	提高肝脏解毒能力，增加谷胱甘肽	水飞蓟
糖苷配基、山柰酚、杨梅素	抗癌能力	绿茶和红茶
松树皮萃取物	强大的抗氧化剂和细胞保护剂，强化毛细血管	松树皮、葡萄籽

维生素 D

维生素 D 主要存在于牛奶和奶酪等乳制品中。不过，这些食物与乳腺癌风险增加有关，我们应该尽量少吃。获得维生素 D 的最简单方法就是多晒太阳。研究表明，居住地越接近赤道，患乳腺癌的风险就越小[31]。阳光可以让身体自己制造出维生素 D，然后由肝脏合成为活性维生素 D。乳房组织中维生素 D 受体越多，它对肿瘤预防和治疗的作用就越大（已证明维生素 D 可以缩小维生素 D 受体含量高的女性的恶性肿瘤）[32]。但是，我们也不能过多晒太阳，以免患上皮肤癌。每天晒 15 分钟就足够了。

维生素 D 也是一种调节钙和磷元素平衡的激素。它能刺激肠道对这 2 种元素的吸收，与甲状旁腺激素一起让钙从骨组织中释放出来，并刺激肾脏重吸收钙。更年期和绝经后的妇女，雌激素和孕激素水平降低导致骨质丢失和骨质疏松，这时应该补充维生素 D。

禁忌证：过量的维生素 D 毒性极强，可导致耳聋和失明。

维生素 E

维生素 E 是指 8 种脂溶性化合物，分别是 4 种生育酚（α，β，δ，γ）和 4 种生育三烯酚组成。它储存在肝脏、肌肉和脂肪组织中。作为一种抗氧化剂，它可以与维生素 C 一起使用，以防止毒素、辐射和衰老造成的细胞损伤。

它可以保护其他脂溶性维生素和油不被氧化。当摄入比较多的不饱和脂肪（比如亚麻籽油）时，需要额外补充维生素 E。

维生素 E 与硒一起使用，可以提高免疫力，保护胸腺和 T 淋巴细胞。从棕榈油中提取的生育三烯酚形式的维生素 E，具有抑制雌激素阳性和雌激素阴性乳腺癌细胞的能力，而且作用比 α - 生育酚形式的维生素 E 更强[34]。如果想要补充维生素 E 来预防乳腺癌，应该购买含有生育三烯酚和混合生育酚的药品。

禁忌证：切勿与铁剂同服，应该间隔 8 小时以上（铁可以促进肿瘤的生长，如果您不贫血，最好不服用）。它可能会升高首次使用者的血压，因此应该从低剂量用起，并监测高血压患者的血压。慢性风湿性心脏病患者慎用。术前几天不要服用，因为它会稀释血液，增加出血的风险。术后服用，则有利于伤口的愈合。

事实

研究已经证明，α - 生育酚形式的维生素 E，可降低具有乳腺癌家族史的绝经前女性的患病风险[33]。

维生素 K3 与维生素 C 协同作用，在癌细胞中产生自由基和过氧化氢，损害细胞膜，导致 DNA 断裂，并减少细胞质，导致癌细胞死亡。

食物来源：自身肠道细菌、卷心菜、西兰花、芜菁叶、生菜、麦麸、首蓿芽、海带、绿叶蔬菜、奶酪、蛋黄。必须购买合成的 K3。

剂量：每日 300～500 μg。

事实

我们中的许多人患有微量元素缺乏症。究其原因，可能是土壤中微量元素的整体缺乏，或者摄入了过多的蛋白质或咖啡，它们会消耗体内的微量元素，身体和精神压力过大也有一定影响。

事实

高钙摄入对于预防结肠癌具有特殊的保护作用。

预防

睡前补钙，或者随低蛋白、低纤维、无盐或无糖膳食服用。远离咖啡因、软饮料和高蛋白饮食。

这样做有助于保护乳房、结肠和骨骼。

维生素 K

已经证明，维生素 K 能有效攻击癌细胞的能量包（ATP）。充满益生菌的肠道可以制造维生素 K，所以我们不应乱服抗生素，并定期补充嗜酸乳杆菌和双歧杆菌。人们开发出一种维生素 K 合剂维生素 K3，用来治疗自身无法生成维生素 K 的患者。这种维生素合剂比原来的形式更能降低乳腺癌的风险 [35]。

维生素 K 还是一种凝血剂，肝脏产生凝血因子离不开它。它与抗凝剂华法林联合使用时，治疗乳腺癌的效力增强。维生素 K 和华法林可与常规的乳腺癌药物联合使用，以降低它们的毒副作用。这种组合大大提高了癌症患者的预期寿命。可以用鱼油补剂，以及含有大量蛋白酶和菠萝蛋白酶的消化酶替代华法林，来抵消维生素 K3 的凝血作用。

维生素 K 与 C 按照 100：1 的比例配用，已被证明可有效杀死乳腺癌细胞 [36]。

禁忌证：过量的合成维生素 K 会积聚在血液中，并引起毒性反应。应在监控下使用。

矿物质

微量元素对我们的身心健康、骨骼和牙齿的形成都非常重要。它们存在于肌肉、血液、神经细胞和所有体液中。与维生素一样，它们不但是许多生化反应的催化剂，而且是酶的必需成分。微量元素的平衡决定了物质进出细胞，以及各种体液和组织的 pH 值。各种生化反应的发生依赖于适当 pH 值的环境。我们的腺体健康与锌、硒、碘、硼、镁等微量元素浓度有关。钙、氯、磷、钾、镁、钠和硫被称"宏量元素"，因为它们的含量相对较高；其他元素的含量极少，故被称为"微量元素"。

钙

动物研究表明，摄入低钙、低维生素 D 和高脂肪饮食，乳腺癌的风险可增加 37%～75%，甚至翻倍。低钙组动物的肿瘤往往比喂食适量钙和高脂饲料动物的肿瘤更大 [37]。青春期血钙水平较低的女孩今后可能更容易患乳腺癌 [38]。

正常人每天合理的钙摄入量应为 800～1500mg，但由于年龄、妊娠或哺乳、性别等诸多原因很难达到这一水平，而治疗剂量往往在1000 ~ 2000mg 之间。补钙最好在晚上进行，因为夜间钙流失较多，而且钙吸收也不会受到食物的影响。但如果胃酸不足，钙很难被单独吸收，最好是随餐服用。

为了更好地吸收，钙应该与镁（比例为 2:1）和维生素 D 同时服用。其他能改善钙吸收和利用的微量元素是硼和硅。摄入高蛋白和高磷（肉类、软饮料）会促进钙流失。谷物颗粒中的纤维和肌醇六磷酸可降低钙的吸收。盐、糖和咖啡因会导致钙流失。

螯合形式的微量元素（天冬氨酸盐、吡啶甲酸盐、氨基酸螯合物）比金属矿物的生物可利用性更高，如葡糖酸盐、乳酸盐、硫酸盐、碳酸盐和氧化物。可以利用艾草、龙胆草、黄樟和荜拔等苦味草药刺激胃酸分泌。餐前服用柠檬和 / 或苹果醋也会促进胃酸的产生。

禁忌证：虽然钙有预防乳腺癌的作用，但是对癌症患者能否服用大剂量的钙也存在争议。麦克斯·格森表示发现钙会导致肿瘤生长，但不清楚为什么会这样。他唯一建议癌症患者服用的微量元素是钾和碘[39]。

镁

在大鼠研究中，镁可以将恶性乳腺肿瘤的发病率降低 50%。当与维生素 C、硒和维生素 A 一起使用时，肿瘤数量会进一步下降。镁缺乏的情况十分常见[40]。谷胱甘肽的代谢离不开镁的参与。谷胱甘肽是一种可以被肝脏和白细胞利用的重要氨基酸复合物。

镁让植物的叶绿素呈现绿色，因此所有绿色蔬菜或种子里都含有一些镁。

禁忌证：大量的镁会导致某些人腹泻。如果发生这种情况，应减量并逐渐增加至耐受的水平，或使用甘氨酸镁。

钾

钾存在于细胞内液中，细胞外液中的钾含量很低。钠和钾有助于调节体内水分平衡，维持细胞壁两侧的液体。它对正常生长和肌肉收缩非常重要，并可以刺激肾脏排泄废物。它是体内的一种解毒剂。作为癌症预防计划的一部分，我们希望能保持低钠和高钾平衡，以防止细胞内毒素累积。

酒精、咖啡和多余的糖分会导致钾通过肾脏流失，所以应该避免此类饮食。长期处于压力之下会引起缺钾。缺钾的症状有失眠、心跳缓慢、心律不齐、反射迟缓、皮肤干燥和肌无力。

◀ **食物来源**：海带，芝麻籽、杏仁、葵花籽、乳制品、豆制品、欧芹、羽衣甘蓝、西兰花、甜菜、荠菜、芸豆、扁豆、荨麻、马尾、鼠尾草、大麦、小米、藜麦、无花果和糖浆。有关其他食物的钙含量，请参阅第 7 章"乳房健康的正确饮食"。
剂量：每日 800 ~ 2000mg。

◀ **食物来源**：南瓜籽、坚果、啤酒酵母、大豆、杏干、羽衣甘蓝、海鲜、全谷物、深绿色蔬菜和糖浆。
剂量：每日 300 ~ 800mg。

事实

钾可以让体液更加偏碱性，因为癌症喜欢酸性环境，所以它对预防癌症非常重要。

◀ **食物来源**：菜豆、香菜籽、黑樱桃、杏干、小扁豆、核桃、橘子、杏仁、苹果、牛油果、桃子、香蕉、葡萄柚、菠萝、马铃薯、大豆、南瓜、番茄、鼠尾草和薄荷。
有关其他食物的钾含量，请参阅第 7 章"乳房健康的正确饮食"。
剂量：每日从食物中获取 3000 ~ 6000mg。

碘

碘天然存在于乳房导管和小叶的上皮细胞中，使它们对雌激素的刺激作用不敏感。碘是合成甲状腺激素的必需原料，与甲状腺功能失调和乳腺癌风险相关。我们的膳食中碘普遍不足，因为它存在于海洋中，陆地土壤中含量不高。日本女性习惯在烹饪时加入海带，这可能是日本女性乳腺癌发病率不足美国女性 1/4 的原因之一。其他的营养因素可能还有食用大豆、鱼油和少吃乳制品。动物研究已经证明海带可以预防乳腺肿瘤[41]。

麦克斯·格森利用一种叫卢戈液的碘剂和冻干甲状腺粉治疗癌症患者。卢戈液的用量为每天 6 次，每次一滴半。他相信这种方法能恢复细胞的电位，增强细胞活动。

禁忌证：碘过量引起的副作用有体重减轻、失眠、焦虑、心悸、痤疮、头痛、水潴留、口中金属味和皮肤过敏。甲状腺功能亢进或碘过敏的患者禁用。甲状腺疾病患者需要由经验丰富者监测剂量。但食用海带没有问题。

氯化铯

铯是存在于整个地壳中微量碱性矿物。与核辐射释放的放射性铯不同，氯化铯不具有放射性，而且可以保护暴露于放射性铯的人。它的 pH 值较高，可以将癌细胞的酸性 pH 值变为碱性。癌细胞在 pH 值大约为 8 的环境中无法生存。铯能限制癌细胞摄取葡萄糖，让它活活被饿死。铯的高 pH 值可中和癌细胞产生的弱乳酸，并有助于缓解恶性肿瘤伴随的疼痛。喂食铯和铷的小鼠在 2 周内表现出肿瘤减小的迹象[42]。

禁忌证：应由有使用铯的丰富经验的医生监督。副作用可能有嘴唇周围刺痛、恶心和呕吐、循环障碍、流感样症状。

钼

这种微量元素是一种自由基清除剂，能够抵御化学致癌物。在中国北方太行山区居民的食物中加入钼和维生素 C 之后，该地区一度流行的食道癌发病率有所下降。另外，它还对胃癌有抵抗作用。第 1 阶段和第 2 阶段肝脏解毒雌激素需要钼的参与。动物研究表明它可以抑制乳腺癌生长[43]。

禁忌证：其毒性可导致腹泻、贫血、缺铜和生长发育迟缓。

铬

铬缺乏在北美洲十分常见，因为土壤和食物中铬的含量不足。北美主食中的甜食和精制食品，会造成铬被迅速消耗殆尽。铬缺乏致使人们更加想吃甜食，进一步消耗这种微量元素，形成了恶性循环。铬可能会降低胰岛素相关激素——胰岛素样生长因子–1的血液水平，不过我们还没有研究来确认该理论。哈佛护士研究发现，当女性血液中的胰岛素样生长因子–1水平较高时，患乳腺癌的风险增加了7倍。所以说，如果铬有助于保持低水平的胰岛素和胰岛素样生长因子，那么它就有利于预防乳腺癌。

铬（与烟酸和氨基酸一起）是体内生成葡萄糖耐量因子（GTF）的成分之一。它增加了整个身体细胞对胰岛素的敏感性。如果没有铬，胰岛素在细胞水平的活性就会被阻断，导致血液中的胰岛素水平升高，血糖升高。它是治疗低血糖和糖尿病的关键营养素。

促进减肥的方法之一就是增加细胞对胰岛素的敏感性，因为高胰岛素水平导致脂肪沉积和体重增加。研究已发现，补充铬可增加去脂肪体重和减轻整体体重，降低胆固醇和甘油三酯水平。而减肥本身也会降低乳腺癌风险，因为体内脂肪减少后，可用的雌激素随之减少。

您可以购买到的铬制剂有以下几种：多聚烟酸铬、富铬酵母，以及最有效的吡啶甲酸铬[44]。

禁忌证：每日不超过600μg。过高的剂量会导致肾脏损伤。

硒

高剂量的硒有毒，但硒缺乏与癌症发病率相关。很多地方的土壤中已经缺乏这种微量元素。硒的抗癌作用包括：通过修复DNA损伤来抑制引发癌症的化学物质、微量元素和病毒的作用；抵御紫外线；缩小肿瘤体积；并刺激天然杀伤细胞直接消灭癌细胞的活性。它还能保护胸腺免受自由基损伤。在甲状腺激素T4转化为更具活性的T3过程中，硒也有不可或缺的作用。硒与镁和锌一起，可以改善谷胱甘肽的合成和活性。

我们可以通过头发微量元素化验准确测量体内硒含量。当血中含有大量维生素E时，硒能和它一起保护细胞膜，发挥更大的效用[47]。

禁忌证：硒中毒的症状包括脱发、掉牙、指甲脱落和皮炎。

铜对于血管生成或肿瘤细胞供血的形成非常必要。我们可以通过摄入更多的锌来降低铜的水平，这可能有利于阻止血管生成并减少肿瘤生长。当您患有癌症时，不能吃含铜的补剂。

食物来源： 南瓜籽、葵花籽、杏仁、核桃、大蒜、萝卜、豌豆、马铃薯、利马豆、海鲜、动物内脏、蘑菇、啤酒酵母、大豆、牡蛎、鲱鱼、鸡蛋和麦芽。
剂量： 每日 20～100mg。

食物来源： 全麦谷物、蛋黄、坚果、种子、绿色蔬菜和菠萝。
剂量： 每日 5mg。

锌

由于土壤中的锌非常贫乏，所以如今饮食中缺锌并不稀奇。身体中的许多酶系统都离不开锌，包括肝脏的解毒系统。它对于维生素 A 新陈代谢、稳定细胞膜，使其不易受损，以及生长和修复是必不可少的。松果体、垂体和胸腺需要足够的锌才能正常发挥功能。锌可以增加胸腺激素，减少由于压力或自由基损伤引起的胸腺收缩。它可以增加 T 细胞的数量并改善其吞噬作用，或者提高某些白细胞消化毒素的能力。它能抑制病毒的生长。锌对胰岛素（调节血糖的激素）的利用起关键作用。

锌缺乏可能表现为味觉失灵，随后出现食欲不振。在小肠吸收时锌与铜竞争，所以当锌过多时，铜会缺乏，反之亦然。铜中毒会造成人体缺锌。

一项研究发现，乳腺癌患者的锌水平下降[48]。另一项研究发现，与健康女性想比，患有乳腺癌的女性血清铜水平较高，而锌水平较低[49]。

每年可采用口服锌试验或头发微量元素化验来监测锌水平。含锌的补剂不能在吃饭时服用，因为鸡蛋、牛奶和谷类食品会降低其生物利用度。

禁忌证：过量的锌可能会导致铜缺乏，所以您没有癌症，而且长期服用锌，可以考虑补充一些铜。

锰

微量元素锰能激活很多酶，包括利用维生素 C 所必需的酶。它还能滋养神经和大脑，对甲状腺激素的形成也至关重要。在脑垂体、肾脏、骨骼、肝脏和胰腺中的锰含量最高。已经发现，锰通过提高干扰素的产量，增加小鼠自然杀伤细胞的活性。

禁忌证：锰中毒会出现虚弱、烦躁不安、心理和运动障碍以及阳痿。

其他营养素

很多其他营养补剂也有助于预防乳腺癌，强身健体。下面介绍几种比较重要的营养素。

辅酶 Q10

辅酶 Q10 是类似于维生素 K 的天然分子，对人体组织和器官的健康起到关键作用。它在需要大量能量的器官中含量最高，如心脏、肝脏、肌肉和免疫系统的细胞等[50]。它的合成需要氨基酸、酪氨酸、维生素B2、B3、B5、B6、B12、叶酸和维生素C的存在。这些营养素缺乏（特别是B6）会导致辅酶Q10不足。

辅酶Q10可以保持维生素E的功效，有助于防止细胞膜破裂。它与氨基酸肉毒碱有协同作用[51]。它是细胞呼吸循环的一个组成部分，有助于产生代谢能量。辅酶Q10被用来治疗牙龈疾病、心血管疾病、糖尿病和免疫紊乱。它可以激活免疫反应，并发挥抗氧化剂的功能。随着年龄增长，身体失去了由食物制造辅酶Q10的能力。辅酶Q10在动物中能够防止胸腺萎缩和延长寿命[52]。心脏病和癌症患者的组织中辅酶Q10的供应量非常低。辅酶Q10有助于预防阿霉素等化疗药物引起的心脏损伤[53]。它作为一种补剂，可增强心脏功能，使血压正常化，增加细胞能量并延长生命。

在一项研究中，32例淋巴结阳性的乳腺癌患者接受了18个月的常规对症治疗，并给予抗氧化剂（β-胡萝卜素、维生素C、维生素E和硒）、必需脂肪酸和90mg辅酶Q10。他们中没有人死亡或出现转移。有6例表现出肿瘤部分缓解[54]。有一例患者的辅酶Q10剂量增加至390mg；1个月后已经摸不到肿瘤，又过了1个月，乳腺X线片证实肿瘤消失。另一位接受非根治手术，且证实肿瘤床上有残存肿瘤的患者，接受了300mg的辅酶Q10治疗。3个月后无残留的肿瘤组织。一名患者经过11个月的治疗后，多发的肝转移灶消失[55]。补充辅酶Q10是一种颇有前景的乳腺癌防治手段[56]。

对200名乳腺肿瘤患者（80例恶性和120例良性）进行的一项研究发现，与乳腺组织正常的对照人群相比，癌症患者和良性病变患者血浆中辅酶Q10浓度均降低。当肿瘤体积较大、肿瘤分级提示预后不良、以及当乳腺组织中无激素受体时，辅酶Q10的水平较低[57]。

禁忌证：无禁忌证。大剂量服用时费用较高。

N-乙酰半胱氨酸（NAC）

半胱氨酸是一种含硫氨基酸，可以帮助身体将有毒的化学物质和致癌物质变为无害。正如我们在第5章"身体排毒"中所述。半胱氨酸分子上的巯基化合物有助于防止敏感组织的氧化，从而延缓衰老和抵御癌症。在肝脏中，半胱氨酸可帮助谷胱甘肽解毒致癌物和化学物质，包括一些有机氯。在身体的其他部位，它发挥着自由基清除剂的作用。半胱氨酸是免疫系统多个组成部分的重要元素，与维生素C协同起效。

辅酶Q10已被证明对治疗乳腺癌有好处。每天剂量为390mg，使用3～5年，使5例患者的乳腺癌缓解。

◆ **食物来源：**牛的肌肉和心脏中含量最高，菠菜、谷物、豆类和一些油类含量较低。
剂量：用于预防，每日60～300mg。乳腺癌患者，每日300～400mg，分次服用。
水溶性和油基形式的辅酶Q10比干燥形式更容易吸收[58]。

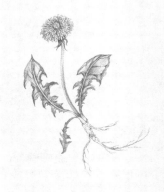

事实

服用NAC的女性化疗和放疗的副作用较少，不过也可能会降低某些抗癌药物的疗效。

食物来源：豆制品、乳清粉、黑豆、小豆、鹰嘴豆、扁豆、豌豆、干螺旋藻、紫菜、海带、牛肉、牛油果、杏仁、葵花籽、胡桃、奶酪、鱼、鸡蛋、有机酸奶、小麦胚芽和燕麦片。
剂量：500mg，每日 1 ~ 2 次。

食物来源：无。身体利用 3 种氨基酸合成。大豆或南瓜籽有帮助。
剂量：预防时，75 ~ 300mg。乳腺癌患者，每天 1600 ~ 2000mg，或者使用 NAC 来生成谷胱甘肽。

事实

α – 硫辛酸可降低环境毒素对乳房细胞的癌变刺激作用，并抑制癌细胞侵袭或转移的能力。

食物来源：红肉、肝、酵母、土豆、叶菜。有关其他含硫氨基酸、半胱氨酸和甲硫氨酸的食物，参见第 7 章"乳房健康的正确饮食"。
剂量：每日 50 ~ 100mg 用于预防；每日 300 ~ 600mg 用于乳腺癌患者。

N– 乙酰半胱氨酸是一种半胱氨酸的修饰形式，在体内会转化为半胱氨酸。它有助于清除毒素细胞，增加谷胱甘肽的合成，并降低化学物质的毒性。

谷胱甘肽是褪黑素发挥作用必需的物质。即使在妊娠期间，每天服用高达 3 ~ 4g 也没有问题。不过，它的气味令人恶心。

禁忌证：每日剂量高于 7g 可能有毒。不要与化疗药物多柔比星（阿霉素）或表柔比星一起使用，可能会降低化疗疗效[59]。

还原型谷胱甘肽

谷胱甘肽由 3 种氨基酸组成，分别为：半胱氨酸、谷氨酸和甘氨酸。谷胱甘肽是一种强大的抗氧化剂和解毒剂，而半胱氨酸的含量决定了谷胱甘肽的产生量。

谷胱甘肽在体内有五大功能。简而言之，它可以抵御能破坏细胞膜的天然和人造氧化剂；帮助肝脏解毒有毒化学物质和金属，如铅、镉、砷和汞；免疫功能所必需，可增加各种白细胞的数量和功能；保持红细胞的完整性；并充当大脑神经递质。只要有多余的半胱氨酸，肝脏就会制造谷胱甘肽。

镁和锌缺乏会降低谷胱甘肽水平。硒、水飞蓟和 α – 硫辛酸可增强谷胱甘肽的合成和活性。谷胱甘肽本身的吸收很差，但是可以将"还原型谷胱甘肽"作为补充剂来替代。

禁忌证：多柔比星（阿霉素）化疗中忌用，可能会降低疗效[60]。

α – 硫辛酸

半胱氨酸和甲硫氨酸有助于从亚油酸合成 α – 硫辛酸。肝脏的硫辛酸产量高，而细胞的产量较低。它在基因层面上具有防止细胞损伤的非凡能力[61]。它降低了我们对电离辐射的破坏性影响的敏感性[62]。它是一种优秀的自由基清除剂和抗氧化剂，通过增加辅助性 T 细胞的数量来增强免疫功能。α – 硫辛酸能增加其他抗氧化剂，包括维生素 C 和 E、槲皮素和辅酶 Q10 的有效性和寿命[63,64]。它促进谷胱甘肽的合成，而谷胱甘肽是一种强效抗氧化剂、免疫激活剂和解毒剂。α – 硫辛酸能降低化疗的毒副作用，并使肝脏再生。

α – 硫辛酸是少数能够与有毒金属（如铅、铝、汞、铜、镉和砷）螯合或结合的物质之一，有助于将它们从体内清除。这种营养素与硒协同作用，所以我们应维持足够的硒含量，以达到最佳的效果[65-67]。

我们通过食用富含硫氨基酸和亚麻籽油的食物，让身体最大程度

地生成 α – 硫辛酸，抵御乳腺癌的侵害。

禁忌证：无。非常安全，尚无不良反应报告。

鞣花酸

主要存在于红树莓中的鞣花酸具有强大的抗癌保护作用。它可像姜黄素一样抑制肝脏第 1 阶段解毒，并激活肝脏 2 阶段解毒[68]。鞣花酸是一种抗氧化剂，可防止致癌物与 DNA 结合，并清除有害的自由基。它会导致乳腺癌细胞凋亡或死亡，并刺激免疫系统摧毁癌细胞[69-72]。

禁忌证：化疗过程中忌用。

◀ **食物来源：**按照含量从多到少的顺序为：米克红树莓、其他红树莓、草莓、胡桃皮、山核桃和蔓越莓。
剂量：每日 40mg 鞣花酸，或每日 2 粒（1000mg）米克红树莓种子提取物胶囊。

菠萝蛋白酶

菠萝蛋白酶是含有蛋白消化酶的菠萝提取物。这些酶具有消炎、降低血液中的纤维蛋白、降低血黏度、预防癌症转移的功效。它能抑制肿瘤细胞的生长和侵袭，并提高单核细胞（白细胞的一种）对抗癌细胞的活性[73]。

禁忌证：在无医生监督的情况下，禁止与血液稀释剂配用。

◀ **食物来源：**菠萝。
剂量：每日 600mg 或以上，餐后服用。

β – 谷甾醇

β – 谷甾醇存在于种子、海藻、水果和蔬菜中。它能调节免疫系统，可以让 T 细胞升高 9 倍。动物实验中发现，以占饲料 2% 的比例喂食小鼠 β – 谷甾醇 8 周，与对照组相比，乳腺癌组织的体积缩小了 33%，淋巴结转移和肺转移则减少了 20%[74]。

禁忌证：如果您患有糖尿病，B– 谷甾醇可能会降低胰岛素的需要量。

◀ **食物来源：**香菜和小茴香籽、海藻、大豆、猕猴桃、大多数水果和蔬菜。
剂量：每日 600mg，在进食前 45 分钟或进食后 2 小时用水或果汁服用。

原花青素和花青素（葡萄籽提取物）

葡萄籽提取物中含有大量的生物类黄酮，其中就有原花青素和花青素。它们是高效的自由基清除剂，中和自由基的效力比维生素 E 强 50 倍，比维生素 C 强 20 倍。当细胞暴露于致癌物时，它们有助于减缓 DNA 突变的速度。葡萄籽提取物有助于防止自由基对多不饱和油（如亚麻籽油）的损害。它能保持动脉管壁和循环的完整性，改善视力，并有助于恢复身体结缔组织的弹性。

禁忌证：未知。

◀ **食物来源：**无
剂量：每日 60 ~ 300mg。

吲哚 -3- 甲醇和 DIM 均已显示能抑制人类乳腺癌细胞的生长，并导致细胞死亡。已发现 I-3-C 可抑制乳腺癌细胞侵入周围组织，有助于预防转移。

食物来源：芸苔类蔬菜：生卷心菜、抱子甘蓝、西兰花、菜花和羽衣甘蓝等。

剂量：每天 150 ～ 400mg 的 I-3-C 或 DIM。

低水平 GL 与高癌症风险有关。D- 葡萄糖酸钙可用补剂提供，当转化成 GL 时，它会缓慢释放到血液中。

食物来源：橙子（含量最高）、苹果、葡萄柚、西兰花、抱子甘蓝、土豆和绿豆。

剂量：每日 1500 ～ 2000mg。

吲哚 -3- 甲醇和 DIM

吲哚 -3- 甲醇（I-3-C）是生卷心菜和其他芸苔类蔬菜中具有保护作用的成分之一。有助于分解肝脏中的雌激素，并促进"好"C2 羟雌酮的形成。吲哚 -3- 甲醇进入体内，就会被分解为几种代谢物，其中最重要的是二吲哚甲烷（DIM）。I-3-C 和 DIM 可以与雌激素受体结合，取代身体内的雌激素。

I-3-C 和 DIM 已经在动物实验中显示可以抑制化学诱导的乳腺癌，I-3-C 的效果更好一些。一项动物实验表明，吲哚 -3- 甲醇对肝脏第 1 阶段细胞色素 P450 系统的刺激性比 DIM 强 3 倍。尽管这会加速环境化学物质的排毒，但如果第 2 阶段解毒系统不能跟上，就会让身体长时间暴露在危险的环氧化物之中。因此，在已经知道接触毒素的情况下，应该慎用 I-3-C。此时 DIM 可能是更好的选择。姜黄素与 I-3-C 配合使用，则会促进第 2 阶段酶，让它跟上第 1 阶段的需要，这样是比较明智的做法。

研究发现，I-3-C 与他莫昔芬配用时，以独立又合作的方式抑制雌激素受体阳性乳腺癌细胞的生长。I-3-C 还能导致雌激素受体阴性的乳腺癌细胞凋亡，而他莫昔芬则没有这个功效 [75]。因此，I-3-C 是对他莫昔芬的安全补充，并且可以与它联合使用。

禁忌证：妊娠或化疗期间，两种物质均忌用。可将姜黄素或鞣花酸与 I-3-C 合用，并服用其他抗氧化剂，加速第 2 阶段的解毒。

D- 葡萄糖酸钙

葡萄糖醛酸化是肝脏的第 2 阶段解毒过程。在该过程中，毒素、致癌物质和肿瘤促进剂与水溶性化合物（葡萄糖醛酸）结合，通过胆汁或尿液排出体外。葡萄糖醛酸化过程可以解毒芳香族和杂环胺、多环芳烃、亚硝胺、类固醇激素（雌激素）和真菌毒素等。某些肠道细菌产生的 β- 葡萄糖醛酸酶，通过破坏毒素与葡萄糖醛酸的结合，逆转葡萄糖醛酸化的过程，这样就会把致癌物、毒素和有害的雌激素释放出来，重新进入血液循环。

研究发现，癌症患者的血液中 β- 葡萄糖醛酸酶水平升高。D- 葡糖 -1,4- 内酯（GL）是葡糖醛酸化所必需的活性物质，它能抑制 β- 葡萄糖醛酸酶的活性。人们发现它存在于橙子、苹果、葡萄柚、西兰花、抱子甘蓝、土豆和绿豆中。动物研究已经表明，D- 葡萄糖酸钙可抑制血液、肝脏、结肠、肺和小肠菌群中 β- 葡萄糖醛酸酶活性的

70%[76,77]。但据我所知，目前还没有关于 D- 葡萄糖酸钙在人体内作用的完整研究。目前，最好是从橙子和苹果中获取 GL。

禁忌证：尚不明确。

改性柑橘果胶

改性柑橘果胶是特殊形式的果胶，通过实验室加工被缩短，因此可以通过肠壁吸收。否则，柑橘皮和果肉中的柑橘果胶作为可溶性纤维不会被分解或吸收。

研究表明，某些类型的癌细胞表面具有特定的碳水化合物 – 结合蛋白分子，称为半乳凝素。癌症越接近晚期，产生的半乳凝素越多。半乳凝素水平高，会增加癌细胞的黏附性，让它们形成癌细胞团，使癌细胞更容易与远处位点结合，促进了癌症的转移。改性柑橘果胶能阻断癌细胞表面的半乳凝素，让细胞之间不能相互附着。

改性柑橘果胶对各种癌细胞都有亲和力，包括乳房、前列腺、喉和黑素瘤。它还能够与血液中的胆固醇结合，从而预防动脉硬化。另外，还能与重金属附着，有助于将它们尽快排出体外[78]。

禁忌证：耐受性良好且安全，但可能带来轻微的胃肠道不适。

褪黑素

褪黑素是体内应对恶性乳房细胞生长的第一道防线。褪黑素增多可以控制异常的乳腺癌细胞，而褪黑素降低会导致乳腺癌形成。大鼠的试验证明，褪黑素可抵御化学诱导的乳腺肿瘤。它通过调节细胞分裂和增殖，抑制乳腺癌细胞的复制[79]。这就像是它拉下电闸，切断了雌二醇对乳腺细胞的活性，降低了雌激素的水平[80]。

一些科学家认为，褪黑素与雌激素竞争雌激素受体的位点，从而消灭了雌激素的活性。

夜间给予晚期乳腺癌患者高剂量的褪黑素（每天 20mg），可以达到部分缓解，效果平均可持续 8 个月。人们已经发现褪黑素能非常有效地抑制对雌激素敏感的乳腺癌细胞，但对不敏感的癌细胞作用甚微。褪黑素与他莫昔芬配用可增加其疗效，并改善患者对化疗的反应。褪黑素还可以减少焦虑[81]。

如果给予褪黑素，必须在睡前给药。因为动物研究表明，清晨给药会刺激癌症生长[82,83]。加拿大禁止非处方销售褪黑素，但是却可以在美国的健康食品商店中买到。

禁忌证：睡前服用。似乎非常安全。

事实

改性柑橘果胶可以抑制癌细胞相互附着，以及癌细胞与正常细胞的粘附。这样使癌细胞不容易繁殖，更容易被免疫系统破坏。

◆ **食物来源**：无。食物中的柑橘果胶需要通过实验室加工改性。
剂量：推荐剂量为每天 15g，分 3 次服用，但低于该剂量也有益处。

事实

可以服用褪黑素预防和治疗乳腺癌，特别是雌激素受体阳性的癌症。

做一些睡前冥想，让身体生成更多的褪黑素。

◆ **食物来源**：存在于很多食物中，但含量没有意义。
剂量：预防时，3~9mg。乳腺癌患者，每晚 5~50mg。服用他莫昔芬时可配合使用。

补剂的包装（明胶胶囊）

在 1999 年 7 月渥太华举行的第二届世界乳腺癌会议上，塞缪尔·爱普斯坦（Samuel Epstein）博士提醒女性注意，明胶胶囊中也可能含有雌二醇。通常，农场为了加快奶牛的生长速度和提高产奶量，会给奶牛喂食雌二醇。他们将药物植入奶牛耳朵下面的皮肤中，该部位的吸收量很低。奶牛屠宰之后，耳朵被割下并卖给制造甘油和明胶的工厂。而明胶通常用于制造补剂的胶囊。

预防

与补剂胶囊的厂家联系，让他们提供植物胶囊。尽量找到不使用明胶胶囊的产品。

服用补剂的最佳时机

下面的指南是关于服用补剂的最佳时机，避免不必要的混淆。

补充剂	服用时机
维生素	一般维生素与膳食一起服用。但维生素 C 除外，维生素 C 可以在一天内分次餐后服用。
微量元素	微量元素通常与膳食一起服用。但除了锌之外，其他元素最好在餐后服用，钙最好随餐或睡前服用。但前提必须是您有足够的胃酸来空腹吸收它。钙和其他微量元素不应与高纤维餐一起服用。铁和维生素 E 应该相隔 8 个小时。
氨基酸	氨基酸作为蛋白质分子，最好在饭前服用。这些包括 NAC 和还原型谷胱甘肽。
中草药	空腹对草药的吸收最好，因此最好在餐前半小时，或餐后 2 小时服用。如果吃草药是为了改善消化功能，应该在餐前 15 ~ 30 分钟服用。
酶	如果酶是为了消化食物，应该在餐前或进餐之中服用。如果是为了控制炎症，或清除血液中的毒素，应该在餐后服用。
益生菌	根据益生菌的种类和品牌，可以在餐前（嗜酸乳杆菌和双歧杆菌）和餐后服用。
顺势疗法	此类药物都应该空腹服用，不能与其他补剂同服。这样，它们微弱的功效就不会受到强烈的味道和气味的干扰。通常应该在餐前半小时或更长时间，或餐后服用。

每日维生素和微量元素的治疗剂量

与您的保健医生一起阅读下表，并将建议您服用的补剂填写在表中，尽量填写它们的名称和剂量。如果您的经济有限，或者不愿意吃药，也可以进行食补。您会在很多产品中看到这些组合，使补充营养的计划更为简单化。我们每个人都可以在健康专业人士的帮助下，根据我们的特殊要求，制定一个专属的生活方式套餐。

营养物质	剂量范围	您的个人用量
维生素 A	5 000 ~ 35 000 IU	
β–胡萝卜素或混合类胡萝卜素	10 000 ~ 100 000 IU	
复合维生素 B	50 ~ 100 mg	
维生素 B3（烟酸）	25 ~ 2 000mg（医生监督下）	
维生素 B6	50 ~ 200 mg	
叶酸	400 ~ 800 μg	
维生素 B12	50 μg	
肌醇	200 ~ 1 800 mg	
IP6	800 ~ 7 000 mg	
维生素 C	2 000 ~ 12 000 mg	
生物类黄酮	100mg(每 500mg 维生素 C）	
维生素 D	0 ~ 800 IU	
维生素 E	400 ~ 800 IU	
钙	800 ~ 2 000mg（如果患有癌症则减少）	
镁	300 ~ 800 mg	
钾	食物来源，3 000 ~ 6 000mg	
碘或海带	100 ~ 1 000 μg	
钼	100 ~ 500 μg	
铬	200 ~ 600 μg	
硒	100 ~ 300 μg	
锌	20 ~ 100 mg	
锰	5 mg	
绿茶提取物	相当于 10 杯	
辅酶 Q10	60 ~ 400 mg	
α–硫辛酸	50 ~ 600 mg	
葡萄籽提取物	60 ~ 300 mg.	
β–谷甾醇	300 ~ 600 mg	
改性柑橘果胶	10 ~ 15 g	
褪黑素	3 ~ 50 mg	
NAC	500 ~ 1 000 mg	
还原型谷胱甘肽	75 ~ 2 000 mg	
餐前和/或餐后服用消化和蛋白水解酶	1 ~ 5 粒胶囊	
菠萝蛋白酶	600 mg	
胸腺提取物	100 ~ 800 mg	
亚麻籽油	2 ~ 8 汤匙	
益生菌 + FOS	2 粒胶囊	
无污染鱼油	700 ~ 3 000 mg	
车前草籽粉	1 茶匙 ~ 1 汤匙	
白杨（如果 ER 阳性）	1 500 ~ 2 000 mg	
吲哚 –3– 甲醇或 DIM	300 mg	
姜黄素	1 500 ~ 3 000 mg	
鞣花酸	40 mg	
槲皮素	1 500 mg	
舞茸 D 成分	每天 1mg/kg	
捕蝇草	饭前 1 粒胶囊，每日 3 次	
MGN–3	每日 250 ~ 750mg	

乳房保健的营养策略

　　根据补剂在预防或管理乳腺癌方面的作用，下表列出了本书中提到的大多数补剂，另外也略作了补充。理想的情况是，您在康复的不同时期，需要用一种或多种营养素来实现每个营养目标。请您与医疗保健专业人员一起，确定执行策略的有效时机和步骤。

利用抗氧化剂抑制自由基损伤和癌症的发展
维生素 C、维生素 E、维生素 A 和 β－胡萝卜素、辅酶 Q10、NAC、还原型谷胱甘肽、葡萄籽提取物、鞣花酸、α－硫辛酸、褪黑素、锌、硒、IP6、绿茶

加强细胞膜，使其不易受致癌物质的影响
维生素 B 复合物、辅酶 Q10、维生素 E、亚麻籽油、纯鱼油、月见草油（少量）、β－胡萝卜素、锌

帮助肝脏将有害的雌激素转化为安全的雌激素和解毒致癌物质
维生素 B6、B3、B 复合物、维生素 A、C 和 E、生物类黄酮、硒、镁、锌、铜、SAM、钼、NAC 或还原型谷胱甘肽、山羊乳清、芸苔类蔬菜、DIM（首选）或吲哚－3－甲醇、MSM、D－葡糖二酸钙、益生菌、α－硫辛酸、印度醋栗、迷迭香、姜黄素、绿茶、槲皮素、鞣花酸、大蒜、水飞蓟、蒲公英、五味子、柴胡、水飞蓟、白屈菜

抑制芳香酶，以阻断雌激素的形成
白杨素（来自西番莲）、亚麻籽粉、染料木素（大豆）、锌、天然黄体酮

保持身体的碱性
钾、镁、钙、珊瑚钙、碳酸氢钠、氯化铯、碱性粉末合剂、伏格列波糖粉末

调节胰岛素和血糖
铬、维生素 B3(烟酸)、锌、α－硫辛酸、亚麻籽油、纯鱼油

增加组织氧合
辅酶 Q10、臭氧疗法、微水疗法、深呼吸、含半胱氨酸的亚麻籽油

降低血液黏度，保持血液流通，改善微循环
（如果您使用他莫昔芬，这一点尤其重要）
鱼油、亚麻籽油、维生素 E、蛋白水解酶、菠萝蛋白酶、姜黄素、大豆、维生素 C、烟酸（B3）、可以活血的中草药——丹参、黑三棱、乳香、红花、没药、莪术、川芎、丹皮、桃仁、何首乌 (SevenForests)、没药 (SevenForests)。
－还要每天锻炼

帮助预防癌症转移
改性柑橘果胶、吲哚－3－甲醇、姜黄素、欧洲槲寄生、蛋白水解酶、菠萝蛋白酶、褪黑素、维生素 C、生物类黄酮（儿茶素、槲皮素、芦丁）、α－硫辛酸、亚麻籽油、纯鱼油、舞茸的 D 成分、绿茶、β－谷甾醇

帮助修复 DNA
维生素 B3(烟酸)、B12、维生素 A、PolyMVA

促进细胞凋亡（癌细胞的自我毁灭）

比例为 4 : 1 的 IP6 和肌醇、绿茶、大豆、褪黑素（最适合 ER 阳性的乳腺癌）、以 100 : 1 的比例静脉输注维生素 C 与维生素 K3、槲皮素、硒、大蒜、姜黄素、β－胡萝卜素、鞣花酸、吲哚－3－甲醇、紫苏醇（玫瑰草精油、薰衣草精油）、柠檬烯（柠檬油、芹菜、橙子、柠檬草）

阻止快速分裂的细胞

叶酸、褪黑素、IP6、大豆、姜黄素

促进细胞分化（让癌细胞正常化）

IP6、大豆、褪黑素、PolyMVA

打破肿瘤周围的硬蛋白质壳

高蛋白酶消化酶（Wobenzyme、M7）、菠萝蛋白酶、海带、中草药－昆布、僵蚕、枸橼酸果皮、黑三棱、蒲公英、莪术、乳癖消、蓝柑桔片（SevenForests）、枳壳和姜黄 (Seven Forests)。

增加免疫力量

维生素 A、C、E，复合维生素 B、B6、叶酸、β－胡萝卜素、锌、硒、镁、锰、α－硫辛酸、辅酶 Q10、NAC、还原型谷胱甘肽、胸腺提取物、IP6、褪黑素、药用蘑菇 [舞茸、香菇、灵芝、灵芝、猪苓、姬松茸、云芝、MGN3、舞茸 D 成分、RM10（Garden of Life）、黄芪、五味子、紫锥花、白毛茛、欧洲槲寄生、Iscador、保哥果 (taheebo)、胸腺蛋白 A、714X、β－谷甾醇

特异性抑制乳腺癌细胞

杜松、血根、黄芩、小檗、黄连、番茄红素、大蒜、绿茶、EPA 鱼油、鬼臼根和曼德拉草（均有毒）、大豆、大蒜、DHA、番茄红素、红苜蓿、没药、蒲公英、青蒿素（来自黄花蒿－过敏研究小组）、姜黄、槲皮素、鞣花酸、β－谷甾醇、捕蝇草、含柠檬烯的精油、以及玫瑰草精油、薰衣草、柠檬、橙、芹菜、药用蘑菇－舞茸、香菇、灵芝、猪苓、姬松茸、云芝

阻断肿瘤血管生成

大豆、姜黄、绿茶多酚、C-他汀（Convulvulus arvensis）、槲皮素、高剂量的锌以降低铜含量

排除有毒金属

高维生素 C、维生素 E、锌、硒、α－硫辛酸、香菜、还原型谷胱甘肽、NAC、Greens Plus、螯合疗法、改性橘皮素、螺旋藻、海带、欧车前和膨润土、红花苜蓿、牛蒡

肠排毒

含有欧车前籽粉、燕麦麸皮、米糠、膨润土、瓜尔胶、柑橘和苹果果胶、药蜀葵根的配方、加上亚麻籽粉、益生菌配方，也可以咖啡灌肠

清除酵母和寄生虫

苦艾、黑胡桃、丁香、雄蕨、金缕梅、葡萄柚籽提取物、牛至叶油、大蒜、青蒿素

帮助肝脏、肾脏、淋巴排毒

肝脏: 水飞蓟、蒲公英、白屈菜、五味子、柴胡、球洋蓟、姜黄素、黑萝卜、刺檗、胆碱、肌醇、Unda 243、Unda 1、Unda 13、白屈菜 Plex(Unda)、迷迭香、桧属植物、咖啡灌肠、蓖麻油包

肾脏:Unda 13、Unda 2、Unda 7、刺柏、蒲公英、马尾熊果叶、欧芹

淋巴结:乳房保健配方（乳房保健产品）、Flor-Essence、霍克塞配方、Essiac、Unda 21、Unda 48 等

每日补充计划表

填写每天服用补剂的时间、每种补剂的用量以及它们的效果。把此表贴在橱柜或冰箱门上，直到完全养成习惯。如果觉得最近补剂吃得有些多，可以停一停，休息休息。倾听身体的需要最关键。

一天内的时间	补剂	剂量	效果
起床后			
早餐前			
早餐期间			
两餐之间			
午餐前			
午餐期间			
两餐之间			
晚餐前			
晚餐期间			
睡前			

乳腺癌防治及康复实用手册

小结

虽然食物能提供很多预防或治疗癌症所需的营养物质，但补剂可以提供更多额外的好处。不过，大多数人不可能使用全部的补剂，也负担不起。所以，我们可以先从主要的补剂入手，然后咨询专业人士，决定添加哪种补剂。我向大家推荐一组补剂清单：

1. 多种维生素（400mg 维生素 E，50mg 锌和 200mg 硒）。
2. Green Powder（富含 β - 胡萝卜素和碘，例如螺旋藻，或 Greens + 或 Pure Synergy）。
3. 维生素 C（4000mg 或以上）。
4. 钙 - 镁。
5. 辅酶 Q10（水溶性）。
6. 姜黄素。
7. 槲皮素。
8. DIM（二吲哚甲烷）。
9. α - 硫辛酸。
10. 鞣花酸。
11. 亚麻油和纯鱼油。
12. 高蛋白酶，其中包括菠萝蛋白酶（两餐之间服用）。
13. 烟酸。
14. 益生菌。
15. 药用蘑菇组合。
16. 绿茶（提取物）。
17. 草本配方（为肝脏、淋巴和免疫系统定期服用）。

想象身体细胞接纳了补剂，并利用它，获得了最大的收效。想象营养物质来到需要它的部位，或者在我们与生俱来的智慧的指引下摧毁癌细胞。尽管我们不能用数字来计算，但是想象确实可以激活免疫系统，协助身体疗愈，而且效果十分显著，我们将在下一章讨论。

第 9 章

预防乳腺癌的
心理和精神方法

目录

练习、图表、检查表和工作表

绝大多数疾病的发生，包括乳腺癌在内，都具有心理和生理两方面的原因。各类肿瘤都可能发生在突然受到打击、人生失意或与人纷争之后。往往是那些总把别人的需求放在第一位，一向给人以"老好人，慷慨，善良"印象的女性更容易患上恶性肿瘤。因为，她们总是无法表达自己的不满和负面情绪。我们应该在治疗过程中劝说女性患者忘掉过去的不愉快，明确自己的需求，并鼓励她们实现自己的夙愿，积极主动地承认和表达不满。我们需要建立表达负面情绪的渠道（如艺术疗法、体育活动），并落实体现自尊的行动。同时，应该专注于解决冲突，建立自信，转变消极的想法，了解沟通方式，释放愤怒，以及适当地运用正念想象。生活压力与癌症之间确实存在联系。假若您不能很好地管理压力，那么一些放松技巧、冥想、瑜伽或太极、时间管理训练，以及其他的处理方法会有所帮助。我们的幸福取决于自我身体和心理疗伤的能力。

　　我们不能把身体健康与精神健康割裂开来。与乳腺癌有关的精神因素包括失去爱人、绝望无助、迷失自己、对他人充满畏惧、精神层面没有信仰等。当一名女性感到失望和绝望时，这种情绪会通过下丘脑影响免疫系统，使她容易患上癌症。一个人觉得自己走投无路时，会感到彻底绝望。因此，心理咨询非常重要，它能让患者看到生活积极的一面，并朝着它迈进。我们在确立新的生活方向时，时常需要排解心里的内疚感。我们应该尊重自己内心的愿望、直觉和目标。我们应该抛弃"只能这么做"的旧念，挖掘能体现自我独特人格的"小生境"。所以，请用生命的力量来重塑自我！

　　【译者注】本章以希波克拉底哲学思想起源的自然疗法为指导，通过运用心理学的相关知识，从对自我的认识、对内心情绪的调整，以及面对生活的态度三个方面进行阐述，让患者通过自我暗示、冥想、注意力转移等方式处理负面情绪影响，更好地预防和面对疾患，积极迎接未来的生活。语言风趣幽默，事例易于理解，章节附有对应的练习，便于读者灵活的运用。文章也存在不足，一方面章节中的一些方法，如祷告、祈求等方式，根据国情而言，这些方式适用面相对较小，建议对此部分内容要结合自身情况具体掌握；另一方面，本章节最后对患者调整方法的总结不够全面，在具体实践中要注意和医生充分沟通。

培养健康的自我形象

观念决定着生活！我们通过自己的观念审视世界，并把各种条件、状态和人吸引到生活之中，形成了我们对自我和生活的观念。这些观念存在于有意或无意之间。我们应该静下心来，扪心自问，我们到底是怎样的人，生活的真实意义何在，并审视自己的观念是否正确。如果观念出现了偏颇，立即修正它们。在发现我们的观念比较狭隘后，我们应放开眼光，确立积极的生活态度。

变得自信

缺乏信心往往来自于头脑中的错误认识，这些认识低估了自我的价值。它们或许源自于以前的生活，由父母强加给我们，或者把自己的行为与有过类似错误的人联系在一起。我们变得顺从而无主见，总是把别人的需求放在第一位，觉得自己的利益无关紧要。而当我们错过了表现自己的机会时，又变得愤愤不平，或一蹶不振。这是因为自己的愿望得不到满足，自己的情感无法宣泄，挫败的情绪不断积累，影响了我们的身体健康，吞噬了我们的活力。

而当我们信心满满时，会觉得浑身充满朝气，自尊心大幅提升，精力得到释放，更好地活在当下。我们不能把负面情绪深藏在内心里。

沟通风格

让自己充满信心的首要前提，就是了解自己与他人的沟通风格。

被动型风格

如果一个人让别人控制自己的行为或思想，那么她就属于被动人格。她不会为自己代言，只能对别人百依百顺。这种人往往忽视自己的感受和想法，与自己的内心隔绝，甚至不知道自己的感受。身体变成了这些负面情绪的"垃圾箱"，表现出各种症状。她们内心深处的想法是自己不配得到想要的。她们觉得自己在各方面都不如亲朋好友，没有才华，无足轻重。她们害怕一旦自己说出了真实的想法，会发生不好的结果，所以不敢去做。当然这些都是无端的恐惧和焦虑。

因为这种人不愿意站在风头浪尖，所以生活中没有任何成就感或成功的体验。她们往往会迁就爱人和孩子，眼睁睁地看着他们成功，而自己从来没有找到自我实现的途径，也从来没有发现自己到底是怎样的人。

事实

被动人格的优点是不会直接拒绝别人。而缺点是会被人利用，心中积蓄了大量的愤怒和不满，而大部分都是无意识的。

观念探索练习

阅读下面的"狭隘的观念"一栏，看看您有多少坏习惯。

大声读出旁边的"健康的观念"，并停下来体会一下每一条给您的感受。

如果您有自己的社团，可以选一名伙伴。让他读出一条狭隘的观念，并让其他人评判说得是否准确。然后，让这个人为前面的人读健康的观念，把人称从"我"换成"你"，让前面的人想一想，说出它的效果。

勾出对您影响最深刻的健康观念。把这些话写在小卡片上，贴在浴室或其他经常去的地方。每天照镜子时，大声读出 1 ~ 2 条健康观念。连续做 40 天左右。观察改变观念之后，您对他人和事务的反应发生了哪些变化。40 天后再换成另一些积极的观念。

狭隘的观念	健康的观念
1. 我应该始终把事情做得井井有条。选择了一件事，就必须坚持到底。	我可以随便改变主意，决定不同的行动方向。
2. 我犯了错误后，感到很羞愧。在任何情况下，我都应该把事情做对。	犯点错误没什么大不了的。人嘛，没有十全十美的。不过，我可以吸取教训。
3. 如果有人提给我建议，我会一丝不苟地执行。因为，他们总是对的。	我接受别人的建议，但是在付诸行动之前，会用头脑和直觉做出判断。我相信我自己。
4. 我应该尊重别人的意见，特别是那些高高在上的权威。我应该把分歧藏在心里。	我的意见也很重要啊。我有权表达自己的意见。
5. 如果我把自己放在第一位，那该多自私啊。	我有权利在必要时把自己的需求放在第一位。我也想在如今的生活中满足一下自己，体验一下存在感。
6. 我把事情做得很完美时不能向别人炫耀。人们会觉得我"爱喝瑟"而讨厌我。有人夸我的时候，我都觉得不好意思。	我应该得到认可，因为我做得很好。我对应该得到的表扬感到心安理得。
7. 我应该随叫随到，按照别人的安排走，哪怕我没有时间。	我有自己的需求，有自己的安排，然后再考虑别人的安排。
8. 我总是想做个老好人。不愿意让别人生气。	我诚恳地把想法告诉别人，不怕他们生气。
9. 让别人感觉到我无理取闹，那就是我的错。	我有权利表达自己的情绪，承认自己的情绪并没什么错。
10. 所有的问题都要自己扛。没有人真正愿意听我的抱怨，也没人愿意帮我。	有人关心我，愿意帮我走出困境。
11. 事情变糟的时候，我不应该改变它。因为那样可能更坏事。	我应该过最好的生活，让情况好起来。
12. 有人要我帮他做点什么，我会马上答应。我经常在答应之前没有认真思考过。	我在完全答应下来之前，认真思考，并且可以说不行。
13. 如果我不谙社交，别人会认为我不喜欢他们。所以，我必须参加社交，哪怕我想自己静一静，或者做点别的事情。	我只选择能吸引我的社交活动。我经常会享受孤独的时光，来陶冶自己。
14. 做什么事情，有什么想法，都应该有一个明确的理由。	只要自己愿意就行，不管什么理由。

狭隘的观念	健康的观念
15. 有人遇到困难，我必须帮助他们。	别人遇到的困难或解决方法与我无关。 我帮助他们，完全处于自愿。
16. 别人说话时，不应该打断。我提出问题就 会显得很傻。	我可以打断别人的谈话，表达自己的观点， 获得必要的信息。
17. 我应该察觉到别人的需要和愿望，即使他 们不能说出想要什么。	我只满足那些直截了当的要求。
18. 我必须容忍别人。要不然别人就不喜欢我， 或者我需要帮忙的时候，他们会撒手不管。	我有权利说不，而且也不该觉得内疚。

"放下"练习

　　学会放下是一生的必修课。只有放下旧念，才能创造新生；只有忘掉过去，才能放眼未来；只有逝去旧时光，才能活在当下。您可能需要忘掉过去的亲朋好友、以往的经历，甚至以前的身份，以及强加在肩上的重担。您或许要戒掉一些让您感情麻木的旧习惯，如工作、沉迷电视、暴饮暴食、酗酒、吃甜食、吸烟或毒品。而现在正是您放弃繁忙生活的好机会，用更多的时间去感受快乐的存在。您可能会觉得这一切有些突然，很难改掉自己的"强迫症"，需要一些物质生活来填补空虚。

　　想一想眼下是怎样的境遇让您不得不放手，有哪些事情可以放手，以便重新唤回自己的活力。请填写下面的表格。

　　写下过去的亲朋好友、自己过时的认知、社会责任、愤怒、内疚和悲伤的情绪、上瘾的事情，以及所有的感情包袱。

　　如果您参加了社团，可以与其他女性朋友分享三件您想要放手的事情。

要抛弃的狭隘观念：	要释怀的内疚感：
要忘记或转变的亲情关系：	要卸下的社会责任：
要看淡的钱财：	要忘却的期望：
要戒掉的坏毛病：	要丢弃的旧情感：
还有什么要放手的吗？	

主动型风格

某些具有主动型风格的行为包括：恃强凌弱、咄咄逼人、生性好斗、恐吓威胁、责备别人、踩着别人往上爬，而不顾别人的感受。这种人相信，只有去争取才能得到自己想要的东西。她们从来没有通过简单征询、对话或让步来实现愿望的经历。

自信型风格

一个自信的人会为自己挺身而出，不会被别人利用，但也会诚实地表达自己的感情。同时，她们也会体谅别人的感受，并能在坚守自己的立场时承认这些感受。我们大多数人能在一些情况下表现出自信，可有时却不行。比如，我们可以在孩子面前自信一些，但对朋友和老板就不能这样。我们有时能对少数知己吐露心事，但却不愿意告诉父母或兄弟姐妹。

你只有认识到自己的生活是最重要的，才能获得自信。您的需求、要求、目的、才华、快乐都很重要；您希望它们都能实现。只有当我们珍视自己的心灵、身体、情感和精神上的幸福时，才会变得自信。我们不能妄自菲薄。

心理自信的疗愈效果

一定要记住，身体特别是免疫系统，会受到我们的信念和行为的影响。乳腺癌和大多数疾病给了我们重新认识自己的机会，让我们变成与得病之前全然不同的新角色。我们可以改变狭隘的观念，不断给自己灌输正念，执行健康的行为，并不断认可和鼓励这种行为。

排解愤怒

压抑愤怒是影响我们身体健康的另一种不利情绪。如果我们不能宣泄愤怒，它们就会蓄积在体内，影响到一些特殊部位，或者让肌肉变得紧张。久而久之，它会麻痹我们的身体和情感，让我们感到疲惫，缺乏热忱，让我们看上去神情呆滞，抑制我们的冲动和直觉。我们会变得麻木不仁。

我们压抑愤怒时，会采取各种间接的方法来表达它。比如说回避，有意躲开惹自己生气的人，或者不提那些让人生气的话题。我们可能强颜欢笑，来弥补内心的愤懑。我们也会变得消极抵抗，无意识地通过损害他人来发泄不满，比如说，约会时总是迟到；聊天时，也只是泛泛而谈（天气、工作或某某人），而不触及事情的核心。这样反而会加深感情的隔阂，妨碍了关系的深入发展。

乳腺癌防治及康复实用手册

远离愤怒的 12 个步骤

以下 12 个步骤可以帮助您远离愤怒情绪。

1. 首先，您要承认愤怒是正常的情绪。感到愤怒再正常不过了。
2. 承认自己有些火冒三丈。感受愤怒积压在身体中的某个部位。
3. 弄明白您和谁生气，为什么生气。
4. 问问自己，是不是确实应该生气，还是以前遗留的成见把事情放大化了。您是不是把父母或兄弟姐妹的怨气迁怒到其他人身上了？承认它。
5. 找出生气背后的原因。一般都有未满足的要求，或者被伤害感。
6. 自己先弄清未满足的要求或被伤害的感觉，然后再找别人聊聊。如果可能，说出自己的感受，比如"你每次这样做，我都会感到如何如何……。"记住，这时是在沟通，而不是责怪对方。特别要说明没有实现的愿望；例如："我希望你把手机放下来，认认真真地听我说话。"如果没办法做到，您可以写一封信，可以寄出去也可以不寄，或者使用椅子练习，就好像那个人坐在椅子上一样。尊重自己未实现的需求，并努力尽快实现。
7. 感觉一下压抑愤怒的身体部位是否好一些了。心中问问这个部位，是否还需要做些什么。有意识地放松该部位。
8. 释放身体上的愤怒。运用有氧运动、跳跃运动、跑步、游泳、武术、昆达利尼瑜伽、划船、龙舟赛和打鼓等方法来放松肌肉的紧张感。定期这样做，每周 2 ~ 3 次。
9. 创造性地宣泄出残留的愤怒。油画、绘画或雕塑都可以释放出愤怒时聚集的能量，帮助您宣泄怒气，而不是让它蓄积在身体内。
10. 化愤怒为力量，去做一些有意义的事情吧。您可以致力于消除人间的不公正现象，或者与别人一道创造更美好的世界。
11. 您要明白"生气只是气自己"的这个道理。应该学会忘记。
12. 把剩下的事情交给上帝处理吧。利用祷告和冥想让自己宽恕他人。宽恕伤害你的人，并祝他幸福。

愤怒的情绪被压抑后，它会自己去找宣泄的出口，比如经常一股无名怒火袭来，或者毫无理由地大发雷霆。这样下去可能会导致"自我毁灭"，形成一种毁灭式的行为模式，也有可能走上自杀的不归之路。

我们没有权利决定别人的一举一动，自己问心无愧就可以了。对仇恨念念不忘，既无益又伤身。给自己怨恨的人写一封宽恕的信，并为他送上祝福（尽可能多的祝福）。为宽恕创造一个空间，并让它越来越宽广。

预防

找一些方法，把破坏性的情绪转化为疗愈的正能量。让愤怒滚得远远的。要知道，宇宙能够包容所有的不公正和消极能量，它的容纳能力比你的身体要强大多了。学会放下和忘记，要知道付出必有回报，谁也难逃因果法则。

沟通风格工作表

看看下面的问卷，阅读这些不同的沟通风格例子后，写下您的答案。

被动型风格

确定您以被动型风格处理的人和事。例如，桑德拉来到美发店，并带来了一张她心怡发型的照片，想让美发师按照它做个新发型。她对马上变成的"新形象"兴奋不已，希望能让她看上去更加积极向上。美发师一边给她剪发，一边告诉她什么样的发型才适合她的脸型，而且美发师按照自己的想法剪掉了很多头发。桑德拉不能说出自己的意见，心里很生气，但脸上始终挂着甜甜的微笑。理完发之后，美发师去照顾其他顾客了，可桑德拉却瘫坐在椅子上。她谢过美发师，付了账，离开美发店，泪流满面地坐上了车。

主动型风格

确定您以主动型风格处理的人和事。例如，茜拉为了养家糊口每天工作到很晚。她的丈夫是一个艺术家，挣得比她还少。虽然茜拉自己就是一名按摩治疗师，但从来没有自己的休息时间，每到周末的时候都感到精疲力尽。星期六的早晨，她的四个孩子醒来后，她就会变得烦躁不安，孩子们的吵闹让她忍无可忍，总是大声制止他们的争吵。每到这个时候，空气就会变得紧张起来，孩子们被骂哭，但却加剧了他们的"反抗行动"。

自信型风格

确定您以自信型风格处理的人和事。例如，珍妮特的姐姐在晚上来串门，每周要来好几次。而珍妮特正在攻读法律学位，虽然她愿意陪着姐姐，但更需要时间学习。她经过思考之后，和姐姐谈了一次。"你能来陪我我很高兴，可接下来的两个月，我要好好学习，准备考试了。你能每周三的晚上只来一次吗？这样我既能单独留出时间陪你，也不会让我觉得在浪费时间。而且，我们过得也会很高兴。"姐姐很支持珍妮特的想法，遵守了她推荐的时间，珍妮特可以专心学习，考出好成绩。

被动型风格

我用被动型风格处理的事情：

1.
2.
3.
4.
5.

我以被动型风格对待的人（丈夫／合伙人、老板、孩子、兄弟姐妹、好友、售货员等）

1.
2.
3.

在处理事情和对待人的过程中，以及之后有什么感受？

我要怎么改变呢？

主动型风格

我以主动型风格处理的事情：

1.
2.
3.
4.
5.

我以主动型风格对待的人有谁？

1.
2.
3.

在处理事情和对待人的过程中，以及之后有什么感受？

我要怎么改变呢？

自信型风格

我以自信型风格处理的事情：

1.
2.
3.
4.
5.

我以自信型风格对待的人：

1.
2.
3.

在处理事情和对待人的过程中，以及之后有什么感受？

我要怎么改变呢？

自信行为表

　　一些原则可以让您以自信的方式生活。按照下面的步骤来自信地处理事情。从一些简单的小事做起。万事开头难，要一步一步地来。一开始您可能觉得有些不适应，做多了以后就会游刃有余。最后，您会觉得——哦，原来就该这样处理问题。

1. 在各种特殊情况下，想一想并主张自己的权利。弄清自己的目的、需求和感受。抛弃一些责备、伤害和自怜的感觉。明确自己的目标，并在争取改变的讨论中牢记它。在练习"试着"自信起来时，与对方沟通之前先为自己写下这些内容，这样就可以清楚地认识自己。

   情况 #1:
   我的权利是：_____
   我的要求是：_____
   我的需求是：_____
   我对此的感受是：_____
   情况 #2:
   我的权利是：_____
   我的要求是：_____
   我的需求是：_____
   我对此的感受是：_____
   情况 #3:
   我的权利是：_____
   我的要求是：_____
   我的需求是：_____
   我对此的感受是：_____

2. 找一个方便的时间和地点，与有关的人一起讨论。
   情况 #1:
   可能的时间和地点：_____
   情况 #2:
   可能的时间和地点：_____
   情况 #3:
   可能的时间和地点：_____

3. 把问题描述的具体一些。实事求是地说出对事情的看法，并用冷静和合理的方式，分享自己的想法和意见。例如，您可以说："我们已经有三个周末宅在家里了，也该一起出去逛逛了。"
   情况 #1:
   具体地描述问题：_____
   情况 #2:
   具体地描述问题：_____
   情况 #3:
   具体地描述问题：_____

乳腺癌防治及康复实用手册

4. 说出您对目前状况的感受，这样别人就能了解您的想法，知道您在这种情况下的处境。说出自己的感受时，您可以这么说："每当 ＿＿＿＿＿＿＿＿ 时，我会觉得 ＿＿＿＿＿＿＿＿。"表达感受时不要责怪别人，而是让其知道他的行为是怎样影响到您的！而且，要说出具体的行动，而不是泛泛而谈。例如，您可以说，"你每天回家很晚，又不打电话，我就会觉得你根本不在乎我。"不要给别人"贴标签"，例如"你这个人啊，考虑事情从来不周到"，或者"你呀，凡事不主动，又爱骂人"，而是针对某件具体的事情，说出它给您的感受。

情况 #1: ＿＿＿＿＿＿＿＿＿＿＿＿＿＿＿＿＿＿＿＿＿＿＿＿＿＿＿＿＿＿＿＿＿＿

我的感觉：＿＿＿＿＿＿＿＿＿＿＿＿＿＿＿＿＿＿＿＿＿＿＿＿＿＿＿＿＿＿＿＿＿

什么时候：＿＿＿＿＿＿＿＿＿＿＿＿＿＿＿＿＿＿＿＿＿＿＿＿＿＿＿＿＿＿＿＿＿

情况 #2: ＿＿＿＿＿＿＿＿＿＿＿＿＿＿＿＿＿＿＿＿＿＿＿＿＿＿＿＿＿＿＿＿＿＿

我的感觉：＿＿＿＿＿＿＿＿＿＿＿＿＿＿＿＿＿＿＿＿＿＿＿＿＿＿＿＿＿＿＿＿＿

什么时候：＿＿＿＿＿＿＿＿＿＿＿＿＿＿＿＿＿＿＿＿＿＿＿＿＿＿＿＿＿＿＿＿＿

情况 #3: ＿＿＿＿＿＿＿＿＿＿＿＿＿＿＿＿＿＿＿＿＿＿＿＿＿＿＿＿＿＿＿＿＿＿

我的感觉：＿＿＿＿＿＿＿＿＿＿＿＿＿＿＿＿＿＿＿＿＿＿＿＿＿＿＿＿＿＿＿＿＿

什么时候：＿＿＿＿＿＿＿＿＿＿＿＿＿＿＿＿＿＿＿＿＿＿＿＿＿＿＿＿＿＿＿＿＿

5. 用最简单的方式说出自己的希望。明确地表述自己的需求，以及在这种情况下的要求。例如，"我特别想今天晚上咱们两个人单独在一起。"用实事求是、不责怪对方的方式，说出自己对具体情况的想法，用"我声明"开始交流。

情况 #1: ＿＿＿＿＿＿＿＿＿＿＿＿＿＿＿＿＿＿＿＿＿＿＿＿＿＿＿＿＿＿＿＿＿＿

简单地说明自己的要求：＿＿＿＿＿＿＿＿＿＿＿＿＿＿＿＿＿＿＿＿＿＿＿＿＿＿＿

情况 #2: ＿＿＿＿＿＿＿＿＿＿＿＿＿＿＿＿＿＿＿＿＿＿＿＿＿＿＿＿＿＿＿＿＿＿

简单地说明自己的要求：＿＿＿＿＿＿＿＿＿＿＿＿＿＿＿＿＿＿＿＿＿＿＿＿＿＿＿

情况 #3: ＿＿＿＿＿＿＿＿＿＿＿＿＿＿＿＿＿＿＿＿＿＿＿＿＿＿＿＿＿＿＿＿＿＿

简单地说明自己的要求：＿＿＿＿＿＿＿＿＿＿＿＿＿＿＿＿＿＿＿＿＿＿＿＿＿＿＿

6. 对他人稍微施加一些压力，让他更倾向于满足您的要求。告诉他们，你们双方会得到什么回报。说出如果自己的愿望满足后，会有什么好的结果。例如，"你把睡衣穿上好吗，你如果听话，咱们就有时间讲个故事。"如果好的结果不能打动他们，就告诉他们不合作的话，后果会怎样。例如，"如果我让你穿上睡衣，你不听的话，那就不讲故事，马上睡觉。而且，我今晚也不会陪你。"不过，一定要保证说到做到。如果做不到，别人就不会尊重您。在说出坏结果之前先想想看，不要威胁别人。

情况 #1: ＿＿＿＿＿＿＿＿＿＿＿＿＿＿＿＿＿＿＿＿＿＿＿＿＿＿＿＿＿＿＿＿＿＿

正面强化：＿＿＿＿＿＿＿＿＿＿＿＿＿＿＿＿＿＿＿＿＿＿＿＿＿＿＿＿＿＿＿＿＿

负面结果：＿＿＿＿＿＿＿＿＿＿＿＿＿＿＿＿＿＿＿＿＿＿＿＿＿＿＿＿＿＿＿＿＿

情况 #2: ＿＿＿＿＿＿＿＿＿＿＿＿＿＿＿＿＿＿＿＿＿＿＿＿＿＿＿＿＿＿＿＿＿＿

正面强化：＿＿＿＿＿＿＿＿＿＿＿＿＿＿＿＿＿＿＿＿＿＿＿＿＿＿＿＿＿＿＿＿＿

负面结果：＿＿＿＿＿＿＿＿＿＿＿＿＿＿＿＿＿＿＿＿＿＿＿＿＿＿＿＿＿＿＿＿＿

情况 #3: ＿＿＿＿＿＿＿＿＿＿＿＿＿＿＿＿＿＿＿＿＿＿＿＿＿＿＿＿＿＿＿＿＿＿

正面强化：＿＿＿＿＿＿＿＿＿＿＿＿＿＿＿＿＿＿＿＿＿＿＿＿＿＿＿＿＿＿＿＿＿

负面结果：＿＿＿＿＿＿＿＿＿＿＿＿＿＿＿＿＿＿＿＿＿＿＿＿＿＿＿＿＿＿＿＿＿

如果某个事件深刻触动了母子关系，比如孩子在意外事故中受伤，那么右撇子的母亲，很可能会表现为左侧乳房患上肿瘤。

如果事件发生在伴侣之间，比如发现丈夫有外遇了，那么左撇子的女性的右侧乳房可能患上肿瘤。

事实

癌症患者康复治疗的一部分，是找到并解决可能导致疾病的最初冲突。这可以通过治疗、艺术创作、身体调节（如灵气）或创意表达和解梦来实现。

预防

承认并表达出自己的感受，要相信身体的疗伤能力。

事实

意象通过自觉和有意识地直接与细胞沟通来影响身心。这可能通过催眠、生物反馈，或者对解剖部位和生理过程的意象来实现[2]。

解决冲突

R·G·哈默博士（R.G. Hamer）提出了一种新的癌症病因学说。他指出，这种冲突是对个人的一种冲击，并且在心理、大脑和靶组织或器官中发挥作用。冲突后常伴随着神经系统的压力，可能表现为手脚冰凉、食欲不振、体重减轻、失眠和焦虑，或者对冲突本身念念不忘。哈默博士认为，癌症的类型取决于最初创伤性事件的特征。该特征记录在大脑和身体的特定部位上。哈默博士研究了数千例癌症患者的头部 CT 扫描，并观察到他称为 HH（HAMERsche HERD）的大脑目标区域周围出现了同心环。

训练有素的医生可以通过 HH 在大脑中的位置，准确预测癌症发生的位置，以及之前发生的冲突类型。哈默博士通过对 15 000 多个病例的分析，发现确实如此。

在冲突发生时，女性的情绪反应和思维过程决定了身体哪个部位受到影响。当冲突解决后，疗愈过程就开始了。身体压力的症状逐渐消退，大脑自行修复，癌症停止生长[1]。

身心连结

身心健康取决于我们承认和表达感受的能力。情感与疾病的连结通常发生在无形之中。能够了解这些感觉的技术，在癌症疗愈的过程中很有帮助。

触摸、图像和文字都能唤起深藏在体内的情绪，有助于释放身体的症状。这些途径包括绘画、梦想，与生病的身体对话，以及调节身体等。如果能经常运用这些方法，并积极关心自己的情绪，就可以避免身心疾病。

意象

人们越来越多地通过意象练习，发现心灵和身体之间微妙而强大的连结。《意象与疗愈》（Imagery and Healing）一书的作者珍妮·阿赫特贝格（Jeanne Achterberg）相信，意象可以改变细胞的机制和智慧。意象可以提高细胞机能，让它们学会并执行非自然的功能。我们脑海中的想象，与身体应对生活的方式有直接的关联。

阿赫特贝格发现，意象能够通过以下方式深刻地影响每个人。某些特定事件或外部环境的感官刺激，往往会给人带来意外的身心变化，比如，一位长期不孕的女性给生育诊所打完预约电话之后，觉得这下总算可以解决问题了，结果竟然在没有接受治疗的情况下神奇地怀孕了。再比如，大多数人一走进医院血压就会升高，而白细胞数量会下降。

如果女性能想象自己转换为一个新的身份，那么这种想象就可能对身心产生积极的影响。她可以改写以前的人生剧本，把自己重新塑造成剧中的新角色。她想象自己的新身份，并在内心里承认它。这是一种疗愈的方式，也是有意推动身心改变的努力。她从患病时的那个人，变成了一名"新人"。这种总体的转变，或者新角色感会渗透进入她的整个生活，并持续很长时间（直到下一次转变）。

意象练习

珍妮·阿克特贝格发明了一项绘画练习，她利用 14 种特殊的意象图片描述评估个体患病的预后。

首先，她让患者处于一个舒服的姿势，一般是躺着。患者听录音中的放松指导，并且简要了解疾病的情况，如治疗带来的帮助，以及免疫系统的工作原理。建议患者想象 3 个因素在发挥作用。

患者可以想象自己的癌细胞或白细胞："描述一下想象中癌细胞的样子。""在您的想象中，白细胞如何与疾病作斗争？""治疗在身体中起到了什么作用？"

然后让患者画出身体、免疫系统、癌症发病过程和治疗的图片。

根据以下 14 个方面的描述，对访谈结果和图片进行评分。

1. 癌细胞的生动性	10. 医学治疗的有效性
2. 癌细胞的活性	11. 象征符号的选择
3. 癌细胞的强大程度	12. 整体意象过程的整合
4. 白细胞的生动性	13. 想象一个积极结果的规律性
5. 白细胞的活性	14. 对预后做出判断
6. 癌细胞和白细胞的体积对比	
7. 癌细胞和白细胞的数量对比	按照 1 ~ 5 的分值（从消极到积极）给每一项描述打分。结果表明，总分能够 100% 地预测 2 个月内死亡或出现明显恶化的患者，而肿瘤缓解的预测准确性为 93%。
8. 白细胞的强大程度	
9. 医学治疗的生动性	

医学治疗往往会让患者对自己的疗愈能力产生怀疑，而把全部希望放在手术、化疗或放疗上。我们必须激发出自己天生的疗愈能力，无论采用哪种治疗方式，都必须相信自己的力量。

创造性意象练习指南

以下的 7 个步骤能帮助您想象自己的自愈能力。在一张大纸上画出以下内容。每天都画一遍，并修改以前的图画。

1. 画出癌细胞，而且表现出它们数量少、个子小、实力弱、缺乏生气的样子。

2. 画出白细胞，并表现出它们充满活力、身强力壮、数量丰富，而且绝对战胜了癌细胞。更加确信身体的愈合能力绝对可以战胜疾病，并认识到事情不是一成不变的，可以向两个不同的方向发展。

3. 画出自然疗法和医学治疗，并表现出它们的活力和效力。

4. 选择与人格相匹配的充满活力的强大意象。

5. 经常进行意象练习，至少每天 2 次。保留所有的绘画，让它成为疗愈的有利工具。画出来，您就会相信它的存在。

6. 想象身体里的健康细胞能够轻松修复治疗带来的轻微损伤；死亡的癌细胞很容易全部从身体中排出；在意象练习结束时，您变得健康，癌症已经治愈。

7. 想象自己完成了目标和生活目的，这些目标都与未来有关，而不是只想着过去。

事实

我们对身体的信念和想象，对我们如何应对疾病有着令人难以置信的影响。信念会在疗伤的过程中创造出最强效的"药物"。我们必须相信身体内在的疗愈能力。我们可以熟悉自己免疫系统，并想象它的每个组成部分都在极其出色地完成工作。

事实

童年时期的失落或悲伤没有完全愈合，或者成年后再次遭受打击（如亲人亡故或失去挚友），可能会增加癌症发生的可能 [3]。一般会在第二次遭受打击 1～5 年后诊断出乳腺癌。

例如，一名癌症患者从以前的"顺从者"或"受害者"，变成她一直想成为的人，做一些以前自认为"自私"的事情，成为完全不同的人。

探索自己美好的未来，并朝着这个方向改变生活，让免疫系统与您一起做出反应。描绘出自己的长期目标，并且朝着它迈进。

花一点时间为自己多想想。如果您可以改写剧中人物，那么自己的新人生剧本会是什么样子？您会有什么改变？您会以不同的方式对待周围的人吗？在纸上写下您所扮演的新角色有哪些不同之处。其实，我们又何必等到有病时才做这件事呢？现在就行动吧，人生苦短啊。

快乐且有目的的生活

快乐感和生活目的感取决于我们情感和精神的幸福程度、我们的处世态度、潜能的开发、关系的维持，以及我们的生活状态、该做些什么等。持久的喜悦和目的感来自我们内心，而不是对外在的期望。它是我们内心的声音，与我们的直觉及引导我们实现命运的宇宙能量相联系。

而命运是我们与灵魂建立连接，并听从直觉的召唤后，生命运行的轨迹。灵魂是我们肉体的领路者。当我们背离灵魂，生活被别人、父母的期盼、社会规范、"应该如何如何"而驱策时，不幸的命运就会降临。我们选择后者时，疾病往往不期而至，因为它可以作为身心与我们交流的信息，告诉我们生活方式不是太好。其中，有一部分原因可能是我们没有遵从心灵的呼唤。心灵需要的是全方位的包容，包容我们的全部。

应对死亡和疾病

尽管我们过着自己想要的生活，仍逃不脱疾病与死亡的阴影。那么，为什么有的女人会生病，而有的则不会。在生存和死亡之间，很多人不知道自己存在的意义。而我相信，当我们面对死亡的时候，会从中悟出人生的真谛。疾病有时能让我们提前有这种体验。有时我会想，其实我们可以通过改变生活方式和面对生活的态度，改变死亡的时间。生活的"剧本"虽然摆在面前，但是我们仍可以重新改写。

众所周知，乳腺癌有许多致病因素。既然疾病不是您造成的，您就没有治愈它的责任。所以患上乳腺癌后，不能责备自己。因为，所有女人都要面对很多危险因素。但是，如果您在努力探索生活的意义、生存的目的和乐趣，那么免疫系统就会迎合您的想法，奋起抵抗乳腺癌的侵袭，或者让您快速康复。

我们独特的生存方式

劳伦斯·洛杉（Lawrence LeShan）博士是一名心理学家。他对癌症患者进行了 35 年的研究。他在《癌症——人生的转折点》（Cancer as a Turning Point）一书中写道，他的癌症患者有大约 50% 最终好转。起初，他让患者回忆过去，试着用弗洛伊德的精神分析方法解决他们的错误，但收效甚微。后来，他开始鼓励患者尝试过上有意义且充满快乐和满足感的生活，病情竟然大有好转[4]。

洛杉博士注意到，他的大多数患者在出现癌症的首发症状之前，都曾有过愿望未得到满足，或生活不如意的情况。他帮助每位患者寻找与适合患者天性的生活方式和工作形式相匹配的独特的生存方式。他在书中以转移性乳腺癌患者埃塞尔为例。医生们已经对埃塞尔无能为力，后来她去看了心理医生，并告诉心理医生她的经历，以及如何渴望能乘坐远洋邮轮，徜徉在无边的大海上，看看这个世界，但生活状况成为了牵绊。她一生中最美好的记忆是她新婚时，在芝加哥的服装专卖店做店员。她的孩子已经长大成人，生活在美国的另一头。

心理医生建议她说，既然您的丈夫已经过世，孩子也都长大不再需要您管，那么完全可以实现自己的愿望，乘坐游轮去看看世界。肿

激活您疗愈的能力

除了排毒、健康的饮食、使用草药和主要营养补剂之外，我们还可以通过意象方法来激活我们的免疫系统。在您进行此练习时，画出身体轮廓（与真人大小相同最好），显示免疫系统的组成部分。

胸腺

胸腺位于胸骨上部后方，它是白细胞的总司令，训练并告诉它们该做什么。（您能告诉自己该怎么做吗？）拍一拍胸骨上部（刺激胸腺），并大声重复以下句子，每句说 3 遍：

"我驻扎在你胸骨的后面，靠近你的心脏。你的爱会让我更强大。"

"我从骨髓中召集白细胞，并训练他们完成特殊的任务。我把它们派到血液中，在体内巡逻。"

"你的喜悦、希望、祷告和自爱会让我充满力量。我需要你的支持。"

"我要你放松心态，这样我会更加强大。"

"两侧胳膊和腿交替运动（游泳，健步走和瑜伽）、拍打胸骨、大脑半球平衡等动作，可以让我更强健。"

"我需要维生素 A、C、E、复合维生素 B、B6、叶酸、胡萝卜素、硒、锌、褪黑素、胸腺提取物、辅酶 Q10、益生菌、消化酶、西兰花、紫锥花、牛蒡根、白毛茛、桑寄生、商陆根、野板蓝根、印度醋栗、黄芪和灵芝菇的营养。"

脾

你的脾脏位于腹部左上部，膈下和胃后方。轻轻拍打身体的这个部位，并大声重复以下句子，每句说 3 遍：

"我就在你膈肌的下面，胃的后方，我的个子和拳头一样大。"

"我充满了强大且聪明的淋巴细胞。"

"巨噬细胞负责识别并破坏进入我们血液循环的细菌、病毒和毒素。"

"我是血液中残骸的过滤器。"

"我需要牛蒡根、白毛茛和紫锥花的营养。"

肝脏

将手放在右侧胸廓下方，并大声重复以下句子，每句说 3 遍：

"我是生产淋巴液的神奇化工厂。" "我能解除所有毒素。"

白细胞

巨噬细胞

把手放在面前，一张一合，想象自己是吞噬和摧毁外来颗粒的巨噬细胞。在做手部动作的同时，大声重复以下句子，每句说 3 遍：

"我能攻击、吞噬和消化血液中的侵略者。" "我知道哪些属于机体自身的；我只攻击、吞噬和消化对身体有害的东西。"

"我一般在脾脏、肝脏、肺部、肠内、淋巴结、神经系统、骨髓和结缔组织中出没。" "我把辅助性T细胞召唤到感染部位。"

"香菇、舞茸、紫锥花、牛蒡、锌、欧洲槲寄生和白毛茛的营养让我更有活力。"

辅助T细胞

活动手臂，就像在召唤辅助T细胞，并大声重复以下句子，每句说3遍：

"我经过胸腺的正规训练。" "我机动灵活，反应迅速。"

"当需要捍卫身体时，我会发出信号通知免疫系统的其他细胞来帮忙。"

"维生素B6、锌和 α−硫辛酸可以增加我们的数量。"

杀伤T细胞

伸出双臂和双手，好像您正在寻找和消灭外来生物或癌细胞，并大声重复以下句子，每句说3遍：

"我识别需要打击的东西，并将其摧毁。" "我能保护身体。"

"香菇、MGN−3和云芝能够让我更强大，还有叫做伊斯卡多的药品与微量元素镁。"

B细胞

交替出拳，就像正在击倒外来侵入者，并大声重复以下句子，每句说3遍：

"我可以制造让敌人变得没有危害的物质。"

"我知道谁是敌人，并可以击垮它们。"

"我知道哪些东西是有害的，并可以抵御它们。"

"我行动迅速，保护身体不受伤害。"

"我驻扎在脾和淋巴结中，但是可以四处游弋巡逻。"

"我可以帮助别的细胞消灭侵入者。"

抑制T细胞

用手做出比赛中"暂停"的动作，左手伸平，手掌向下，右手垂直手掌，就像字母"T"一样。大声重复以下句子，每句说3遍：

"我知道什么时候该停止攻击。"

"在情况安全时，我可以主动停止出击。"

（如果您患有癌症，则应该激活辅助T细胞和杀伤T细胞，降低抑制T细胞的活性）。

记忆细胞

用手指比一个圆圈，放在眼前，就像看望远镜一样。大声重复以下句子，每句说三遍：

"我以前就认出过你，知道如何对付你。"

"我会在很长一段时间内，监视威胁身体的情况。" "我会保护您的生命。"

预防

把每天所做的事情和自己的感受积累起来，建立自己的"人生意义银行"。在您对待痛苦或疾病的态度中找到意义。反省自己从每件事情吸取到的教训，体会它给精神和情感成长带来的帮助。

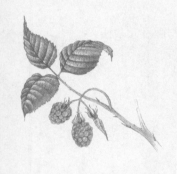

瘤科医生曾告诉她只能活 2 个月。埃塞尔听从了心理医生的建议，用全部积蓄买了一张玛丽女王游轮头等舱的船票。4 个月后，她怒气冲冲地闯进心理医生的诊所，抱怨说自己的积蓄全都花光了，可自己没有死，后面的日子该怎么办？心理医生又为她在另一艘船上的精品店谋了份职业。她十分喜欢这份工作，愿望得到满足。她一直和心理医生保持联系，8 年后才去世 [5]。

埃塞尔为什么能自我疗愈？因为她重新唤醒并实现了终生梦想。她解开了一直妨碍梦想实现的心理桎梏。她发现了生活乐趣所在，并学会了为自己着想。她对自己的幸福做出了承诺，而免疫系统也帮了她的忙。

当我们重燃对有意义生活的向往时，身体就加强了抵御癌症的能力，因为身体与心灵对这种向往产生了回应。找到自己独特和快乐的生存方式后，乳腺癌就很难再找上门来。

寻找生活的意义

维克多·弗兰克（Viktor Frankl）在《追寻生活意义》（Man's Search for Meaning）一书中，描述了我们从生活中汲取意义的方式 [6]。成就是我们在外部世界做的事情，而经验塑造了内在的自我。生活的意义来自于这两个方面。在幸福感方面，我们并不看重自己对生活的期望，而是看重自己如何回应生活对我们的期望。生活就是老师，不断地给我们出难题、让我们决策，也给我们很多机遇。我们无时无刻地在解答生活的难题，答案就是我们的正确行动或行为。每个人都有任务要完成，在世界舞台上扮演一个角色。我们的责任是找到与这个伟大时代一致的个人道路。弗兰克把他对世界做出回应的方法称为"意义疗法"。他写道，我们可以通过 3 种方法找到生活的意义。

通过实践寻找生活的意义

第一种寻找生活意义的方法是创造或做一件事情。这包括有意义的工作或职业、艺术表现形式，以及生活中的日常行为——问候朋友、向陌生人微笑、写信、慈善捐款、做义工、买有机食物、园艺等，而每个人的方法会有所不同。我们可以把生活的意义带到日常行为中。

通过经历寻找生活的意义

第二种寻找生活意义的方法是经历某事或遇到某人。我们可以体验到善、真、美、自然或文化。

268 <u>乳腺癌防治及康复实用手册</u>

拓宽自己的乐趣

快乐的经历和游戏让我们生活充实，激发我们的活力和创造力。当我们把快乐与每次呼吸连接时，它就会充满生活的每一刻。作为女性，我们经常为了家庭或事业而牺牲个人兴趣。有时候把自己放在首位是值得的，让自己的内心生活、家庭生活和事业之间达到平衡状态。这个练习将帮助您进入"状态"和"行动"的情景，为您带来最大的乐趣。

1. 在第一栏中，列出"状态"的情景，比如过去让您高兴的事情，或者将来可能让您高兴的事情。这里面包括最喜欢的游戏和放松的形式，以及与内在自我或灵魂沟通的方式。在第二栏中，回想一下"行动"的情景，比如让您快乐和满足的事情，或者一直想做没有付诸行动的事情。回想一下曾经放弃的梦想，或已经忘却的渴望。

比如，"状态"中可以包括看日落、洗一次泡泡浴，或听一首喜欢的音乐；"行动"可以包括骑马、学习一项技能、开派对、制作陶器、跳伞或游泳等。快乐也可以成为激发我们所有互动带来的内在状态。由于我感到快乐了，我乐意小小地奉献一下，比如给孩子读书、帮邻居铲雪或祝某人生日快乐。

2. 如果您列出的事情不多，可以想象一下什么能让您快乐。您看到了哪些别人做过，自己也想试试的事情？写完清单之后，每次想做时写在旁边。把每个月至少3件想做的事情排在前面，并为需要一些计划的活动设定日期，比如假期。如果您参加了社团，可以与大家分享您的清单。

快乐的"状态" （比较被动）	快乐的"行动" （比较主动）
1.	1.
2.	2.
3.	3.
4.	4.
5.	5.
6.	6.
7.	7.
8.	8.
9.	9.
10.	10.

为了体验善良，我们可以花时间与"好"人在一起，并参观行善的地方，例如志愿者组织、精神疗养中心或康复中心。我们可以研读感兴趣的精神巨人的作品来体验真理。我们可以从人体、玫瑰花园、孩子纯真的脸庞、精美的机器或装饰精美的房屋来体验美。当我们被美好的事物环绕时，就会感到自己的意义。

大自然是我们体验意义的地方。在沙滩上奔跑，在树林里散步，

事实

如果痛苦无法避免，我们有时可以通过探索灵魂深处的旅程，通过同情、接受、宽容和智慧来获得心灵的支持。

疾病是一个伟大却又痛苦的老师。

在花园里种植，到风景优美的地方旅行，可以洗涤我们的精神。我们可以在自然中寻找自己的圣地，在那里感受心灵的归宿和欢乐。文化也为许多人提供了生活意义的源泉。音乐、舞蹈、艺术、戏剧——每一种都有可能加深我们与精神天性的联络。

在所有的互动中，爱的邂逅给我们带来了最大的意义。当我们爱另一个人的时候，会帮助其实现他的潜能，而当我们被爱时，会更容易意识到自己的潜力。如果我们感到自己缺乏关爱，可以把自己变成爱的灯塔，去照亮那些需要爱的人、植物或小动物们。

正所谓，予人玫瑰，手有余香，我们付出爱，也会得到爱。您总会找到一些需要志愿者的团体，或者需要我们关爱的动物和植物。

从痛苦中寻找生活的意义

正如维克多·弗兰克所述，第三种体验生活意义的方法是"我们对不可避免的痛苦采取的态度"。当痛苦降临的时候，我们不得不改变自己，而在痛苦不可避免时，只要我们找到它的真谛，就能以可以承受的方式战胜它。天将降大任于斯人也，必先苦其心志，劳其筋骨，空乏其身，行拂乱其所为。如果痛苦无法避免，我们必须先消除其根源，无论是身体上、心理上或是精神上。

疾病立即痊愈是件好事，但我们会失去获得它启发的机会。很多人在生活中体会到痛苦之后，学会了帮助别人。正所谓，将心比心。只有这样，我们才能将爱心奉献给需要同情心的事业。

我为什么来到世界上？

为了解答这个问题，我们必须首先认识自己独有的品质、天赋、才华和能力。思考一下自己有哪些特点。自己有哪些独特的品质，别人认为您具备哪些积极的品质？比如，为人乐观、高瞻远瞩、诚信可靠、有同情心、善于领导、创造力强、有组织力、吃苦耐劳、果断自信、性格细腻和气质优雅等。找出自己不为人知的品质，或者是别人没有察觉，也可能自己从未示人。把它们都写在表格里面。比如，坦白直率、敢于冒险、果敢坚毅、聪明智慧、承担风险、勇敢无畏等。

每个人都有上天赐予的独特天赋、才华和能力。上天赐予您的天赋是什么？它们已经被发掘，还是有待发掘？您有哪些没有展露的才华？过去您用什么方法表达过自己的创造力？通过写作、绘画、油画、表演、陶器、舞蹈、烹饪、服装制作、运动能力、音乐、编织、园艺、雕刻——找到自我表达的方式并培养它们非常重要。

鲁道夫·斯坦纳（Rudolph Steiner）相信，当我们走向死亡时，我们应该为来世的成长选好种子。我们永远无法掌控今生的才华与天赋，

"我为什么来到世界上？" 练习

写出自己的品质、天赋、才华和能力，并且发展它们，找到让自己今后更快乐的方法。所谓的今后，可能是未来的 50 年，或者您的余生。

品质	天赋、才华和能力	热情，兴趣，原因
1.	1.	1.
2.	2.	2.
3.	3.	3.
4.	4.	4.
5.	5.	5.
6.	6.	6.
7.	7.	7.
8.	8.	8.
9.	9.	9.
10.	10.	10.

但我们可以为来生播种希望，并等待它们生根发芽。

理解"我为什么来到世界上？"的另一种方式是挖掘激情所在。您对自己格外喜爱的东西有哪些强烈的感受？静下来想想自己的过去，什么时候的生活是你最向往的？什么时候您觉得自己活得最有意义？无论是对您自己、他人或者整个世界。去发掘那些真心喜爱的东西，为了它您可以放弃舒适便利的生活，甚至不惜牺牲生命。或者，您一直想要探索，但至今未能成行的东西？

寻找生活目标的 7 个步骤

下面 7 个步骤可帮助您寻找生活的意义和目的。

1. 承认自己拥有一个精神上的自我。人们把他称为灵魂、内心导师、内心呼唤、圣灵、高层自我。他是不受时间或空间限制的圣灵，与宇宙能量或宇宙意识连接在一起。脱离了金钱、地位、成败和其他任何世俗的东西。即便您不经常经历这方面的事情，但必须承认他是万物的开始。闭上眼睛，花点时间与精神上的自我交流。

2. 与精神上的自我建立联系。这就像您在平时生活中一样，花一点时间与别人交流，就能在思想和精神上与他们建立关系。与精神上的自我沟通的方法很多，但关键是每天要坚持。我们应该定期留出一段时间，与精神上的自我沟通，并倾听他的声音。沟通的方法包括下面这些练习：瑜伽和冥想，幻想，写日记，创作性的活动，如绘画、油画、雕塑、音乐、诗歌、舞蹈、祈祷和沉思、服务他人，以及花更多的时间融入大自然。通过灵修承认了灵魂的存在后，您就更容易听到他的声音，以及他对您的要求。花点时间仔细想想哪种灵修最适合您，能让您感到满意，以及如何把他放在生活中的第一位。然后，开始定期的灵修活动。

3. 关注并主动去倾听灵魂的呼唤。这是直觉发出的声音，能让您看清形势，并采取正确的行动。他能让您充满活力地活在当下，在瞬息万变的生活中体验爱，感受世间万物的相互关联。他要求您为这个世界做一些力所能及的事情，为改善地球和人类的现状做出贡献。他会让您重新认识自己的潜力。从某种程度上来说，这种潜力已经彰显出来，只不过与您不在同一个时间和空间中。您可以问自己下面的问题，来回答心灵的呼唤：我是谁？我为什么在这里？我来这里做什么？我的激情是什么？我希望能获得成果的潜力是什么？我来这里要学到什么？我来这里要治愈什么？我来这里要把爱心给谁？我来这里要表达什么？我来这里要传递什么？是什么让我来到这里奉献自己？我来这里要成为什么样的人？什么能给我带来最大的快乐？我怎么做才能体现我的信仰和价值？我们可以通过练习来找到问题的答案。

4. 接受别人对您的要求。这往往会很痛苦，因为自我让灵魂处于主导的地位。所以，需要一些牺牲精神。有时还要承担一些风险，并信任变化的过程。就像蛇蜕皮一样，你需要丢弃限制成长和发展的旧观念。旧的角色、旧衣服，不再适合了。通过这个过程，信心也必须与之同行——对自己的信心，对精神上的自我的信心。"

5. 听从内心的指引，让行动时时刻刻遵从灵魂的萌动。有时疾病会加快我们的行动，或者让我们去找寻以前从未涉足的方向。但这条路未必好走，因为它常常需要我们舍弃自我。有时内心的声音也会让我们大吃一惊。您会觉得不能胜任或不值得做他交给的任务，并问："为什么让我做啊？"您需要恒心、承诺和勇气去完成他交给的任务。您也可能需要别人的支持和同意。找到这个人。

乳腺癌防治及康复实用手册

6. 如果要承认灵魂的话，找到生命中必须抛弃或转变的东西。要想过上与真实自我相符的充实生活，您需要向哪些事情说"不"？向往拥抱新生活，就必须与无谓消耗精力的旧生活告别，它们只能让您更加消极，或者对您已经毫无意义。有时，您还必须割舍一些亲朋好友，改换职业，重新审视友谊，放弃舒适的生活或财富，与过去参与的社交活动，或肩负的社会责任说"不"。您应对记忆中作为"受害者"的经历说"不"，或者不去过多关注别人的看法。您应该化愤怒为爱和宽恕。

7. 完全沉浸在活动之中，承认有一双无形的大手正在帮助您，机遇和灵魂的力量会在最适当的时机出现。您应该心怀感恩地享受生活之路，并迎接每一天的快乐和艰辛。接受您所遇到的一切，并迎刃解决。每一次体验都是前所未有的机会。放开对现有生活的抵触情绪，热情地拥抱您的生活，甚至死亡。您应该丢掉控制的欲望，并承认生命的神奇。谋事在人，成事在天。

小结

我们在生病时，往往借助帮助才能获得治疗反应。医生可以为您创造安全和放松的环境，让您能够深入地审视自己，与已经被忽视太久并导致疾病的情感亲密接触。您可以把自己温柔地引领到正在热切呼唤您的未来，去实现完美的人生意义。您也可以凭借灵修调整自己的内心，学会让信仰常伴左右。

很多人把疾病看作是"清晨的叫醒闹钟"。那么，如果我们能在病魔降临之前，唤醒生理和心理的需求，走上净化自身的正途该有多好！

我在下面给出了一些产生疗愈反应的指导原则。

1. 学会掌控自己的思想过程。用治愈疾病的想象来鼓励自己，用它取代自我毁灭的消极想法。找到自己头脑中的消极想法，并寻找其根源，了解其背后的真正需求，并转化它们。提醒自己以下几点：
   - 疾病不是一种惩罚，您没有任何罪孽；
   - 其他人已经从这种疾病中康复过来；
   - 疾病症状是一个信号，能督促您做出改变；
   - 您有与生俱来的疗愈能力；
   - 身体处于不断变化的状态，没有什么是一成不变的，一切都在发生和发展。

2. 凭借冥想的方法，如祷文、见证思想和感觉，以及关注呼吸，摆脱自己想法中暂时的现实。

3. 利用感官刺激创造疗愈的反应。例如，打开水龙头时，想象所有毒素、疾病或癌细胞正从身体里排出；户外散步时，让清风吹散了所有癌细胞；聆听音乐时，告诉它去粉碎全部肿瘤，诸如此类。让这些感官体验成为身体自我修复能力的一个庆典。列出您能使用感官刺激来产生疗愈的全部方法。

4. 使用能激励您、对您有意义的图片。找到对您而言蕴含着治愈力量的图腾——一块岩石、一棵大树、一首乐曲或一只动物。在梦中寻找它们，在生活中尊重它们。将这些图片贴在周围，以提醒自己的疗愈能力。相信自然和精神层面，或来自神灵的治愈力量。承认更高深力量的存在，并经常祈祷，相信它能治愈您。在放松的状态下，让能疗伤的动物、人或神灵来到您身边，并从动物或神那里吸收能量，让它们与病魔斗争。画出对您有影响力的图片。

5. 经常运用冥想、意象、祈祷和想象，每天 2 ~ 5 次。在运用之前，进入完全放松的状态。一般至少需要 11 分钟的时间。

6. 提醒自己，身心处于不断变化的状态。如果精神状态改变了，身体也会发生变化。

乳腺疾病的治疗

目录

练习、图表、检查表和工作表

乳腺疾病，无论良性还是恶性，目前国际国内均有标准的诊断和治疗推荐方案。患乳腺疾病后，首选就诊的是专科医院或者综合性医院的专科医生。在这样的医疗机构，患者会接受到规范的诊断和治疗。明确诊断后，医生会给出建议，给予药物或手术治疗，或仅仅是定期复查。

自然疗法例如心理治疗、饮食调理、排毒和营养补剂等的应用，对于乳腺疾病的治疗有辅助作用。例如乳腺增生的治疗，主要是以心理疏导和改变生活习惯为主。但如果不幸患上乳腺恶性肿瘤，一定是在规范抗肿瘤治疗的基础上，根据个体身体状况，必要时辅以心理、饮食和营养、中草药等其他治疗。

本章节在原书基础上，增加了乳腺疾病诊断和治疗的最新进展，并结合国情删减了部分不适宜的内容。目前乳腺癌是规范化诊疗水平最高的实体肿瘤之一。就具体患者而言，需肿瘤专科医生根据乳腺癌临床分期、分子分型来制定治疗方案，必要时应用多种治疗方法，以期最大程度地提高疗效；同时最新研究也关注"乳腺癌治疗的减法"，也就是同样疗效的情况下，选择伤害最小的治疗方法。目前，国内乳腺癌的5年生存率约为80%，部分类型的乳腺癌即使出现复发转移，在规范治疗的情况下生存5年以上的病例也不乏少数。因此，千万不可因恐惧、无知、迷信，或过于相信中医中药、心理疗法的功效而延误治疗时机。进行乳腺癌规范治疗的同时，医护和患者均应重视治疗相关不良反应并采取应对措施，包括西医、中医、饮食调理和心理疏导等，从而提高患者对抗肿瘤治疗的依从性。

乳腺癌的治疗方法

乳腺癌的治疗方法包括：手术、化疗、放疗、靶向治疗和内分泌治疗。对于早期乳腺癌，到目前为止手术仍然是最重要的治疗方法，其他方法都是围绕手术开展的。而晚期乳腺癌则以化疗、靶向治疗、内分泌治疗等全身抗肿瘤治疗方法为主，部分患者需要结合手术、放疗等局部治疗手段。

手术

早期乳腺癌采用根治性手术，针对乳房，有全乳切除术和保乳术两种手术切除方式；对于区域淋巴结，有腋窝淋巴结清扫和前哨淋巴结活检两种处理方式。需要外科医生根据患者肿块位置、大小、淋巴结侵犯情况，结合患者的意愿综合制定手术方案。

哪些患者适合行全乳切除术？

1. 肿瘤范围较大，切除肿瘤无法保证乳房外观。
2. 乳房内有广泛的钙化，无法通过局部手术切除干净。
3. 在保乳手术中，连续切缘阳性的患者。
4. 因各种其他疾病导致术后无法行放射治疗者。
5. 其他因素。

哪些患者适合行保乳术？

1. 肿瘤和乳房的比例合适，通过局部切除可以满足良好的外观。
2. 无放疗的禁忌证。
3. 肿瘤的恶性程度和淋巴结是否转移不影响保乳手术。
4. 是否行新辅助化疗不影响保乳手术。

哪些患者适合前哨淋巴结活检？

1. 腋窝临床阴性患者原则上均可行前哨淋巴结活检。
2. 多中心、多个病灶、分子分型、年龄、性别、体型不受影响。

哪些患者适合重建手术？

1. 不适合保乳的患者，但对乳房外观有较高要求。
2. 非炎性乳腺癌和局部晚期乳腺癌。

事实

目前常用的乳腺癌手术方式包括乳腺癌改良根治术（全乳切除术联合腋窝淋巴结清扫术）和保乳术。

事实

随着现代人文科学的引入，乳腺癌治疗更加体现人文关怀，乳房的缺失会给乳腺肿瘤患者形体及心理造成巨大创伤，所以乳房再造术应运而生，一般来说乳房再造没有年龄限制，只要健康状况允许均可以做乳房再造。

事实

选择一期重建还是二期重建、自体组织重建和假体重建，请咨询整形外科或乳腺外科专家，制定详细、合理的重建方案。

晚期乳腺癌患者，临床不可治愈、总体生存率期较短。对于诊断时已经存在远处转移的乳腺癌患者选择治疗方案时，需要慎重考虑患者的转移灶情况和全身情况，切实权衡局部治疗的益处和风险，不应轻易放弃对乳腺原发灶的手术切除。

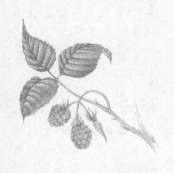

事实

晚期放射治疗是将放射线管理起来，对需要照射的部位进行合理照射，同时尽量保护不需要照射的器官和组织的技术。

哪些晚期乳腺癌患者可考虑进行外科手术？

1. ER 阳性、原发灶较小，经医生判断预期生存时间较长。
2. 仅有骨转移、低肿瘤负荷。
3. 系统治疗后局部控制好、无伴发疾病。
4. 手术方式及手术切除范围需遵循多学科讨论制定的方案。

总之，外科手术目前已经趋向于用最小的创伤换来最大的获益，也更加提倡人文关怀，针对不同的患者制定最合理的手术方案。

化疗

化学治疗是利用化学药物治疗恶性肿瘤的全身治疗方法。因临床分期、分子分型不同，患者需要接受的化疗方案也不同。无论是早期或是晚期乳腺癌的化疗，都需要结合患者的身体条件，充分评估患者的临床获益和可能出现的风险，谨慎实施化疗。

哪些患者需要接受化疗？

1. 新辅助化疗：局部晚期、或不能采用保乳术，或 HER-2 阳性、三阴性，有新辅助化疗适应证。疗程通常是 6 ~ 8 周期。
2. 辅助化疗：年纪轻、肿块大于 2cm、淋巴结转移、组织学分级 2 ~ 3 级、Ki-67 高表达、激素受体阴性或者 HER-2 阳性等复发转移危险因素者。疗程通常是 4 ~ 8 周期。
3. 针对晚期乳腺癌的解救化疗，无明确疗程和时长，需根据疗效和不良反应调整治疗方案。

乳腺癌患者常用的药物和方案

乳腺癌患者常用的化疗药物有：蒽环类、紫杉类、长春瑞滨、吉西他滨、卡培他滨、铂类和环磷酰胺等，因治疗阶段不同而采用的化疗方案亦不同。

1. 新辅助化疗：常用含蒽环、紫杉类的联合或序贯方案。
2. 辅助化疗：根据危险度，常用含蒽环、紫杉类方案。
3. 联合和单药化疗：均是常用的解救治疗方案。单药化疗常用紫杉类，疗效确切，不良反应温和，适用于大多数晚期乳腺癌患者。联合化疗常用紫杉类联合卡培他滨或铂类、长春瑞滨联合卡培他滨或铂类、吉西他滨联合铂类等。

放射治疗

放射治疗是利用放射线治疗肿瘤的一种局部治疗方法。放射线包括放射性同位素产生的 α、β、γ 射线和各类 X 射线治疗机或加速器产生的 x 射线、电子线、质子束及其他粒子束等。

哪些患者需要接受放疗？

1. 早期乳腺癌，接受保乳手术的患者，须接受保乳放疗，部分高龄、激素受体阳性的患者除外；全乳腺切除术后，如果原发肿瘤直径 ≥ 5cm、胸肌筋膜受侵、腋窝淋巴结转移，或手术切缘阳性的局部复发高危患者，需要接受术后辅助放疗。

2. 晚期乳腺癌，骨转移伴发骨痛、有骨折风险，或者出现脑转移，需要进行局部姑息性放疗。

放射治疗方案

1. 早期乳腺癌的辅助放疗应在完成末次化疗后 2 ~ 4 周内开始，如果不需要化疗，可以在术后切口愈合，上肢功能恢复后开始放疗，疗程一般是 3 ~ 6 周。

2. 保乳手术，术后需要接受全乳放射治疗及瘤床加量（原位癌患者可不行瘤床加量），根据腋窝淋巴结转移情况决定是否进行淋巴结引流区的放疗；如果患者接受的是乳腺切除术且有放疗指征，术后接受胸壁放疗，腋窝淋巴结转移者需要进行淋巴结引流区的放疗。部分患者需要进行内乳淋巴结引流区放疗。放疗专科医生会结合术前临床分期、术后病理分期，综合决定放疗区域和剂量。

3. 对于晚期乳腺癌患者，或骨转移患者出现脊髓压迫、高骨折风险、或者药物难以控制的中重度疼痛，可以选择放射治疗。脑转移的放疗目前有全脑放疗和立体定向放疗两种方式。全脑放疗通常用于多发、或病灶较大的患者，立体定向放疗多用于转移灶数目 < 4 个的患者，以及全脑放疗后的肿瘤区补量，或再发的脑转移病灶的治疗。

内分泌治疗

内分泌治疗是乳腺癌相对特有的治疗方法。乳腺是女性的腺体器官，在女性的各年龄阶段、月经周期、妊娠期和哺乳期均受到神经和内分泌因素的调节。部分乳腺癌的发生、发展与体内激素水平相关。内分泌治疗通过降低雌激素水平、阻断雌激素与雌激素受体的结合，从而发挥抗肿瘤治疗作用。

哪些患者需要接受内分泌治疗？

内分泌治疗适用于激素受体（HR）表达阳性的乳腺癌患者。这部分患者约占所有乳腺癌患者比例的 60% ~ 70%。

1. 新辅助内分泌治疗适用于老年、HR 表达强阳性，或者合并内

事实

局部区域复发是指仅有患侧乳腺、胸壁及引流淋巴结区的复发，全面检查未发现远处转移的情况，放疗专科医生可以结合既往是否放疗、首次放疗距离复发的时间，决定是否进行区域放疗。

事实

如果病理免疫组化检测肿瘤组织雌激素受体（ER）或孕激素受体（PR）阳性细胞比例 ≥ 1%，就定义为激素受体表达阳性。

科疾病暂不适宜手术的患者，疗程一般为 6 ~ 8 个月，或者根据身体耐受情况择期手术。

2. 辅助内分泌治疗可用于早期乳腺癌患者完成手术、化疗后，可以与放疗同步，也可以放疗结束后进行，疗程是 5 ~ 10 年。

3. 对于无内分泌耐药、无内脏危象的 HR 阳性 / HER-2 阴性复发转移乳腺癌患者，解救治疗首选内分泌治疗。部分患者内分泌治疗的疾病控制时间可长达数年。

内分泌治疗常用药物和治疗方案

常用的内分泌治疗药物，根据作用机制分为卵巢去势、选择性 ER 调节剂（SERM）、芳香化酶抑制剂（AI）、孕激素类等。

目前，常用的卵巢去势方法包括手术去势和药物去势。药物去势是周期性应用卵巢功能抑制剂，代表药物包括戈舍瑞林、亮丙瑞林。药物去势的用药方法为皮下注射，每 28 天注射 1 次，也有 3 个月注射 1 次的长效剂型。

选择性 ER 调节剂（SERM）代表药物有：他莫昔芬、托瑞米芬以及甾体类复合物 ER 下调剂氟维司群。

芳香化酶抑制剂的代表药物是阿那曲唑、来曲唑和依西美坦，应用于绝经后患者，或者绝经前应用过卵巢功能抑制的患者。三个药物之间疗效无明显差异，不良反应类似，临床应用选择其一即可。

孕激素的代表药物有甲羟孕酮和甲地孕酮，均为口服制剂。

常用的内分泌治疗方案如下：

1. 新辅助内分泌治疗：首选芳香化酶抑制剂。

2. 辅助内分泌治疗：绝经后患者首选芳香化酶抑制剂，有一定复发风险的患者治疗满 5 年后，可以根据不良反应决定继续芳香化酶抑制剂治疗 5 年，或者更换为他莫昔芬治疗 5 年，累计满 10 年。确实存在芳香化酶抑制剂使用禁忌的患者，也可以应用他莫昔芬治疗。对于绝经前患者，他莫昔芬单药、卵巢功能抑制联合他莫昔芬、卵巢功能抑制联合芳香化酶抑制剂是三种常用的辅助内分泌治疗方案。低危患者可以选择 5 年他莫昔芬治疗，中危患者起始选择卵巢功能抑制联合他莫昔芬，期间根据月经状态、不良反应等，在医生的指导下调整治疗，累计内分泌治疗 10 年。高危患者，例如 ≥ 4 个淋巴结转移，推荐给予卵巢功能抑制联合芳香化酶抑制剂，期间根据月经状态、不良反应等，在医生的指导下调整治疗，建议累计治疗 10 年。

3. 解救内分泌治疗：氟维司群和芳香化酶抑制剂均是标准的治疗推荐。随着新型靶向药物的上市，芳香化酶抑制剂或者氟维司

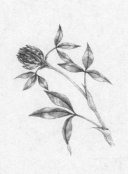

事实

乳腺癌不同治疗阶段的内分泌治疗方案不同，应用内分泌治疗前，需要判断患者的月经状态。未达绝经标准统称绝经前，已达绝经标准统称绝经后。

群基础上联合CDK4/6抑制剂(哌柏西利已在国内上市)是国际、国内指南的首选治疗方案。

抗 HER-2 靶向治疗

有 15% ~ 30% 的乳腺癌细胞表面过量表达人表皮生长因子受体 2（HER-2）蛋白，这种蛋白可传导信号，刺激癌细胞疯狂增殖，导致药物治疗不敏感及肿瘤的复发和转移。抗 HER-2 靶向药物可以特异性地作用于 HER-2 蛋白，阻滞 HER-2 通路，从而抑制肿瘤增殖。

什么样的患者需要抗 HER-2 靶向治疗?

抗 HER-2 靶向治疗应用于 HER-2 阳性浸润性乳腺癌患者。HER-2 阳性的诊断标准为免疫组化检测 HER-2 表达 3+ 或者荧光原位杂交（FISH）检测阳性。

1. 初诊早期乳腺癌，如 HER-2 阳性、有新辅助治疗适应证，可以进行化疗，联合抗 HER-2 靶向药物进行新辅助治疗。

2. HER-2 阳性乳腺癌术后，建议辅助抗 HER-2 靶向治疗 1 年。

3. HER-2 阳性复发转移乳腺癌患者，需要持续给予抗 HER-2 靶向治疗。

抗 HER-2 靶向药物和治疗方案

自 1998 年曲妥珠单抗上市以来，陆续在国内外上市的抗 HER-2 靶向药物有拉帕替尼、帕妥珠单抗、T-DM1（Ado-trastuzumab emtansine）、来那替尼和吡咯替尼。

1. 新辅助治疗：HER-2 阳性、有新辅助治疗适应证的患者，推荐化疗联合曲妥珠单抗治疗，在此基础上联合帕妥珠单抗可以进一步提高疗效。

2. 辅助治疗：曲妥珠单抗治疗 1 年是标准推荐方案，对于淋巴结转移患者，推荐曲妥珠单抗联合帕妥珠单抗治疗 1 年。

3. 解救治疗：既往未曾使用过曲妥珠单抗的患者，一线治疗首选化疗联合曲妥珠单抗。既往使用过曲妥珠单抗，而疗效欠佳的患者，二线治疗可以选择吡咯替尼 / 拉帕替尼为主的治疗方案。

事实

抗 HER-2 靶向药物的应用改变了 HER2 阳性乳腺癌患者的预后，是乳腺癌药物治疗的重要突破。

事实

有证据显示 T-DM1 药物疗效优于拉帕替尼，目前此药在国内已获批，预计近期上市。

评估治疗方法

　　放化疗应该根据具体情况而定。患者应在开始前考虑清楚化疗和放疗的长期影响，并在这些影响与获益之间进行权衡。

　　患有小肿瘤的女性通常都存在过度治疗的情况。对于这种病例，可以把自然疗法用在手术、化疗和放疗之后，以减少副作用。因为乳腺癌是一种随时可以复发的慢性疾病，而自然疗法的优势就在于，在传统常规治疗完成后，促进患者的长期健康。

手术支持

什么时候安排手术

　　如果您还没有绝经，可以将乳房手术安排在月经周期的后半段，黄体酮水平最高时。

手术前准备

为手术做好以下准备[3]：

1. 术前的几个星期中，多吃水果和蔬菜，减轻精神压力，锻炼身体，情绪放松。

2. 利用每天的意象练习，在头脑中预演手术的过程，修改下面的意象剧本，让它适应您的性格和情况。将剧本录在录音笔里，每天都听几遍。

3. 营造一种仪式，把手术变成很有意义的体验。如果要接受乳房肿瘤切除术或乳房切除术，问一问自己，与此同时还有哪些可以放手的。通过这次手术，您能忘却过去的伤害、纷争，或者没有任何意义的过去吗？写一首小诗或一首歌，画一幅画，制造一个雕塑，或者找朋友和治疗医师聊聊，或者用一种仪式来哀悼和赞美失去的乳房（或部分乳房）。
同样，如果您接受乳房重建术，想一想它给自己带来的新体验。手术如何成为您走向更充实的未来的转折点？您可以为自己做出哪些承诺，来纪念这次手术？
乳房手术确实是一次创伤，但我们对这种创伤的认识，以及如何应对它，将带来不同的结果。

事实

　　根据 20 世纪初的数据，化疗可以降低 50 岁以下女性的死亡率约 27%，而 50 岁以上的女性只能降低 11%，当然，随着治疗手段的改善，这一数据已经明显提升[1]。

　　放疗可以降低肿瘤局部复发的风险，但不一定能延长寿命。

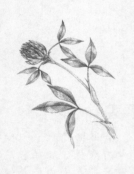

事实

　　有一些研究表明，在月经周期第 13～32 天或前两天接受手术的患者，预后要好于在第 3～12 天手术的患者（第 1 天表示月经周期的第一天），但这一结论仍缺乏高质量数据来证实[2]。

4. 在手术前一周内不要服用以下补充剂：维生素 E、维生素 C、银杏、小白菊、大蒜、生姜、亚洲人参和常规血液稀释剂。因为高剂量的这些物质会导致血液变稀，引起大量出血。但复合维生素药片中的含量没有问题。

5. 手术前还可以使用其他补剂来促进愈合。手术前 10 天内使用：吡啶甲酸锌：每次 30mg，每日 2 次，两餐之间服用。

维生素 A：每次 20 000 IU，每日 2 次。

β－胡萝卜素：每次 30 000 IU，每日 2 次。

复合维生素 B：每天 1 次。

手术前立即使用以下顺势疗法：

山金车花 30 CH：每次 3 粒。

金盏花 30CH：每次 3 粒，溶于舌下。

Traumeel 滴剂（Heel）：每次 10 滴。

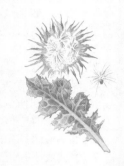

6. 找一个人在手术后的几天里为您做饭，或者提前做好了冷藏起来，这样您就能更专注于治疗。

术后的愈合

手术后立即使用以下补剂：

N－乙酰半胱氨酸：每次 500mg，每日 2 次，服用 5 天（以清除体内的麻醉药）。

水飞蓟酊剂：30 滴，每日 3 次（保护肝脏）。

姜黄素和菠萝蛋白酶：每次 500mg，每日 3 次，两餐之间服用（减少肿胀）。

蛋白水解酶（即 Wobenzyme）：每天 2 次，每次 2 ~ 5 粒，两餐之间服用（减少肿胀和疼痛）。

维生素 C 与生物类黄酮：每次 2g，每日 3 次（促进愈合）。

维生素 E：每次 400 IU，每天 2 次（也可直接在伤口上涂抹维生素 E）。

维生素 A：每次 20 000 IU，每天两次。

β－胡萝卜素：每次 30 000 IU，每天 2 次。

复合维生素 B：每日 1 片。

吡啶甲酸锌：每次 30mg，每日 2 次（改善伤口愈合）。

鱼油胶囊：每日 2000mg。

山金车花 30 CH：每次 3 粒，每日 3 次，持续 1 周（减轻瘀血）。

金盏花 30 CH：每次 3 粒，每日 1 次，持续 1 个月（防止疤痕）。

Traumeel 滴剂：每次 10 滴，每天 3 次，持续 1 周（减少瘀血）。

为了加速切口周围的愈合，您可以在伤口上涂抹含有维生素 E、锌、金盏花、紫草和 / 或贯叶连翘的药膏。

预防和减少淋巴水肿的指南

1. 如果您还没有接受乳腺癌手术，可以考虑进行前哨淋巴结活检，而不是采集多几个淋巴结，这样可以减少对腋下淋巴网的损害。前哨淋巴结活检采集是从肿瘤直接引流的 1～2 个淋巴结，如果这些淋巴结中没有癌细胞，那么其他淋巴结很有可能也没有癌细胞。当然，前哨淋巴结活检也是有适应证的，是否选择前哨淋巴结活检应听从专业医生的建议。

2. 如果出现红、肿、热、痛等症状，应该咨询乳腺科医生，或自然疗法专家。

3. 不能在有问题的手臂上进行注射、输液或抽血等。

4. 保持手臂清洁，以免发生感染。同时，也不要抓挠蚊虫叮咬和溃破的部位，以免感染。如果皮肤划伤，应该立即清洗伤口。

5. 量血压时应该用另一只胳膊。

6. 也不应该用患侧的胳膊提重物，或者反复做需要用力的动作（如擦洗、推拉等）。

7. 手腕或手指上也不要戴太紧的首饰。

8. 避免过大的温度变化（如桑拿和泡热水澡）和晒伤。

9. 做园艺或家务时，应该佩戴手套。

10. 在乘坐飞机时，还应该佩戴弹力套袖或淋巴水肿绷带。

11. 如果要清理腋毛，应该使用电动剃须刀，避免划伤皮肤。

12. 保持低钠和高纤维饮食。

处理淋巴水肿

手术后和 / 或放疗后，腋下淋巴结被切除或受到损伤后会发生淋巴水肿。接受乳房切除术或乳房肿瘤切除术和腋窝淋巴结清扫的患者，都有可能出现患侧的淋巴水肿。它可以在术后立即出现，也可以发生在癌症治疗后数月，乃至 10 年或更长时间。手臂肿胀是由于淋巴液异常聚集，无法回流到循环系统而造成的。它会让我们觉得手臂沉重，不灵活和疼痛，反复感染和皮肤增厚。

擅长手动淋巴引流和综合消肿疗法的医生最适合治疗淋巴水肿，他们一般都是按摩治疗师或物理治疗师。综合消肿疗法包括手动淋巴引流，这是一种可改善淋巴液流动的温和按摩手法；加压疗法，它包括压力服或包扎患肢；自我按摩培训；锻炼；护肤技术等。

霍克塞配方 Essiac、Floressence 或乳房保健配方都有助于缓解淋巴水肿。多年实践证明，某些顺势疗法产品对很多淋巴管阻塞患者很有帮助，如德国 Pascoe 生产的 Lymphdiaral 软膏，Heel 公司生产的 Lymphomyosot。

手术的意象剧本

如果您已经被诊断为乳腺癌，或接受乳腺癌治疗，可以原样照搬这个剧本，或者根据自己的需要和个性加以修改。您可以在术前准备的日子里，每天在脑海中预演几遍，或者在术后康复时进行。

1. 通过改变环境为自己营造一个神圣的空间，把它作为疗愈的舞台。这次是为了您和疗愈的过程。确保自己不会被打扰。可以点燃一支蜡烛，或焚一支香，把毛毯盖在身上，或者在屋里摆一些鲜花。（长时间的停顿）

2. 用舒适的姿势坐下或躺下。必要时把枕头垫在脖子上或后背。闭上眼睛。让自己平静下来，集中精力放松身体，然后治疗至少20分钟。打开比自己更大的能量，并邀请他进入您的身体。想象房间中充满了疗愈的感觉。想象强大的疗愈力量正在帮助您。接纳高层次的自我和灵魂的引导，求他帮您走完疗愈之旅。开始注意自己的呼吸，气息从鼻子进入，然后排出，您的呼吸又慢又深。感觉腹部在吸气的时候隆起，在呼气的时候慢慢回落。感觉自己在深呼吸。吸气……呼气……吸气……呼气……（停留一段时间，不要太长）倾听自己呼吸的声音，就像听到浪涛的起伏，潮水涌来，又褪去。（停留一段时间，不要太长）吸入松林的气味，并让它充满全身，恢复您的精力和疗愈的能量。每次呼气时，把紧张情绪一起呼出。做几次缓慢的深呼吸，享受这种感觉。每次呼吸都会让您比以前更放松。（停留一段时间，不要太长）注意身体上感到麻木、疼痛或不适的部位，把呼吸带到那里。

3. 感觉现在更加放松，每次呼吸都更加放松。让自己不受外部环境的干扰，也不理会心中的杂念。呼吸时，想象自己的身体是那样的洁净，充满了平和与温暖。想象这种感觉从头部和脖子开始，慢慢来到肩膀，胸部和双臂，然后来到后背，腹部、骨盆，慢慢流向您的双腿和双脚。感觉自己就像一颗小树，在吸收太阳的光热。把注意力带到双脚上，让所有的紧张和压力在这里消散。感觉肌肉是那样松弛、光滑和温暖，就像刚刚接受了温柔的按摩一样。放松您的双腿，让肌肉放松。让呼吸把松动带到您的双膝和小腿。感觉它们变得温暖，开始放松，就像沐浴在柔光之下。开始注意您的髋部、臀部和骨盆。让呼吸像和风一样吹过这里，给它们带来温暖和放松感。放松髋部和骨盆。吹走这里的所有的紧张感。慢慢地深呼吸，注意腹部肌肉的感觉，释放这里所有的紧张感。注意紧张感慢慢消散。然后，把注意力带到后背的肌肉上，让它们放松。想象自己躺在温暖的沙滩上，把背部的紧张感释放到大地中。深呼吸的同时，赶走胸部的所有紧张。（停顿）

4. 直接疗愈和放松乳房部位。给疗愈选择一种颜色，想象这种颜色完全充满和彻底洗净乳房。感觉它在清洗这里，并带来了新的活力。注意乳房的感觉。注意并倾听这里的感觉，承认它们，然后释放它们。（停顿）

5. 想象一位对您有意义的女性就在您身边。她可以是您现在认识的人，或者过去认识的人，也可以是您所祈求的能量。（中度或长时间停顿）她给您的生命带来恩泽，使您充满勇气、容忍和爱。她把疗愈带到了您的乳房。（停顿）她可以随时解答您的疑惑。她回答的方式可以是内心的声音，或者身体的感觉，或者一幅图像。它可以是一个梦境，也可以是生命中的一件事情。如果您有疑惑，现在就可以问她，并等待她的回答。（长时间的停顿）她提醒您的需求，以及什么时候该照顾好自己。您在一生中都可以找到她，向她提出问题，倾听他的回答。

6. 现在把注意力从乳房上移开，保持深呼吸，把注意力移到双肩上。想象疗愈的手正在按摩双肩，驱散您的紧张感，肩膀像熔化了一样松弛。让松弛感慢慢流向双手，让这里的僵硬和紧张感消散。活动几下手指，放松身体和思想的紧张感，感觉自己就像破茧而出的蝴蝶那样自由地飞舞。慢慢张开嘴，放松下巴的肌肉。放松嘴唇，放松面颊、眼睛和眉毛。把呼吸带到眼睛，感觉它们在放松。让您的眼睛去选择新生活。用鼻子慢慢地深呼吸，然后注意前额和头皮。让这里感到温暖和放松，释放这里的紧张感。

7. 现在开始注意整个身体。如果您哪里感到疼痛、紧张、恐惧，就把呼吸带到那里，并抚慰那里。深吸气……呼气……吸气……呼气随着每次呼吸，让疗愈的控制力遍布整个身体。让颜色遍布所有细胞，就像每个细胞都获得了纯净的空气一样。让自己的思想变得豁达，集中和平静。（长时间停顿）

8. 想象一种完全和谐安全的感觉，并且赋予您内心的力量。它知道身体是一个奇迹，并处于一种不断变化的状态，并且对接受的按摩产生反应。您的身体可以向思想一样改变。身体只是您今生的躯壳，用于完成您今生的目的，演绎您今生的生命故事。它能够自我保护，能够从疾病中痊愈，包括癌症。您的体内有百万计的白细胞，它们正在努力工作，让癌症痊愈。这些白细胞功能强大，它们在抵御身体中的疾病。在想象它们的同时，赋予它们应有的力量。可以把它们想象成科幻片里的人物，一位女神，历史上勇敢的人物，一位天使，一只动物或其他的画面。选择一个对自己很重要的画面，这样您就会相信它，它才会生机勃勃，强大无比，就像白细胞一样。感觉并想象白细胞充满了活力。把想象内在化，让它去激活白细胞。例如，您想象有人正在命令白细胞行动，或者它们已经准备好摧毁癌细胞的火箭。您也可以想象一群园艺专家正在辛勤地拔除不健康的细胞，或者是一群狼正在对癌细胞发出警告。您可以直接想象成一队弓箭手正在射向伤害您的癌细胞，或者让癌细胞安静下来，用优美的音乐来消灭它们。用一段时间让想象在您的脑海里越来越清晰。确保想象的画面让您感到舒适，并且适合您的观念体系。（停顿）

9. 把白细胞看成是您帮手。身体内有数以百万计的白细胞在保护着您，它们的数量比癌细胞多很多倍。在您的脑海里，白细胞身材魁梧，充满活力。给它们力量吧。想象它们从骨髓中出发，来到胸腺，并在这里获得能量，变得聪明，被分配完成各项特殊任务。它们带着任务从这里前往身体的各个部位。它们可以发现和攻击入侵身体的敌人。它们受您的大脑控制。感觉它们前进的方向和目的，它们在血液中巡逻，包围、攻击和消灭癌细胞。把白细胞派遣到乳房中，保护乳房的健康。感受它们的勇气和协作精神，奋勇地攻击各种毒素、病毒、细菌和癌细胞。它们是神奇的清道夫，保护着我们的身体。是它们在保护者您，让您幸福地生活，实现自己人生的目标。它们越强大，保护您的能力就越强。（长时间停顿）

10. 花一点时间，想一想哪种治疗对您最有效。如果您正在接受强化免疫系统的治疗，想象并感觉这种疗法点燃了白细胞的热情，让它们光彩夺目并充满活力。热情地倾听白细胞的声音，并给它们以鼓励。倾听它们的声音。想象所有抗癌药物或治疗都直接地涌向癌细胞，肿瘤每小时都在缩小，直到您觉得肿瘤已经消失。想象医学治疗只作用于癌症细胞，而对正常的细胞没有影响。想象并感觉治疗以积极的方式对身体发生的作用。想象治疗过程帮助您恢复并保持健康。想象、感觉和倾听身体内的残骸像被洪水冲走一样排除体外。肝脏有效地清除毒素，结肠、肾脏、皮肤也在清除它们。

11. 完成冥想之后，您感到身体非常放松，您的防御系统有力地抗击了疾病，您更能够配合治疗。您抵抗了癌症并击溃它们。把我们自己想象成数十亿分子组成的大网。感觉自己与周围的事物、内在的指导力量、周围的生物和您的未来连结在一起。留住这种感觉，并知道自己有能力和内力来对付您所遇到的困难。想象您自己处于完美的平衡状态——思想、情感、肉体和灵魂。体会它们之间的完美合作。恭喜您花时间进行疗愈和平静的思考。当你开始伸展的时候，对周围的环境和自己的节奏变得更加警觉，现在可以回到你的日常生活中去了。

植物外科

有时，患者可能因继发性肿瘤的位置无法手术或者因为癌症已经扩散到肝脏或肺部不建议手术，有些患者则出于个人原因拒绝手术。在这些情况下，可以考虑用草本药膏或植物外科来辅助清除癌组织。

美洲土著民往往用烤红的洋葱、血根或白毛茛来破坏和去除肿瘤。欧洲的医生在 18 世纪采用了一些他们的做法，英格丽·奈曼（Ingrid Naiman）在《癌症药膏：植物疗法》（Cancer Salves: A Botanical Approach to Treatment）一书中介绍了该传统方法。

使用药膏的优点是几乎没有出血，瘢痕也很小，患者受到的创伤小。使用这种方法后，有的肿瘤可以在 5 ~ 21 天消失，但是完成该治疗可能要几个月的时间。这种方法的缺点是有点脏，而且比较疼，治疗的持续时间不确定。每天都需要更换衣服，所以比较耗费时间，最重要的是无法保证治疗结果，肿瘤不一定会缩小。

我对几位患者使用药膏之后，更加相信草药的力量，并重新认识了它们治疗肿瘤的能力，这是我见过的最奇妙的事情之一。

不过，您不能自己使用药膏。应该在有经验人士的监督下进行。使用药膏的时候，维生素 C 的用量不能超过 2000mg，维生素 E 的用量不能超过 400 IU，因为会增加出血的风险。

癌症药膏的配方
这里有 2 种常见的药膏配方。

黑药膏配方
配料：
25% 血根
25% 高良姜（使用研钵和杵或食物处理器在低温下切碎）
25% 红榆粉

准备工作：将氯化锌置于无盖玻璃碗中，加入足够的蒸馏水进行液化。研磨草药，保持温度不超过 100°F（约 37.8℃）。将药材加入氯化锌中，用木制器皿搅拌至糊状。使用酸奶机或乳酸造酒机，在 100°F 的温度下将混合物加热一夜。然后盛在深色的玻璃瓶中。

用法：用木制的工具，在患处涂抹药膏，用量与一角钱硬币差不多，上面盖上纱布、塑料布和外科胶条保持湿润。使用时小心，因为它会刺激皮肤。这种药膏在最初几天会导致乳房疼痛。取药时不能使用金属勺或器具和氯化锌。开始使用前，如有可能，请您阅读英格丽·奈曼撰写的《癌症药膏：植物疗法》一书。

白毛茛药膏
配料：
5 盎司（141.75g）白毛茛
4 盎司（113.40g）姜黄
3 盎司（85.05g）白柳树皮
1 滴金盏花二氧化碳浓缩液和足够的杏仁油

准备工作：将草药粉放入玻璃碗中。加入 1 滴金盏花二氧化碳浓缩液和足够的杏仁油，制成浓稠糊状物，并用压舌板或木勺搅拌，直至所有配料均匀混合。使用酸奶机或乳酸造酒机，在 100°F 的温度下

涂抹药膏和覆盖患处所需的材料

应用癌症药膏时您需要以下材料。
1. Kendall Tendersorb ABD 垫可用于伤口周围，防止药膏泄漏。
2. Tegaderm 透明敷料贴在涂抹药膏的区域和周围皮肤上（最好是 Op-Site 敷料）。
3. 木制压舌板用于涂抹药膏，不能让压舌板接触皮肤。然后将其插入药膏罐中。接触皮肤后就应该更换新压舌板。
4. Mefix 软弹性自粘织物胶带，用于包扎敷料。
5. 操作人员应该佩戴的乳胶手套。
6. 吸收潮气的纱布海绵。
7. 抹药前用于清洁的 3% 过氧化氢和喷雾瓶。
8. 在喷洒时收集碎屑的塑料肾形托盘。患者采用坐姿时，把它放在胸前。
9. 剪刀。
10. 白毛茛和血根药膏。

将混合物加热一夜。然后盛在深色的玻璃瓶中。

应用：该配方比黑药膏起效缓慢，但不会导致疼痛。可以在药膏中添加氯化锌，增强它的效力。如果黑药膏引起的疼痛无法忍受，可以与该药膏交替使用。

化疗支持

很多方法可以帮助您度过化疗的艰难岁月，如锻炼、意象、瑜伽、冥想、健康食品、营养补品，以及谨慎使用抗氧化剂。艾灸、按摩和针灸有助于缓解疲劳和其他的化疗副作用。在化疗开始之前，建立一个由朋友或专业治疗师组成的支持网，在您需要的时候，他们随时为您提供支持；或者参加现有的乳腺癌支持小组。

锻炼

如果您正在接受化疗，适度的锻炼（如每周步行 30 分钟）可以帮助减轻疲劳，改善心血管功能，缓解压力，保持积极的身体形象[5-7]。想一想在接下来的几个月里最适合您的运动项目，每周至少安排 3 次。

饮食

化疗会降低女性的食欲，所以应该准备一些能引起您食欲的健康食物。食物应该制作简单、易于消化、营养丰富，比如您最喜欢的汤和冰沙。在您觉得饿时立刻吃饭，这样可以减少恶心。用香菇、洋葱、大蒜、新鲜蔬菜汁、番茄菜肴、炒熟的橙色蔬菜来支持你的免疫系统。化疗期间不能食用葡萄柚，因为它会改变肝脏分解药物的方式。

恶心

姜茶或姜胶囊可以缓解恶心，但血小板较低的患者应该慎用，因为生姜会抑制血液凝固。化疗也有抗凝作用，两者同时存在，可能会使血液稀释到血小板减少（$\leqslant 60 \times 10^9/L$）的水平，可能导致出血[8]。

用针灸、磁铁或单纯手指按摩内关穴，可以缓解恶心。该穴位在前臂内侧面，手腕皮纹下方三指宽（大约 5cm）处。一些研究证明了针灸在减轻化疗所致恶心的效果[9-11]。目前，市场上有一种用磁铁刺激该穴位的止吐腕带。

预防

为了提高白细胞计数，在使用升白保护的前提下可以使用保护性的微量元素锌和硒。有益的维生素是维生素A、B6、B12、C和E。一些自然疗法医生发现，化疗期间每周一次肌内注射1000μg B12，可以提高白细胞计数，且有助于缓解无力症状[16]。

事实

北美草药白毛茛具有抗生素的效果，既能提高白细胞的数量，又能降低感染的风险。不过，每次只能连续使用3周，然后休息1周。

事实

一项对48名慢性白细胞减少症患者的研究发现，针灸可以让超过90%患者的白细胞计数增加[18]。另一项对121名化疗患者的研究表明，每天进行针灸治疗，持续5天后，白细胞计数显著增加[19]。

事实

化疗期间，同时使用松果体分泌的褪黑素可以增加血小板。

保护口腔黏膜和肠胃道

L-谷氨酰胺是蛋白质中的氨基酸，它可以预防5-氟尿嘧啶或氨甲蝶呤引起的口腔溃疡和消化不良[12]。应该在化疗前和化疗期间服用3天。化疗会破坏癌细胞的细胞分裂，也会破坏消化道的细胞，因为它们的更新速度比大多数其他细胞都快。每天用4g L-谷氨酰胺漱口并咽下，口腔溃疡和腹泻发生率都会显著减少[13,14]。每天直接涂抹2次维生素E油，会缩短口腔溃疡的持续时间[15]。

白细胞计数下降

化疗和放疗会导致白细胞减少，或者抑制白细胞形成，从而降低免疫力，增加了感染风险。许多天然物质可以防止这种情况发生，或可以增加白细胞的数量。

能在化疗期间保持白细胞不下降而且安全的中药有：黄芪、党参、鸡血藤、丹参、女贞子、白术、枸杞子、柳根和蜂王浆[17]。五味子也提高了免疫力，但它对肝脏的第1阶段解毒作用有很大的影响，可能会降低化疗的效果。为了安全起见，只能少量使用或不用。

如果白细胞数量下降到存在感染的危险，应首选使用升白针，于此同时，可以添加保哥果和紫锥花来增加抵抗力。对免疫系统有恢复作用的蘑菇有灵芝、舞茸、香菇和云芝。也可以考虑使用舞茸的D-成分和MGN-3。我一般为接受化疗的女性推荐一种融合了增强免疫力的中药和药用蘑菇的配方。

如果白细胞数量长期处于低水平，可以考虑用针灸治疗来提升它。

化疗期间贫血和血小板低的治疗方法

化疗药物会损伤骨髓，影响它生成白细胞、红细胞和血小板的能力。血小板低会增加大出血的风险，因为它是血液凝固的必要条件。一些研究表明，针灸可提升化疗患者的白细胞计数。

为了纠正贫血或红细胞计数低，可以使用皱叶酸模酊剂，剂量为每天5~20滴。也可以使用草本补铁药物Floravit。由于癌细胞的分裂会用到铁元素，所以只能在明显贫血时才能使用，否则会促进肿瘤的生长。

经典的中药验方"十全大补丸"，有益气补血的作用，能够治疗贫血。它里面有一味中药叫作当归，能够健脾养血，增加红细胞计数。鸡血藤是能同时提高红细胞和白细胞计数的中药。具有造血功能的食物包括南瓜籽、燕麦片、杏脯、甜菜、荨麻、羽衣甘蓝和海藻。

而褪黑素可能会改善化疗的整体效果。在一项研究中，把 250 例转移性实质性肿瘤患者随机分配到给予和不给予褪黑素的化疗组。化疗加褪黑素组患者的 1 年生存率显著提高，与单纯化疗组相比，分别为 38% 比 23%。当然，是否服用褪黑素，仍需咨询专业医生[20]。

化疗和放疗期间如何克服疲劳

疲劳是化疗或放疗中常见的症状。如果需要克服疲劳，可以考虑使用荨麻茶，每天 30ml 的新鲜麦草汁，西伯利亚人参（每次 30 滴，每天 3 次），黄芪茶或酊剂，或黄芪 10+，或黄芪和女贞子配方。

周围神经病变

化疗药物泰素和泰索帝的长期治疗，可能会引起手部和足部的可逆性针刺感，也就是周围神经病变。预防或逆转这种疾病的自然疗法包括：每周肌肉注射维生素 B12，定期针灸，或使用神经再生草药天麻根和杜仲树皮[22]。

认知功能

化疗会影响一些女性的认知功能，降低她们获得信息的速度、视觉记忆、运动功能、思维灵活性，导致注意力不集中[23]。化疗期间服用抗氧化剂以及鱼油胶囊，将有助于减少这些情况。我使用顺势疗法的组织盐 Kali phos 6X 和顺势疗法的配方 Acidum phosphoricum plex（Unda）成功改善了部分患者的认知功能。

保护心脏

多柔比星（也叫阿霉素）对心脏有毒性作用，接受它治疗的患者可能会在今后发生心力衰竭。

辅酶 Q10 已被证明可以减少由阿霉素引起的慢性心脏损伤，而不会影响阿霉素的疗效[24-27]。维生素 E 可以预防急性心脏毒性，但对慢性毒性无效。如果您正在接受阿霉素化疗，可以在化疗期间用 400mg 辅酶 Q10 和 800 IU 天然维生素 E 来保护心脏。

其他的辅助补充剂

化疗期间可以安全服用的其他补充剂还有维生素 B6、肌醇、IP6、海带、铬、改性柑橘果胶和鱼油胶囊。

预防

对于慢性骨髓抑制的患者，Antler 8 配方中的鹿茸，有补肾生血的功效，是几种可以使用的疗法之一。枸杞和女贞子也有刺激骨髓生血的作用[21]。

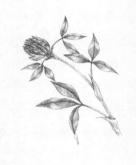

事实

化疗期间应避免使用银杏叶，因为它会降低化疗效果，不过化疗结束后可以继续使用。

在化疗和放疗期间应该哪种补剂，尤其是可否服用抗氧化剂，在自然疗法和肿瘤学家中仍然存在争议。

化疗期间可安全服用的补剂：

维生素C：4000～8000mg。维生素E（天然来源与肌醇混合）：800 IU。维生素A：20000 IU。维生素B6：50mg。维生素B12：1000μg。吡啶甲酸锌：50mg。硒：200μg。吡啶甲酸铬：200μg。海带片：1000mg。辅酶Q10：300～400mg。鱼油（EPA和DHA组合）：2000～3000mg。褪黑素：9～20mg睡前服用。Kali phos 6X：每次3粒，每天3次。草本合剂：黄芪、党参、女贞子、鸡血藤、鼠尾草、白术、蜂王浆、枸杞。蘑菇合剂：香菇、灵芝、舞茸、云芝。

化疗期间忌用的药物：

β-胡萝卜素
姜黄素
葡萄柚
贯叶连翘
鞣花酸
吲哚-3-甲醇
DIM

慎用的药物：

水飞蓟、槲皮素、NAC和迷迭香：不要在化疗后的5天前和化疗后1周内使用，除了该时间段外可以使用。

鱼油中含有长链的ω-3脂肪酸，它已经被证明可以抑制人类乳腺癌细胞的生长[28]。鱼油可以帮助化疗药物穿过肿瘤细胞膜进入细胞。一项研究除了对长瘤小鼠进行阿霉素化疗之外，还补充3%的浓缩鱼油或5%的玉米油。鱼油组小鼠的肿瘤生长率与玉米油相比显著下降，而鱼油并未增加阿霉素对小鼠的毒性[29]。这个结果也在狗的阿霉素双盲随机研究中得到证实[30]。在另一项环磷酰胺试验中，鱼油增加了环磷酰胺的治疗效果，而且降低了它的毒性[31]。购买鱼油时，请检查它的纯度。

化疗和放疗期间使用抗氧化剂

化疗和放疗期间使用抗氧化剂的理由是保护健康细胞和个人不受治疗的破坏性影响，同时又不降低其疗效，并减少长期的副作用，比如心脏和肺的损伤、认知功能降低、慢性骨髓抑制，以及以后的白血病风险。

乳腺癌的化疗方案通常由环磷酰胺、氨甲蝶呤、5-氟尿嘧啶（5-FU）、表柔比星、阿霉素、泰素和泰索帝组成。

两位自然疗法医生戴维斯 W·拉姆森和马修 S· Brignall 仔细总结了现有的关于化疗和放疗中抗氧化剂应用的文献，并总结在下表中。他们回顾了 93 项研究后，只发现了 3 种抗氧化剂降低了动物或人类化疗或放疗效果的情况。

这 3 种情况是：（1）N-乙酰半胱氨酸（NAC）降低了动物研究中阿霉素的有效性[32]；（2）在纤维肉瘤中，胡萝卜素降低了 5-氟尿嘧啶（5 FU）的治疗效果[33]；（3）橘子中存在的黄酮类——桔皮素降低了他莫昔芬的疗效[34]。其他 90 项研究表明，抗氧化剂与化疗和/或放疗结合使用对疗效无影响，或者能够降低毒性和/或增加疗效[35]。

您应该和肿瘤医生、自然疗法学家和其他卫生专业人士讨论抗氧化剂的作用。尽可能多地研究这个问题，这样您就会坚信自己做出的决定。我建议我的患者在化疗和放疗期间使用特定的抗氧化剂，同时并且避免使用其他抗氧化剂。如果您被两种观点弄得左右为难，也可以在化疗开始 5 天前使用抗氧化剂，化疗期间停止使用，化疗后 7 天再继续使用。这样补剂不但不会干扰药物的疗效，也能提供一些保护。

癌症治疗中的抗氧化剂

抗氧化剂	放疗	化疗
维生素 A	• 延长小鼠的存活时间，并减少肿瘤的大小。 • 提高对人体对放疗的反应率。	• 不影响氨甲蝶呤、顺铂、依托泊苷、阿霉素的疗效。 • 保护小肠免受氨甲蝶呤的损害。 • 剂量范围为 15 000 ~ 50 000 IU/d。
类胡萝卜素	• 提高其有效性。	• 在患有乳腺癌的小鼠中，胡萝卜素增强了环磷酰胺的抗肿瘤作用[45]。 • 在小鼠试验中，β–胡萝卜素 (5 ~ 50mg/kg) 可以降低环磷酰胺的毒性[46]。 • β–胡萝卜素可以影响 5-FU 的作用。
维生素 C	• 提高了人类和小鼠的放射治疗的效果。	• 一些肿瘤细胞系的体外研究中发现，维生素 C 可以增强阿霉素、紫杉醇和 5-FU 的细胞毒性[47-49]。 • 动物研究已经证明，500mg/kg[43] 和 1 000mg/kg[44] 的维生素 C，可以增强环磷酰胺、5-FU 和阿霉素的效果[50,51]。 • 其他研究发现，每天给小鼠注射 2g(kg·d) 的维生素 C，或者给豚鼠每天注射 835mg(kg·d) 的维生素 C，对阿霉素的活性无影响[52]。 • 同时给予维生素 K，可以增加维生素 C 的活性。
维生素 E	• 剂量低于 500mg/kg 时，提高小鼠的放疗效果（约 35 000 IU 的人体剂量）。 • 需要更多的研究。	• 体外试验证实，维生素 E 可以增强几种抗癌药物的抗癌效果，比如 5-FU、多柔比星/阿霉素、长春新碱、达卡巴嗪、顺铂和他莫昔芬[53-56]。 • 在动物研究中，维生素 E 增强了 5-FU 的抗癌作用，尽管它对阿霉素的肿瘤杀菌效果没有明显的影响[57,58]。 • 在一项人体试验中，21 例转移性乳腺癌患者接受了 5-FU、阿霉素和环磷酰胺治疗，并在 7 天前和化疗期间给予维生素 E（2000IU/d）。维生素 E 不能防止骨髓抑制或脱发，没有改变恶心、呕吐和口腔炎的发病率，也没有预防阿霉素诱发的慢性心脏毒性。

抗氧化剂	放疗	化疗
		维生素 E 并没有影响化疗的抗肿瘤活性，因为它没有干扰药物对骨髓和毛囊的细胞毒性作用[59]。 • 20 例患者（无对照组）接受长春新碱和阿霉素联合治疗，5-FU 联合环磷酰胺，单纯环磷酰胺，单纯 5-FU，或顺铂联合环磷酰胺加与维生素 E（1 600 IU/d，口服）治疗。维生素 E 没有阻止脱发的作用[60]。 • 除了作为抗氧化剂的活性外，维生素 E 还可以通过抑制酪氨酸蛋白激酶（PTK）来诱导细胞凋亡，从而增强抗癌效力[61]。
硒	• 低硒可以减少致命剂量辐射的影响。因此，硒可能会降低放射治疗的效果。 • 很多研究在放射治疗期间，将硒的每天摄入量限制在 400 μg 以下。	• 降低阿霉素对心脏的急性毒性[62]，但不能防止慢性毒性。 • 降低了环磷酰胺的肾毒性，同时提高了抗肿瘤效力。 • 增加了服用化疗药物期间的白细胞计数。 • 可能会影响抗肿瘤药物博来霉素的疗效。 • 没有人类研究的证据表明，硒可以降低化疗药物的疗效。
辅酶 Q10	• 如果剂量超过 700mg/d，可能会干扰放疗的效果。 • 安全使用剂量为 100 ~ 400mg/d。	• 体外试验证明辅酶 Q10 不会干扰阿霉素的疗效[63]。 • 在小鼠体内，辅酶 Q10 已证明不会干扰阿霉素的抗肿瘤效力；在家兔体内，辅酶 Q10 也未改变阿霉素诱导的骨髓抑制作用[64,65]。 • 动物研究表明，静脉注射 1,10 或 15 mg/kg/d 的辅酶 Q10，可以预防阿霉素诱导的急性心脏毒性[66]。 • 在小鼠和家兔中，口服和静脉注射辅酶 Q10 可以保护动物免受慢性不可逆心肌病的影响[67]。 • 在一项Ⅲ期人体试验中，给予辅酶 Q10 可降低阿霉素引起的心脏毒性[68]。 • 与阿霉素一起使用时可减少腹泻和胃刺激。
类黄酮： 槲皮素、绿茶、染料木素	• 在体外试验中，类黄酮增加了癌细胞对放疗的敏感度。	• 绿茶、槲皮素和染料木素增加了一些耐药细胞系中的阿霉素浓度。 • 槲皮素抑制了拓扑异构酶Ⅱ的活性，并且在体外抑制乳腺癌细胞生长方面特别有效。

抗氧化剂	放疗	化疗
		• 在多耐药的乳腺癌细胞中，槲皮素显著地增强了阿霉素的生长抑制作用，尽管它没有影响到药物敏感细胞中阿霉素的细胞毒性 [69,70]。 • 大豆可以减少氨甲蝶呤对肠道的损害 [71]。 • 桔皮素（来自于柑橘）和染料木素分别在体内和体外试验中降低他莫昔芬的活性。
N−乙酰半胱氨酸	• 不会影响疗效。	• 动物和人类研究表明，它可以部分保护环磷酰胺引起的膀胱炎而不降低药物的有效性 [72]。 • 在两项动物研究中，有一项研究表明 NAC 降低了阿霉素的疗效，但这在人体试验中并没有得到证实。因此，在联合使用 NAC 和阿霉素时要谨慎。
谷胱甘肽	• 不会影响放疗效果。	• 减少毒性，增加顺铂的抗肿瘤效果 [73]。 • 应该谨慎联合使用谷胱甘肽和烷化剂，如环磷酰胺。需要更多的研究 [74]。
褪黑素	• 提高放疗的有效性，并延长与之相关的生存时间。 • 当使用褪黑素时候，放疗的副作用更少。	• 在接受化疗的乳腺癌患者中，每天 20mg 的褪黑素可以提高血小板计数。 • 与他莫昔芬、顺铂、依托泊苷一起使用可以延长存活时间。 • 减少化疗期间的体重减轻。 • 没有发现它降低人体化疗效果的证据。

上表综合了 Lamson 和 Birdsall 的研究成果 Antioxidants in Cancer Therapy: Their Actions and Interactions with Oncologic Therapies(《癌症治疗中的抗氧化剂：它们对肿瘤治疗的作用和影响》)。Alternative Medicine Review,1999,4(5):304-329.

事实

虽然理论上抗氧化剂可以保护细胞（包括癌细胞）免受化疗和辐射产生的有毒自由基的侵害，但实践表明，大多数抗氧化剂与放化疗联合使用时，可以协同作用来减少人体的肿瘤，延长了患者生存时间，降低了毒性。预防性使用抗氧化剂通常会减少化疗和放疗给患者带来的短期和长期副作用。

放疗支持

放射治疗可能会引起疲劳、炎症和皮肤发红。辐射会加剧淋巴水肿，伤害心脏和肺，使它们今后更容易患病，减少白细胞计数，破坏免疫功能，并导致抑郁。放疗带来的 DNA 损伤具有累积效应，这反而会增加我们一生的癌症风险。

我们可以通过自然疗法显著降低这些副作用的发生。

烟酸在放疗前后都非常有用。ADP 核糖聚合酶的生成离不开烟酸，

推荐用于放疗的补剂清单

在放疗结束后至少一个月内，尽可能继续该治疗方案：
- 每天 2 茶匙或以上姜黄，或每日 1 000mg 姜黄素，大幅度减少放疗的破坏性影响 [40]。
- 槲皮素，每次 500mg，每日 3 次，以提高放疗效果。
- 每日 1/2 杯深海蔬菜，或 9 片海带片，补充碘和海藻酸钠。
- 每天吃马铃薯、南瓜、胡萝卜、瑞士甜菜或菠菜，或者是含有杜氏藻的补品，相当于每天 60mg 的胡萝卜素。
- 在放疗期间内，每天喝 1/2 杯煮熟的番茄酱，提供番茄红素 [41]。
- 富含钙和钾的食物或补充物，有助于排出放射性微粒 [42]。
- 抗氧化补剂包括维生素 C（8 000mg 维生素 C 钙）、微生物 E（200IU）、维生素 A（20 000IU）、辅酶 Q10（100mg）、锌（50mg）和葡萄籽提取物（100mg）来消除自由基。
- 褪黑素，睡前服用 9 ~ 20mg。
- 亚麻油（未加热），每天 2 汤匙，以保护细胞膜，或 3 粒未受污染的鱼油胶囊。
- 维生素 B3 或尼克酸（300mg）、B12 和复合维生素 B 有助于修复 DNA 损伤 [43]。
- 每天饮用绿茶可去除放射性同位素，并防止癌症发生。
- 灵芝、舞茸和香菇能够维持免疫健康。
- 黄芪、党参、女贞子、鸡血藤、鼠尾草、白术、蜂王浆、西伯利亚人参、枸杞，具有极强的免疫力和抗疲劳能力。
- 每天保持 40g 膳食纤维，以防止吸收辐射和改善其排泄。
- 芸苔类蔬菜——羽衣甘蓝、卷心菜、西兰花、菜花等保护肝脏。
- 每星期喝几次味噌汤。
- 每天食用干豆、扁豆或豆腐。
- 放疗中避免锰、铜和铁，因为它们与维生素 C 相互作用形成自由基。

作用于细胞周期的植物化疗（Phytochemotherapy）

细胞分裂被称为有丝分裂，发生在几个"精心设计"的连续步骤或阶段之中。在癌细胞中，DNA 修复和程序性细胞死亡的正常机制被打乱，因此癌细胞在其 DNA 复制时出现了错误。我们可以使用特定的植物化学物质来阻断细胞周期的各个阶段，从而帮助阻止细胞分裂。你可以把它想象成"植物化疗"，用它来阻止以后的乳腺癌细胞分裂。在细胞周期的不同阶段使用的植物化学物质组合，有助于使乳腺癌细胞进入睡眠状态。

细胞周期的各个阶段，以及能改变它们的植物化学物质如下。为了使获益最大，可以在一天内将所有的植物化学物质组合在一起。有关植物化学物质的用量，参见第 6 章和第 8 章。

1. "G0"期：大多数细胞在该阶段处于休眠状态，直到它们接收到一个分裂的信号。

2. "G1 期"：这是差异最大的阶段，决定着细胞周期的长短。该期可以十分短暂，也可以长达 9 小时。侵袭性强的癌症 G1 期较短。在 G1 期中，细胞为进入更活跃的 S 阶段做好准备，并等待细胞内外指示它们继续前进的信号。有助于将细胞停留在 G1 期的植物化学物质包括蒜素（大蒜）[80]、二十二碳六烯酸（DHA）[81]、鞣花酸（红色浆果）[82]、IP6 和肌醇（豆类和麸皮）[83]、吲哚-3-甲醇（芸苔类）[84]、槲皮素（洋葱）、紫苏醇（玫瑰草精油、薰衣草精油、樱桃精油）[85]、D-柠檬烯（柠檬精油、甜橙、芹菜、柠檬草）[86]、表没食子儿茶素（绿茶）[87]。

3. "G1"检查点：在进入 S 期之前，细胞通过调节基因来检查它们的修复或破坏。p53 基因往往会在这时破坏异常细胞，但是这个基因经常在癌细胞中受损，导致异常细胞进入下一阶段。有助于恢复 p53 功能，或帮助修复基因的物质有烟酸[88]、IP6、灵芝[89]和褪黑素[90,91]。

4. "S"期：细胞在 S 期复制它们的全部遗传物质，形成两组成对的染色体。该期大约持续 6 小时。有助于使细胞处于 S 期的植物化学物质有染料木素（大豆）、槲皮素、姜黄素（姜黄）[92]、紫苏醇和柠檬烯。

5. "G2"期：这个阶段大约持续 4 个小时，为细胞有丝分裂做最后阶段的染色体排列。我们可以用下列物质让细胞停留在 G2 期：番茄红素（番茄）[93]、β-谷甾醇（黑香菜和小茴香籽、鼠尾草叶）[94]、DHA、紫苏醇[95]、姜黄素（姜黄）[96]、槲皮素[97]、染料木素[98]和小檗碱（白毛茛、血根、小檗、黄连）[99]。G2 期的最后，细胞继续分裂之前会进行另一次检查。

6. "M"期：细胞分裂的完成期，一个母细胞分裂为两个细胞。我们可以使用大蒜素和姜黄素来阻止乳腺癌细胞该期的进展[100-102]。

这种酶有复制和修复 DNA 的作用[36]。放疗之前补充烟酸能提高放疗的效果，也会减少对健康细胞的损害[37]。

褐藻，如海带、马尾藻和墨角藻含有藻酸钠，添加到饮食中后，可以减少 80% 的放射性粒子的吸收[38,39]。应该在放疗过程中每天都至少吃 1/2 杯量的海藻。把紫菜和米饭一起吃，做一份蔬菜沙拉，在味噌汤里面加些裙带菜，或把它们与豆制品菜肴混在一起。

植物化疗和乳腺癌细胞周期

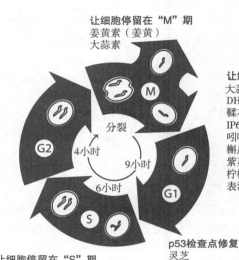

让细胞停留在"M"期
姜黄素（姜黄）
大蒜素

让细胞停留在"G2"期
番茄红素（番茄）
β–谷甾醇
DHA
紫苏醇
姜黄素（姜黄）
槲皮素
染料木素
小檗碱（白毛茛、血根、小檗、黄连）

让细胞停留在"G1"期
大蒜素（大蒜）
DHA（鱼油）
鞣花酸（红色浆果）
IP6和肌醇（豆类和麸皮）
吲哚–3–甲醇（芸苔类）
槲皮素（洋葱等）
紫苏醇（玫瑰草精油、薰衣草精油）
柠檬烯（柠檬精油）
表没食子儿茶素（绿茶）

让细胞停留在"S"期
染料木黄铜（大豆）
槲皮素
姜黄素（姜黄）
紫苏醇
柠檬精油

p53检查点修复
灵芝
褪黑素

分裂
4小时
9小时
6小时

局部治疗

在放疗过程中每天在皮肤上涂抹 2 次纯芦荟凝胶和一种叫 Unda 270 的外用药膏，可以减少对皮肤组织的伤害，缓解烧灼感。放疗过程中也可以用精油来缓解放射烧伤。在治疗前可以涂抹一些 Niaouli 精油和茶树油，放射治疗完成后，可以使用薰衣草和贯叶连翘精油来促进快速愈合。

药物治疗副作用的处理

他莫昔芬需要配用哪些补剂

为了降低他莫昔芬的副作用，我们必须降低血黏度、保护肝脏功能、提高甲状腺功能、增加抗氧化剂的吸收来治疗潮热的症状。

1. 降低血黏度：姜黄素 1500mg，槲皮素 1000mg，溴化钠 600mg，蛋白水解酶在两餐之间服用，维生素 E 800IU，鱼油 3000mg。
2. 保肝：300mg 水飞蓟标准提取物，迷迭香。
3. 给甲状腺提供碘：海带片，每天 3 片。
4. 增加抗氧化剂的摄入：维生素 C、E、β－胡萝卜素、锌、硒、α－硫辛酸。
5. 治疗潮热症状：黑升麻和中药配方"知柏八味丸"，每次 8 粒，每天 3 次；新鲜的亚麻籽，每天 2 ~ 4 汤匙。

实验室研究发现，褪黑素和吲哚 –3– 甲醇可以在不影其疗效的情况下，帮助他莫西芬减少乳腺癌复发[75,76]。

潮热

一般推荐的治疗潮热的方法是：维生素 E 混合生育酚 800 IU；黑升麻 500mg，知柏八味丸，每次 8 粒，每天 3 次或者类似的配方；新鲜亚麻籽每天 2 ~ 4 汤匙；每天进行放松或冥想，以及补充高效的复合维生素 B。针灸和 / 或一些顺势疗法也能减少潮热。

阴道干涩

阴道干涩可用添加了维生素 E 的冷榨杏仁油来缓解，或每天使用黑升麻 500mg，也可考虑在阴道内局部使用雌三醇软膏，每周 2 次，每次 0.5mg[77]。

性冷淡

可治疗性冷淡的草药包括锯棕榈和达米阿那的组合，每天 30 滴酊剂，每天 2 ~ 3 次。针灸疗法和个性化的顺势疗法也可能有所帮助。

预防骨质疏松症

化疗、芳香化酶抑制剂和摘除卵巢，都会让乳腺癌患者更容易患

事实

他莫昔芬常被推荐用于雌激素受体阳性的乳腺癌女性。它确实降低了乳腺癌复发的几率，但也有一些副作用，如血液凝固风险升高，容易发生肺栓塞和静脉炎，潮热，体重增加，甲状腺功能紊乱，抑郁，以及增加肝癌和子宫内膜癌的风险。

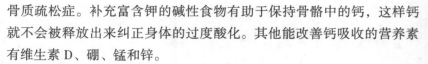

骨质疏松症。补充富含钾的碱性食物有助于保持骨骼中的钙，这样钙就不会被释放出来纠正身体的过度酸化。其他能改善钙吸收的营养素有维生素 D、硼、锰和锌。

在饭前用柠檬水，或每天 1 汤匙的苹果醋来刺激胃酸分泌，有助于产生足够的胃酸吸收钙质。依普黄酮是一种合成的异黄酮，已证明它可以改善绝经后女性的骨密度。在动物试验中，依普黄酮可抑制与乳腺癌有关的骨转移[78,79]。

治疗其他乳腺疾病

除了这些癌症的辅助治疗外，还推荐其他自然疗法用于治疗特定的乳腺疾病。

经前乳房疼痛和肿胀

试用一下维生素 B6 和镁，看看乳房肿胀是否有改善。饮食中加入更多含碘的深海蔬菜。除亚麻籽油和特级初榨橄榄油外，减少脂肪摄入量，让它低于总热量摄入的 15%。每周增加有氧运动至少 4 小时，并定期进行放松或冥想练习。

其他有效的治疗方法有中国专利配方"逍遥丸"，它有疏通肝气的功效[103]；霍克塞配方淋巴清理剂；平衡 ω-3 和 ω-6 必需脂肪酸的比例；并给予维生素 E。许多女性在月经周期第 7 天和第 21 天服用顺势疗法药物 Folliculinum 9CH，可以通过刺激孕酮的产生来缓解乳房肿胀。使用圣洁莓或天然黄体酮软膏等来增加孕酮也很有效。

补剂和用量

维生素 B6：每次 50mg，每天 3 次；1 粒复合维生素 B，随餐服用。

镁：每次 150mg，每天 2 次，随餐服用。

逍遥丸：每次 8 粒，每天 3 次，两餐之间服用，增强肝功能。

霍克塞配方：从月经后第 7 天开始，到月经开始时停止，每次 15～30 滴，每天 3 次。高剂量时可能有毒，妊娠时忌用。

月见草油：每天 2g，与每天 2 次的亚麻籽油同服；或者补充 2：1 的 ω-3 和 ω-6 脂肪酸。

维生素 E：每天 600IU。

Folliculinum：9 CH：月经周期第 7 天服用一次，然后在第 21 天时再服用一次；如果必要可以在第 14 天时服用一次。

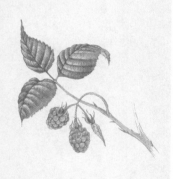

乳腺纤维囊性疾病

正确的顺势疗法有助于缓解乳腺纤维囊性疾病，中草药配方也是如此。我一般会为患者使用 2 ~ 3 种这些疗法，然后根据症状酌情增减。

补剂和每日用量

维生素 E，混合生育酚：600IU。

β - 胡萝卜素：25 000 ~ 40 000IU。

海带片和 / 或碘（以下列形式之一）：

（1）水分子碘：0.07 ~ 0.09mg/kg，服用 6 个月。

（2）卢戈氏溶液（碘化钠）：5 ~ 10 滴。

月见草油：1500 ~ 3000mg 亚麻籽油。

维生素 B6：每次 50mg，每日 3 次，加上复合维生素 B。

辅酶 Q10：60 ~ 200mg。

黄体酮霜（如唾液中含量较低）：每月 2 盎司（约 56.70g）或 15 ~ 20mg。

逍遥丸：每次 8 粒，每日 3 次；和 / 或水飞蓟或蒲公英酊剂：每次 25 滴，每日 3 次，用于保肝。

姜黄、大豆和迷迭香：食用。

霍克塞配方：从月经后第 7 天开始，到月经开始时停止，每次 15 ~ 30 滴，每天 3 次（也可以使用乳房保健配方作为替代）。

Folliculinum 9 CH：月经周期第 7 天服用一次，然后在第 21 天时再服用一次；如果必要可以在第 14 天时服用一次。

乳腺炎

补剂和用量

维生素 C：每次 500mg，每 2 小时一次。

顺势疗法 Phytolacca 30K：每小时一次，每次 3 粒。

霍克塞配方：每 2 小时一次，每次 15 滴。

白毛茛 / 紫锥花草本酊剂：每 2 小时一次，每次 15 滴。

小结

　　乳腺癌的发生属于一个连续的过程。如果我们早期用自然疗法治疗纤维囊性和其他乳房疾病，可以帮助改善乳房健康并预防乳腺癌。如果我们使用常规的手术、化疗和放疗，辅以自然疗法效果会更好，副作用也会更少。某些植物营养素可以阻止癌细胞分裂，并在生命中为我们提供保护，如鞣花酸、染料木素、蒜素、姜黄素、槲皮素等。它们大多数存在于食物中，因此我们可以留意自己的饮食，让它们富含具有疗愈功能的营养物质。凭借本章的内容，您可以更好地应对乳腺癌的治疗，并制定出一个专注于保持乳房和全身健康的终身策略。

第 11 章

与医疗保健人员合作

目录

任何乳房治疗方法的成功，都离不开女性和医学人士之间平等和积极的默契配合。自然疗法并不是一个速成的解决方法，而且也没有任何一种方法能单独立"治愈"乳腺癌。但是，很多治疗手段和补充疗法可以联合起来共同维护健康，预防和治疗乳腺癌。

毕竟，乳腺癌是一种系统性疾病。改善我们身体中淋巴系统、免疫系统、消化系统、循环系统和解毒系统的功能，会降低罹患乳腺癌的风险。如果您正在配合医学人士治疗，比如自然疗法医生，则应该找一位合得来的人，因为可能会与他相处很多年。评估身体和情绪的健康需要很长的时间，而适应和保持这种改变需要更长的时间。一位有经验的医学人士可以引导并支持您，走过恢复健康的漫长之路。

【译者注】乳腺癌作为目前治疗最成功的恶性肿瘤之一，医患之间的配合尤为重要。在本章节中进一步明确了医患之间的责任和义务，尤其是明确了患者进行自我检查的频率，执行治疗方案的依从性、副作用、饮食状态、锻炼计划等，更重要的是明确了患者就诊的时间，以及每次就诊需要告知医生的信息，以及医生在患者每次就诊中需要告知患者的信息，并根据患者的反应调整治疗方案。充分提现了乳腺癌全程管理的重要性，也更加细化了医生和患者在乳腺癌治疗过程中的分工和职责。

患者需要做的事

您作为一名乳腺疾病患者，有责任追求自己的幸福。下面的方法能保持您不会偏离正轨。

1. 定期拜访您的保健医生（每 1 ~ 3 个月）。

2. 每月进行一次乳房自我检查并绘出结果图，告诉保健医生和医生检查的结果。

3. 让医生每半年对您进行一次临床乳房检查，在经济状况允许的情况下，用推荐的检查方法进行随诊。

4. 听从保健医生的建议，如果要改变方案，应该向医生告知您的经济困难或副作用。

5. 努力了解疾病的形成，并采取必要的方法来阻断疾病的形成。

6. 填写并定期修改书中提供的各种工作表，并把它们提供给保健医生。

练习和工作表清单

- 乳房健康平衡表（第 17 页）
- 乳房自查工作表（第 32 页）
- 基础体温表（BBT）（第 70 页）
- pH 平衡表（第 136 页）
- 每周饮食记录（第 222 页）
- 14 天日常饮食记录表（第 223 页）
- 每日维生素和微量元素的治疗剂量表（第 245 页）
- 每日补充计划表（第 248 页）
- 观念探索练习（第 254 页）
- "放下"练习（第 255 页）
- 沟通风格工作表（第 258 页）
- 自信行为表（第 260 页）

预防

使用下面的"乳房健康数据表"，向保健医生介绍您的乳房病史。

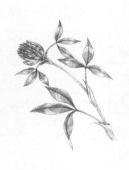

乳房健康数据表

　　完成这个问卷，每年至少更新一次，并将复印件交给医生，让他们知道您一直在做什么，以及反应如何。

　　姓名： _____

　　地址： _____ _____

　　电话： _____ 传真： _____ 电子邮件： _____

　　年龄： _____ 出生日期：月 ____/ 日 ____/ 年 ____ 乳房检查日期：月 ____/ 日 ____/ 年 _____

　　个人史

1. 月经初潮年龄 _____ 绝经年龄 _____

2. 月经周期的天数 _____

3. 生育次数 _____

4. 首次生育年龄 _____

5. 母乳喂养的总月数 _____

6. 每天排便次数 _____ 每周 _____

7. 纤维囊性乳腺病病史？ □ 是　 □ 否　 其他乳腺疾病？ _____ 什么时候？ _____

8. 以前的乳腺 X 线片日期 _____ 频率 _____

9. 乳腺癌家族史？ □ 是　 □ 否　 谁？以及诊断时的年龄？ _____

10. 卵巢癌，子宫内膜癌或前列腺癌家族史？谁？诊断时年龄？ _____

11. 乳腺癌的个人史？ □ 是　 □ 否　　 如果是，请填写以下内容：

12. 肿瘤位置　 □ 左侧　 □ 右侧 _____ 肿瘤大小 _____

13. 肿瘤组织学分级 _____ 癌症分期 O Ⅰ Ⅱ Ⅲ Ⅳ 雌激素 / 孕激素受体□ + 或 □ –

14. 淋巴结总个数 _____ 阳性淋巴结数量 _____ 什么时候？ _____

15. 骨转移？ □ 是　 □ 否　　 如果是，说明部位？ _____ 什么时候？ _____

　　 其他转移？ □ 是　 □ 否　　 如果是，说明部位？ _____ 什么时候确诊？ _____

16. 当前体重 _____ 以前正常体重 _____ 身高 _____

17. 乳腺癌复发吗？ □ 是　 □ 否　　 如果是，什么时候？什么部位？

　　 □ 是　 □ 否 _____

激素特点和预示测验

1. 唾液雌激素商数 $\dfrac{\text{雌三醇}}{\text{雌酮 + 雌二醇}}$ = 雌激素商　检测日期 _____

2. C2 与 C16 雌激素比例 _____　检测日期 _____

3. 唾液黄体酮（第 20 ～ 23 天）_____　检测日期 _____

4. TSH，T3，T4，TPO 抗体，Tg 抗体 _____　基础体温：□ 正常　□ 高　□ 低　检测日期 _____

5. 凌晨 3 点的褪黑素水平 _____　检测日期 _____　睾酮 _____　检测日期 _____

6. 唾液中的 IGF-1 _____　检测日期 _____　空腹胰岛素 _____　检测日期 _____

7. 上午皮质醇 _____　下午皮质醇 _____　检测日期 _____

8. AMAS 检测 _____　什么时候？_____　热成像结果 _____　什么时候？_____

9. 大便或血液葡萄糖醛酸化率 _____

10. 肿瘤标志物 _____

11. 尿液 pH 值（当天第二次尿）_____　早餐后唾液 pH 值 _____

12. 每月乳房自我检查？□ 是　□ 否　乳房映射图？□ 是　□ 否　附上乳房图的复印件。

13. 其他检测 _____
　　　　_____
　　　　_____

以前的乳腺癌治疗

1. 手术　□ 是　□ 否　如果是，日期 _____乳房肿瘤切除术　乳房切除术（勾选）

2. 他莫昔芬　□ 是　□ 否　　如果是，使用日期 _____

3. 雷洛昔芬　□ 是　□ 否　　如果是，使用日期 _____

4. 化疗　□ 是　□ 否　　如果是，药物名称和治疗日期 _____
　　_____

5. 放疗　□ 是　□ 否　如果是，治疗的时间和次数 _____
　　_____

6. 其他 _____
　　日期 _____

过去和现在的风险因素

1. 避孕药使用史 □ 是 □ 否 使用年限和使用时间 _____

2. 雌激素 / 激素替代疗法治疗史 □ 是 □ 否 开始的年龄和持续时间 _____
   ERT/HRT 类型 _____

3. 生育药物使用史？□ 是 □ 否 多久 _____

4. 附上您填写的乳房健康平衡表复印件。

自然医学治疗

1. 晚上冥想练习 □ 是 □ 否 什么时候开始的？_____
   练习类型和持续时间。_____

2. 跳跃 / 锻炼 □ 是 □ 否 什么时候开始，每天几分钟？_____
   每周几天？_____

3. 每周有氧运动的时间 _____

4. 冷热水交替淋浴 □ 是 □ 否 皮肤擦洗 □ 是 □ 否

5. 是否清除过酵母菌和寄生虫？□ 是 □ 否
   什么时候？_____ 采用什么物质，剂量和多久 _____

6. 您做过肝脏排毒吗？□ 是 □ 否 什么时候？_____
   采用什么物质，剂量和多久 _____

7. 是否进行桑拿和排毒程序？□ 是 □ 否 如果是，每次在桑拿室内呆几分钟，频率
   _____ 到目前为止桑拿的总时间是多少小时 _____

8. 用于排毒的补剂清单：_____
   附上每周饮食记录的复印件。
   附上 14 天日常饮食记录表的复印件。
   附上每日维生素和微量元素的治疗剂量表的复印件。

草本配方

1. 您在服用淋巴净化配方吗？如果下面有您服用的配方，请勾选：
   霍克塞配方 乳房保健配方
   Essiac Floressence
   什么时候开始的？_____ 多少滴？_____
   每天多少次？_____

2. 您在服用肝脏排毒配方吗？□ 是 □ 否 如果是，从下面选出一种：
   护肝配方 水飞蓟 / 蒲公英
   其他（列出草药）_____
   什么时候开始 _____ 多少滴 _____
   每天多少次 _____

3. 您在服用增强免疫的配方吗？ □ 是 □ 否 如果是，从下面选出一种：
   强化免疫配方 黄芪合剂（St. Francis Herbs）
   其他（列出草药）_____
   什么时候开始 _____ 多少滴 _____
   每天多少次 _____

4. 列出您正在执行或服用的其他乳房健康疗法。（如果需要，附上另一张纸）
   _____
   _____
   _____
   _____
   _____
   _____

5. 请评述您觉得哪种疗法最适合您，您的总体感觉如何？
   _____
   _____
   _____
   _____

6. 您认为健康乳房计划中还应包含其他任何内容吗？
   _____
   _____
   _____

医学专业人士的指导

下面的指导旨在使医生和患者更加方便地回顾本书讲述的乳房保健项目，建议您作为一名患者，如何与医生合作，让这些项目更好地为您服务。您和医生了解这种方法后，可以对乳腺癌的预防和治疗进行优化。

每名女性完成以下步骤的方法不同。而且，她们执行这些指导的意愿也不相同。医生应该努力去鼓励患者执行下去。

有些"就诊"可能需要预约不只一次，不同的患者就诊的次数有所不同。而且，就诊步骤的顺序也可以根据患者的需要改变。在患者熟悉了这些项目，并且成为生活习惯之后，可以考虑每 3 个月就诊一次，而不需要每月一次。

指南中的就诊与本书每章的内容结构相对应。

第 1 次就诊

■ 就诊前，请患者填写一份标准的饮食记录表和乳房健康数据表。就诊结束时，请告诉她在下次就诊前填写乳房健康平衡表、饮食日记和基础体温（BBT）表。先把这些表格复印一份，或者把它们记在患者记录的复印件上。

■ 采集患者病史，包括家族史。听取整个病史叙述。记录有关乳房肿瘤和既往乳房病史的具体信息。获得病理报告和血液检查的复印件。

■ 询问乳房健康与情绪的关系：在肿瘤出现之前发生了什么？之前有未解决的冲突吗？

■ 询问既往居住环境和接触某种雌激素。例如，在农场工作，去虱洗发水里的林丹，住在垃圾场或塑料厂附近，接触有机溶剂，染发剂等。

■ 评估可能的牙齿治疗带来的毒性，根管治疗史，汞填充物的次数，并鼓励患者用陶瓷填充剂替换汞填充物。请咨询牙医。

■ 询问她们迄今为止所服用的药物或补剂，以及用量。

■ 体检；演示、教导和执行乳房检查，以及如何绘制乳房示意图。给患者一份乳房图的复印件，并要求患者每个月进行一次乳房自我检查，并更新乳房示意图。为患者每 6 ~ 12 个月进行一次临床乳房检查，记录下次就诊的日期。

■ 与患者一起回顾这个乳房保健计划的组成项目，并让她在下次就诊时说出完成了多少，或者是否感到不舒服，或者是否有任何疑问。为每个组成项目设定一个暂定时间表，并取得双方的同意。

重点进行风险评估

乳腺癌防治及康复实用手册

■ 告诉患者其他有关乳房健康的资源，以及当地的支持团体。

处方：

■ 饮食变化：给患者提供一份有利于健康乳房食谱，并让她开始改变饮食。特别是要在食谱中增加海带或海藻、姜黄/姜黄素、亚麻籽油和新鲜的亚麻籽（每种至少2汤匙）。也可考虑欧车前籽粉或其他肠清洁配方、Greens+或其他绿色螺旋藻粉补剂。

注意事项：

■ 甲状腺功能减退和芸苔类蔬菜：如果有甲状腺功能减退，应该监测大豆和生芸苔类蔬菜对TSH和甲状腺功能的影响（TSH有时会在持续摄入大豆和生芸苔类蔬菜后上升）。确保处方中包括海菜和/或海带片，减少它们对甲状腺的影响。

■ 大豆过敏：如果对大豆过敏，则增加其他植物雌激素，减少大豆的摄入。只要不存在念珠菌疾病，味噌和豆豉会更容易消化。

■ 小麦过敏：如果对麦麸过敏，增加亚麻籽的用量。

患者的家庭作业：

■ 填写本书中的乳房健康数据表和乳房健康平衡表。

■ 至少2周内填写一份基础体温表，以评估甲状腺功能；如果水平较低，继续监测进展。

■ 至少填写1周的饮食日记。

■ 回顾健康乳房食谱。

医生的家庭作业：

■ 检查患者目前的营养补充方案，并确保提供以下营养：辅酶10（100～400mg）、抗氧化配方（含维生素C+生物黄酮、维生素E、锌、硒、葡萄籽）、α-硫辛酸、铬、烟酸、叶酸、复合维生素B、姜黄素、DIM、NAC或还原型谷胱甘肽、纯鱼油，两餐之间服用菠萝蛋白酶或蛋白酶。考虑一下在化疗和放疗中抗氧化剂的优点和缺点，并评估剂量。

■ 为患者填写本书中的每日维生素和微量元素的治疗剂量表，写出您此时的建议，剂量和品牌（如果知道）。并向患者解释每种补剂的用途。

■ 草药：淋巴配方（Floressence、霍克塞或乳房保健配方）、保肝配方（水飞蓟组合或保肝配方）、免疫滋补剂（黄芪合剂或免疫强化配方）。如果患有乳腺癌，这3种方法应该同时进行。如果需要预防，要始终如一地使用保肝配方和淋巴配方，并且只有在出现免疫力低的情况下，才使用免疫强化配方。如果乳腺癌处于活动期，可以考虑加入白毛茛、紫花菊、血根、杜松和中药配方，以及一种药用蘑菇产品。

■ 考虑：钾、肌醇和 IP6、褪黑素（如果是雌激素受体阳性肿瘤或在服用他莫昔芬）、胸腺提取物或 thymuline 9CH、改性柑橘果胶、消化酶、菠萝蛋白酶，舞茸 D 成分、MGN-3、槲皮素、鞣花酸、烟酸、大蒜、β - 谷甾醇。

第 2 次就诊

重点评估激素状态

■ 回顾乳房健康平衡表，并建议如何降低患乳腺癌的风险。从一些改变做起，并为执行这些改变设定日期（例如，在黑暗的房间里睡觉，以特定的方式减少对电磁场的接触，开始增加锻炼，穿不过紧的胸罩，评估牙齿填充物，不用塑料包装食物，使用滤水器等）。每次就诊拿出该表进行对照，直到全部改变都实现。

■ 回顾饮食日记，并提出一些简单的改变。善于发现患者的改变。告诉她下次就诊时要做一个更彻底的饮食回顾。

■ 回顾基础体温表（BBT）和甲状腺功能。检查 BBT 是否持续低于 36.6℃。询问以前的甲状腺检查和与甲状腺功能减退相关的身体症状（容易发胖、脱发、感冒、便秘、抑郁、月经过多、失眠或需要大量睡眠、不孕、皮肤干燥、湿疹、头痛、高胆固醇）。如果体温低或高，完成包括 TSH、游离 T3、游离 T4、T3、T4、抗甲状腺球蛋白抗体和抗微粒体等在内的甲状腺检查。所有这些检查都必须完成，以确定甲状腺系统中哪里出了问题。也可以通过 Koenigsburg 试验或唾液皮质醇化验检查肾上腺功能。检查唾液孕酮和可能引起的贫血。体温低可能与下面一种或全部原因有关：甲状腺、肾上腺、孕酮、贫血。

■ 讨论深呼吸的重要性，维持身心健康的平衡。教给患者怎么在睡前进行呼吸和冥想，或者学习冥想课程。

■ 如果长期接触环境雌激素或致癌物质，则评估未来潜在风险和桑拿排毒的必要性。

处方：

■ 改变生活方式，以改善乳房健康平衡表上的得分。

■ 每日进行呼吸练习。

■ 填写完成每日维生素和微量元素的治疗剂量表。

■ 继续做好 BBT 和饮食日记。

■ 如果甲状腺功能低下，在第 3 章和第 5 章的指导下，可以通过提高甲状腺、孕酮、肾上腺激素来减少雌性激素的优势。

■ 如果出现纤维囊性乳房疾病或乳房肿胀，建议如第 10 章所述服用补剂。

■ 评估是否有必要进行唾液激素水平检测，并推荐以下检查项目：

乳腺癌防治及康复实用手册

雌二醇、雌酮、雌三醇和雌激素之比；C2 和 C16 雌激素比；孕酮；睾酮；褪黑素；IGF-1，皮质醇；胰岛素、催乳素、TSH、游离 T3、游离 T4、T3、T4、抗甲状腺球蛋白抗体和抗微粒体的血液检测。

■ 如果患有乳腺癌，还需要检查血黏度、血浆纤维蛋白原、血浆纤维蛋白-二聚体；通过自然杀伤细胞活性测试和 T/B 自然杀伤细胞免疫组合检查来评估免疫功能。

第 3 次就诊（1 ~ 3 周后）

■ 检查患者的身体和情绪，以及到目前为止，完成这个项目有何困难。

■ 询问睡前的冥想 / 呼吸练习，并强调它们的重要性。

■ 仔细检查乳房健康食谱的细节，并评估可能出现的情况，为患者提供帮助。如果她们不能完成某些项目，可以做出适当调整。鼓励患者不要过分固执，一定要坚持。

■ 评估是否存在胃酸不足（难以消化豆子、腹胀、大便中有未消化的食物、微量元素不足、便秘、指甲脆弱、尿液 pH 值 >7.2）。做口服锌试验。

■ 解释如何通过第 3 章和第 5 章描述的方法，通过饮食、锻炼和补剂，以积极的方式控制雌激素的新陈代谢。

■ 为患者提供食谱或食谱建议。

■ 评估肠道功能。每天或每周记录排便次数，调整饮食、服用补剂或锻炼，以确保每天至少有 2 次大便。3 次大便最理想。

■ 通过每天早上的尿液和唾液检测，或者 24 小时的尿液来评估 pH 值的平衡。通过酸性 / 碱性食物图，补充碱性粉末或钾 / 镁。

■ 评估纤维摄入量，并弄清楚她怎么做才能达到每天 30g 的摄入量。

■ 评估脂肪摄入量，并提出"好"脂肪（橄榄、亚麻籽和纯鱼油）的建议，以及如何改变烹饪方法和饮食来利用这些脂肪。严格限制饱和脂肪和其他不健康脂肪，让它们低于总热量的 15%，或者完全不吃。

■ 让 ω-3 和 ω-6 油的比例达到 2 : 1。每日饮食中最少有 2 汤匙未加热的亚麻籽油。评估患者通过坚果、种子、植物油或月见草油摄入的 ω-6 油的量，并在必要时减少这些油。

■ 讨论水的摄入量和水过滤器，并推荐一种经济上负担得起的过滤器；例如，反渗透或碳块过滤器。确保她每天至少喝 2L 水，在化疗和放疗期间最多可喝 3L。

■ 评估食物中的微量元素含量，并建议进行头发微量元素化验，以了解微量元素的状态。注意有毒微量元素和锌、硒、碘、硼、镁、铬、钼、锰的不足。拿到头发微量元素化验结果后，建议采用一些方法来平衡微量元素的状态，或去除有毒的微量元素。

处方：

■ 根据患者的体质、肿瘤的部位和恶性程度，推荐合适的营养补剂。

■ 咨询乳腺癌支持小组或乳腺专科治疗师。根据研究，这能提高预期寿命和生活质量。

■ 如果胃酸过低，可在饭前补充少量的苦艾或龙胆酊剂、苦味食物，或用正念增加胃酸分泌。吃饭前放松，吃的时候细嚼慢咽。可以考虑使用消化酶。

患者的家庭作业：

■ 继续进行改变，以纳入乳房健康食谱。每个月写一份饮食日记，并把它给自然疗法医生或医生看。

■ 2周填写一次乳房健康表的饮食小贴士，并在下次就诊时带着它。应该随着时间循序渐进；不要想着一次都做完。

■ 利用基础体温表持续监测甲状腺功能。

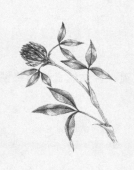

重点关注身体的排毒情况

第 4 次就诊（1 ~ 4 周后）

■ 检查患者的身体和情绪，以及到目前为止，完成这个项目有何困难。对患者到目前为止的成绩给予肯定和表扬，表示知道她付出了很多努力。

■ 教给患者身体排毒的方法。展示肝脏、肠道和肾脏的图片。评估肝脏第 1 阶段或第 2 阶段的解毒是否存在问题，并利用第 5 章中的指导原则推荐适当的解毒方法。

■ 回顾患者到目前为止的解毒方法：保肝配方、增加纤维、血液净化草药、水。

■ 回顾桑拿排毒方案，并讨论对患者比较实用的方法。制定桑拿时间为 100 小时的桑拿排毒计划。考虑在桑拿排毒前后测量血液或脂肪中的 DDE 和 PCB 水平。

■ 推荐用于肝脏、肾脏或淋巴排毒的其他补充剂。

■ 检查灌肠的必要性和使用情况，并判断患者是否会从咖啡灌肠或其他灌肠疗法中受益，并制定一个频率时间表；如果不使用灌肠，确保她每天至少有 3 次大便，并服用一种草本纤维补充剂，其中可能包括膨润土。

■ 评估患者是否存在酵母菌和寄生虫的问题。如果是，建议在一定的时间内进行一次清除，如果有必要可采用本书中介绍的方法。按照您的临床表现，考虑每年进行 1 ~ 2 次酵母菌和寄生虫治疗，每次为期 3 个月。如果存在消化症状，应考虑进行全面的消化道粪便化验和寄生虫化验。

■ 检查患者服用的补剂；解答任何问题或疑虑。

处方：

■ 可能需要补充益生菌和 FOS，使用贯叶连翘和迷迭香改善肝的引流和修复，使用抗寄生虫和抗真菌配方。

■ 如果医生推荐，可以实施桑拿排毒计划和 / 或灌肠。

■ 实施排毒计划。

■ 如果医生推荐，实施一种酵母 / 寄生虫的清除。

■ 患者记录一个星期的饮食日记，并在下次就诊时带去。

第 5 次就诊（1 ~ 4 周后）

■ 审核饮食日记并提出更改的建议。

重点评估淋巴循环情况

■ 评估患者呼吸练习或冥想的能力。如果她有困难，建议她去上训练课。为她推荐一个放松 / 想象 / 冥想计划。

■ 询问患者的身体和情绪如何。

■ 在桑拿排毒、肝排毒和肠道清洁过程中监测进展。

■ 让患者了解淋巴系统的功能，以及定期锻炼和深呼吸的重要性。

■ 评估患者每周除了正常活动之外做多少有氧运动。每周需要 4 个小时的锻炼，或者每天 35 分钟。这将使乳腺癌的风险降低 30% ~ 60%，并改善雌激素的代谢。帮助患者建立一个有氧运动项目，告诉她这件事并不痛苦，而且可以延长生命。运动项目可以是走路、跳跃、骑自行车、健身课、跳舞、慢跑等。考虑让患者填写一份为期 2 周的锻炼日志。

■ 告诉患者跳跃运动的价值，可以改善淋巴循环和乳房健康。如果可能的话，演示一下跳跃练习，并建议她去做。推荐一个跳跃和瑜伽课程。

■ 讨论穿宽松胸罩的重要性。脱下胸罩后，身上不能有受压导致的红印。否则会影响淋巴循环。

■ 与患者一起交流皮肤擦洗和冷热水交替淋浴的方法，并鼓励她每天练习。演示如何擦洗皮肤。

■ 推荐使用乳房保养精油，并每周 3 次或更多次进行乳房自我按摩。

患者的家庭作业：

■ 执行一个可以坚持终生的日常锻炼计划，每周至少锻炼 4 小时。记录一个 2 周的练习日志，并在下次就诊时带来。

■ 每天开始跳跃练习，不管能维持多长时间，每天至少增加 15 分钟。

- 购买一个不紧箍的胸罩。
- 每天进行擦洗皮肤和冷热水交替淋浴。
- 保留一周的饮食记录。
- 开始使用乳房保养精油进行乳房自我按摩，或使用棕榈油，薰衣草、杜松、迷迭香、乳香、柠檬精油。

第 6 次就诊（1 ~ 4 周后）

重点评估免疫系统功能和传统中医治疗情况

- 评估饮食、呼吸练习、运动、桑拿排毒，审查患者的补剂。
- 请患者画出她身体的大致轮廓。讲述免疫系统的组成部分，然后让她在图片上画出来（胸腺、脾脏、骨髓、下丘脑、脑垂体、巨噬细胞、T 辅助细胞、T 杀伤细胞、T 抑制细胞、枯否氏细胞等）。阅读书中关于每一组成部位的描述，并在重复这个短语的同时，做手臂对相应身体部位的拍打。然后在图片中画出每个部位。各种类型的白细胞可以按照图册绘制。与患者一起探讨，如何利用意象练习使这些免疫系统的组成部分更好地工作。意象练习应该包含尽可能多的感觉，并使用日常生活中常出现的情境。帮助患者找到 T 辅助细胞和 T 杀伤细胞的图形比喻，这些细胞属于身体，而且功能强大。这些图形符号中也包括患者正在服用的能激活免疫系统的补剂。为患者制定指导原则，以便其在日常生活中参考。包括她在人生剧本中使用的补剂的参考。给患者留下功课，让她写出她的人生剧本，并录制自己的意象练习录音，可参考本书中示例。每天听录音。
- 检查患者的脉象、舌苔和病史，并根据中医理论评估患者哪里不调。推荐她使用草药配方或针灸来纠正不调。如果正接受化疗或放疗，推荐使用补药，如蜂王浆和灵芝、鸡血藤浸膏片、黄芪 / 白花蛇舌草茶。制定针灸治疗计划，或者向中医医生咨询一系列的治疗方法。您可以建议患者定期练习气功或瑜伽。
- 推荐用暗视野显微镜和 / 或 BTA 来评估血液和体液的状况，使用适当的治疗方法调整身体状况，比如 Sanum 疗法。每 3 个月重复一次化验检查。

患者的家庭作业：
- 写出一个意象中的人生剧本，并制作一份关于意象练习的录音，下次就诊时带来。
- 如果可行，开始针灸、气功和 / 或瑜伽治疗。

第7次就诊（2 ～ 4周后；
可能需要多次就诊）

■ 审核患者自己写的意象剧本，并提出修改建议。问患者对听录音的反应是什么。询问患者在自己的生活环境中设计了什么样的暗示，能够唤起天生的治愈能力和免疫系统的力量。这可能包括墙上的图片、奖状，也包括植物、照片、她去过的地方、疗伤的食物、象征性的物品触摸、按摩油、音乐或特定的声音、气味、精油等。

■ 探究患者的家庭、养育、遗弃、内疚、损失、性、分离、亲密等问题，以发现可能与肿瘤或她的乳房有关的隐私情感。探索解决这些问题的方法，或者可以咨询心理治疗师。

■ 评估患者是否感到没有快乐感，而且没有出路。建议患者参加心理咨询，从而寻求解决方案，发现其未被认可的方面，并通过心理变化得到支持。参加团体或个人治疗的女性，预期寿命和生活质量都比对照组好。

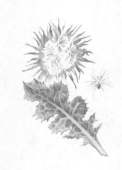

■ 回顾狭隘的观念 / 健康的观念列表，检查患者觉得自己有哪些狭隘的观念。让她读出健康的观念，来消除狭隘的观念。让患者树立健康的观念，并把人称改为"您"，并问她接受这种说法的感觉如何。让她举出一些生活中狭隘观念的实际表现，并问她如果生活在健康观念下感觉怎么样。让她把适合她的健康观念写出来，并在镜子前大声地重复3次，坚持40天。建议她大胆地去实现健康的观念。

■ 与患者一起检查被压抑的愤怒，并帮助她把这些问题提出来，让她们放心地表达出来。推动一个从愤怒转变为宽恕的过程（可能需要几个月的时间）。这可能需要转诊给其他治疗师。

■ 评估患者是否有采取果断行动的能力。如果没有，请讲述一下自信的沟通风格，并鼓励她在下次就诊前至少3次使用这种沟通风格。

■ 考虑使用花卉精油，在情绪方面上帮助患者。

患者的家庭作业：

■ 如果有必要，重做意象练习录音，每天至少听一次。在日常生活中设计一个暗示或象征治愈力的图腾，提醒您天生的治愈能力。

■ 制定一个计划来改善情绪健康，与自然疗法医生、心理治疗师一起处理上述问题。

■ 面对镜子大声读出健康观念，每天至少3次，持续40天。开始大胆地执行健康的观念。

■ 承认愤怒，表达它，确定解决问题的步骤，并在有经验人的帮助下把它转化为宽恕。

■ 在下一次就诊前至少采取 3 次主动行动。

第 8 次就诊（2 ~ 4 周后，可能需要多次就诊）

重点评估患者是否找到了生命的意义

■ 与患者一起回顾她在情感上的变化。讨论她采取果断行动，以及这些尝试的结果。与患者一起扮演角色，让她在一个对她来说很困难的特殊情况下表现出果断的风格。

■ 回顾一下健康的观念，以及她是否感到可以接受它。

■ 让她写一份清单，以"状态"和"行动"的形式列出让她最快乐的事情。

■ 让她写出另一份关于天赋、才华和能力的清单。

■ 让她写出第 3 份清单，列出觉得最有意义的事情，这有助于她找到生活的意义，给她一种使命感和成就感。这将包括"要做的事情"和"存在的方式"（这些也可以作为上次就诊时的功课）。

■ 让患者写出一份生活中"需要放手的事情"的清单。清单中包含某些狭隘的观念、亲朋好友、成瘾的事情、内疚、社会义务、期望、负面情绪，以及她能想到的其他任何事情。随着时间的推移，检查一下"放手"这个清单的进展情况。让她每次关注一件事情，持续几周。

患者的家庭作业：

■ 列出一份每月想做的几件事的清单，并采取有计划的行动步骤，及最后的完成情况。

■ 与"好"人在一起，参与志愿者或慈善活动，并把它记录下来。

随诊的指导原则：

■ 要求患者每个月完成一次每周饮食日记，并且至少每 3 个月检查一次。

■ 每年对患者进行 2 次临床乳房检查，并要求她在就诊时戴上乳房自检图。

■ 每年进行头发微量元素化验。

■ 每年检查唾液和甲状腺激素水平，持续检查数年，如果病情稳定，可以减少检查次数。

■ 使用暗视野显微镜检查血液和体液的情况，每 3 ~ 6 个月检查一次 BTA。

■ 第一年之后，如果患者该项目结果稳定，可每 3 个月左右安排一次。

■ 评估每 3 个月一次，或每年 2 次的酵母菌和寄生虫清除是否有效。

■ 在最初的桑拿排毒完成后，建议每周进行一次桑拿，养成习惯。

■ 向患者介绍蕾切尔·卡森日，以及她能为环境改善做出贡献的方式。

■ 通过网站上列出的支持小组名录，与其他遵循该乳房保健治疗的女性朋友们联系，如乳腺癌患者康复圈等，并协助建立新的支持团体。

■ 坚持一直参与支持团队交流活动，并每天调整使用的补剂。

小结

虽然我们可以凭借自己或团队，完成大量工作来预防乳腺癌，但是与更多的知识丰富的专业人士合作，能够减轻我们的负担，而且提醒我们不走弯路。预防乳腺癌是一项毕生的任务。我们可以利用很多资源和人力方面的帮助。

参考文献

第1章

1. Ferlay, J. et al. GLOBOCAN 2000: Cancer Incidence, Mortality and Prevalence Worldwide. Version 1.0. IARC CancerBase No. 5. Lyon:IARC Press (2001). Limited version available online at www-dep.iarc.fr/globocan/globocan.html.

2. Ferlay, J. et al. GLOBOCAN 2000: Cancer Incidence, Mortality and Prevalence Worldwide. Version 1.0. IARC CancerBase No. 5. Lyon:IARC Press (2001). Limited version available online at www-dep.iarc.fr/globocan/globocan.html.

3. Thornton, J. Human Health and the Environment: The Breast Cancer Warning. Washington, DC: Greenpeace, 1993.

4. Harris, J.M. Lippman, et al. Breast Cancer. New England Journal of Medicine, 1992;327:319-28.

5. Cancer Facts and Figures 2003. American Cancer Society. www.cancer.org.

6. Canadian Cancer Statistics 2003. Toronto, ON: National Cancer Institute of Canada, www.hc-gc.ca.

7. Canadian Cancer Statistics 1998:55. Ferlay, J. et al. GLOBOCAN 2000: Cancer Incidence, Mortality and Prevalence Worldwide. Version 1.0. IARC CancerBase No. 5. Lyon:IARC Press (2001). Limited version available online at www-dep.iarc.fr/globocan/globocan.html.

8. Willett, W. The search for the causes of breast and colon cancer. Nature, 1989;338:389-93.

9. Breast Cancer Risk Factors: Are They Taken Too Seriously? Health Facts, September 1993.

10. Anderson, D. A genetic study of human breast cancer. J Natl Cancer Inst, 1972;48:1029.

11. Ottman, R. Practical guide for estimating risk for familial breast cancer. Lancet, 1983;2:556.

12. Anonymous. Breast cancer: A reassuring look at your odds. Health, January 1993.

13. Barkardottir, R.B. et al. Haplotype analysis in Icelandic and finnish BRCA2 999del5 breast cancer families. Eur Hum Genet, 2001.

14. Grzybowska E., et al. High frequency of recurrent mutations in BRCA1 and BRCA2 genes in Polish families with breast and ovarian cancer. Hum Mutat, 2000; Dec;16(6):482-90.

15. Fackelmann, K. Breast cancer Risk and DDT: No Verdict Yet. Science News, April 23, 1994.

16. Tulinius, H., Egilsson, V., Olafsdottir, Gudrider, Sidvaldason. Risk of prostate, ovarian, and endometrial cancer among relatives with breast cancer. BMJ, Oct.10,1995.855-57.

17. Einbeigi, Z. et al. Clustering of individuals with both breast and ovarian cancer-a possible indicator of BRCA founder mutations. Acta Oncol, 2002; 41(2):153-57.

18. Lifetime Health Letter, University of Texas. October, 1992.

19. Payson, R.A. Regulation of a promoter of the fibroblast growth factor 1 gene in prostate and breast cancer cells. J Steroid Biochem Mol Biol. 1998 Aug;66(3):93-103.

20. Li, S.L. et al. Expression of insulin-like growth factor (IGF)-II in human prostate, breast, bladder, and paraganglioma tumors. Cell Tissue Res, Mar;291(3):469-79.

21. Ekbom, A. Growing evidence that several human cancers may originate in utero. Semin Cancer Biol, 1998. Aug;8(4):237-44.

22. Saltzstein, S.L. The association of ethnicity and the incidence of mammary carcinoma in situ in women: 11,436 cases from the California Cancer Registry. Cancer Detect Prev, 1997;21(4):361-9.

23. Paskett, E.D., et al. Cancer screening behaviors of low-income women: the impact of race. Women's Health, 1997. Fall-Winter;(3-4):203-26.

24. Vatten, L.J. et al. Birth weight as a predictor of breast cancer: a case control study in Norway. Br J Cancer, 2002; Jan;86(1):89-91.

25. McCormack, V.A. et al. Fetal growth and subsequent risk of breast cancer:results from long term follow up of Swedish cohort. British Medical Journal, 2003; Feb 1;326:248.

26. Bauer, M.K. et al. Fetal growth rate and placental function. Mol Cell Endocrinol, 1998; May 25;140(1-2):115-20.

27. Clapp, J.F. Maternal carbohydrate intake and pregnancy outcome. Proc Nutr Soc, 2002; Feb; 61(1):45-50.

28. Owens, J.A. Endocrine and substrate control of fetal growth:placental and maternal influences and insulin-like growth factors. Reprod Fertil Dev, 1991;3(5):501-17.

29. Parks, J.S. The ontogeny of growth hormone sensitivity. Horm Res, 2001; 55 Suppl 2:27-31.

30. Reddy, S. et al. The influence of maternal vegetarian diet on essential fatty acid staus of the newborn. Eur J Clin Nutr, 1994; May;48(5):358-68

31. Anonymous. Breast cancer and body shape. Annals of Internal Medicine, 1990;112:182-86.

32. MacDonald, P. Effect of obesity on conversion of plasma androstenedione to estrone in post-menopausal

乳腺癌防治及康复实用手册

women with and without endometrial cancer. Am J Obstet Gyneco,1978;130:448.

33. Van den Brandt, P.A., et al. Pooled analysis of prospective cohort studies on height, weight, and breast cancer risk. Am J Epidemiol, 2000 Sep15; 152(6):514-27.

34. Petrelli, J.M., et al. Body mass index, height, and postmenopausal breast cancer mortality in a prospective cohort of U.S. women. Cancer Causes and Control, 2002; May; 13(4):325-32.

35. Huang, Z. Waist circumference, waist:hip ratio, and risk of breast cancer in the Nurses' Health Study. Am J Epidemiol, 1999; Dec15;150(12):1316-24.

36. Kaaks, R. et al. Breast cancer incidence in relation to height, weight and body-fat distribution in the Dutch "DOM" cohort. Int J Cancer, 1998; May 29;76(5):647-51.

37. Schmitz, K.H. Effects of a 9-month strength training intervention on insulin, insulin-like growth factor (IGF)-1, IGF-binding protein (IGFBP)-1, and IGFBP-3 in 30-50-year-old women. Cancer Epidemiol Biomarkers Prev, 2002, Dec;11(12):1597-1604.

38. Huang, Z. Waist circumference, waist:hip ratio, and risk of breast cancer in the Nurses' Health Study. Am J Epidemiol, 1999; Dec15;150(12):1316-24.

39. Hoy, C. The Truth about Breast Cancer. Don Mills, ON: Stoddart, 1995.

40. Love, S. Dr. Susan Love's Breast Book. Don Mills, ON: Addison-Wesley Publishing Co.,1995:128.

41. Kelly, P. Understanding Breast Cancer Risk. Philadelphia, PA: Temple University, 1991.

42. Ungar, S. What about Estriol? Menopause News, March/April 1998 Vol.8 Issue 2, Madison Pharmacy Associates Inc.

43. Anonymous. New England Journal of Medicine, 1993;328:176.

44. Chris, J. Women who breastfeed. American Health, April, 1994.

45. Galetin-Smith, Pavkov, S. and Roncevic, N. DDT and PCBs in human milk: implication for breast-feeding infants. Bulletin of Environmental Contaminant Toxicology. 1989;43:641-646.

46. Allsopp, M., R. Stringer, P. Johnston. Unseen Poisons: Levels of Organochlorine Pollutants in Human Tissues. Exeter, UK: Greenpeace Research Laboratories, Dept. of Biological Sciences, University of Exeter, 1998:33.

47. Yurko, J., J. Millington. Increased breast milk toxicity in women of the Arctic: causes and methods for reduction. Toronto, ON: Canadian College of Naturopathic Medicine, April, 1999.

48. Colborn, Theo, D. Dumanoski, J. Peterson Myers. Our Stolen Future. New York, NY: Penguin, 1996: 107.

49. Colborn, Theo, D. Dumanoski, J. Peterson Myers. Our Stolen Future. New York, NY: Penguin, 1996:107.

50. Steingraber, Sandra. Living Downstream: An Ecologist Looks at Cancer and the Environment. Reading, MA: Addison-Wesley Publishing Co. Ltd., 1997:238.

51. Anonymous.Toxins found in breast milk. Owen Sound Sun Times, Dec. 26, 1998. From research published in the Dec. 20 edition of Chemical Research in Toxicology.

52. Greenpeace. Death in Small Doses. The Effects of Organochlorines on Aquatic Ecosystems. 1992.

53. Coleman, C., D. Lerman. Environmental toxins in breast milk. Toronto, ON: Canadian College of Naturopathic Medicine, April, 1999.

54. Moller Jensen, O, B. et al. Atlas of Cancer Incidence in the Nordic Countries. Helsinki, Finland: Nordic Cancer Union, 1988.

55. Translation of a German study presented to me by Bernd Rohlf from Bona Dea Ltd., Dec. 8, 1999. The original study was done by Dr. Maiwald of Wurzburg, Germany.

56. Kelsey, J. and M. Gammon. The epidemiology of breast cancer. A Cancer Journal for Clinicians, 1991;41:146-65.

57. Willet, W. The search for the causes of breast and colon cancer. Nature, 1989;338:389-93.

58. LaCecchia, C.L. et al. Reproductive factors and breast cancer: An overview. Soz Praventivmed, 1989;34:101-107.

59. National cancer Institute. Surveillance, Epidemiology, and End Results Program, 1973-1996, Division of Cancer Control and Population Sciences, National Cancer Institute, DEVCAN Software, Version 4.0, National Cancer Institute.

60. Boyd, N.F. et al. Heritability of mammographic density, a risk factor for breast cancer. N Engl J Med, 2002, Sept.,19;347(12):886-94.

61. Boyd, N.F. et al. Heritability of mammographic density, a risk factor for breast cancer. N Engl J Med, 2002, Sept.,19;347(12):886-94.

62. Byrne, C. Plasma insulin-like growth factor (IGF) 1, IGF-binding protein 3, and mammographic density. Cancer Res, 2000, July;15;60(14):3744-48.

63. Vachon, C.M., et al Association of mammographically defined percent breast density with epidemiological risk factors for breast cancer. Cancer Causes Control, 2000, Aug:11(7):653-62.

64. Sala, E. et al. High risk mammographic parenchymal patterns and diet: a case-control study. Br J Cancer,2000, July:83(1):121-26.

65. Vachon, C.M., et al Association of mammographically defined percent breast density with epidemiological risk factors for breast cancer. Cancer Causes Control, 2000, Aug:11(7):653-62.

66. Knight, J.A. Macronutrient intake and change in mammographic density at menopause:results from a randomized trial. Cancer Epidemio Biomarkers Prev. 1999, Feb.;8(2):123-28.

67. Brisson, J. Diet, mammographic features of breast tissue, and breast cancer risk. Am J Epidemiol, 1989, July,130(1):12-24.

68. Thune, Inger, T. Brenn, E. Lund, M. Gaard. Physical activity and the risk of breast cancer. New England Journal of Medicine, May 1, 1997;336(18):1269-1275, 1311.

69. Jancin, B. Exercise study may point to hormones as the breast cancer culprit. Family Practise News. 1994;Nov.1;5.

70. Marcus, P.M., et al. Physical activity at age 12 and adult breast cancer risk (United States). Cancer Causes Control, 1999;Aug;10(4):293-302.

71. Schmitz, K.H. Effects of a 9-month strength training intervention on insulin, insulin-like growth factor (IGF)-1, IGF-binding protein (IGFBP)-1, and IGFBP-3 in 30-50-year-old women. Cancer Epidemiol Biomarkers Prev, 2002, Dec;11(12):1597-1604.

72. Brandes, L.J. Stimulation of malignant growth in rodents by antidepressant drugs at clinically relevant doses. Cancer Research, 1992;52:3796-3800.

73. Physician's Desk Reference. Montvale, N.J.: Medical Economics Data Production Company, 1996:1577-1579.

74. Anonymous. Depressing News. Toronto Globe and Mail, Thursday, Feb 14, 2002.

75. Williams, R.R., et al. Case-control study of anti-hypertensive and diuretic use by women with malignant and benign breast lesions detected in a mammography screening program. Journal of the National Cancer Institute, 1978;61:327-335.

76. Fitzpatrick, A.L. Use of calcium channel blockers and breast carcinoma risk in postmenopausal women. Cancer, 1997, Oct. 15;80(8):1435-47.

77. Danielson, D.A., et al. Metronidazole and cancer. Journal of the American Medical Association, 1982;247(18):2498-2499.

78. Erturk, E., et al. Transplantable rat mammary tumors induced by 5-nitro-2-furaldehyde semicarbazone and by formic acid 2[4-(5-nitro-furyl)-2-thiazolyl] hydrazyde. Cancer Research, 1970;30:1409-12.

79. Stoll, B.A. (ed.) Psychosomatic Factors and Their Growth from Risk Factors in Breast Cancer. Chicago: Yearbook Medical Publishers, 1976:193.

80. Breast Cancer: Research and Programs. National Cancer Institute, June, 1993.

81. Sneden, Suzanne. Bioassays: Examples of chemicals that cause breast cancer tumors in laboratory animals. Program on Breast Cancer and Environmental Risk Factors in New York State. April 26, 2003. http://envirocancer.cornell.edu//FactSheet/General/fs45.chemical.cfm.

82. Newman, T.B. and S.B. Hully. Carcinogenicity of lipid-lowering drugs. Journal of the American Medical Association, 1996;275(1):55-60.

83. Smedley, H.M. Malignant breast change in man given two drugs associated with breast hyperplasia. Lancet,1981;2:638-639.

84. Fackelmann, K.A. Do antihistamines spur cancer growth? Science News, 1994, May 21:324.

85. Hong, C.H. et al. Evaluation of natural products on inhibition of inducible cyclooxygenase (COX-2) and nitric oxide synthase (iNOS) in cultured mouse macrophage cells. J Ethnopharmaol 2002; Nov;83(1-2):153-159.

86. Lin, N. et al. Triptolide, a novel diterpenoid triepoxide from Tripterygium wilfordii Hook, f., suppresses the production and gene expression of pro-matrix metalloproteinases 1 and 3 and augments those of tissue inhibitors of metalloproteinases 1 and 2 in human synovial fibroblasts. Arthritis Rheum, 2001, Sept.;44(9):2193-2200.

87 Danz,H. et al. Quantitative determination of the dual COX-2/5-LOX inhibitor trytanthrin in Isatis tinctoria by ESI-LC-MS. Planta Med, 2002, Feb.;68(2):152-157.

88. Chrubasik, S. et al. Treatment of low back pain with a herbal or synthetic anti-rheumatic: a randomized controlled study. Willow bark extract for low back pain. Rheumatology (Oxford), 2001, Dec.;40(12):1388-1393.

89. Picard, A. Ibuprofen can cut breast cancer risk, study says. Toronto Globe and Mail , April 9 2003, A1- A2.

90. Petrakis, N.L. & E.B. King. 1981. Cytological abnormalities in nipple aspirates of breast fluid from women with severe constipation. Lancet, 1981;ii:1203-05.

91. Ross, W.S. Crusade: The Official History of the American Cancer Society. New York: Arbor House, 1987:96

92. Smigel, K. Perception of risk heightens stress of breast cancer screening. Journal of the National Cancer Institute, 1993;85(7):525-26.

93. Gastrin, G., et al. Preliminary results of primary screening for breast cancer with incidence and mortality from breast cancer in the Mama program. Sozial- und Praventivmedizin, 1993:38(5):280-87.

94. Egan K.M. et al. Active and passive smoking in breast cancer: prospective results from the Nurses' Health Study. Epidemiology, 2002, March;13(2):138-145.

95. Khuder, S.A. Is there an association between passive smoking and breast cancer? Eur J Epidemiol

2000;16(12):1117-1121.

96. Sorensen, L.T. et al. Smoking as a risk factor for wound healing and infection in breast cancer surgery. Eur J Surg Oncol, 2002, Dec;28(8):815-820.

97. Epstein, S. and D. Steinman. The Breast Cancer Prevention Program. New York, NY: Macmillan, 1997:226-31

98. Epstein, S. and D. Steinman. The Breast Cancer Prevention Program. New York, NY: Macmillan, 1997:133-41.

第2章

1. Harvey, B.J., A. Miller, C. Baines, P. Corey. Effects of breast self-examination on the risk of death from breast cancer. Can Med Assoc J, Nov.1, 1997:157 (9), 1205-12, 1225-26.

2. Canadian Medical Association. Clinical practice guidelines for the care and treatment of breast cancer. Can Med Assoc J, Feb. 10, 1998;158(3 Suppl)S5.

3. Sem, B.C. Pathologico-anatomical and clinical investigations of fibroadenomatosis cystica ammae, and its relation to other pathological conditions in mammae especially cancer. Acta Chir Scand., 1928;64(suppl 10):1-484.

4. Kramer, W.M., B.F. Rush, Jr. Mammary duct proliferation in the elderly; a histopathologic study. Cancer, 1973;31:130-37.

5. Peters, F., W. Schuth, B. Schevrich, M. Breckwoldt. Serum prolactin levels in patients with fibrocystic breast disease. Obstet. Gynecol, 1984;64:381-85.

6. Ciatto, S., et al. Risk of breast cancer subsequent to proven gross cystic disease. Eur Jour Cancer, 1990;26(5):555-57.

7. Modan, B., et al. Breast cancer following benign breast disease - a nationwide study. Breast Cancer Research and Treatment, 1997;46(1):45.

8. Guiltinan, J. Naturopathic management of fibrocystic breast disease. The Journal of Naturopathic Medicine, 1997;7(1):95-98.

9. Vishnyakova, V.V., N. Murav-yeva. On the treatment of dyshormonal hyperplasia of mammary glands. Vestn USSR Akad Med Sci, 19666;21:26-31.

10. Furlanetto, T.W. Estradiol increases proliferation and down-regulates the sodium/iodide symporter gene in FRTL-5 cells. Endocrinology. 1999 Dec.;140(12):5705-5711.

11. Eskin, B.A. et al. Different tissue responses for iodine and iodide in rat thyroid and mammary glands. Biological Trace Element Research. 1995; 49:9-19.

12. Krouse, B. et al Age -related changes in resembling fibrocystic disease in iodine-blocked rat breasts. Arch Pathol Lab Med. 1979, Nov.;103:631-634.

13. Minton, J. Caffeine, cyclic nucleotides and breast disease. Surgery, 86,1979:105.

14. Brooks, P. Measuring the effect of caffeine restriction on fibrocystic breast disease. J Reprod Med, 1981; 26:279.

15. Goldin, B., H. Adlerkreutz, J. Dwyer, et al. Effect of diet on excretion of estrogens in pre and post-menopausal women. Cancer Res, 1981;41:3771-73.

16. Love, S. Dr. Susan Love's Breast Book. New York, NY: Addison-Wesley Publishing Co. 1995:130-17. Page, D.L., Dupont, W.D. Intraductal carcinoma of the breast. Cancer, 1982; 49:751.

18. Wheeler, J.E.W., et al. Lobular carcinoma in situ of the breast: Long term follow-up. Cancer, 1974;34:554.

19. Rosen, P.P., Lieberman, P.H., Braun, D.W. Lobular carcinoma of the breast. American Journal of Surgical Pathology. 1987; 2:225.

20. Breast Cancer: grading and staging. http://medlib.med.utah.edu/WebPath/TUTORIAL/BREAST/BREAST.html. May 13,2003.

21. Breast Cancer: grading and staging. http://medlib.med.utah.edu/WebPath/TUTORIAL/BREAST/BREAST.html. May 13,2003.

22. Love, Susan. Dr. Susan Love's Breast Book. New York, N.Y. Perseus Publishing, 2000: 343.

23. Von Tempelhoff, G.F., F. Nieman, L. Heilmann, G. Hommel. Association between blood rheopogy, thrombosis and cancer survival in patients with gynecologic malignancy. Clin Hemorheol Microcirc, 2000; 22(2):107-130.

24. Dirix, L.Y. et al. Plasma fibrin D-dimer levels correlate with tumor volume, progression rate and survival in patients with metastatic breast cancer. Br J Cancer, 2002, Feb. 1;86(3):389-395.

25. Simpson-Haidaris, P.J., B. Rybarczyk. Tumors and fibrinogen. The role of fibrinogen as an extracellular matrix protein. Ann N Y Acad Sci, 2001; 936:406-425.

26. Breast Cancer: grading and staging. http://medlib.med.utah.edu/WebPath/TUTORIAL/BREAST/BREAST.html. May 13,2003.

27. Health Canada. Clinical practise guidelines for the care and treatment of breast cancer: a Canadian consensus document. Can Med Assoc J., Feb. 10, 1998;1158 (3 Supp)S5.

28. Love, S. What we really know about breast cancer and HRT. Alternative Therapies, Sept, 1997:3(5)82-90.

29. Health Canada. Clinical practise guidelines for the care and treatment of breast cancer: a Canadian consensus document. Can Med Assoc J., Feb. 10, 1998;1158 (3 Suppl)S5.

30. Love, S. What we really know about breast cancer and

HRT. Alternative Therapies, Sept 1997:3(5)82-90.

31. Whitaker, Julian. Preventing breast cancer: Let's clear up the confusion on mammograms. Alive, April, 1999:16-17.

32. Love, S. Dr. Susan Love's Breast Book. Don Mills, ON: Addison-Wesley Publishing Co.,1995:128.

33. Baines, C. et al. Impact of menstrual phase on false-negative mammograms in the Canadian National Breast Screening Study. Cancer, 1997 August 15;80(4):720-24.

34. Health Canada. Clinical practise guidelines for the care and treatment of breast cancer: a Canadian consensus document. Can Med Assoc J., Feb. 10, 1998;1158 (3 Supp)S3.

35. Clorfene-Casten, Liane. Breast Cancer: Poisons, Profits and Prevention. Monroe, ME: Common Courage Press, 1996:107.

36. Thornwaite, J.T. Anti-malignin antibody in serum and other tumor marker determination in breast cancer. Cancer Letters, 2000, Jan.1, 148(1):39-48.

37. Abstract #3318. Scientific Proceedings. 87th Annual Meeting of the American Association for Cancer Research. Washington, DC., 1996, April 20-24.

38. Botti, C., A. Martivetti, S. Nerini-Molteni, L. Ferrari. Anti-malignin antibody evaluation: a possible challenge for cancer management. Int J Biol Markers, 1997, Oct.-Dec;12(4):141-47.

39. Requisition for AMAS Determination and information sheet from Oncolab, Boston; 1-800-9-CATest.

40. Ultra-sensitive breast cancer blood test developed. PRNewswire. Huntington Valley, PA., Feb. 20, 1999.

41. Infrared imaging as a useful adjunct to mammography. Oncology News International, Sept, 1997:6(9).

42. Leandro, P. Position paper on digital infrared imaging of the breast. http://www.meditherm.com/breasthealth/research.htm. 1999:1-7.

43. Head, J.F., F. Wang, R.L. Elliott. Breast thermography is a noninvasive prognostic procedure that predicts tumor growth rate in breast cancer patients. Ann N Y Acad Sc, 1993:Nov.30;698:153-58.

44. Sterns, E.E., B. Zee, S. SenGupta, F.W. Saunders. Thermography. Its relation to pathologic characteristics, vascularity, proliferation rate, and survival of patients with invasive ductal carcinoma of the breast. Cancer, 1996:Apr 1;77(7):1324-28.

45. Turnbull, Barbara. Laser detects breast cancer. Toronto Star, Jan. 27, 2000:A2.

46. Grable, R. Medical optical imaging: A status review. http://www.imds.com/moi.htm. July 1997:3.

47. Hindle, William. Fine needle aspiration of a palpable breast mass: current technology and techniques. Ottawa, ON: World Conference on Breast Cancer, oral presentation, July, 1999.

48. Molina, R., et al. C-erbB-2, CEA and CA 15.3 serum levels in the early diagnosis of recurrence of breast cancer patients. Anticancer Res, 1999:Jul-Aug;19(4A):2551-55.

49. Ebeling, F.C., et al. Tumor markers CEA and CA 15-3 as prognostic factors in breast cancer - univariate and multivariate analysis. Anticancer Res, 1999:Jul-Aug;19(4A):2545-50.

50. Fogel, M. et al. CD24 is a marker for human breast carcinoma. Cancer Letters, 1999:Aug 23;143(1).

第3章

1. Meyer, F., et al. Endogenous sex hormones, prolactin, and breast cancer in premenopausal women. J Natl Cancer Inst, 1986 Sep;77(3):613-16.

2. Katzenellenbogen, B.S. Biology and receptor interactions of estriol and estriol derivatives in vitro and in vivo. J Steroid Biochem, 1984, Apr;20(4B):1033-37.

3. Gillson, G., Marsden, T. You've Hit Menopause: Now What? Calgary, Alberta. Blitzprint, 2003. p. 39.

4. Shiuan, C. Aromatase and breast cancer. Frontiers in Bioscience, 1998 Aug 6; 3:d922-933.

5. Kellis, J.T., L.E. Vickery. Inhibition of human estrogen synthetase (aromatase) by flavones. Science, 1984 Sep; 225(4666):1032-1034.

6. Saarinen, N.M. et al. Enterolactone inhibits the growth of 7,12-dimethylbenz(a) anthracene-induced mammary carcinomas in the rat. Mol Cancer Ther, 2000 Aug; 1(10):869-876.

7. Om, A.S., K.W. Chung. Dietary zinc deficiency alters 5 alpha-reduction and aromatization of testosterone and androgen and estrogen receptor in rat liver. J Nutr, 1996 Apr; 126(4):842-848.

8. Follingstead, A.H., Estriol: The forgotten estrogen? JAMA, Jan. 2, 1978; 239,1:29-30.

9. Zumoff, B. Hormone profiles in hormone-dependent cancers. Cancer Res, 1975;35:3365.

10. Fractionated Estrogen, 1998. Handout from Meridian Valley Clinical Laboratory.

11. Bradlow, H.L. et al. Long-term responses of women to indole-3-carbinol or a high fiber diet. Cancer Epidemiol Biomarkers Prev, 1994 Oct-Nov; 3(7):591-595.

12. Lemon, H.M. Pathophysiologic considerations in the treatment of menopausal patients with oestrogens: the role of oestriol in the prevention of mammary carcinoma. Acta Endocrinol (Copenh), 1980;233:S17-S27.

13. Longcope, C. Estriol production and metabolism in normal women. J Steroid Biochemistry, 1984;20:959-

62.

14. Cos S., E.J. Sanchez-Barcelo. Melatonin inhibition of MCF-7 human breast-cancer cells growth: influence of cell proliferation rate. Cancer Lett, 1995;Jul 13(2):207-12.

15. Barnard, N.D., A.R. Scialli, D. Hurlock, P. Bertron. Diet and sex-hormone binding globulin, dysmenorrheal, and premenstrual symptoms. Obstet Gynecol, 2000 Feb; 95(2):245-250.

16. Cassidy, A. Potential tissue selectivity of dietary phytoestrogens and estrogens. Curr Opin Lipidol, 1999; 10:47-52.

17. Longcope, C. Estriol production and metabolism in normal women. J Steroid Biochemistry, 1984;20:959-62.

18. Arnold, S. et al. Synergistic activation of estrogen receptor with combination of environmental chemicals Science, vol 272, June 7, 1966:1489-91.

19. Body burden: The pollution in people. Executive summary: What we found. Environmental Working Group, 2003. Washington, D.C. http://www.ewg.org/reports/bodyburden/es.php.

20. Dewaillly, E, et al. Could the rising levels of estrogen receptors in breast cancer be due to estrogenic pollutants? Journal of the National Cancer Institute, 1997;89(12):888.

21. Ho, GH, XW Luo, CY Ji, EH Ng. Urinary 2/16 alpha-hydroxyestrone ratio: correlation with a serum insulin-like growth factor binding protein-3 and a potential marker of breast cancer risk. Annual Acad Med Singapore, 1998. Mar;27(2):294-99.

22. Schneider, J., D. Kinne, A. Fracchia, et al. Proceedings of the National Academy of Sciences, 1982;79:3047-51.

23. Michnovicz, J. How to Reduce Your Risk of Breast Cancer. New York, NY: Warner Books, 1994:82.

24. Davis, D. L. & H. Bradlow. Can environmental estrogens cause breast cancer? Scientific American, Oct. 1995:168.

25. Pizzorno, J., and M. Murray. A Textbook of Natural Medicine. Seattle, WA: John Bastyr College Publications,1987: IV-2 Immune Support.

26. Davis, D.L., & H. Bradlow. Can environmental estrogens cause breast cancer? Scientific American, Oct. 1995:168.

27. Gorbach, S. Estrogens, breast cancer and intestinal flora. Rev Infect Dis 6 (Suppl I), 1984:S85.

28. Goldin, B. Estrogen excretion patterns and plasma levels in vegetarian and omnivorous women. N Engl J Med, 1982;307:1542.

29. Goldin, B. Estrogen excretion patterns and plasma levels in vegetarian and omnivorous women. N Engl J Med, 1982;307:1542.

30. Goldin, B. Estrogen excretion patterns and plasma levels in vegetarian and omnivorous women. N Engl J Med, 1982;307:1542.

31. Cohen, L.A., et al. Wheat bran and psyllium diets: Effects on N-methylnitrosoura-induced mammary tumorigenesis in F344 rats. J Natl Cancer Inst, 1996 Jul;88(13):899-907.

32. Waalaszek, Z., et al. Dietary glucarate as anti-promoter of 7,12-dimethylben(a)anthracene-induced mammary tumorigenesis. Carcinogenesis, 1986 Sep;7(9):1463-66.

33. Lemon, H.M. Pathophysiologic consideration in the treatment of menopausal patients with oestrogens; the role of oestriol in the prevention of mammary carcinoma. Acta Endocrinol(Copenh), 1980;233:S17-S27.

34. Head, K. Estriol: Safety and efficacy. Alternative Medicine Review, 1998;3(2):101-13.

35. Pratt, J.H., C. Longcope. Estriol production rates and breast cancer. J Clin Endocrinol Metab, 1978;46:44-47.

36. Lemon, H.M. et al. Reduced estriol excretion in patients with breast cancer prior to endocrine therapy. JAMA, April 21,1978;249(16):1638-41.

37. More about that 1 in 8 breast cancer statistic, Health Facts, May, 1993.

38. Clavel-Chapelon, F., G. Launoy, A. Auquier et al. Reproductive factors and breast cancer risk. Effect of age at diagnosis. Ann Epidemiol, 1995;5:315-20.

39. Kagawa, Y. Impact of westernization on the nutrition of the Japanese: Changes in physique, cancer, longevity and centenarians. Prev Med J, 1978;7:205.

40. Frommer, D. Changing age of menopause. Br Med J, 1964;2:349.

41. Armstrong, B. Diet and reproductive hormones: a study of vegetarian and non-vegetarian post-menopausal women. JNCI, 1981;67:761.

42. Staszewski, J. Age at menarche and breast cancer. J Natl Cancer Inst, 1971;47:935.

43. Trichopoulos, D. Menopause and breast cancer risk. J Natl Cancer Inst, 1972;48:605.

44. National Research Council. Biomarkers in Reproductive Toxicology. Washington, DC: National Academy of Sciences, 1991.

45. Rachel's Environment and Health Weekly. Environment Research Foundation, Oct. 2, 1997, #566.

46. Herman-Giddens, M., et al. Secondary sexual characteristics and menses in young girls seen in office practice: A study from the pediatric research in office settings network. Pediatrics, 1997;99(4):505-12.

47. MacMahon, B, D. Trichopoulos, D. Brown et al. Age

at menarche, urine estrogens and breast cancer risk. Int J Cancer, 1982;30:427-31.

48. Stoll, B.A. Western diet, early puberty, and breast cancer risk. Breast Cancer Research and Treatment, 1998;49:187-93.

49. Apter, F., M. Reinila, R. Vikho. Some endocrine characteristics of early menarche, a risk factor for breast cancer, are preserved into adulthood. Int J Cancer, 1989;44:783-87.

50. Boyce, Nell. Growing up too soon. New Scientist, Aug. 2, 1997:5.

51. Colon, I., et al Identification of phthalate esters in the serum of young Puerto Rican girls with premature breast development. Environ Health Perspect, 2000 Sep; 108(9):895-900.

52. Apter, D, I. Sipila. Development of children and adolescents; physiological, pathophysiological and therapeutic aspects. Curr Opin Obstet Gynec, 1993;51:764-73.

53. Stoll, B.A. et al. Does early physical maturity increase breast cancer risk? Acta Oncologica, 1994;33(2); 171-76.

54. Apter, D. Hormonal events during female puberty in relation to breast cancer risk. European Journal of Cancer, 1996;5(6):476-82.

55. Brown, H. The other reward of exercise. Health, July, 1994.

56. Whelan, E. Menstruation and reproductive history study. American Journal of Epidemiology, December 15, 1994.

57. Pill ups cancer risk in young women. Science News, June 10, 1995.

58. Oral contraceptive use and breast cancer risk in young women. Lancet, 1989:973-82.

59. Rinzler, C. Estrogen and Breast Cancer: A Warning to Women. London, UK: Macmillan,1993.

60. Stanford, J. & D. Thomas. Exogenous estrogens and breast cancer. Epidemiological Reviews, 1993;15(1):98-105.

61. Beral, V., D. Bull, R. Doll, T. Key, R. Peto, G. Reeves. Breast cancer and hormone replacement therapy: collaborative reanalysis of data from 51 epidemiological studies of 52,705 women with breast cancer and 108,411 women without breast cancer. Lancet, 1997;350:1047-58, 1042-43.

62. Lee, John R. What Your Doctor May Not Tell You About Menopause. New York, NY: Time Warner, Inc., 1996:323.

63. Venn, A., et al. Risk of cancer after use of fertility drugs with in-vitro fertilization. Lancet, 1999 Nov 6; 354(9190):1586-90.

64. National Women's Health Network News, May/June 1990.

65. Colborn, Theo, D. Dumanoski, J. Peterson Myers. Our Stolen Future. New York, NY: Penguin, 1996:65.

66. Ekbom, A., D. Trichopoulous, et al. Evidence of prenatal influences on breast cancer risk. Lancet, 1992;340:1015-18.

67. Hsieh, C., S. Lan, A. Ekbom, E. Petridou, and H. Adami. (1992) Twin membership and breast cancer risk. American Journal of Epidemiology, 136:1321-26.

68. Setchell, K., L. Zimmer-Nchemias, J. Cai, J. Heubi. Exposure of infants to phyto-oestrogens from soy-based infant formula. Lancet, July 5, 1997;350:23-27.

69. Lee, John R. What Your Doctor May Not Tell You About Menopause. New York, NY: Time Warner, Inc., 1996:323.

70. Cowan, L.D., L. Gordis, J. A. Tonasia, and G,S, Jones. Breast cancer incidence in women with a history of progesterone deficiency. American Journal of Epidemiology, 1981;114:209-17.

71. Boulakoud, M.S. et al The toxicological effects of the herbicide 2,4-DCPA on progesterone levels and mortality in Wistar female rats. Meded Rijksuniv Gent Fak Landbouwkd Toegep Biol Wet, 2001; 66(2b):891-95.

72. Foster, W.G., et al. Hexachlorobenzene (HCB) suppresses circulating progesterone concentrations during the luteal phase in the cynomolgus monkey. J Appl Toxicol, 1992;12:13-17.

73. Bergkvist, L., H.-O. Adami, I. Persson, R. Hoover, and C. Schairer. The risk of breast cancer after estrogen and estrogen-progestin replacement. New England Journal of Medicine, 1989;321:293-97.

74. Lee, John R. What Your Doctor May Not Tell You About Menopause. New York, NY: Time Warner, Inc., 1996:323.

75. Zava, D., C. Dullbaum, M. Blen. Estrogen and progestin bioactivity of foods, herbs and spices. Biol Med, 1998;217(3):369-78.

76. Brun, J., B. Claustrat, M. David. Urinary melatonin, LH, oestradiol, progesterone excretion during the menstrual cycle or in women taking oral contraceptives. Acta Endocrinol (Copenh), 1987, Sept;116(1):145-49.

77. McMichael-Phillips, D.F., et al. Effects of soy supplementation on epithelial proliferation in the histologically normal human breast. American Journal of Clinical Nutrition. 1998;68(6 Suppl):1431S-1435S.

78. Phipps, W.R. et al. Effect of flaxseed ingestion on the menstrual cycle. J Clin Endocrinol Metab, 1993; 77(5):1215-19.

79. Holmes, P. The Energetics of Western Herbs. Vol. II. 2nd. ed. Berkeley, CA: NatTrop Publishing, 1993:753.

80. Erichsen-Brown, C. Medicinal and Other Uses of North American Plants: A Historical Survey with

乳腺癌防治及康复实用手册

Special References to the Eastern Indian Tribes. New York, NY: Dover Publications, Inc., 1995.

81. Reichert, R., Comparing Vitex and vitamin B6 for PMS. Quarterly Review of Natural Medicine, 1998;19-20

82. Weed, Susun. Menopausal Years - The Wise Woman Way. Woodstock, NY: Ash Tree Publishing, 1992:107-08.

83. Reichert, R. Comparing Vitex and vitamin B6 for PMS. Quarterly Review of Natural Medicine. 1998;19-20.

84. Reichert, R., Comparing Vitex and vitamin B6 for PMS. Quarterly Review of Natural Medicine, 1998;19-20.

85. Carr, C. Keep your (hormonal) balance. Conscious Choice: The Journal of Ecology and Natural Living, 1998;11(2):55.

86. Kamada et al. Effect of dietary selenium supplementaion on the plasma progesterone concentration in cows. Journal of Veterinary Medicine and Science, 1998;60(1):133-35.

87. Jato, I. Neoadjuvant progesterone therapy for primary breast cancer: rationale for clinical trial. Clinical Therapies, 1997;19(1):56-61, discussion 2-3.

88. Formby, B., T.S. Wiley. Bcl-2, survivin, and variant CD44 v7-v10 are downregulated and p53 is upregulated in breast cancer cells by progesterone: inhibition of cell growth and induction of apoptosis. Mol Cell Biochem, 1999 Dec;202(1-2):53-61.

89. Hyder, S.M., C. Chiappetta, G.M. Stancel. Pharmacological and endogenous progestins induce vascular endothelial growth factor expression in human breast cancer cells. Int J Cancer, 2001 May 15; vol. 92(4):469-73.

90. Wiebe, J.P. et al. The 4-pregnene and 5alpha-pregnane progesterone metabolites formed in nontumorous and tumorous breast tissue have opposite effects on breast proliferation and adhesion. Cancer Research, 2000 Feb 15;60(4):936-43.

91. Meyer, F., et al. Endogenous sex hormones, prolactin, and breast cancer in premenopausal women. J Natl Cancer Inst, 1986 Sep;77(3):613-16.

92. Meyer, F., et al. Endogenous sex hormones, prolactin, and mammographic features of breast tissue in premenopausal women. J Natl Cancer Inst, 1986 Sep;77(3):617-20.

93. Zumoff, B. Hormonal profiles in women with breast cancer. Obstet Gynecol Clin North Am, 1994 Dec;21(4):751-72.

94. Zumoff, B. Hormonal profiles in women with breast cancer.. Obstet Gynecol Clin North Am, 1994; 21:751-72.

95. Kleinberg, D.L., W. Ruan, V. Catanese et al. Non-lactogenic effects of growth hormone on growth and IGF-1 messenger mRNA of rat mammary gland. Endocrinology, 1990;126:3274-76.

96. Darendeliler, F., P.C. Hindmarsh, M.A. Preece. Growth hormone increases rate of pubertal maturation. Acta Endocrinol, 1990;122:414-16.

97. Sharara, F.J., L.C. Giudice. Role of growth hormone in ovarian physiology and onset of puberty. J Soc Gyne Invest, 1997;4:2-7.

98. Cauley, J.A., et al. Elevated serum estradiol and testosterone concentrations are associated with a higher risk of breast cancer: Study of osteoporotic fractures research group. Ann Intern Med, 1999; 130:270-77.

99. Secreto, G., B. Sumoff. Abnormal production of androgens in women with breast cancer. Anticancer Res, 1994; 14:2113-17.

100. Secreto, G., B. Zumoff. Abnormal production of androgens in women with breast cancer. Anticancer Res, 1994 Sep-Oct; 14(5B):2113-17.

101. The Doctor's Medical Library. Wilson's Reverse T3 Dominance Syndrome. http://www.medicallibrary.net/sites/-wilson's-syndrome.html. Jan. 15, 1999.

102. Diogo, A., C. Merluza, B. Janczak. Thyroid function and breast cancer. Toronto, ON: Canadian College of Naturopathic Medicine, April, 1999.

103. Kelly, G. Peripheral metabolism of thyroid hormones: a review. Alt Med Review, 2000; 5(4):306-33.

104. Brent, G.A. The molecular basis of thyroid hormone action. New Engl J Med. 1994; 331:847-53.

105. Pennington, Jean. Food Values of Portions Commonly Used. 15th edition. New York, NY: HarperPerennial, 1989: 219-57.

106. Lee, John, David Zava , Virginia Hopkins. What Your Doctor May Not Tell You About Breast Cancer. New York, NY: Warner Books Inc., 2002:72.

107. Berkow, R., ed. The Merck Manual of Medical Information: Home Edition. New York, NY: Merck and Company Inc., 1997:705.

108. Rose, D.P. Plasma triiodothyronine concentrations and breast cancer. Cancer, 1979;43(4):1434-38.

109. Rasmussen, B., et al. Thyroid function in patients with breast cancer. Eur J Cancer Clin Oncol, 1986; 22(3):301-07.

110. Gogas, J. et al. Autoimmune thyroid disease in women with breast carcinoma. Eur J Surg Oncol, 2001, Nov; 27(7):626-30.

111. Lemaire, M., L. Baugnet-Mahieu. Thyroid function in women with breast cancer. Eur J Cancer Clin Oncol, 1986;22(3):301-07.

112. Shering, S.G., et al Thyroid disorders and breast cancer. Eur J Cancer Prev, 1996 Dec: 5(6):504-06

113. Smyth, P.P., et al. A direct relationship between thyroid gland enlargement and breast cancer. J Clin

Endocrinol Metab, 1996 Mar; 81(3):937-41.

114. Gerson, Max. A Cancer Therapy: Results of Fifty Cases. 3rd ed. Del Mar, CA: Totality Books, 1977:100.

115. Kohrle, J. The trace element selenium and the thyroid gland. Biochimie, 1999, May;81(5):527-33.

116. Stadel, B.V. Dietary iodine and risk of breast, endometrial and ovarian cancer. Lancet, 1976, April 24.

117. Ghent, W.R., et al. Iodine replacement in fibrocystic disease of the breast. Canc J Surg, 1993; 36:453-60.

118. Eskin, B.A., Iodine metabolism and breast cancer. Trans NY Acad Sci, 1970; 11:911-947.

119. Colborn, Theo, D. Dumanoski, J. Peterson Myers. Our Stolen Future. New York, NY: Penguin, 1996:75-80, 188.

120. Colborn, Theo, D. Dumanoski, J. Peterson Myers. Our Stolen Future. New York, NY: Penguin, 1996:75-80, 188.

121. Capen, C.C. Mechanisms of chemical injury to the thyroid gland. Prog Clin Biol Res, 1994;387:173-91.

122. The Doctor's Medical Library. Wilson's Reverse T3 Dominance Syndrome. http://www.medicallibrary.net/sites/-wilson's-syndrome.html. Jan. 15, 1999.

123. Pizzulli, A, A. Ranjbar. Selenium deficiency and hypothyroidism: a new etiology in the differential diagnosis of hypothyroidism in children. Biol Trace Elem Res, 2000 Dec; 77(3):199-208.

124. Colborn, Theo, D. Dumanoski, J. Peterson Myers. Our Stolen Future. New York, NY: Penguin, 1996:75-80, 188.

125. Beyssen, M. Antithyroid action of Tamoxifen in the rat: in vivo and in vitro studies. Pharmacology. 2000 Jul; 61(1):22-30.

126. Holmes, P. The Energetics of Western Herbs. Vol. I. 2nd ed. Berkeley, CA: NatTrop Publishing, 1993: 389-414.

127. DelGiudice, M.E. et al Insulin and related factors in premenopausal breast cancer risk. Breast Cancer Research Treat, 1998; 47:111-20.

128. Papa V. et al. Elevated insulin receptor content in human breast cancer. J Clin Invest, 1990; 86:1503-10.

129. Nemiroff, H. High insulin associated with breast cancer. Breast Cancer News, Dec 7, 2001 e-letter.

130. Kaaks, R. Nutrition, hormones and breast cancer: Is insulin the missing link? Cancer Causes Control, 1996; 7:605-25.

131. Kaaka, R. Plasma insulin, IGF-1 and breast cancer. Gynecol Obstet Fert, 2001 March; 29(3):185-191.

132. Berrino, F. et al. Reducing bioavailable sex hormones through a comprehensive change in diet: the diet and androgens (DIANA) randomized trial. Cancer Epidemiol Biomarkers Prev, 2001 Jan; 10(1):25-33.

133. Kaaka, R. Plasma insulin, IGF-1 and breast cancer.

134. Kaaks, R., A. Lukanova. Energy balance and cancer: the role of insulin and insulin-like growth factor-1. Proc Nutr Soc,2001 Feb; 60(1):91-106.

135. Stoll, B.A. Western nutrition and the insulin resistance syndrome. Eur J Clin Nutr, 1999;Feb;53(2):83-87.

136. Berrino, F. et al. Reducing bioavailable sex hormones through a comprehensive change in diet: the diet and androgens (DIANA) randomized trial. Cancer Epidemiol Biomarkers Prev, 2001 Jan; 10(1):25-33.

137. Bereket, A., C.H. Lang, T.A. Wilson. Alterations in the growth hormone-insulin-like growth factor axis in insulin dependent diabetes mellitus. Hormon Metab Res, 1999;Feb-Mar;31(2-3):172-81.

138. Shim M., P. Cohen. IGFs and human cancer: Implications regarding the risk of growth hormone therapy. Hormone Research, 1999, Nov;51 Suppl S3:42-51.

139. Macaulay, V.M. Insulin like growth factor and cancer. Br J Cancer, 1992;65:311-20.

140. Clarke, R.B. et al. Type 1 IGF receptor gene expression in normal breast tissue treated with oestrogen and progesterone. Br J Cancer, 1997;75:251-57.

141. Westley, B.R., F.E. May. Role of IGF in steroid-modulated proliferation. J Ster Biochem Mol Biol. 1994; 51:1-9.

142. Sachdev, D. and D. Yee. The IGF system and breast cancer. Endocr Relat Cancer, 2001 Sept; 8(3):197

143. Hankinson, S. et al. Circulating concentrations of insulin-like growth factor-1 and risk of breast cancer. Lancet, 1998;351:1393-96.

144. Yu, H., J. Berkel. Do insulin-like growth factors mediate the effect of alcohol on breast cancer risk? Med Hypotheses, 1999;Jun;52(6):491-96.

145. Vadgama, J.V., Y. Yu, G. Datta, H. Khan, R. Chillar. Plasma insulin-like growth factor-1 and serum IGF-binding protein 3 can be associated with the progression of breast cancer, and predict the risk of recurrence and the probability of survival in African-American and Hispanic women. Oncology, 1999, Nov;57(4):330-40.

146. Stoll, B.A. Western diet, early puberty, and breast cancer risk. Breast Cancer Research and Treatment, 1998;49:187-93.

147. Oh, Y. IGFBPs and neoplastic models. New concepts for roles of IGFBPs in regulation of cancer cell growth. Endocrine, 1997, Aug;7(1):111-13.

148. Enriori, P.J. et al. Augmented serum levels of the IGF-1/IGF-binding protein-3 ratio in pre-menopausal patients with type 1 breast cysts. Eur J Endocrinol, 2003 Feb; 148(2):177-184.

149. Byrne, C et al. Plasma insulin-like growth factor (IGF) 1, IGF-binding protein 3, and mammographic density.

Cancer Res, 2000 Jul 15; 60(14):3744-3748.

150. Demori, I., C. Bottazzi, E. Fugassa. Tri-iodothyronine increases insulin-like growth factor binding protein-2 expression in cultured hepatocytes from hypothyroid rats. J Endocrinol, 1999;161(3):465-74.

151. Allen, N.E. et al. The associations of diet with serum insulin-like growth factor 1 and its main binding proteins in 292 women meat-eaters, vegetarians and vegans. Cancer Epidemiol Biomarkers Prev, 2002 Nov; 11(11):1441-1448.

152. Zava, D. The hormonal link to breast cancer: The estrogen matrix. Int J Pharmaceut Comp, 2002 July/Aug; 6(4).

153. Zava, D. The hormonal link to breast cancer: The estrogen matrix. Int J Pharmaceut Comp, 2002 July/Aug; 6(4).

154. Turner-Cobb, J.M., et al. Social support and salivary cortisol in women with metastatic breast cancer. Psychosom Med, 2000 May-Jun; 62(3):337-345.

155. Sephton, S.E., et al Diurnal cortisol rhythm as a predictor of breast cancer survival. J Natl Cancer Inst, 2000 Jun 21; 92(12): 994-1000.

156. Gupta, D., R. Attanasio & R. Reiter. (Eds.) The Pineal Gland and Cancer. Tubingen, Germany: Muller and Bass, 1988.

157. Hajdu, S., R. Porro, P. Lieberman & F. Foote. Degeneration of the pineal gland of patients with cancer. Cancer, 1972;29:706-09.

158. Lissoni, P., S. Crispino, S. Barni et al. Pineal gland and tumour cell kinetics: serum labelling rate in breast cancer. Oncology, 1990;47:3:275-77.

159. Glickman, G, R. Levin, G.C. Brainard. Ocular input for human melatonin regulation: relevance to breast cancer, Neuroendocrinology Letter, 2002 Jul., 23 Suppl., 2:17-22.

160. Napoli, M. Exposure to light at night increases the risk of breast cancer. Health Facts, Nov. 2001,26(11):3-4.

161. Matsen, Jonn. The Secrets to Great Health from Your Nine Liver Dwarves. North Vancouver, B.C.,Goodwin Books, Ltd., 1998:190.

162. Glickman, G, R. Levin, G.C. Brainard. Ocular input for human melatonin regulation: relevance to breast cancer, Neuroendocrinology Letter, 2002 Jul., 23 Suppl., 2:17-22.

163. Lissoni, P. et al. Melatonin as a modulator of cancer endocrine therapy. Front Horm Res. 1997;23:132-36.

164. Coss, G. Influence of melatonin on invasive and metastatic properties of MCF-7 human breast cancer cells. Cancer Research, 1998;58(19):4383-90.

165. Bartsch, C., H. Bartsch, U. Fuchs, et al. Stage-dependent depression of melatonin in patients with primary breast cancer. Cancer, 1989;64:426-33.

166. Bartsch, H., C. Bartsch. Effect of melatonin on experimental tumours under different photoperiods and times of administration. J. Neural. Transm, 1981;52:269-79.

167. Lissoni, P. et al. Clinical study of melatonin in untreatable advanced cancer patients. Tumouri, 1987;73: 475.

168. Lissoni, P., S. Barni, S. Meregalli et al. Modulation of cancer endocrine therapy by melatonin: A phase II study of tamoxifen plus melatonin in metastatic breast cancer patients progression under tamoxifen alone. Br. J. Cancer, 1995;71:854-56.

169. MacPhee, A., F. Cole, F. Rice. The effect of melatonin on steroidogenesis by the human ovary in vitro. J Clin Endocrin Metab, 1975;40:688-96.

170. Wetterberg, L., J. Arendt, L. Paunier et al. Human serum melatonin changes during the menstrual cycle. J Clin Endocrin Metab, 1976;42:185-88.

171. Blask, D., S. Wilson, F. Zalatan. Physiological melatonin inhibition of human breast cancer cell growth in vitro: Evidence for a glutathione-mediated pathway. Cancer Res, 1997;57:1909-14.

172. Tamarkin, L., C.J. Baird, O. Almeida. Melatonin: A coordinating signal for mammalian reproduction? Science, 1985;227:714-20.

173. Singh, R. Self-Healing: Powerful Techniques. London, ON: Health Psychology Associates, 1997:29-30.

174. Singh, R., Self-Healing: Powerful Techniques. London, ON: Health Psychology Associates, 1997: 27.

175. Bartsch, C., H. Bartsch. The link between the pineal gland and cancer: an interaction involving chronobiological mechanisms. In Halberg, F. et al. Chronobiological Approach to Social Medicine. Rome,Italy: Istituto Italiano di Medicina Sociale, 1984:105-26.

176. Carr, D.B., Reppert, S.M. et al. Plasma melatonin increases during exercise in women. J Clin Endocrinol Metab, 1981 Jul;53(1):224-25.

177. Rossi, E. The Psychobiology of Mind-Body Healing. New York, NY: W.W. Norton, 1986.

178. Shannahoff-Khalsa, D.S., M.R. Boyle, M.E. Buebel. The effects of unilateral forced nostril breathing on cognition. Int J Neurosci, 1991;Apr;57(3-4):239-49.

179. Werntz, D.A., R.G, Bickford, D. Shannahoff-Khalsa. Selective hemispheric stimulation by unilateral forced nostril breathing. Hum Neurobiol, 1987;6(3):165-71.

180. Massion, A.O., et al. Meditation, melatonin and breast/prostate cancer: hypothesis and preliminary data. Med Hypothesis, 1995 Jan;44 (1):39-46.

181. Singh, R. Self-Healing: Powerful Techniques. London, ON: Health Psychology Associates, 1997:5.

第4章

1. Gregg, E. Radiation risks with diagnostic x-rays. Radiology, 1977; 123:447.

2. Gofman, John. Preventing Breast Cancer: The Story of a Major, Proven, Preventable Cause of This Disease. 2nd. ed. San Francisco, CA: Committee for Nuclear Responsibility, 1996.

3. Pacini, F., et al. Thyroid consequences of the Chernobyl nuclear accident. Acta Paediatr Suppl, 1999 Dec; 88(433):23-27.

4. Bertell, Rosalie. Gulf war syndrome, depleted uranium and the dangers of low-level radiation. www.ccnr.org/ bertell_book.html.

5. Stevenson, A.F. Low level radiation exposure the radiobiologists's challenge in the next millennium. Indian J Exp Biol, 2002 Jan;40(1):12-24.

6. John, E. and J. Kelsey. Radiation and other environmental exposures and breast cancer. Epidemiologic Reviews, 1993;15(1):157-61.

7. Harris, J., M. Lippman, et al. Breast cancer. New England Journal of Medicine, 1992;327:319-28.

8. Kelsey, J. and M. Gammon. The epidemiology of breast cancer. CA: A Cancer Journal for Clinicians, 1991;41:146-65.

9. Epstein, S. Europe's worries about U.S. meat should be our worry, too. Los Angeles Times, January 30,1989:A11.

10. Clorfene-Casten, Liane. Breast Cancer: Poisons, Profits and Prevention. Monroe, ME: Common Courage Press, 1996:62.

11. Clorfene-Casten, Liane. Breast Cancer: Poisons, Profits and Prevention. Monroe, ME: Common Courage Press, 1996:62.

12. Reported in JAMA, 1984.

13. Living at Ground Zero. Toronto Star, Sunday, Jan. 10, 1999:B1-2.

14. Clorfene-Casten, Liane. Breast Cancer: Poisons, Profits and Prevention. Monroe, ME: Common Courage Press, 1996:70.

15. Clorfene-Casten, Liane. Breast Cancer: Poisons, Profits and Prevention. Monroe, ME: Common Courage Press, 1996:72.

16. Greenpeace. Nuclear power, human health and the environment: Breast cancer warning in the Great Lakes region. Toronto, ON: Greenpeace International, 1995.

17. Lansberg, Michele. U.S. war toxins blamed for rise in Iraqi cancers. Toronto Star, Nov. 21, 1998:L1.

18. Spears, Tom. Radioactive baby teeth flag cancer rate. Ottawa Citizen, July 25, 1999:A1.

19. Brown, J. Childhood cancer in south Florida: Study finds cause in nuclear plant radiation emissions - drinking water most likely source., April 9, 2003. http://www.radiation.org/florida.html.

20. Stewart, T., and N. Stewart. Breast cancer in female flight attendants. Lancet, 1995:Nov.25;346:1379.

21. Nystrom, Lennarth, et al. Breast cancer screening with mammography: overview of Swedish randomized trials. Lancet, 1993:Apr 17;341(8851):973-978.

22. Tanaka, Y. et al. Application of algal polysaccharides as in vivo binders of metal pollutants. Proc Seventh Int Seaweed Symp, 602-607, Wiley and Sons, 1972.

23. Tanaka, Y. et al. Studies on inhibition of intestinal absorption of radioactive strontium. Can Med Assoc J, 1968, 99:169-75.

24. Sukhanov, B.P., et al. Medical and biological evaluation of new food products for children exposed to excessive radiation. Gig Sanit, 1994 Sept-Oct; (8):24-26.

25. Dharmananda, S. The nutritional and medicinal value of seaweeds used in Chinese medicine.

26. Walkiw, O., Douglas, D.E. Health food supplements prepared from kelp - a source of elevated urinary arsenic. Can Med Assoc J, 1974;111:1301-2 (letter).

27. US Dept Health and Human Services. Dietary aspects of carcinogenesis, Nov. 1981.

28. Gong, Y.F. et al. Suppression of radioactive strontium absorption by sodium alginate in animals and human subjects. Biomed Environ Sci., 1991 Sep; 4(3):273-282.

29. Inano, H., M. Onoda. Radioprotective action of curcumin estracted from Curcuma longa LINN:inhibitory effect on formation of urinary 8-hydroxy-2-deoxyguanosine, tumorigenesis, but not mortality, induced by gamma-ray irradiation. Int J Radiat Oncol Biol Phys, 2002 Jul 1; 53(3):735-743.,

30. Kapitanov, A.B., et al. Radiation-protective effectiveness of lycopene. Radiats Biol Radioecol

31. Tarbell, N.J., M. Rosenblatt, et al. The effect of N-acetylcysteine inhalation on the tolerance to thoracic irradiation in mice. Radiother Oncol, 1986 Sept; 7(1): 77-80.

32. Gorshkov, A.I., Comparative evaluation of radiation protective efficiency of regimens with various contents of calcium, potassium and iron. Gig Sanit, 1994 Jun; (6):18-20.

33. Perepelkin, S.R., N.D. Egorova. Prophylactic and therapeutic role of the B group vitamin, mesoinositol, in radiation sckness against a background of the use of a milk and egg diet. Radiobiologiia, 1980 Jan-Feb; 20(1):137-139

34. Weed, S. Breast Cancer? Breast Health! Woodstock, NY: Ash Tree Publishing, 1996:211-12.

35. Anonymous. Electromagnetic fields and male breast cancer. Lancet, December, 1990:336.

36. Anonymous. Health Report, Time, June 27, 1994.

37. Fackelmann, K. Do EMFs Pose Breast Cancer Risk? Science News, June 18, 1994:388.

38. Caplan, L.S., et al. Breast cancer and electromagnetic fields - a review. Ann Epidemiol, 2000 Jan; 10(1):31-44.

39. Weed, S. Breast Cancer? Breast Health! Woodstock, NY: Ash Tree Publishing, 1996:19.

40. Greenpeace, Death in Small Doses: The Effects of Organochlorines on Aquatic Ecosystems. 1992.

41. Arnold, S., D. Klotz, B. Collins, P. Vonier, L. Guillette Jr., J. Mclachlan. Synergistic activation of estrogen receptor with combinations of environmental chemicals. Science, Vol. 272, June 7, 1996:1489-91.

42. Colborn, Theo, D. Dumanoski, J. Peterson Myers. Our Stolen Future. New York, NY: Penguin, 1996:152.

43. Davis, Devra Lee, H.L. Bradlow. Can environmental estrogens cause breast cancer? Scientific American, Oct. 1995:172.

44. Davis, Devra Lee, H.L. Bradlow. Can environmental estrogens cause breast cancer? Scientific American, Oct. 1995:172.

45. Davis, Devra Lee, H.L. Bradlow. Can environmental estrogens cause breast cancer? Scientific American, Oct. 1995:172.

46. Davis, Devra Lee, H.L. Bradlow. Can environmental estrogens cause breast cancer? Scientific American, Oct. 1995:172.

47. Steingraber, Sandra. Living Downstream: An Ecologist Looks at Cancer and the Environment. Reading, MA: Addison-Wesley Publishing Co. Inc., 1997:133.

48. Sharpe, R., N. Skakkeback. 1993. Are oestrogens involved in falling male sperm counts and disorders of the male reproductive tract? Lancet, 341:1392-95.

49. Abell, A., et al. High sperm density among members of organic farmer's association. Lancet, 1994 June11; 343:1498.

50. Lee, John. What Your Doctor May Not Tell You About Menopause. New York, NY: Warner Books, 1996:55-56.

51. Chilvers, C. et al. Apparent doubling of frequency of undescended testes in England and Wales in 1962-81. Lancet, 1984:330-32.

52. Hutson, J. et al. Hormonal control of testicular descent and the cause of cryptorchidism. Reproduction, Fertility and Development, 1994;6:151-56.

53. Davis, Devra Lee, H.L. Bradlow. Can environmental estrogens cause breast cancer? Scientific American, Oct. 1995;273(4):166-72.

54. Wasserman, M. et al. Organochlorine compounds in neoplastic and adjacent apparently normal tissue. Bulletin of Environmental Contamination and Toxicology, 1976:15:478-84.

55. Mussalo-Rauhamaa, H.E. et al. Occurrence of b-hexachlorocyclohexane in breast cancer patients. Cancer, 1990:66:2124-28.

56. Bishop, J., S. Ho, H. Hutchinson, L. Young. Organochlorines and their link to breast cancer. Toronto, ON: Canadian College of Naturopathic Medicine, April, 1999.

57. Environmental Health Committee Newsletter for Family Physicians. Pesticides and Human Health. Toronto, ON: Environmental Health Committee of the Ontario College of Family Physicians, ND.

58. Nikiforuk, Andrew. Rocky Mountain Blight. The Globe and Mail, Oct. 17, 1998:D5.

59. Neidert, E., P. Saschenbrecker. Occurrence of pesticide residues in selected agricultural food commodities available in Canada. Journal of AOAC International, 1996;79(2):549-66.

60. Steingraber, Sandra. Living Downstream: An Ecologist Looks at Cancer and the Environment. Reading, MA: Addison-Wesley Publishing Co. Inc.,1997:161-62.

61. Mussalo-Rauhamaa et al., Occurrence of beta-Hexachlorocyclohexane in breast cancer patients. Cancer, 1990;66:2124-28.

62. This list of pesticides is adapted from 'Currently used pesticides linked with breast cancer' by Carolyn Cox, Journal of Pesticide Reform, Spring, 1996;16, 1.

63. A handout from WEDO, 'Currently used pesticides linked with breast cancer'.

64. List of known and suspected hormone disruptors. World Wildlife Fund. www.wwfcanada.org/hormone-disruptors/list.htm.

65. Westin, J.B. Carcinogens in Israeli milk: a study in regulatory failure. Int J Health Serv, 1993; 23(3):497-517.

66. Health Canada. Cancer incidence maps at the province/territory level. http://cythera.ic.gc.ca/dsol/cancer/m_prov_e.phtml?minx

67. Brophy, J.T et al. Occupational histories of cancer patients in a Canadian cancer treatment center and the generated hypothesis regarding breast cancer and farming. Int J Occup Environ Health, 2002 Oct-Dec; 8(4):346-53.

68. Soto, A.M. et al. The pesticides endosulphan, toxaphene and dieldrin have estrogenic effects on human estrogen-sensitive cells. EHP, 1994;102:380-83.

69. Rice, Bonnie (for Greenpeace). Polyvinyl Chloride (PVC) Plastic: Primary Contributor to the Global Dioxin Crisis. October 1995.

70. Mittelstaedt, Martin. Environmentalists urge testing of air near garbage dumps. The Globe and Mail, Nov. 28, 1998:A9.

71. This list is taken from a Greenpeace Report, Taking

Back Our Stolen Future: Hormone disruption and PVC plastic, April 1996.

72. Greenpeace, Death in Small Doses: The Effects of Organochlorines on Aquatic Ecosystems. 1992.

73. Greenpeace, Taking Back Our Stolen Future. April, 1996:15.

74. Rier, S.E., D.C. Martin, J.L. Becker. Endometriosis in rhesus monkeys (Macaca mulatta) following chronic exposure to 2,3,7,8-tetrachlordibenzo-p-dioxin. Fundamental and Applied Toxicology. 1993;21:433-41.

75. Greenpeace. Poisoning the Future: Impact of Endocrine Disrupting Chemicals on Wildlife and Human Health. October 1997:23.

76. Isabella, Judith. Getting too close to seal level. The Globe and Mail, Oct.3, 1998:D5.

77. Isabella, Judith. Getting too close to seal level. The Globe and Mail, Oct.3, 1998:D5.

78. Colborn, Theo, D. Dumanoski, J. Peterson Myers. Our Stolen Future. New York, NY: Penguin, 1996:88.

79. Greenpeace. Taking Back Our Stolen Future: Hormone Disruption and PVC Plastic. 1996:15.

80. Greenpeace. Poisoning the Future: Impact of Endocrine Disrupting Chemicals on Wildlife and Human Health. October 1997:13.

81. Greenpeace. Poisoning the Future: Impact of Endocrine Disrupting Chemicals on Wildlife and Human Health. October 1997:23.

82. Paris-Pombo, A., K.J. Aronson, C.G. Woolcott, W.D. King. Dietary predictors of concentreations of polychlorinated biphenyl in breast adipose tissue of women living in Ontario, Canada Arch Environ Health, 2003 Jan; 58(1):48-54.

83. Steingraber, Sandra. Living Downstream: An Ecologist Looks at Cancer and the Environment. Addison-Wesley Publishing Co. Inc., Reading, Mass. 1997:52-53.

84. Leiss, J.K. & D. Savitz, Home pesticide use and childhood cancer: a case-controlled study. AJPH, 1993; 85:249-252.

85. Davis, J.R. et al. Family pesticide use and childhood brain cancer. Archives of Environmental Contamination and Toxicity, 1993;24:87-92.

86. Commission for Environmental Cooperation. Taking Stock: North American Pollutant Releases and Transfers. Montreal, QC: Communications and Public Outreach Department of the CEC Secretariat, 1999:67.

87. TCE: ATSDR. Case Studies in Environmental Medicine: Trichloroethylene Toxicity. Atlanta,GA.: ATSDR, 1992.

88. Commission for Environmental Cooperation. Taking Stock: North American Pollutant Releases and Transfers. Montreal, QC: Communications and Public Outreach Department of the CEC Secretariat, 1999:67.

89. Joseph, B. Breast health. Vegetarian Times, July 1997: 83-90.

90. Spears, Tom. Cancers may come out of the tap. Owen Sound Sun Times, Nov. 24, 1998:1.

91. GSE Report, Vol.1, Issue 1, Praxus, Inc., Novato, CA:6.

92. GSE Report, Vol.1, Issue 1, Praxus, Inc., Novato, CA:10.

93. Thanks to Joanne Leung from the Canadian College of Naturopathic Medicine for providing this information in her research paper on composting toilets. April 7, 1999.

94. Ema, M., R. Kurasoka, H. Amano, Y. Ogawa. Comparative developmental toxicity of n-butyl benzyl phthalate and di-n-butylphthalate in rats. Arch Environ Contam Toxicol, 1995;28:233.

95. Colon, I, et al. Identification of phthalate esters in the serum of young Puerto Rican girls with premature breast development. Env Health Persp, 2000 Sept; 108(9):895-900.

96. Colborn, Theo, D. Dumanoski, J. Peterson Myers. Our Stolen Future. New York, NY: Penguin, 1996:136.

97. Greenpeace.Which of these toys contain hazardous chemicals?

98. Miller, S. Hidden hazards health impacts of toxins in polymer clays. 2002 July. Vermont Public Interest Research Group, http://www.vpirg.org/downloads/hiddenhazards.pdf. accessed May 23, 2003.

99. Schantz, N. Biodegradation and bioaccumulation of phthalate esters. 1998. http://www.ecpi.org/technical papers. Accessed May 23, 2003.

100. National Toxicology Program Center for the evaluation of risks to human reproduction: Expert panel review of phthalates. http://www.mindfully.org/plastic/phthalates-reproduction-NTP14ju100.htm. Accessed May 23, 2003.

101. Cybulski, S. and Genne, Anne-Helene. Phthalates: An overview, route of elimination and estrogenic effects. Canadian College of Naturopathic Medicine 3rd year student paper. April 2, 2003.

102. Colborn, Theo, D. Dumanoski, J. Peterson Myers. Our Stolen Future. New York, NY: Penguin, 1996:134.

103. Davis, Devra Lee, H. Bradlow. Can environmental estrogens cause breast cancer? Scientific American, Oct. 1995:166-72.

104. Colborn, Theo, D. Dumanoski, J. Peterson Myers. Our Stolen Future. New York, NY: Penguin, 1996:107.

105. Waters, Jane. Taking back our stolen future. International J. Alternative & Complementary Medicine, 1996;14 (12);19, 22-23.

106. World Wildlife Fund. News release: Lab analysis reveals hormone-disrupting chemicals in everyday household soaps. Feb. 11, 1997; and personal communication with Julia Langar.

107. Wenning, R.J. Uncertainties and data needs in risk assessment of three commercial polybrominated diphenyl ethers: probabilitic exposure analysis and comparison with European Commission results. Chemosphere, 2002 Feb; 46(5):779-96.

108. Sarick, Lila. To spray or not to spray? D that is the question. The Globe and Mail, Aug. 29, 1998:A10.

第5章

1. Von Tempelhoff, G.F., F. Nieman, L. Heilmann, G. Hommel. Association between blood rheology, thrombosis and cancer survival in patients with gynecological malignancy. Clin Hemorheol Microcirc, 2000; Vol. 22(2):107-30.

2. Von Tempelhoff, G.F. et al. Association between blood rheopogy, thrombosis, and cancer survival in patients with gynecologic malignancy. Clin hemorheal microcirc, 2000; 22(2):107-30.

3. Hole, J.H. Human Anatomy and Physiology. Dubuque, Iowa: Wm. C. Brown Publishers, 1984:629.

4. Simpson-Haidaris, P.J., B. Rybarczyk. Tumors and fibrinogen. The role of fibrinogen as an extracellular matrix protein. Ann N Y Acad Sci, 2001; 936:406-425.

5. Guyton, A.C. Textbook of Medical Physiology. Toronto, ON: W.B. Saunders Co., 1981:97.

6. Dirix, L.Y. et al. Plasma fibrin D-dimer levels correlate with tumor volume, progression rate and survival in patients with metastatic breast cancer. Br J Cancer, 2002, Feb. 1; 86(3):389-95.

7. Miller, B., L. Heilmann. Hemorheologic parameters in patients with gynecological malignancies. Gynecol Oncol, 1989; 33(2):177-81.

8. Derham, R.J., P.C. Buchan. Haemorheological consequences of estrogen and progestogen therapy. Eur J Obstet Gynecol Reprod Biol, 1989 Aug; 32(2):109-14.

9. Bouix, D., et al. Clin Hemorheol Microcirc, 1998 Nov; 19(3):219-27.

10. Davis, E., H. Rozov. Xanthinol nicotinate in peripheral vascular disease. Practitioner, 1975 Dec.; 215(1290):793-98.

11. Rimpler, M. The action of proteases in malignant processes. Journal of the American Holistic Veterinary Medical Association; 1996 April 30; Vol 15(1):21-28.

12. Jain, R.K. Determinants of tumor blood flow: a review. Cancer Res, 1988 May 15; 48(10):2641-2658.

13. Murray, M., J. Pizzorno. Encyclopedia of Natural Medicine. Rocklin, CA: Prima Publishing, 1998:108-24.

14. Health Canada. Potential drug interactions with St. John's Wort. Health Canada Information Backgrounder. URI. www.hcsc.gc/english/archives/warnings/2000/2000_36ebk.htm. Nov 12, 2000.

15. Thorne Research. Detox Program Handout. 2000 May: 7.

16. Murray, M., J. Pizzorno. Encyclopedia of Natural Medicine. Rocklin, CA: Prima Publishing, 1998:108-24.

17. Malhotra, S., Bailey, D.G., Paine, M.F., et al. Seville orange juice-felodipine interaction:comparison with dilute grapefruit juice and involvement of furocoumarins. Clin Pharacol Ther, http://www.vpirg.org/downloads/hiddenhazards.pdf. accessed May 23, 2003.

18. Yee, G.C. et al. Effect of grapefruit juice on blood cyclosporin concentration. Lancet, 1995; 345:955-56.

19. Somasundaram, S., N.A. Edmund, D.T. Moore, et al. Dietary curcumin inhibits chemotherapy-induced apoptosis in models of human breast cancer. Cancer Res, 2002 Jul 1; 62(13):3868-75.

20. Edenharder, R., et al Protection by beverages, fruits, vegetables, herbs, and flavonoids against genotoxicity of 2-acetylaminofluorine and 2-amino-1-methyl-6-phenylimidazol[4,5-b]pyridine (PhIP) in metabolically competent V79 cells. Mutat Res, 2002 Nov 26; 521(1-2):57-72.

21. Matsen, John. The Secrets to Great Health from Your Nine Liver Dwarves. North Vancouver, BC: Goodwin Books, Ltd., 1998:282.

22. Collin, J. No, not snake oil, castor oil! Townsend Letter for Doctors, 1989 July:34.

23. Myers, Dennis. Urine and saliva testing. Euro-American Health: A New Biology. www.euroamericanhealth.com. May 29, 2003.

24. From a handout called Detoxify for All You're Worth, by Dr Leo Roy.

25. Vaupel, P. et al. Blood flow, oxygen and nutrient supply, and the metabolic microenvironment of human tumors: A review. Cancer Research, 1989;49(23):6449-65.

26. Lee, A.H., I.F. Tannock. Homogeneity of intracellular pH and of mechanisms that regulate intracellular pH in populations of cultured cells. Cancer Research, 1998;1(9):1901-08.

27. Myers, Dennis. Urine and saliva testing. Euro-American Health: A New Biology. www.euroamericanhealth.com. May 29, 2003.

28. From a handout called Detoxify for All You're Worth, by Dr Leo Roy.

29. Hobbs, C. Foundations of Health: Healing with Herbs and Foods. Capitola, CA: Botanica Press, 1992:158.

30. Rogers, S. Wellness Against All Odds. Syracuse, NY: Prestige Publishing, 1994.

31. Borriello, S.P., K. Setchell, M. Axelson, A.M. Lawson. Production and metabolism of lignans by the human faecal flora. Journal of Applied Bacteriology, 1985;58,37-43.

32. Cichoke, A. The effect of systemic enzyme therapy on cancer cells and the immune system. Townsend Letter for Doctors and Patients. Nov 1995:30-32.

33. Gignac, Tara. The use of digestive enzymes in cancer therapy. Toronto, ON: Canadian College of Naturopathic Medicine, April 2000:2.

34. Cichoke, A. The effect of systemic enzyme therapy on cancer cells and the immune system. Townsend Letter for Doctors and Patients. Nov 1995:31.

35. Moskvichyov, B.V., E.V. Komarov, G.P. Ivanova. Study of trypsin thermodenaturation process. Enzyme Microb Technol, 1986; 8:498-502.

36. Gotze, H., S.S. Rothman. Enteropancreatic circulation of digestive enzymes as a conservative mechanism. Nature, 1975; 257:607-09.

37. Liebow, C., S.S. Rothman. Enteropancreatic circulation of digestive enzymes. Science, 1975; 189:472-74.

38. Wald, M., T. Olejar, P. Pouckova, M. Zadinova. Proteinases reduce metastatic dissemination and increase survival time in C57BI6 mice with the Lewis lung carcinoma. Life Sciences, 1988a; 63(17):237-43.

39. Wald, M., T. Olejar, P. Pouckova, M. Zadinova. The influence of proteinases on in vivo blastic transformation in rat species SD/Ipcv with spontaneous lymphoblastic leukemia. British Journal of Haematology, 1998b; 102(1):294.

40. Wald, M. et al. Mixture of trypsin, chymotrypsin, and papain reduces formation of metastases and extends survival time of C57BI6 mice with syngeneic melanoma B16. Cancer Chemother Pharmacol, 2001; 47(Suppl):S16-S22.

41. Wald, M. et al. The influence of trypsin, chymotrypsin, and papin on the growth of human pancreatic adenocarcinoma transplanted to nu/nu mice. European Journal of Cancer, 1999; 35(4),no. 543:148.

42. Stauder, G., F. Beaufort, P. Streichhan. Radiotherapy side-effects in abdominal cancer patients and their reduction by hydrolytic enzyme preparations. Dtsch Zschr Onkol, 1991; 23(1):7-16.

43. Desser, L. et al. Concentrations of soluble tumour necrosis factor receptors, 2-microglobulin, IL-6 and TNF in serum of multiple myeloma patients after chemotherapy and after combined enzyme-therapy. Int J Immunotherapy, 1997; XIII(3/4):111-19.

44. Sakalova, A. et al. Survival analysis of an additional therapy with oral enzymes in patients with multiple myeloma. British Journal of Haematology, 1998; 102:353.

45. Perasalo, J. The traditional use of sauna for hygiene and health in Finland. Annals of Clinical Research. 1988:20(4):220-23.

46. Hubbard, L. R. Clear Body, Clear Mind. Copenhagen, Denmark: New Era Publications Int., 1990.

47. Roehm, D.C. Effect of a clearing program of sauna baths and megavitamins on adipose DDE and PCBs and on clearing of symptoms of Agent orange (dioxin) toxicity. Clinical Research, 1983:31:243.

48. Roehm, D.C. Effect of a clearing program of sauna baths and megavitamins on adipose DDE and PCBs and on clearing of symptoms of Agent orange (dioxin) toxicity. Clinical Research, 1983:31:243.

49. Kilburn, K.H., R.H. Warsaw, M.G. Shields. Neurobehavioral dysfunction in firemen exposed to polychlorinated biphenyls (PCBs): possible improvement after detoxification. Arch Environ Health, 1989, Nov-Dec;44(6):345-50.

50. Steinman, D. Diet for a Poisoned Planet. New York, NY: Crown Publishing, 1990:300-06.

51. Krop, J. Chemical sensitivity after intoxication at work with solvents: response to sauna therapy. Journal of Alternative and Complementary Medicine, 1998;4(1):77-86.

52. Ahuja, M., V. Comeau, M. Garieri, V. Lurie, C. Pustowka, K. Stauffert, B. Steels, C. Tibelius, S. Tripodi, F. Tutt. Sauna as a method of detoxification in the prevention and treatment of breast cancer. Toronto, ON: Canadian College of Naturopathic Medicine, April, 1999.

53. Steinman, D. Diet for a Poisoned Planet. New York, NY: Crown Publishing, 1990:300-06.

54. Bhajan, Yogi. Sadhana Guidelines for Kundalini Yoga Daily Practise. Los Angeles, CA: Kundalini Research Institute, 1996:30.

第6章

1. Singer, S. & S. Grismaijer. Dressed to Kill: The Link Between Breast Cancer and Bras. Garden City Park, NY: Avery Publishing Group, 1995.

2. Singer, S. & S. Grismaijer. Dressed to Kill: The Link Between Breast Cancer and Bras. Garden City Park, NY: Avery Publishing Group, 1995.

3. De Schepper, Luc. Peak Immunity: How to Fight CEBV, Candida, Herpes Simplex Viruses and Other Immune-Suppressed Conditions and Win. Van Nuys, CA: Le Fever Publications, 1989.

4. Zava, D., C. Dullbaum, M. Blen. Estrogen and progestin bioactivity of foods, herbs and spices. Biol Med, 1998;217(3):369-78.

5. Duke, J. Dr. Duke's Phytochemical and Ethnobotanical Databases. Agricultural Research Service.www.ars-grin.gov/cgi-bin/duke/chemical Accessed June 12, 2003.

6. Kloppenberg, R., et al. Heilpflanzen in der Krebsmedizin. Berlin, Germany: 1997.

7. Walters, R. Options: The Alternative Cancer Therapy Book. Garden City Park, NY: Avery Publishing Group, 1993.

8. Moss, R. Cancer Therapy: The Independent Consumer's Guide to Non-Toxic Treatment and Prevention. New York, NY: Equinox Press, 1992:322.

9. Hartwell, J. Plants Used Against Cancer. Lloydia; 32(2) June 1968, 33(1); March 1970.

10. Holmes, P. The Energetics of Western Herbs. Vol.II. 2nd ed. Berkeley, CA: NatTrop Publishing, 1993:574-76.

11. Zava, D., C. Dullbaum, M. Blen. Estrogen and progestin bioactivity of foods, herbs and spices. Biol Med, 1998;217(3):369-78.

12. Naiman, Ingrid. Cancer Salves: A Botanical Approach to Treatment. Santa Fe, NM: Seventh Ray Press, 1999.

13. Ahmad, Nihal et al. Green tea constituent epigallocatechin-3-gallate and induction of apoptosis and cell cycle arrest in human carcinoma cells. Journal of the National Cancer Institute, 1997;89(24):1881-86.

14. Scientists learn how tea blocks cancer. Toronto Star, April 1, 1999:A14.

15. Brinker, F. The Hoxsey treatment: cancer quackery or effective physiological adjuvant? Journal of Naturopathic Medicine, 1997;6(1):9-23.

16. Brinker, F. The Hoxsey treatment: cancer quackery or effective physiological adjuvant? Journal of Naturopathic Medicine, 1997;6(1):9-23.

17. Walker, Morton. The anticancer components in Essiac. Townsend Letter for Doctors and Patients, Dec. 1997:76-82.

18. Bardon, S., K. Picard, P. Martel. Monoterpenes inhibit cell growth, cell cycle progression and cyclin D1 gene expression in human breast cancer cell lines. Nutr Cancer, 1998;32(1):1-7.

19. Hang, J., M. Gould. Mammary carcinoma regression induced by perillyl alcohol, a hydroxylated analog of limonene. Cancer Chemother Pharmacol, 1994;34(6):477-83.

20. Jones, C. Lovely lavender holds compelling anticancer potential. Herbs for Health, 1998;Jan/Feb:17.

21. Ziegler, J. Raloxifene, retinoids and lavender: 'me too' tamoxifen alternatives under study. Jour Nat Canc Inst, 1996;88(16):1100-02.

22. Essential Science Publishing. People's Desk Reference for Essential Oils. New York, NY: Essential Science Publishing, 1999:48

23. Nanba, H., Maitake D-fraction: Healing and preventative potential for cancer. Journal of Orthomolecular Medicine, 1997;12:43-49.

24. Nanba, H., Activity of Maitake D-fraction to inhibit carcinogenesis and metastasis. Annals of the New York Academy of Sciences, 1995;768:243-45.

25. Nanba, H., Anti-tumor activity of orally administered D-fraction from Maitake Mushroom. J. Naturopathic Med, 1993;41:10-15.

26. Yamada,Y., H. Nanba, H. Kuroda. Antitumor effect of orally administered extracts from the fruitbody of Grifola frondosa (Maitake). Chemotherapy (Tokyo), 1990;38(8):790-96.

27. Nanba, H., Maitake D-fraction: Healing and preventative potential for cancer. Journal of Orthomolecular Medicine, 1997;12:43-49.

28. Activity of maitake D-fraction to inhibit carcinogenesis and metastasis. Annals of the New York Academy of Sciences, 1995;768:243-245.

29. Mizuno, T., H. Saito, T. Nishitoba, & H. Kawagishi, Antitumor active substances from mushrooms. Food Reviews International, 1995;111:23-61.

30. Stamets, P. & C. Dusty Wu Yao. MycoMedicinals: Information on medicinal mushrooms. Townsend Letter for Doctors and Patients, 1998;179:152-62.

31. Wang, S.Y., M.L. Hsu, C.H.Tzeng, S.S. Le, M.S. Shiao & C.K. Ho, The anti-tumor effect of Ganoderma lucidum is mediated by cytokines released from activated macrophages and T-lymphocytes. International Journal of Cancer, 1997;70(6):669-705.

32. Yang, D.A., S. Li, & X. Li, Prophylactic effects of Zhu Ling and BGG on postoperative recurrence of bladder cancer. Chung-Hua-Wai-Ko-Tsa-Chih, June 29, 1994;(6):393-95,399.

33. Chang, H.M. & P.P. But. Pharmacology and Applications of Chinese Materia Medica. Vol.1. Singapore: World Scientific, 1986.

34. Ito, H., K. Shimura, H. Itoh, M. Kawade. Antitumor effects of a new polysaccharide-protein complex (ATOM) prepared from Agaricus blazei (Iwade strain 101) Himematsutake and its mechanisms in tumor-bearing mice. Anticancer Research, Jan-Feb 1997;17(1A):277-84.

35. Ebina, T. & K. Murata. Antitumor effect of intratumoral administration of a Coriolus preparation, PSK: inhibition of tumor invasion in vitro. Gan To Kagaku Ryoho, 1994;21:2241-43.

36. Sugimachi, K., Y. Maehara, M. Ogawa, T. Kakegawa and M. Tomita. Dose intensity of uracil and tegafur in

postoperative chemotherapy for patients with poorly differentiated gastric cancer. Cancer Chemotherapy and Pharmacology, 1997;40(3):233-38.

37. Casura, L. 'Mr. Medicinal Mushroom': An interview with mycologist Paul Stamets. Townsend Letter for Doctors and Patients, June 1998;(179):11-17,151-269.

38. Ghoneum, M., A. Jewett. Production of tumor necrosis factor-alpha and interferon-gamma from human peripheral blood lymphocytes by MGN-3, modified arabinoxylan from rice bran, and its synergy with interleukin-2 in vitro. Cancer Detect Prev, 2000; 24(4):314-324.

第7章

1. Asami, D.K., Y.J.Hong, D.M. Barrett, A.E. Mitchell. Comparison of the total phenolic and ascorbic acid content of freeze-dried and air-dried marionberry, strawberry and corn grown using conventional, organic, and sustainable agricultural practices. Agric Food Chem, 2003 Feb 26; 51(5):1237-1241.

2. Carbonaro, M., M. Mattera, S. Nicoli, P. Bergamo, M. Cappelloni. Modulation of antioxidant compounds in organic vs conventional fruit. J Agric Food Chem, 2002 Sep 11; 50(19):5458-5462.

3. Worthington, V. Nutritional quality of organic versus conventional fruits, vegetables and grains. J Altern Complement Med, 2001 Apr; 7(2):161-173.

4. Mollison, B. Introduction to Permaculture. Tyalgum, NSW, Australia: Tagari Publications, 1991.

5. Steimetz, K.A., J.D. Potter. Vegetables, fruit and cancer prevention: a review. J Am Diet Assoc, 1996;96:1027-39.

6. Phillips, R.L., Cancer among Seventh Day Adventists. Journal of Environmental Pathology and Toxicology, 1980;3:157-69.

7. Sanches, A., et al. A hypothesis on the etiological role of diet on age of menarche. Medical Hypothesis, 1981;7:1339-45.

8. Weed, Susun. Breast Cancer/Breast Health! Woodstock, NY: Ash Tree Publishing, 1996:46-52.

9. Zimmerman, M. Phytochemicals and disease prevention. Alternative and Complementary Therapies, Apr/May 1995;1(3)154-57.

10. Holzman, D. Nutritional chemoprevention: using food to fight cancer. Alternative and Complementary Medicine, Mar/Apr, 1996;2(2), 65-67.

11. Wattenberg, L.W. & W.D. Loub. 1978. Inhibition of polycyclic aromatic hydrocarbon-induced neoplasia by naturally occurring indoles. Cancer Research, 1978;38:1410-13.

12. Michnovicz, J.J. How to Reduce Your Risk of Breast Cancer. New York, NY: Warner Books, 1994:103.

13. Wong, GYC et al. A dose-ranging study of indole-3-carbinol for breast cancer prevention. Strang Cancer Prevention Center. Breast Cancer Research and Treatment, 1997;46(1):81.

14. Fahey, J.W., Y. Zhang, & P. Talalay. Broccoli sprouts: An exceptionally rich source of inducers of enzymes that protect against chemical carcinogens. Proc. Natl. Acad. Sci. USA., 1997; 94:10367-72.

15. Raloff, J. Anticancer agent sprouts up unexpectedly. Science News,1997;152:183.

16. Anonymous. Garlic fights nitrosamine formation ¡ as do tomatoes and other produce. Science News, 1994;145.

17. Nakagawa, H., et al. Growth inhibitory effects of diallyl disulfide on human breast cancer cell lines. Carcinogenesis, 2001 Jun; 22(6):891-897.

18. Hirsch, K et al. Effect of purified allicin, the major ingredient of freshly crushed garlic, on cancer cell proliferation. Nutr Cancer, 2000; 38(2):245-254.

19. Nakagawa, H., et al. Growth inhibitory effects of diallyl disulfide on human breast cancer cell lines. Carcinogenesis, 2001 Jun; 22(6):891-897.

20. Teas, J. The consumption of seaweed as a protective factor in the etiology of breast cancer, Medical Hypotheses, 1981;7:(5)601-13.

21. Yamamoto, I., H. Maruyama, M. Morguchi. The effect of dietary seweeds on 7,12-dimethyl-benz[a} anthracance-induced mammary tumorigenesis in rats. Cancer Lett, 1987 May; 35(2):109-118.

22. Weed, S. Breast Cancer? Breast Health., Woodstock, NY: Ash Tree Publishing, 1996:272.

23. Bensky, Dan, A. Gamble. Chinese Herbal Medicine Materia Medica. Seattle, WA. Eastland Press Inc., 1986:129.

24. Balch, J.F. The Super Anti-oxidants: Why they will change the face of healthcare in the 21st Century. New York, NY: M. Evans & Co.,1998:129.

25. Kantesky, P.A., et al. Dietary intake and blood levels of lycopene: association with cervical dysplasia among non-Hispanic, black women. Nutrition and Cancer, 1998;31;31-40.

26. Sharoni, Y., et al. Effects of lycopene-enriched tomato oleoresin on 7,12-dimethyl-benz(a)anthracene-induced rat mammary tumors. Cancer Detection and Prevention. 1997;21(2):118-23.

27. Buckler, J., A.J. DeNault, V. Franc, T. Strukoff. Breast cancer treatment and prevention: limonene, lycopene and alpha-lipoic acid. Toronto, ON: Canadian College of Naturopathic Medicine, April, 1999.

28. Guthrie, N., K. Carroll. Inhibition of human breast cancer cell growth and metastasis in nude mice by citrus juices and their constituent flavonoids.

In Biological Oxidants and Antioxidants: Molecular Mechanisms and Health Effects. Packer, L. and A. Ong, eds. Champaign, IL: AOCS Press, 1998:310-16.

29. Gould, M., et al. Limonene chemoprevention of mammary carcinoma induction following direct in situ transfer of v-Ha-ras. Cancer Research, 1994;54(13):3540-43.

30. Erasmus, Udo. Fats that Heal, Fats that Kill. Burnaby, BC: Alive Books, 1993:400.

31. Erasmus, Udo. Fats that Heal, Fats that Kill. Burnaby, BC: Alive Books, 1993:53.

32. Kohlmeier, L. Biomarkers of fatty acid exposure and breast cancer risk. Am J Clin Nutr, 1997;66(suppl): 1548S-56S.

33. Cave, W. Omega three PUFAs in rodent models of breast cancer. Breast Cancer Research and Treatment, 1997:46:239-46.

34. Okuyama et al. Dietary fatty acids: The Omega 6/ Omega 3 balance. Progress in Lipid 1997:41.

35. Takeda, S. et al. Lipid peroxidation in human breast cancer cells in response to gamma-linolenic acid and iron. Anticancer Research. 1992;12:329-34.

36. Bakker, N., P. Van't Veer and P. Zock. Adipose fatty acids and cancers of the breast, prostate and colon: An ecological study. Breast Cancer, 1997(72):587-91.

37. Fogg, J., D. Derbyshire, E. Bennett, M. Melanson. Essential fatty acids and their role in breast cancer prevention and treatment. Toronto, ON: Canadian College of Naturopathic Medicine, April, 1999.

38. Erasmus, Udo. Fats that Heal, Fats that Kill. Burnaby, BC: Alive Books, 1993:365.

39. Thompson, L. et al. Flaxseed and its lignan and oil components reduce mammary tumor growth at a late stage of carcinogenesis. Carcinogenesis, 1996:17(6):1373-76.

40. Abdi-Dezfuli, F. et al. Eicosapentaenoic acid and sulphur substituted fatty acid analogues inhibit the proliferation of human breast cancer cells in culture. Breast Cancer Research and Treatment, 1997;45:230.

41. Jiang, W., R. Bryce and R. Mansel. Gamma linolenic acid regulates gap junction communication in endothelial cells and their interaction with tumor cells. Prostaglandins, Leukotrienes and Essential Fatty Acids, 1997,56(4):307.

42. Hardman, W.E., C.P.R., Avula, G. Fernandes, I.L. Cameron. Three percent dietary fish oil concentrate increased efficacy of doxorubicin against MDA-MB 231 breast cancer xenografts. Clin Can Res, 2001; 7:2041-2049.

43. Rose, D.P., J.M. Connolly, X.H. Liu. Effects of linoleic acid and gamma -linolenic acid on the growth and metastases of a human breast cancer cell line in nude mice and on its growth and invaseive capacity in vitro. Nutr Cancer, 1995; 24(1):33-45.

44. Ip, Clement. Review of the effects of trans fatty acids, oleic acid, omega-3 polyunsaturated fatty acids. Am J Clin Nut. 1997:66(suppl):1523S-9S.

45. Bakker, N., P. Van't Veer, P. Zock. Adipose fatty acids and cancers of the breast, prostate and colon: an ecological study. Breast Cancer, 1997;72:587-91.

46. Simopoulos, A.P. The importance of the ratio of omega-6/omega-3 essential fatty acids. Biomed Pharmacother, 2002 Oct; 56(8):365-379.

47. Lipworth, L., et al. Olive oil and human cancer: An assessment of the evidence. Preventive Medicine, 1997;26:181-90.

48. Aziziyan, S., N. Rezvani, C. Radulovici, A. Nozari. Dietary fat and breast cancer prevention. Toronto, ON: Canadian College of Naturopathic Medicine, April, 1999.

49. Boyd, N. Nutrition and breast cancer. Journal of the National Cancer Institute, 1993;Jan.6;85(1):6-7.

50. Woods, M., et al. Hormone levels during dietary changes in pre-menopausal African-American women. Journal of the National Cancer Institute. 1996;Oct.2;88(19):1369-74.

51. Phillips, R.L., Role of life-style and dietary habits in risk of cancer among Seventh-Day Adventists. Cancer Research, 1975;35:3513.

52. McAndrew, Brian. Toxic chemical gets into fatty products. Toronto Star, July 1, 1998.

53. Jibrin, Janis. The ultra diet for healthy breasts. Prevention, Sept 1996:65-71,148.

54. Gerber, M. Fiber and breast cancer: another piece of the puzzle — but still an incomplete picture. Journal of the National Cancer Institute, 1996;88:13,857-58.

55. Gerber, M. Fiber and breast cancer: another piece of the puzzle — but still an incomplete picture. Journal of the National Cancer Institute, 1996;88:858.

56. Cohen, L.A., et al. Wheat bran and psyllium diets: effects on N-methylnitrosoura-induced mammary tumorigenesis in F344 rats. J Natl Cancer Inst, 1996;Jul;88(13):899-907.

57. Rohan, T.E. et al. Dietary fiber, vitamins A, C, and E and the risk of breast cancer: A cohort study. Cancer Causes and Control, 1993;4:29-37.

58. Simone, C. Nutritional Medicine Today 1997 Conference: Breast cancer nutritional and lifestyle modification to augment oncology care (audiotape). Richmond Hill, ON: Audio Archives of Canada, 1997.

59. Koch-Kattenstroth, S. and E. Shoyama. Fiber and breast cancer. Toronto, ON: Canadian College of Naturopathic Medicine, April, 1999.

60. Petrakis, N.L. & E.B. King. 1981. Cytological abnormalities in nipple aspirates of breast fluid from

women with severe constipation. Lancet, 1981;ii:1203-05.

61. Rose, D.P., M. Goldman, J.M. Connolly & L.E. Strong. High fiber diet reduces serum oestrogen concentrations in pre-menopausal women. American Journal of Clinical Nutrition, 1991;54:520-25.

62. Rose, D.P., M. Lubin and J. Connolly. Effects of diet supplementation with wheat bran on serum estrogen levels in the follicular and luteal phases of the menstrual cycle. Nutrition, 1997;13(6):535-39.

63. Carper, Jean. The Food Pharmacy. New York, NY: Bantam, 1988.

64. Kennedy, A. The evidence for soybean products as cancer preventive agents. J Nutrition, 1995;125:733.

65. Walker, Morton. Soybean isoflavones lower risk of degenerative diseases, Townsend Letter for Doctors and Patients, August/September, 1994.

66. Xu, X., A.M. Duncan, K.E. Wangen, M.S. Kurzer. Soy consumption alters endogenous estrogen metabolism in postmenopaual women. Cancer Epidemiol Biomarkers Prev, 2000 Aug; 9(8):781-86.

67. Constantinou, A., K. Kiguchi, E. Huberman. Induction of differentiation and DNA strand breakage in human HL-60 and K-562 leukemia cells by genistein. Cancer Res, 1990 May 1;50(9s):2618-24.

68. Ingram, D., K. Sanders, M. Kolybaba, D. Lopez. Case-control study of phytoestrogens and breast cancer. Lancet, 1997;350 Oct.4: 990-93.

69. Ingram, D., K. Sanders, M. Kolybaba, D. Lopez. Phyto-oestrogens and breast cancer. Int Clin Nutr Rev, 1998;18(1):35-36.

70. Adlercreutz, H., & W. Mazur. Phyto-oestrogens and western disease. The Finnish Medical Society DUODECIM, Ann Med, 1997;29,103.

71. Adlercreutz, H., & W. Mazur. Phyto-oestrogens and western disease. The Finnish Medical Society DUODECIM, Ann Med 29, 1997:95-120.

72. Zava, D., M. Blen, G. Duwe. Estrogenic activity of natural and synthetic estrogens in human breast cancer cells in culture. Environmental Health Perspectives, April 1997;105(Sup.3): 637-45.

73. Kaufman, P., et al. A comparative survey of leguminous plants as sources of the isoflavones, genistein and daidzen: implications for human nutrition and health. Journal of Alternative and Complementary Medicine, 1997;3(1):7-12.

74. Adlercreutz, H. Evolution, nutrition, intestinal microflora, and prevention of cancer: A hypothesis. Proc Soc Exp Biol Med, 1998;217(3):241-46.

75. Kaufman, P., et al. A comparative survey of leguminous plants as sources of the isoflavones, genistein and daidzen: implications for human nutrition and health. Journal of Alternative and Complementary Medicine,

1997;3(1):10-11.

76. Adlercreutz, H., & W. Mazur. Phyto-oestrogens and western disease. The Finnish Medical Society DUODECIM, Ann Med, 1997;29:95-120.

77. Wahlqvist, M. Phytoestrogens: Emerging multifaceted plant compounds. Medical Journal of Australia, 1997;Aug.4;167:119-20.

78. Cassidy, A., S. Bingham, & K. Setchell. Biological effects of isoflavones in young women: importance of the chemical composition of soyabean products. British Journal of Nutrition, 1995;74:587-601.

79. Colditz, G.A., A. Frazier. Models of breast cancer show that risk is set by events of early life: prevention efforts must switch focus. Cancer Epidem Biomarker Prevent, 1995;4:567.

80. Setchell, K.D.R., et al. Exposure of infants to phyto-estrogens from soy-based infant formulas. Lancet, 1997;350:23-27.

81. High, C., K. Wolfe. Are soy products safe for infants and pregnant women? Toronto, ON: Canadian College of Naturopathic Medicine, April, 1999.

82. DeSimone, S., B. Finucan. Soy: Too good to be true. (Part 2 of 2). Gerson Healing Newsletter Online, March 11, 2000; http://gerson.org/healing/articles/nl_soytoogood.htm:3.

83. Divi, R.L., H.C. Chang, D.R. Doerge. Anti-thyroid isoflavones from soybean: isolation, characterization, and mechanisms of action. Biochem Pharmacol, 1997 Nov 15;54(10):1087-96.

84. Fort, P., N. Moses, M. Fasano, T. Goldberg, F. Lifshitz. Breast and soy-formula feedings in early infancy and the prevalence of autoimmune thyroid disease in children. J Amer Coll Nutr, 1990; Apr 9(2):164-67.

85. Setchell, K.D., L. Zimmer-Nechemias, J. Cai, J.E. Heubi. Isoflavone content of infant formulas and the metabolic fate of these phytoestrogens in early life. Am J Clin Nutr, 1998 Dec 68(6)Suppl:1453S-1461S.

86. Thompson, L. and M. Serraino. Lignans in flaxseed and breast carcinogenesis. Toronto, ON: Dept. of Nutritional Sciences, Univ. of Toronto, 1989.

87. Setchell, K.D.R., H. Adlerkreutz. Mammalian lignans and phyto-estrogens:recent studies on their formation, metabolism and biological role in health and disease. In Rowland, I.R., ed. Role of the Gut Flora in Toxicity and Cancer. London, UK: Academic Press, 1998:315-75.

88. Adlercreutz, H., et al. Excretion of the lignans enterolactone and enterodiol and of equol in omnivorous and vegetarian post-menopausal women and in women with breast cancer. Lancet, 1982;ii:1295-99.

89. Adlercreutz, H., et al. Determination of urinary lignans and phytoestrogen metabolites, potential antiestrogens

and anticarcinogens, in urine of women on various habitual diets. J Steroid Biochem, 1986;25:791-97.

90. Serraino, M., L. Thompson. The effect of flaxseed supplementation on the inhibition and promotional stages of mammary carcinogenesis. Nutrition and Cancer, 1992;17:153-59.

91. Thompson, Lilian. Antitumorigenic effect of a mammalian lignan precursor from flaxseed. Nutrition and Cancer, 1996;26(2):159-65.

92. Thompson, Lilian. Flaxseed and its lignan and oil components reduce mammary tumor growth at a late stage of carcinogenesis. Carcinogenesis, 1996;17(6):1373.

93. Dabrosin, C., J. Chen, L. Wang, L.U. Thompson. Flaxseed inhibits metastasis and decreases extracellular vascular endothelial growth factor in human breast cacner xenografts. Cancer Letter, 2002 Nov 8; 185(1):31-37.

94. Gerson, M. A Cancer Therapy: Results of Fifty Cases. Del Mar, CA: Totality Books, 1977:163-66.

95. Inagawa, H., T. Nishizawa, K. Noguchi et al. Anti-tumor effect of lipopolysaccharide by intradermal administration as a novel drug delivery system. Anticancer Res, 1997;17:2153-58.

96. Wong, G.Y.C., M. Katare, M.P. Osborne, N.T. Telang. Preventive efficacy of Lentinas elodes mycelium extract (LEM) in human mammary carcinogenesis (abstr. 321). In 19th Annual San Antonio Breast Cancer Symposium. [San Antonio, Texas] December 11-14, 1996, Program and Abstracts, 1996:265.

97. Nanba, H., K. Mori, T. Toyomasu, H. Kuroda. Antitumor action of shiitake (Lentinus elodes) fruit bodies orally administered to mice. Chem Pharm Bull, 1987;35:2453-58.

98. Jones, Kenneth. Shiitake: a major medicinal mushroom. Alternative and Complementary Therapies, Feb.,1998:55.

99. Sharma, O.P. Biochem Pharmacol, 1976;25:1811-12.

100. Bensky, D. & A. Gamble. Chinese Herbal Medicine Materia Medica. Seattle, WA: Eastland Press, 1986:390-91.

101. Thaloor, D., et al. Inhibition of angiogenic differentiation of human umbilical vein endothelial cells by curcumin. Cell Growth and Differentiation, 1998;9(4):305-12.

102. Hall, A. Curcuma longa: A therapeutic role in the fight against breast cancer. Toronto, ON: Canadian College of Naturopathic Medicine, April, 1999.

103. Mehta, K. et al. Antiproliferative effect of curcumin (diferuloylmethane) against human breast tumor cell lines. Anti-Cancer Drugs, 1997;8(5):470-81.

104. Choudhuri, T., S. Pal, M.L. Agwaral, T. Das, G. Sa. Curcumin induces apoptosis in human breast cancer cells through p53-dependent Bax induction. FEBS Lett, 2002 Feb 13; 512(1-3):334-340.

105. Arnold, S.F., D.M. Klotz, B.M. Collins, P.M. Vonier, L.J. Guillette Jr., & J.A.McLachlan. Science, 1996;272,1489-92.

106. Verma, S.P., E. Salamone & B. Goldin. Curcumin and genistein, plant natural products, show synergistic inhibitory effects on the growth of human breast cancer MCF-7 cells induced by estrogenic pesticides. Biochem and Biophys Res Comm, 1997;233:692-96.

107. Galland, L. Intestinal toxicity: New approaches to an old problem. Alternative and Complementary Therapies, Aug. 1997;3(4):288-95.

108. Zhu, B.T., D.P. Loder, M.X. Cai, C.T. Huang, A.H. Conney. Dietary administratio of an extract from rosemary leaves enhances the liver microsomal metabolism of endogenous estrogens and decreases their uterotropic action in CD-1 mice. Carcinogenesis, Oct. 1998;19(10):1821-27.

109. Brand Miller, J., K. Foster-Powell, S. Colagiuri. The G.I. Factor: The Glycaemic Index Solution. Sydney, Australia: Hodder Headline Australian Pty Ltd., 1996.

110. Clorfene-Casten, Liane. Breast Cancer: Poisons, Profits and Prevention. Monroe, ME: Common Courage Press, 1996:27.

111. Greenpeace. Death in Small Doses: The Effects of Organochlorines on Aquatic Ecosystems. London, England: Greenpeace Communications, 1992.

112. EPA (U.S. Environmental Protection Agency). National Dioxin Study Tier 4-Combustion Sources: Engineering Analysis Report. Washington, DC. U.S. EPA Office of Air Quality Planning and Standards, 1988.

113. Greenpeace. Chlorine Chemicals in Cod Liver Oil. London, England: Greenpeace Communications, 1995.

114. Kushi, Michio. The Cancer Prevention Diet. New York, NY: St Martin's Press, 1993:125.

115. Gaskill, S.P., et al. Breast cancer diet and mortality in the United States. Cancer Research, 39:3628-37.

116. Le, M. G. et al. Consumption of dairy produce and alcohol in a case-control study of breast cancer. Journal of the National Cancer Institute, 77:633-36.

117. Gilbert, Susan. Fears over milk, long dismissed, still simmer. New York Times, Jan.19, 1999:D7.

118. Pizzorno, J. & M. Murray. Sodium, potassium, calcium and phosphorus content of foods. A Textbook of Natural Medicine. Seattle, WA: John Bastyr College Publications, 1985: IV:ImmSup.3-4.

119. Janssens J.P., et al. Effects of soft drink and table beer consumption on insulin response in normal teenagers and carbohydrate drink in youngsters. Eur J Cancer Prev, 1999;Aug;8(4):289-95.

120. Alcohol and the breast, Journal of the National Cancer Institute, 1993;85:692, 722.

121. Yu, H., J. Berkel. Do insulin-like growth factors mediate the effect of alcohol on breast cancer risk? Med Hypotheses, 1999;Jun:52(6):491-96.

第8章

1. Ching, S., D. Ingram, R. Hahnel, J. Beilby, E. Rossi. Serum levels of micronutrients, antioxidants and total antioxidant status predict risk of breast cancer in a case control study. J Nutr, 2002 Feb; 132(2):303-06.

2. Katsouyanni, K., et al. Diet and breast cancer: a case control study in Greece. Int J Cancer, 1986:38815-20.

3. Weed, Susun. Breast Cancer/Breast Health! Woodstock, NY: Ash Tree Publishing,1996:47.

4. Lamson, D., M. Brignall. Antioxidants and cancer therapy II: Quick reference guide. Alter Med Rev, 2000; 5(2):152-163.

5. Biskind, M.S., G.R. Biskind. Effect of vitamin B complex deficiency on inactivation of estrone in the liver. Endocrinology, 1942;31:109-14.

6. Inculet, R.I. et al. Water soluble vitamins in cancer patients on parenteral nutrition: a prospective study. Journal of Parenteral Enteral Nutrition, May-June 1987;11(3):243-49.

7. Jacobson, E.L. A biomarker for the assessment of niacin nutriture as a potential preventive factor in carcinogenesis. Journal of Internal Medicine, 1993;233:59-62.

8. Henning, S.M. et al. Male rats fed methyl — and folate- deficient diets with or without niacin develop hepatic carcinomas associated with decreased tissue NAD concentrations and altered poly (ADP-ribose) polymerase activity. Journal of Nutrition, Jan 1997;127(1):30-36.

9. Hageman, G.J., R.H. Stierum. Niacin, poly(ADP-ribose) polymerase-1 and genomic stability. Mutat Res, 2001 Apr 18;475(1-2):45-56.

10. Jacobson, E.L., et al. Niacin deficiency and cancer in women. Journal of the American College of Nutrition, 1993;12(4):412-16.

11. Kim, J. Use of vitamins as adjunct to conventional cancer therapy. 2nd Denver Conference on Nutrition and Cancer. Sept. 7-11, 1994.

12. Jacobson, M, E. Jacobsen. Niacin, nutrition, ADP-ribosylation and cancer. The 8th International Symposium on ADP-ribosylation, Texas College of Osteopathic Medicine, Fort Worth, TX, 1987.

13. Gerson, Max. A Cancer Therapy: Results of Fifty Cases. Del Mar, CA: Totality Books, 1958.

14. Davis, B.A., B.E. Cowing. Pyridoxal supplementationreduces cell proliferation and DNA synthesis in estrogen-dependent and independent mammary carcinoma cell lines. Nutr Cancer, 2000; 38(2):281-286.

15. Folkers, K. Relevance of the biosynthesis of coenzyme Q10 and the four bases of DNA as a rationale for the molecular causes of cancer and a therapy. Biochem Biophys Res Comm, 1996;224:358-61.

16. Zhang, S.M., et al Plasma folate, vitamin B6, vitamin B12, homocysteine, and risk of breast cancer. J Natl Cancer Inst, 2003 Mar 5; 95(5):373-80.

17. Choi, S.W. Vitamin B12 deficiency: a new risk for breast cancer? Nutr Rev, 1999;Aug;57(8):250-53.

18. Standish, L. Breast Cancer Beyond Convention New York, NY: Atria Books, 2002:278.

19. Standish, L. Breast Cancer Beyond Convention New York, NY: Atria Books, 2002:280.

20. Shamsuddin, A.M., G.Y. Yang, I. Vucenik. Novel anti-cancer functions of IP6: growth inhibition and differentiation of human mammary cancer cell lines in vitro. Anticancer Res, 1996 Nov-Dec;16(6A):3287-92.

21. Vucenik, I., G.Y. Yang, A.M. Shamsuddin. Comparison of pure inositol hexaphosphate and high-bran diet in the prevention of DMBA-induced rat mammary carcinogenesis. Nutr Cancer, 1997;28(1):7-13.

22. Saied, I.T., A.M. Shamsuddin. Up-regulation of the tumor suppressor gene p53 and WAF1 gene expression by IP6 in HT-29 human colon carcinoma cell line. Anticancer Res, 1998 May-June;18(3A):1479-84.

23. Zhang, S. et al. Dietary carotenoids and vitamins A, C, and E and risk of breast cancer. J Natl Cancer Inst, 1999, Mar 17:91(6):547-56.

24. Riordan, N.H., H.D. Riordan, X.L. Meng, Y. LI, J.A. Jackson. Intravenous ascorbate as a tumor cytotoxic chemotherapeutic agent. Medical Hypotheses; 1995; 44:207-213.

25. Riordan N., J.A. Jackson, H.D. Riordan. Intravenous vitamin C in a terminal cancer patient. Journal of Orthomolecular Medicine, 1996; 11:80-82.

26. Jamison, J.M., J. Gilloteaux, H. Taper, J. Summers. Evaluation of the in vitro and in vivo antitumor activities of vitamin C and K-3 combinations against human prostate cancer. Journal of Nutrition, 2001; 131:158S-160S.

27. Calderon, P.B., et al. Potential therapeutic application of the association of vitamins C and k(3) in cancer treatment. Curr Med Chem, 2002 Dec; 9(24):2271-2285.

28. Gilloteaux, J., J.M. Jamison, M. Venugopal, D. Giammar, J.L. Summers. Scanning electron microscopy and transmission electron microscopy aspects of synergistic antitumor activity of vitamin C- vitamin K3 combinations against human prostatic

carcinoma cells. Scanning Microsc, 1995 Mar; 9(1):159-173.

29. Wu, F.Y., W.C. Liao, H.M. Chang. Comparison of antitumor activity of vitamins K1, K2, and K3 on human tumor cells by two (MTT and SRB) cell viability assays. Life Sci, 1993; 52(22):1797-1804.

30. Lamson, D.W., M.S. Brignall. Antioxidants and Cancer III: Quercetin. Altern Med Rev, 2000; 5(3):196-208.

31. Ainsleigh, H.G. Beneficial effects of sun exposure on cancer mortality. Prev Med, 1993;22:132-40.

32. Colston, K.W., et al. Possible role for vitamin D in controlling breast cancer cell proliferation. Lancet, 1989;i:188-91.

33. Ambrosone, C.B. et al. Interaction of family history of breast cancer and dietary antioxidants with breast cancer risk. Cancer Causes and Control, Sept. 1995;6(5):407-15.

34. Guthrie, N. et al. Inhibition of proliferation of estrogen receptor-negative MDA-MB-435 and positive MCF-7 human breast cancer cells by palm oil tocotrienols and tamoxifen, alone and in combination. American Society for Nutritional Sciences, 1997.

35. Moss, R. Cancer Therapy: The Independent Consumer's Guide to Non-Toxic Treatment and Prevention. New York, NY: Equinox Press, 1992:78.

36. Gilloteaux, J., J.M. Jamison, M. Venugopal, D. Giammar, J.L. Summers. Scanning electron microscopy and transmission electron microscopy aspects of synergistic antitumor activity of vitamin C- vitamin K3 combinations against human prostatic carcinoma cells. Scanning Microsc, 1995 Mar; 9(1):159-73.

37. Jacobson E.A. et al. Effects of dietary fat, calcium, and vitamin D on growth and mammary tumorigeneis induced by 7,12-dimethylbenz(a)anthracene in female Sprague-Dawley rats. Cancer Research, 1989;49:6300-03.

38. Anonymous. Diet of teenage girls may increase their risk of breast cancer. Primary Care and Cancer, 1994;14(2):8.

39. Gerson, Max. A Cancer Therapy: Results of Fifty Cases. Del Mar, CA: Totality Books, 1958.

40. Ramesha A, et al. Chemoprevention of 7,12-dimethylbenz(a)anthracene-induced mammary carcinogenesis in rats by the combined actions of selenium, magnesium, ascorbic acid and retinyl acetate. Jpn J Cancer Res, 1990:1239-46.

41. Teas, J. et al. Dietary seaweed and mammary carcinogenesis in rats. Cancer Research, 1984;44:2758-61.

42. Moss, R. Cancer Therapy: The Independent Consumer's Guide to Non-Toxic Treatment and Prevention. New York, NY: Equinox Press, 1992:94.

43. Wei, H.J. et al. Effect of molybdenum and tungsten on mammary carcinogenesis in Sprague-Dawley rats. Chung Hua Chung Liu Tsa Chih, 1987;9:204-07.

44. Astrup, A. et al. Pharmacology of thermogenic drugs. Am J Clin Nutr, 1992;55(1 Supp):863-67.

45. Ladas, HD. The potential of selenium in the treatment of cancer. Holistic Medicine. 1989;4:145-56.

46. Ksrnjavi, H. and D. Beker. Selenium in serum as a possible parameter for assessment of breast disease. Breast Cancer Research and Treatment, 1990;16:57-61.

47. Moss, R. Cancer Therapy: The Independent Consumer's Guide to Non-Toxic Treatment and Prevention. New York, N.Y., Equinox Press, 1992:112.

48. Magalova, T., et al. Copper, zinc and superoxide dismutase in precancerous, benign diseases and gastric, colorectal and breast cancer. Neoplasma, 1999;46(2):100-04.

49. Magalova, T., et al. Zinc and copper in breast cancer. Therapeutic Uses of Trace Elements, 1996;65:373-75.

50. Haynes, J. Coenzyme Q10 and breast cancer. Townsend Letter for Doctors and Patients. Aug/Sept 1997:160-62.

51. Murray, M.T. Coenzyme Q10. Rocklin, CA: Prima Publishing, 1996:196-308.

52. Bagchi, D. A review of the clinical benefits of coenzyme Q10. Journal of Advancement in Medicine, 1997;10(2):139-48.

53. Takimoto, M. et al. Protective effects of CoQ10 administration on cardiac toxicity in FAC therapy. Gan To Kogaku Rryoho, 1982;9:1,116-21.

54. Lockwood, K., S. Moesgaard, T. Yamamoto, and K. Folkers. Progress on therapy of breast cancer with vitamin Q10 and the regression of metastases. Biochemical and Biophysical Research Communications, 1995;212:1,172-77.

55. Gaby, A.R. The role of coenzyme Q10 in clinical medicine: Part 1. Alternative Medicine Review, 1996;1:1,11-13.

56. Jolliet, P. et al. Plasma coenzyme Q10 concentrations in breast cancer: prognosis and therapeutic consequences. International Journal of Clinical Pharmacology and Therapeutics, 1998;36(9):506-09.

57. Lockwood et al. Partial and complete regression of breast cancer in patients in relation to dosage of coenzyme Q10. Biochemical and Biophysical Research Communications, 1993:1504-08; 1994, Mar 30.

58. Choopra, R. Relative bioavailability of coenzyme Q10 formulations in human subjects. International Journal of Vitamin and Nutrition Research, 1998;68:109-13.

59. Lamson, D., M. Brignall. Antioxidants and cancer therapy II: Quick reference guide. Alter Med Rev,

2000; 5(2):152-163.

60. Lamson, D., M. Brignall. Antioxidants and cancer therapy II: Quick reference guide. Alter Med Rev, 2000; 5(2):152-163.

61. Colacci, A., et al. Inhibition of chemically induced cell transformation by lipoic acid. Proceedings of the Annual Meeting of the American Association of Cancer Research, 1997;38:A2419.

62. Berkson, B.M. Alpha lipoic acid (thioctic acid): My experience with this outstanding therapeutic agent. Journal of Orthomolecular Medicine, 1998;13(1):44-47.

63. Challam, J. Alpha-lipoic acid: A new antioxidant backed up by solid scientific research. The Nutrition Reporter, 1996;7(7):1.

64. Berkson, B.M. Alpha lipoic acid (thioctic acid): My experience with this outstanding therapeutic agent. Journal of Orthomolecular Medicine, 1998;13(1):44-47.

65. Buckler, J., A.J. DeNault, V. Franc, T. Strukoff. Breast cancer treatment and prevention: limonene, lycopene and alpha-lipoic acid. Toronto, ON: Canadian College of Naturopathic Medicine, April, 1999.

66. Natureworks. Alpha Lipoic Acid Fact Book. New York, NY: Abkit, Inc., 1996:18-19.

67. Murray, M.T. Encyclopedia of Nutritional Supplements. Rocklin, CA. Prima Publishing, 1996:343-46.

68. Ahn, D. et al. The effects of dietary ellagic acid on rat hepatic and esophageal mucosal cytochromes P450 and Phase II enzymes. Carcinogenesis, 1996 Apr; 17(4):821-828.

69. Smith, W.A., J.W. Freeman, R.C. Gupta. Effect of chemopreventive agents on DNA adduction induced by the potent mammary carcinogen dibenzo{a,1} pyrene in the human breast cells MCF-7. Mutat Res, Sept 1;480-481:97-108.

70. Smith, W.A., J.M. Arif, R.C. Gupta. Effect of cancer chemopreventive agents on microsome-mediated DNA adduction of the breast carcinogen Dibenzo{a,} pyrene. Mutat Res, 1998 Feb 13; 412(3):307-314.

71. Narayanan, B.A. et al p53/p21(WAF1/C1P1) expression and its possible role in G1 arrest and apoptosis in ellagic acid treated cancer cells. Cancer Lett, 1999 Mar 1; 136(2):215-221.

72. Saleem, A., et al. Inhibition of cancer growth by crude extract and the phenolics of Terminalia chebula retz fruit. J Ethnopharmacol, 2002 Aug; 81(3):327-336.

73. Eckert, K, E. Grabowski et al. Effects of oral bromelain administration on the impaired immunocytotoxicity of mononuclear cells from mammary tumor patients. Oncol Rep, 1999 Nov-Dec; 6(6):1191-1199.

74. Awad, A.B., A. Downie, C.S. Fink, U. Kim. Dietary phytosterol inhibits the growth and metastasis of MDA-MB-231 human breast cancer cells grown in SCID mice. Anticancer Res, 2000 Mar-Apr; 20(2A): 821-824.

75. Brignall, M.S. Prevention and treatment of cancer with indole-3-carbinol. Alt Med Rev, 2001; 6(6): 580-589.

76. Dwivedi, C., et al. Effect of calcium glucarate on beta-glucuronidase activity and glucarate content of certain vegetables and fruits. Biochem Med Metab Biol, 1990 Apr; 43(2):83-92.

77. Calcium-D-glucarate. Alt Med Rev, 2002 Aug; 7(4):336-339.

78. Eliaz, I. The role of modified citrus pectin in the prevention of cancer metastasis. Townsend Letter for Doctors and Patients, 1999;July;192:64-65.

79. Blask, D., S. Wilson, F. Zalatan. Physiological melatonin inhibition of human breast cancer cell growth in vitro: Evidence for a glutathione-mediated pathway. Cancer Res, 1997;57:1909-14.

80. Tamarkin, L., C.J. Baird, O. Almeida. Melatonin: A coordinating signal for mammalian reproduction? Science, 1985;227:714-20.

81. Lissoni, P., S. Barni, S. Meregalli et al. Modulation of cancer endocrine therapy by melatonin: A phase II study of tamoxifen plus melatonin in metastatic breast cancer patients progression under tamoxifen alone. Br. J. Cancer, 1995;71:854-56.

82. Lissoni, P., S. Crispino, S. Barni et al. Pineal gland and tumor cell kinetics: serum labelling rate in breast cancer. Oncology, 1990;47:3:275-77.

83. Bartsch, H., C. Bartsch. Effect of melatonin on experimental tumors under different photoperiods and times of administration. J. Neural. Transm, 1981;52:269-79.

第9章

1. Hamer, R.G. The New Medicine: Questions and Answers, handout.

2. Achterberg, J. Imagery in Healing. Boston, MA: Shambhala, 1985:189.

3. Psychosomatic Dimensions of Cancer Therapy. Dr. Bernard Greenwood. Consumer Health Newsletter, Jan./Feb. 1987; 8(1).

4. LeShan, Lawrence. Cancer as a Turning Point: A Handbook for People with Cancer, Their Families and Health Professionals. New York: Penguin, 1994:21

5. LeShan, Lawrence. Cancer as a Turning Point: A Handbook for People with Cancer, Their Families and Health Professionals. New York: Penguin, 1994:72-73.

6. Frankl, Viktor. Man's Search for Meaning: An Introduction to Logotherapy. Translated by Ilse Lasch. New York, NY: Pocket Books, 1963:115.

7. Jayne, Walter Addison. The Healing Gods of Ancient Civilizations. New Hyde Park, NY: University Books Inc., 1962:240-303.

8. Ingerman, Sandra. Welcome Home: Life After Healing. San Francisco, CA: Harper-San Francisco, 1993.

9. Johnson, Robert. Inner Work. New York, NY: Harper and Row, 1986.

10. I heard this idea first in a lecture by Yogi Bhajan and have since read it in Jean Shinoda Bolen's book, Close to the Bone. New York, NY: Touchstone - Simon and Schuster, 1996:71.

11. Dossey, Larry. Healing Words: The Power of Prayer and the Practice of Medicine. New York, NY: HarperCollins, 1993:28.

12. Koenig-Bricker, Woodene. Prayers of the Saints: An Inspired Collection of Holy Wisdom. New York, NY: HarperCollins, 1996.

第10章

1. Love, S. Dr. Susan Love's Breast Book. Cambridge, MA: Perseus Publishing, 2000:381.

2. Cooper, L.S. et al. survival of premenopausal breast carcinoma patients in relation to menstrual timing of surgery and estrogen receptor/progesterone receptor status of the primary tumor. Cancer, 1999 Nov 15; 86(10):2053-58.

3. My thanks goes to my friend and colleague, Jen Green, N.D. of Toronto for compiling this information and sharing it with me.

4. Naiman, I. Cancer Salves: A Botanical Approach to Treatment. Santa Fe, NM: Seventh Ray Press. 1999:203-05.

5. Mock V; Pickett M; Ropka ME; Lin EM; Stewart KJ; Rhodes VA; McDaniel R; Grimm PM; Krumm S; McCorkle R. Fatigue and quality of life outcomes of exercise during cancer treatment. Cancer Practice: A Multidisciplinary Journal of Cancer Care, 2001 May-Jun; 9(3): 119-27 (35 ref).

6. Petrella RJ. Best of the literature. Exercise reduces chemotherapy fatigue in breast cancer patients. Physician and Sportsmedicine, 2001 Nov; 29(11): 5.

7. Pinto BM; Clark MM; Maruyama NC; Feder SI. Psychological and fitness changes associated with exercise participation among women with breast cancer. Psycho-oncology, 2003 Mar-Apr; 12 (2):118-26.

8. Jones, C. Allies in the breast cancer battle: herbs for prevention, treatment and healing. Herbs for Health, 1998, Jan/Feb:29-33.

9. Xia YS, Wang JH, Shan L J. Acupuncture plus ear point press in preventing vomiting induced by chemotherapy with Cisplatin. International Journal of Clinical Acupuncture, Jan 1 200: 11(2): 145-48.

10. Dibble SL, Chapman J, et al. Acupuncture for nausea: results of a pilot study. Oncology Nursing Forum. 2000 Jan-Feb; 27 (1):41-47.

11. Mayer DJ. Acupuncture: an evidence-based review of clinical literature. Annual Review of Medicine. 2000;51:49-63.

12. Anderson, P.M., et al. Oral glutamine reduces the duration and severity of stomatitis after cytotoxic cancer chemotherapy. Cancer, 1998; 83:1433-39.

13. Skubitz KM; Anderson PM. Oral glutamine to prevent chemotherapy induced stomatitis: a pilot study. Journal of Laboratory and Clinical Medicine, 1996 Feb; 127(2): 223-28.

14. Muscaritoli, M, Micozzi, A, Conversano, L, Martino, P, Petti, MC, et al.: Oral glutamine in the prevention of chemotherapy-induced gastrointestinal toxicity. Eur J Cancer, 1997;33:319-320.

15. Wadleigh, RG, Redman, RS, Graham, ML, Krasnow, SH, Anderson, A, et al: Vitamin E in the treatment of chemotherapy-induced mucositis. Am J Med, 1992;92:481-84.

16. Standish, L. Breast Cancer Beyond Convention. Tagliaferri, M., I. Cohen, D. Tripathy eds. New York, NY: Atria Books, nd:280.

17. Cohen, I. Breast Cancer Beyond Convention. Tagliaferri, M., I. Cohen, D. Tripathy eds. New York, NY: Atria Books, 2003:77-78.

18. Wei, Z. Clinical observation on therapeutic effect of acupuncture at St 36 for leucopenia. J TCM, 1998; 18:94-95.

19. Zhou, J., Z. Li, P. Jin. A clinical study on acupuncture for prevention and treatment of toxic side effects during radiotherapy and chemotherapy. J TCM, 1999;19:16-21.

20. Lissoni, P. et al. Chemoneuroendocrine therapy of metastatic breast cancer with persistent thrombocytopenia with weekly low-dose epirubicin plus melatonin: a phase 2 study. J Pineal Res, 1999 Apr; 26(3):169-173.

21. Cohen, I. Breast Cancer Beyond Convention. Tagliaferri, M., I. Cohen, D. Tripathy eds. New York, N.Y. Atria Books, 2003:72.

22. Cohen, I. Breast Cancer Beyond Convention. Tagliaferri, M., I. Cohen, D. Tripathy eds. New York, N.Y. Atria Books, 2003:65-66.

23. Love, S. Dr. Susan Love's Breast Book. Cambridge, MA: Perseus Publishing, 2000:534-35.

24. Folkers, K, and Wolaniuk, A: Research on coenzyme Q10 in clinical medicine and in immunomodulation. Drugs Exp Clin Res, 1985:11:539-45.

25. Okamoto, K, and Ogura, R: Effects of vitamins on lipid peroxidation and suppression of DNA synthesis induced by adriamycin in Ehrlich cells, J Nutr Sci Vitamino, 1985;31, 129-37.

26. Shaeffer, J, El-Mahdi, AM, and Nichols, RK: Coenzyme Q10 and adriamycin toxicity in mice. Res Commun Chem Pathol Pharmacol, 1980:29:309-15, 1980.

27. Domae, N, Sawada, H, Matsuyama, E, Konishi, T, and Uchino, H: Cardiomyopathy and other chronic toxic effects induced in rabbits by doxorubicin and possible prevention by coenzyme Q10. Cancer Treat Rep, 1981:65:79-91.

28. Stoll, B.A. N-3 fatty acids and lipid peroxidation in breast cancer inhibition. Br J Nutr, 2002 Mar; 87(3):193-198.

29. Hardman WE; Avula CP; Fernandes G; Cameron IL. Three percent dietary fish oil concentrate increased efficacy of doxorubicin against MDA-MB 231 breast cancer xenografts. Clinical Cancer Research, 2001 Jul;7 (7): 2041-49.

30. Ogilvie GK; Fettman MJ; Mallinckrodt CH; Walton JA et al. Effect of fish oil, arginine, and doxorubicin chemotherapy on remission and survival time for dogs with lymphoma: a double-blind, randomized placebo-controlled study. Cancer, 2000;Apr 15; 88 (8):1916-28.

31. Shao Y; Pardini L; Pardini RS. Intervention of transplantable human mammary carcinoma MX-1 chemotherapy with dietary menhaden oil in athymic mice: increased therapeutic effects and decreased toxicity of cyclophosphamide. Nutrition and cancer, 1997; 28 (1):63-73.

32. Olson, R.D., W.E. Stroo, R.C. Boerth. Influence of N-acetylcysteine on the anti-tumor activity of doxorubicin. Semin Oncol, 1983; 10:29-34.

33. Teicher, B.A. et al. In vivo modulation of several anticancer agents by beta-carotene. Cancer Chemother Pharmacol, 1994; 34:235-41.

34. Bracke, M.E. et al. Influence of tangeretin on tamoxifen's therapeutic benefit in mammary cancer. JNCI, 1999; 91:354-59.

35. Lamson, D.W., M. Brignall. Antioxidants and cancer therapy II: Quick reference guide. Alt Med Rev, 2000; 5(2):152-63.

36. Jacobson, E.L. A biomarker for the assessment of niacin nutriture as a potential preventive factor in carcinogenesis. Journal of Internal Medicine, 1993;233:59-62.

37. Kim, J. Use of vitamins as adjunct to conventional cancer therapy. 2nd Denver Conference on Nutrition and Cancer. Sept 7-11, 1994.

38. Tanaka, Y. et al. Application of algal polysaccharides as in vivo binders of metal pollutants. Proc Seventh Int Seaweed Symp, 1972.

39. Tanaka, Y. et al. Studies on inhibition of intestinal absorption of radioactive strontium. Can Med Assoc J, 1968;99:169-75.

40. Inano, H., M. Onoda. Radioprotective action of curcumin estracted from Curcuma longa LINN:inhibitory effect on formation of urinary 8-hydroxy-2-deoxyguanosine, tumorigenesis, but not mortality, induced by gamma-ray irradiation. Int J Radiat Oncol Biol Phys, 2002 Jul 1; 53(3):735-43.

41. Kapitanov, A.B., et al. Radiation-protective effectiveness of lycopene. Radiats Biol Radioecol, 1994 May-June; 34(3):439-445.

42. Gorshkov, A.I., Comparative evaluation of radiation protective efficiency of regimens with various contents of calcium, potassium and iron. Gig Sanit, 1994 Jun;(6):18-20.

43. Perepelkin, S.R., N.D. Egorova. Prophylactic and therapeutic role of the B group vitamin, mesoinositol, in radiation sckness against a background of the use of a milk and egg diet. Radiobiologiia, 1980 Jan-Feb; 20(1):137-39.

44. Green J. Clinical experience of Naturopathic Doctor relayed to me personally. Toronto, ON: May, 2003.

45. Mendecki, J, Friedenthal, E, Dawson, H, and Seifter, E: beta-Carotene reduces toxicity and carcinogenicity of cyclophosphamide in control and tumor-bearing mice (abstr). Adv Exp Med Biol, 1994;364:177.

46. Mendecki, J, Friedenthal, E, Dawson, H, and Seifter, E: beta-Carotene reduces toxicity and carcinogenicity of cyclophosphamide in control and tumor-bearing mice (abstr). Adv Exp Med Biol, 1994;364:177; and Salvadori, DMF, Ribeiro, LR, Oliveira, MDM, Pereira, CAB, and Becak, W: The protective effect of beta-carotene on genotoxicity induced by cyclophosphamide. Mutat Res, 1992;265:237-44.

47. Kurbacher, CM, Wagner, U, Kolster, B, Andreotti, PE, Krebs, D, et al. Ascorbic acid (vitamin C) improves the antineoplastic activity of doxorubicin, cisplatin, and paclitaxel in human breast carcinoma cells in vitro. Cancer Lett, 1996;103:183-89.

48. Chiang, CD, Song, EJ, Yang, VC, and Chao, CCK: Ascorbic acid increases drug accumulation and reverses vincristine resistance of human non-small-cell lung cancer cells. Biochem J, 1994;301, 759-64.

49. Prasad, KN, Sinha, PK, Ramanujam, M, and Sakamoto, A: Sodium ascorbate potentiates the growth inhibitory effect of certain agents on neuroblastoma cells in culture. Proc Natl Acad Sci USA, 1979;76:829-32..

50. Taper, HS, de Gerlache, J, Lans, M, and Roberfroid, M: Non-toxic potentiation of cancer chemotherapy by combined C and K3 vitamin pre-treatment. Int J Cancer, 1987;40:575-79.

51. Moore, C, Chu, M, Tibbetts, L, and Calabresi, P: Potentiation of BCNU by vitamin C in a murine model of CNS leukemia (abstr). Pharmacologist, 1979:21:233.

52. Shimpo, K, Nagatsu, T, Yamada, K, Sato, T, Niimi, H, et al.: Ascorbic acid and adriamycin toxicity. Am J Clin Nutr, 1991;54:1298S-1301S; and Fujita, K, Shimpo, K, Yamada, K, Sato, T, Niimi, H, et al.: Reduction of adriamycin toxicity by ascorbate in mice and guinea pigs. Cancer Res, 1982;42:309-16.

53. Waxman, S, and Bruckner, H: The enhancement of 5-fluorouracil antimetabolic activity by Leucovorin, menadione, and alpha-tocopherol. Eur J Cancer Clin Oncol 1982:18:685-92.

54. Chinery, R, Brockman, JA, Peeler, MO, Shyr, Y, Beauchamp, RD, et al.: Antioxidants enhance the cytotoxicity of chemotherapeutic agents in colorectal cancer: a p53-independent induction of p21 WAF1/CIP1 via C/EBPbeta. Nature Med, 1997;3:1233-41.

55. Perez-Ripoll, EA, Rama, BN, and Webber, MM: Vitamin E enhances the chemotherapeutic effects of adriamycin on human prostatic carcinoma cells in vitro. J Urol, 1986;136:529-31.

56. Guthrie, N, Gapor, A, Chambers, AF, and Carroll, KK: Inhibition of proliferation of estrogen receptor-negative MDA-MB-435 and -positive MCF-7 human breast cancer cells by palm oil tocotrienols and tamoxifen, alone and in combination. J Nutr, 1997;127:544S-548S.

57. Chinery, R, Brockman, JA, Peeler, MO, Shyr, Y, Beauchamp, RD, et al. Antioxidants enhance the cytotoxicity of chemotherapeutic agents in colorectal cancer: a p53-independent induction of p21WAF1/C1P1 via C/EBPbeta. Nat Med, 1997 Nov; 3(11):1233-1241.

58. Myers, CE, McGuire, WP, Liss, RH, Ifrim, I, Grotzinger, K, et al. Adriamycin: the role of lipid peroxidation in cardiac toxicity and tumor response. Science, 1997;197:165-67; Sonneveld, P: Effect of alpha-tocopherol on the cardiotoxicity of adriamycin in the rat. Cancer Treat Rep, 1978:62:1033-36.

59. Legha, SS, Wang, YM, Mackay, B, Ewer, M, Hortobagyi, GN, et al. Clinical and pharmacologic investigation of the effects of alpha-tocopherol on adriamycin cardiotoxicity. Ann NY Acad Sci, 1982;393:411-18.

60. Perez, JE, Macchiavelli, M, Leone, BA, Romero, A, Rabinovich, MG, et al. High-dose alpha-tocopherol as a preventive of doxorubicin-induced alopecia. Cancer Treat Rep,1986:70:1213-14.

61. Yu, W, Simmons-Menchaca, M, Gapor, A, Sanders, BG, and Kline, K: Induction of apoptosis in human breast cancer cells by tocopherols and tocotrienols. Nutr Cancer, 1999;33:26-32; and Guthrie, N, Gapor, A, Chambers, AF, and Carroll, KK: Effect of palm oil tocotrienols on epidermal growth factor receptor protein tyrosine kinase activity in human breast cancer cells (abstr). FASEB J, 1998:12:A657.

62. Hermansen, K, K. Wassermann. The effect of vitamin E and selenium on doxorubicin-induced delayed toxicity in mice. Acta Pharamacol Toxico,1986;58:31-37.

63. Okamoto, K, and Ogura, R: Effects of vitamins on lipid peroxidation and suppression of DNA synthesis induced by adriamycin in Ehrlich cells, J Nutr Sci Vitaminol, 1985;31:129-37.

64. Shaeffer, J, El-Mahdi, AM, and Nichols, RK: Coenzyme Q10 and adriamycin toxicity in mice. Res Commun Chem Pathol Pharmacol, 1980:29:309-15.

65. Domae, N, Sawada, H, Matsuyama, E, Konishi, T, and Uchino, H: Cardiomyopathy and other chronic toxic effects induced in rabbits by doxorubicin and possible prevention by coenzyme Q10. Cancer Treat Rep, 1981;65:79-91.

66. Folkers, K, Choe, JY, and Combs, AB: Rescue by coenzyme Q10 from electrocardiographic abnormalities caused by the toxicity of adriamycin in the rat. Proc Natl Acad Sci USA, 1978;75:5178-80; Combs, AB, Choe, JY, Truong, DH, and Folkers, K: Reduction by coenzyme Q10 of the acute toxicity of adriamycin in mice. Res Commun Chem Pathol Pharmacol, 1977;18:565-68; Shaeffer, J, El-Mahdi, AM, and Nichols, RK: Coenzyme Q10 and adriamycin toxicity in mice. Res Commun Chem Pathol Pharmaco, 1980:29:309-15; Ohara, H, Kanaide, H, and Nakamura, M: A protective effect of coenzyme Q10 on the adriamycin-induced cardiotoxicity in the isolated perfused rat heart. J Mol Cell Cardiol, 1981;13:741-52; Shinozawa, S, Etowo, K, Araki, Y, and Oda, T: Effect of coenzyme Q10 on the survival time and lipid peroxidation of adriamycin (doxorubicin)-treated mice. Acta Med Okayama, 1983;38:57-63.

67. Domae, N, Sawada, H, Matsuyama, E, Konishi, T, and Uchino, H: Cardiomyopathy and other chronic toxic effects induced in rabbits by doxorubicin and possible prevention by coenzyme Q10. Cancer Treat Rep, 1981:65:79-91; and Shaeffer, J, El-Mahdi, AM, and Nichols, RK: Coenzyme Q10 and adriamycin toxicity in mice. Res Commun Chem Pathol Pharmacol, 1980:29:309-15.

68. Folkers, K, and Wolaniuk, A: Research on coenzyme Q10 in clinical medicine and in immunomodulation.

Drugs Exp Clin Res, 1985:11:539-45.

69. Scambia, G, Ranelletti, FO, Benedetti-Panici, P, De Vincenzo, R, Bonanno, G, et al.: Quercetin potentiates the effect of adriamycin in a multidrug-resistant MCF-7 human breast-cancer cell line: P-glycoprotein as a possible target. Cancer Chemother Pharmacol,1994;34:459-64.

70. Scambia, G, Ranelletti, FO, Benedetti-Panici, P, Piantelli, M, Bonanno, G, et al.: Inhibitory effect of quercetin on primary ovarian and endometrial cancers and synergistic activity with cis-diamminedichloroplatinum(II). Gynecol Oncol, 1992;45:13-19.

71. Logvinova, A.V. et al. Soy-derived antiapoptotic fractions protect gastrointestinal epithelium from damage caused by methotrexate treatment in the rat. Nutr Cancer, 1999;33:33-39.

72. Morgan, L.R. The control of ifosamide-induced hematuria with N-acetylcysteine in patients with advanced carcinoma of the lung. Semin Oncol, 1982; 9(suppl):71-74.

73. Oriana, S. et al. A preliminary clinical experience with reduced glutathione as protector against cisplatin toxicity. Tumori, 1987;73:337-40.

74. Conklin, K.A. Dietary antioxidants during cancer chemotherapy: Impact on chemotherapeutic effectiveness and development of side effects. Nutrition and Cancer, 2000;37(1):1-18.

75. Garcia, J.J. et al Melatonin enhances Tamoxifen's ability to prevent the reduction in microsomal membrane fluidity induced by lipid peroxidation. J MembrBiol, 1998, Mar 1; 162(1):59-65.

76. Cover, C.M., et al Indole-3-carbinol and tamoxifen cooperate to arrest the cell cycle of MCF-7 human breast cancer cells. Cancer Res, 1999, Mar 15;59(6):1244-51.

77. Lee, J., D. Zava,, V, Hopkins. What Your Doctor May Not Tell You About Breast Cancer. New York, NY: Warner Books, 2002:152.

78. Messina, M.J. Legumes and soybeans:overview of their nutritional profiles and health effects. Am J Clin Nutr, 1999 Sep; 70(3 Supp):439S-450S.

79. Iwasaki, T., M. Mukai. Ipriflavone inhibits osteolytic bone metastases of human breast cancer cells in a nude mouse model. Int J Cancer, 2002 Aug.

80. Hirsch, K., M. Danilenko, J. Giat, et al. Effect of purified allicin, the major ingredient of freshly crushed garlic, on cancer cell proliferation. Nutr Cancer, 2000;38(2):245-54.

81. Kachhap, S.K., P.P. Dange, R.H. Santani, S.S. Sawant, S.N. Gosh. Effect of omega-3 fatty acid (docosahexanoic acid) on BRCA gene expression and growth in MCF-7 cell line. Cancer Biother Radiopharm, 2001 Jun; 16(3):257-63.

82. Narayanan, B.A., O. Geoffroy, M.C. Willingham, G.G. Re, D.W. Nixon. P53/p21(WAF1/CIP1) expression and its possible role in G1 arrest and apoptosis in ellagic acid treated cancer cells. Cancer Lett, 1999 Mar 1;136(2):215-21.

83. El-Sherbiny, Y.M., M.C. Cox, Z.A. Ismail, A.M. Shamsuddin, I Vucenik. Anticancer Res, 2001 Jul-Aug;21(4A): 2393-2403.

84. Cover, C.M., et al. Indole-3-carbinol inhibits the expression of cyclin-dependent kinase-6 and induces a G1 cell cycle arrest of human breast cancer cells independent of estrogen receptor signaling. J Biol Chem, 1998 Feb13;273(7):3838-3847.

85. Shi, w., M.N. Gould. Induction of cytostasis in mammary carcinoma cells treated with the anticancer agent perillyl alcohol. Carcinogenesis, 2002 Jan;23(1):131-42.

86. Bardon, S., K. Picard, P. martel. Monoterpenes inhibit cell growth, cell cycle progression, and cyclin D1 gene expression in human breast cancer cell lines. Nutr Cancer, 1998;32(1):1-7.

87. Liberto, M., D. Cobrinik. Growth factor-dependent induction of p21(C1P1) by the green tea polyphenol, epigallocatechin gallate. Cancer Lett, 2000 Jun 30;154(2):151-61.

88. Jacobson, E.L., W.M. Shieh, A.C. Huang. Mapping the role of NAD metabolism in prevention and treatment of carcinogenesis. Mol Cell Biochem, 1999 Mar;193(1-2):69-74.

89. Hu, H., N.S. Ahn. X. Yang, Y.S. Lee, K.S. Kang. Ganoderma lucidum estract induces cell cycle arrest and apoptosis in MCF-7 human breast cancer cell. Int J Cancer, 2002 Nov 20; 102(3):250-53.

90. Mediavilla, M.D., S. Cos, E.J. Sanchez-Barcelo. Melatonin increases p53 and p21WAF1 expression in MCF-7 breast cancer cells. Life Sci, 1999;65(4):42-25.

91. Cos, S., M.D. Mediavilla et al. Does melatonin induce apoptosis in MCF-7 human breast cancer cells in vitro? J Pineal Res, 2002 Mar;32(2):90-96.

92. Mehta, K., P. Pantazis, T. McQueen, B.B. Aggarwal. Antiproliferative effect of curcumin against human breast cancer cell lines. Anti-Cancer Drugs, 1997;8(5):470-81.

93. Li, Z., Y. Wang, B. Mo. The effects of carotenoids on the proliferation of human breast cancer cell and gene expression of bcl-2. Zhonghua Yu Fang Yi Xue Za Zhi, 2002 Jul;36(4):254-57.

94. Awad, A.B., H. Williams, C.S. Fink. Phytosterols reduce in vitro metastatic ability of MDA-MB-231 human breast cancer cells, Nutr Cancer,2001;40(2):157-64.

95. Shi, w., M.N. Gould. Induction of cytostasis in

乳腺癌防治及康复实用手册

mammary carcinoma cells treated with the anticancer agent perillyl alcohol. Carcinogenesis, 2002 Jan;23(1):131-42.

96. Simon, A., et al. Inhibitory effect of curcuminoids on MCF-7 cell proliferation and structure-activity relationships. Cancer Letter, 1998;129(1):111-16.

97. Choi, J.A. et al. Induction of cell cycle arrest and apoptosis in human breast cancer cells by quercetin. Int J Oncol, 2001 Oct;19(4):837-44.

98. Hewitt, A.L., K.W. Singletary. Soy extract inhibits mammary adenocarcinoma growth in a syngeneic mouse model. Cancer Letter, 2003 Mar 31;192(2):133-43.

99. Li, X.K., M. Motwani, W. Tong, W. Bornmann, G.K. Schwartz. Huanglian, a Chinese herbal extract, inhibits cell growth by suppressing the expression of cyclin B1 and inhibiting CDC2 kinase activity in human cancer cells. Mol Pharmacol, 2000 Dec;58(6):1287-93.

100. Hirsch, K., M. Danilenko, J. Giat, et al. Effect of purified allicin, the major ingredient of freshly crushed garlic, on cancer cell proliferation. Nutr Cancer, 2000;38(2):245-54.

101. Simon, A., et al. Inhibitory effect of curcuminoids on MCF-7 cell proliferation and structure-activity relationships. Cancer Letter, 1998;129(1):111-16.

102. Holy, J.M. Curcumin disrupts mitotic spindle structure and induces micronucleation in MCF-7 breast cancer cells. Mutat Res, 2002, Jun 27;518(1):71-84.

103. Zhang, G.L. Treatment of breast proliferation disease with modified xiao yao san and er chen decoction. Zhong Xi Yi Jie He Za Zhi, 1991 Jul;11(7):400-22, 388.